AF548261

Shudo Denmei

Einführung in die Meridiantherapie

Klassische Japanische Akupunktur

Einführung in die Meridiantherapie

Klassische Japanische Akupunktur

Shudo Denmei

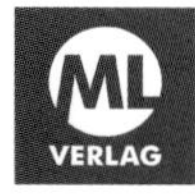

2. Auflage 2019

Satz: Maria Haas-Lehner
Druck: Generál Nyomda Kft., H-6727 Szeged

www.ml-buchverlag.de

ISBN: 978-3-96474-206-3

Inhalt

ZUM AUTOR

Shudo Denmei wurde 1932 in Ohita, Japan, geboren. Als Kind erkrankte er an Lungentuberkulose, wurde jedoch durch Akupunktur- und Moxabehandlung geheilt. Später ging er bei *Miura Nagahiko* (dem Akupunkteur, der damals sein Leben gerettet hatte) in die Lehre, bei dem er in der Akupunkturrichtung nach *Sawada* ausgebildet wurde. Im Jahr 1959 eröffnete er seine eigene Praxis.
Von 1968 an begann *Shudo* die Konzepte der Meridiantherapie zu studieren und in seiner Praxis anzuwenden, heute leitet er die Ausbildung bei den jährlichen Sommerseminaren der Japanischen Meridiantherapie-Gesellschaft. Zur Zeit hat er außerdem den zweiten Vorsitz in der Kyushu Meridiantherapie-Gesellschaft inne, einen Vorstandssitz in der Japanischen Meridiantherapie-Gesellschaft und den Vorsitz der Akupunkturgesellschaft der Ohita-Präfektur. Seine Artikel über Meridiantherapie und andere Aspekte der traditionellen Akupunktur werden regelmäßig im „Journal of Japanese Acupuncture and Moxibustion" veröffentlicht.

ZUM ÜBERSETZER (aus dem Japanischen ins Englische)

Stephen Brown wurde in Japan geboren, wo er bis zum 14. Lebensjahr lebte. Im Jahre 1979 kehrte er nach Tokio zurück, um dort orientalische Medizin zu studieren, 1983 machte er seinen Abschluss am Japan Central Acupuncture College und erhielt damit die Zulassung als Akupunkteur und *Shiatsu*-Therapeut.
Im Rahmen weiterer Studien arbeitete er mit berühmten japanischen Akupunkteuren zusammen, so z. B. mit Dr. *Yoshio Manaka* und Dr. *Katsusuke Serizawa*. Darüber hinaus unterrichtete er am Tokyo Acupuncture and Moxibustion College. *Stephen Brown* hat mehrere Bücher über orientalische Heilmethoden übersetzt, unter anderem „Effective Tsubo Therapy" und „Clinical Acupuncture", verfasst von *Serizawa*. Zur Zeit praktiziert er in Seattle, Washington, wo er an der Fakultät des Northwest Institute of Acupuncture and Oriental Medicine in der Lehre tätig ist.

Vorwort zur japanischen Ausgabe

Shudos Buch „Einführung in die Meridiantherapie“ ist nun fertiggestellt. Mit seinem scharfen Verstand und seinem ausgeprägten Einfühlungsvermögen hat er die Meridiantherapie studiert und praktiziert. Das von ihm vorgelegte, ausgezeichnete Werk erläutert die Feinheiten der Meridiantherapie bis ins Detail. Ich möchte das Buch hier wärmstens empfehlen, da es so vieles enthält, was direkt in die Praxis umzusetzen ist.

Es ist die Pflicht eines jeden, der in der Heilkunde tätig ist, die Krankheiten einer Gesellschaft lindern zu helfen und Lebensfähigkeit und Enthusiasmus seiner Patienten wieder aufzurichten. Auch die Meridiantherapie steht in der Pflicht, diese Rolle zu erfüllen. Es handelt sich um eine Therapieform, in der Krankheit im Sinne von Veränderungen verstanden wird, die an den Meridianen und Akupunkturpunkten zu entdecken sind. Ziel der Meridiantherapie ist die Behandlung der Meridiane, wobei die vier traditionellen Untersuchungsmethoden, Sehen, Hören, Befragung und Palpation, eingesetzt werden, um zu bestimmen, welche Meridiane aus dem Gleichgewicht geraten sind. Die Meridiane, welche von der Norm abweichen, werden entweder als in Fülle oder Leere befindlich diagnostiziert, die Behandlung besteht aus der Tonisierung in Leere befindlicher und der Dispergierung in Fülle befindlicher Meridiane.

Heutzutage folgen viele Akupunkteure dem Beispiel der ärztlichen Kollegen, indem sie lokale Behandlungen vornehmen, die sich in erster Linie auf das betroffene Areal richten. Diese Herangehensweise ist sehr reduziert und gründet sich nicht auf langjährige Praxis und Erfahrung. Im Gegensatz zu diesem Vorgehen handelt es sich bei der Meridiantherapie um eine systematische Methode zur Identifizierung der zu behandelnden Meridiane und Akupunkturpunkte, sodass jede Erkrankung, ausgehend von einer spezifischen Diagnose, durch Tonisierung oder Dispergierung behandelt wird. Reichlich Übung ist erforderlich, um die in der Meridiantherapie für Diagnostik und Behandlung notwendigen Fertigkeiten zu erwerben, doch jeder Therapeut kann diese Fähigkeiten durch die tägliche Praxis erlernen. Naturgemäß sind jedem einzelnen Menschen unterschiedliche Begabungen vorgegeben, doch der Ruhm der Meisterschaft gebührt dem Fleißigen.
Akupunktur und Moxibustion gründen sich auf Erfahrung. Erfahrung ist auf allen Gebieten, sei es in der Medizin, der Religion oder im Sport, von größter Bedeutung. Gushiken, derzeit der beste Turner in Japan, übt nicht weniger als vier Stunden pro Tag. Die im täglichen Üben gesammelte Erfahrung ist für jede Sportart essenziell, sei es nun Turnen, Basketball oder Sumo-Ringen. Zur Entwicklung der notwendigen Fertigkeiten gibt es keinen anderen Weg als über beständiges Üben an seinem Können zu feilen. Viele der heutigen Akupunkteure bleiben auf ihrem Weg zur Meisterschaft durch das Versäumnis stehen, ihre Fertigkeiten durch kontinuierliches Üben zu verfeinern. Bis zum heutigen Tage habe ich es niemals

versäumt, Pulsdiagnostik und Punktepalpation zu üben. Ich hoffe, dass dieses Buch die Leser motivieren wird, mehr zu üben und die Fähigkeiten in der Akupunktur beständig weiterzuentwickeln.

Okabe Sodo
Präsident der Meridiantherapie-Gesellschaft

Vorwort

Die Akupunktur ist eine Behandlungsmodalität der traditionellen orientalischen Medizin mit ihrer jahrtausendealten Geschichte. Unzählige Ärzte haben von der Akupunktur im Laufe ihrer langen Geschichte Gebrauch gemacht, aufbauend auf dem Reichtum der gewonnenen Erfahrungen wurden stets neue und einzigartige Ansätze entwickelt. Im Vergleich mit anderen alten Kulturen hat China relativ früh eine Schrift entwickelt, sodass wir heute über ausreichend Quellen bezüglich der verschiedenen klassischen Ansätze in der Akupunktur verfügen. Allerdings handelt es sich bei der Akupunktur um eine hoch spezialisierte Behandlungsform, sodass die Feinheiten nur schwer über das geschriebene Wort alleine zu vermitteln sind. Aus diesem Grunde wurden die Techniken der Akupunktur traditionsgemäß im direkten Kontakt vom Meister an den Schüler weitergegeben.

Die Notwendigkeit einer persönlichen Anleitung durch einen Erfahrenen gilt gleichermaßen für andere traditionelle Kunstfertigkeiten, so auch für die Kampfkünste. Auch wenn man über ein umfangreiches Wissen auf dem Gebiet der Kampfkunst verfügt, ist man noch lange kein guter Kämpfer. Der beste Weg, um Meisterschaft in den Kampfkünsten zu erwerben, ist die Lehre bei einem Meister, der in einem bestimmten Kampfstil besonders versiert ist. Leider sind heutzutage die Gelegenheiten, bei einem Meister in die Lehre zu gehen, rar geworden, sodass sich die meisten Anfänger, die praktische Kenntnisse und Fertigkeiten auf dem Gebiet der Akupunktur erwerben wollen, mit dem zufrieden geben müssen, was sie aus Büchern und in Wochenendseminaren erlernen können.

Aus diesem Grunde ist es heute noch wichtiger als je zuvor, auf welche Weise ein Ansatz oder eine Technik in einem Lehrbuch präsentiert wird. Die Information muss klar und eindeutig sein, die Technik selbst sollte direkt in die Praxis umzusetzen sein. Diesbezüglich hat *Shudo Denmei* meiner Meinung nach mit seiner Einführung in die Meridiantherapie ausgezeichnete Arbeit geleistet. Damit hat er sich nicht nur als versierter und erfolgreicher Akupunkteur erwiesen, sondern darüber hinaus als ausgezeichneter Lehrer, der sein Wissen und seine Erfahrung auch tatsächlich mitteilen kann. Sowohl als ernsthafter Gelehrter wie als hingebungsvoller Praktiker ist er mit Leib und Seele dabei, wenn es darum geht, seinen Patienten Linderung zu verschaffen. Auch wenn er sich unter den herausragenden japanischen Akupunkteuren seinen Platz noch erobern muss, kann ich ihn doch ohne Vorbehalte als einen der besten Lehrer auf dem Gebiet der Akupunktur unserer Zeit empfehlen.

Shudo Denmei hat die Schwierigkeiten der Meridiantherapie auf eigene Faust gemeistert und kann somit die Probleme nachvollziehen, denen der Anfänger gegenübersteht, sodass er bei seinen klaren, eindeutigen Erklärungen stets den entscheidenden Punkt getroffen hat. Wohl bewusst ist er sich der Problematik, etwas so Kompliziertes wie die Akupunktur aus einem Buch zu erlernen, und er hat ein gutes Gespür für die Hindernisse, auf die derjenige, der mit diesem Ansatz nicht vertraut ist, stoßen muss. Indem er uns seinen traditionellen Ansatz in der Akupunktur mit solcher Präzision und Klarheit präsentiert, hat er uns einen unschätzbaren Dienst erwiesen. Mit Freude habe ich erfahren, dass *Shudos* Buch nun von *Stephen Brown*, der selbst über ein fundiertes Wissen auf dem Gebiet der japanischen Akupunktur verfügt, ins Englische übersetzt wird. Somit kann dieser traditionelle japanische Ansatz auch im Westen weitervermittelt werden.

Das Buch gibt einen Überblick darüber, wie Akupunktur in Japan im Allgemeinen, und im Besonderen im Rahmen der Meridiantherapie praktiziert wird. Wesentliche Eigenschaft dieses und vieler anderer japanischer Ansätze in der Akupunktur ist die Anwendung einer ganz subtilen Nadelstimulation, die vom Patienten selbst kaum (wenn überhaupt) zu spüren ist. Dieses wichtige Element der Akupunktur ist von der Gemeinde der Akupunkteure weitgehend übersehen worden. Seit der Zeit, da die Akupunktur von China nach Japan gebracht wurde, sind viele Jahrhunderte vergangen. Seit damals sind sowohl die Instrumente als auch die Techniken immer weiter verfeinert worden, zudem hat man ganz behutsame Varianten entwickelt. Es wäre vermessen, zu behaupten, dass die japanische Herangehensweise der ursprünglichen, chinesischen überlegen wäre, doch einiges in der japanischen Akupunktur ist sicherlich von klinisch deutlich erfahrbarem Wert. Meine Hoffnung geht dahin, dass noch mehr Akupunkteure in englischsprachigen Ländern motiviert werden könnten, diesen Ansatz selbst auszuprobieren.

Abschließen möchte ich mit der Mitteilung, dass ich für die Verleihung des *Manaka*-Preises für das Jahr 1987 *Shudo Denmei* ausgewählt habe. Dieser Preis wird vom „Journal of Japanese Acupuncture and Moxibustion" einmal im Jahr an einen japanischen Akupunkteur vergeben, der für den Fortschritt in der Akupunktur einen herausragenden Beitrag geleistet hat.

Manaka Yoshio; M. D.

Direktor am *Oriental Medicine Research Center of the Kitazato Institute*
Tokyo, 1989

Vorbemerkungen zur japanisch-englischen Übersetzung

Anders als im Stammland China steht in Japan die Akupunktur als alternative Behandlungsform außerhalb des anerkannten staatlichen Gesundheitssystems. In China wurde die Akupunktur seit mehr als tausend Jahren mit der Kräutermedizin verknüpft. Im Laufe der zweiten Hälfte dieses Jahrhunderts wurde sie als integraler Bestandteil des staatlich geförderten Gesundheitssystems Chinas zum Standard erhoben. In Japan hat sich die Akupunktur unabhängig von der Kräutermedizin entwickelt, stattdessen ist sie enge Beziehungen zur Massage eingegangen, da Akupunktur und Massage seit Jahrhunderten ausschließliche Domäne für Blinde waren.

Hinsichtlich Lehre, Praxis und Ansehen der Akupunktur gibt es zwischen Japan und China deutliche Unterschiede. Diese Unterschiede sind auf die voneinander abweichenden historischen und kulturellen Entwicklungen in beiden Ländern zurückzuführen. Heutzutage ist wohl die ökonomische Basis für die Unterschiede zwischen chinesischer und japanischer Akupunktur verantwortlich zu machen. In Japan ist die Akupunktur sowohl ein kommerzielles Unterfangen als auch ein Sonderbereich des Gesundheitssystems, somit sind die Patienten auch Kunden. Die japanischen Akupunkteure stehen sich im geschäftlichen Wettbewerb einer freien Marktwirtschaft gegenüber, die Patienten müssen die Akupunkturbehandlung aus eigener Tasche bezahlen. Damit weicht sie deutlich von anderen medizinischen Leistungen ab, die von der staatlichen Krankenversicherung übernommen werden. Demgemäß ist in Japan die Anzahl der Menschen, die eine Akupunkturbehandlung wahrnehmen, viel kleiner als in China. Vor dem Hintergrund dieses ausgeprägten Wettbewerbs hat natürlich die Qualität der Dienstleistung – oder die Zufriedenheit des Patienten – weitreichende Auswirkungen auf die Art und Weise, wie Akupunktur praktiziert wird.

Die Japaner haben schon immer bereitwillig neue und abweichende Ideen übernommen, was auch in der Akupunktur zu einer Vielfalt unterschiedlicher Ansätze geführt hat. Daher ist es nicht möglich, ein für die japanische Akupunktur typisches System oder einen typischen Ansatz zu identifizieren. Nichtsdestotrotz gibt es einige wenige gemeinsame Merkmale. An erster Stelle steht hier die hohe Bedeutung, die der Palpation beigemessen wird. Die meisten japanischen Patienten werden einer sorgfältigen palpatorischen Untersuchung als integralem Bestandteil der Behandlung unterzogen. An zweiter Stelle ist die Verwendung sehr dünner Nadeln zu erwähnen, die mit einem Führungsröhrchen eingestochen werden. Auf diesem Weg wird ein schmerzloser Einstich erheblich erleichtert, was eine weit geringere Stimulationsdosis als bei der Verwendung chinesischer Nadeln mit sich bringt. Im Allgemeinen bevorzugen japanische Patienten eine sanftere Behandlung, die heftige Nadelsensation wird wenig geschätzt. Zuletzt ist noch eine weitere Eigen-

heit der japanischen Akupunktur zu erwähnen: die weit verbreitete Verwendung der direkten Moxibustion. Über Jahrhunderte hinweg war die Applikation winziger Moxakegelchen direkt auf der Haut die beliebteste Form der Moxibustion. Auch heute ist die direkte Moxibustion die am häufigsten praktizierte Ergänzung zur Akupunktur. Für die Entwicklung dieser Eigenheiten in der japanischen Akupunktur ist unter anderem die Tatsache verantwortlich, dass die Akupunktur in den Praxen meistens gemeinsam mit Massage und Moxibustion angewendet wurde.
Heutzutage geben in der japanischen Akupunktur Therapeuten den Ton an, welche die Konzepte der modernen naturwissenschaftlichen Medizin höher bewerten als die traditionellen Prinzipien der orientalischen Medizin. In der Regel wird in den Akupunkturschulen keine systematische diagnostische und therapeutische Methode vermittelt, die meisten Akupunkteure verlassen sich auf ihre Erfahrung, um wirksam behandeln zu können. So besteht zwar kein Mangel an begnadeten Therapeuten, die auf die Erfahrung eines ganzen Lebens zurückgreifen, doch das Studium der Akupunktur kann in Japan sehr schwierig und zeitraubend sein. Ich hatte mich dennoch entschlossen, Akupunktur und orientalische Medizin in Japan zu studieren, da ich Jahre meiner Kindheit in Japan gelebt hatte und daher die Sprache bereits beherrschte. Bei meinen Erkundigungen über die Möglichkeiten zum Studium der orientalischen Medizin stieß ich auch auf die Meridiantherapie, die heute die prominenteste Schule auf dem Gebiet der traditionellen Akupunktur darstellt. Die Meridiantherapie zog mich sofort an, da ich das Studium der orientalischen Medizin in erster Linie aufgrund meiner Faszination für die traditionellen Heilkünste gewählt hatte.

Die Meridiantherapie wurde vor ungefähr fünfzig Jahren von jungen japanischen Akupunkteuren entwickelt, welche die in ihrer Zunft weit verbreitete ablehnende Haltung gegenüber den traditionellen Prinzipien nicht teilten. Der Drang, die Akupunktur zu modernisieren, hatte in Japan dazu geführt, dass auch wertvolle Traditionen zunehmend aus dem Blickfeld gerieten, sodass die theoretischen Grundlagen zu Gunsten scheinbar wissenschaftlicher Prinzipien verloren gegangen waren. Die Begründer der Meridiantherapie stellten sich an die Spitze einer Bewegung innerhalb der Zunft der japanischen Akupunkteure, die dem Meridiansystem wieder seinen angestammten Platz als dem zentralen Konzept in der Akupunktur einräumen wollte. Sie traten dafür ein, die Klassiker der Akupunktur zu studieren und die traditionellen Prinzipien in der Praxis anzuwenden. Der in der Meridiantherapie verfolgte Ansatz war um so überzeugender, als er nicht, wie so häufig, etwas völlig Neues oder anderes ins Feld führte, sondern überlieferte Ansätze – wie die durch Palpation ermittelte Diagnose und die subtilen Nadeltechniken – wiederbelebte und somit auf anerkannten Stärken der japanischen Tradition aufbaute. Somit wurden zum ersten Mal traditionelle japanische Ansätze auf eine feste Basis gestellt, um eine systematische und in sich logische Herangehensweise in der Akupunktur zu etablieren.

Im Rahmen meiner praktischen Tätigkeit in Japan bin ich mehrfach Zeuge der bemerkenswerten Wirksamkeit der Meridiantherapie gewesen. Ich kam zu der Überzeugung, dass die Meridiantherapie dem undifferenzierten Ansatz einer rein symptomatischen Behandlung, wie auch ich ihn im Unterricht gelernt hatte, überlegen sei, da sie auf die Wurzel bzw. Ursache einer Erkrankung ausgerichtet ist, ohne jedoch eine wirksame Behandlung der momentanen Sympomatik zu vernachlässigen. Unbehagen bereitete mir jedoch die teilweise engstirnige Haltung in einigen Zirkeln von Meridiantherapeuten, die alle anderen Ansätze in der Akupunktur als minderwertig ansahen. Die ursprüngliche Absicht der Meridiantherapie, wie sie von ihrem wichtigsten Initiator, Herrn *Yanagiya*, vorgetragen worden war, lag nicht darin, die traditionellen Konzepte als unfehlbar hinzustellen, sondern ein Verständnis im Lichte des Wissens und der Erfahrung unserer heutigen Zeit anzustreben und sie dementsprechend anzuwenden.

Aus diesem Grunde war ich auch so beeindruckt von *Shudo Denmeis* Beiträgen über die Meridiantherapie, die im „Journal of Japanese Acupuncture and Moxibustion" erschienen. *Shudos* kritisches Urteilsvermögen wurde nicht durch sein Vertrauen in den Wert der traditionellen Akupunkturansätze verstellt. Er besaß die Flexibilität, sich sowohl auf den modernen als auch den traditionellen Ansatz einzustellen, sich die Methoden herauszusuchen, die sich in seinen Augen als nützlich erwiesen hatten und sie nach den gegebenen Erfordernissen anzuwenden. Nicht genug, dass sein Ansatz sehr praxisbezogen ist, *Shudo* ist darüber hinaus in der Lage, seine Ideen klar und einfach weiterzuvermitteln. Er gibt nicht vor, alles zu verstehen, was in den Klassikern steht. Ausgehend von seiner Überzeugung, dass nur Praxis und Erfahrung weitere Einsichten vermitteln können, verschwendet er wenig Zeit damit, andere Ansätze zu kritisieren oder sich in Bereichen, die er nicht bis ins Letzte verstanden hat, auf Diskussionen einzulassen. Seine flexible Herangehensweise an die Meridiantherapie ist viel leichter zu erlernen und in die Praxis umzusetzen, und sicherlich liegt auch hierin der Schlüssel für die zukünftige Weiterverbreitung der Meridiantherapie.

Da ich in Japan ausgebildet wurde, habe ich den eigenständigen Beitrag, den dieses Land auf dem Gebiet der Akupunktur geleistet hat, sehr zu schätzen gelernt. Nahezu beschämend finde ich, dass die subtilen Methoden, die über die Jahrhunderte in Japan entwickelt wurden, unter den Akupunkteuren der restlichen Welt weitgehend unbekannt sind. Wenn sich mehr Therapeuten auf der ganzen Welt mit den Prinzipien der Meridiantherapie befassen würden, könnte der unschätzbare Beitrag der japanischen Akupunkturtradition erhalten und weiterentwickelt werden. Ich bin überzeugt, dass so die alte Heilmethode der Akupunktur um eine neue Dimension zu bereichern wäre.

Als im Jahre 1986 der Verlag Eastland Press mit der Bitte an mich herantrat, ein Werk über japanische Akupunktur zu übersetzen, stand für mich außer Frage, dass

Shudos Buch über die Meridiantherapie für die Akupunkteure des Westens das angemessenste wäre. Da ich zu diesem Zeitpunkt *Shudo* noch nicht persönlich kennen gelernt hatte, konnte ich auch noch nicht wissen, als welch ausgezeichneter Lehrer für japanische Akupunktur er sich erweisen würde. Nachdem er seine Zustimmung zur Übersetzung des Buches gegeben hatte, schlug er mir vor, den Text abzuwandeln, um den Zugang für den westlichen Leser zu erleichtern. Diese Überarbeitung war weit umfangreicher, als es sich jeder von uns vorgestellt hätte. Im Verlauf von den drei Jahren, die diese Arbeit in Anspruch nahm, hat *Shudo* großzügig seine Zeit und seinen Sachverstand zur Verfügung gestellt. Zunehmend wurde ich einerseits von seiner Begeisterung für die traditionelle Akupunktur in Erstaunen versetzt und angeregt, andererseits aber auch von seiner Bereitwilligkeit, alles, was er in dreißig Jahren praktischer Tätigkeit gelernt hatte, mit mir zu teilen. Jeder andere japanische Lehrer wäre schließlich an meinen endlosen und ins Detail gehenden Fragen verzweifelt. *Shudo* beklagte sich nicht ein einziges Mal über die zusätzliche Belastung, die dieses sich ausdehnende Projekt für seinen schon übervollen Zeitplan bedeutete. Ohne seine selbstlose Hingabe, mit der er das Projekt von Anfang bis zum Ende begleitete, wäre dieses Buch in dieser Form niemals fertig zu stellen gewesen.

Wie er empfohlen hatte, nahm ich mir die Freiheit, sein Buch umzustrukturieren, neues Material einzubringen und Kommentare in die englische Ausgabe aufzunehmen. Ich habe versucht, *Shudos* Instruktionen bezüglich der Vermittlung seiner Herangehensweise an die Meridiantherapie so getreu wie möglich weiterzugeben. Nichtsdestotrotz liegt die Verantwortung für eventuelle Irrtümer oder Auslassungen ganz bei mir. Hauptanliegen dieser Ausgabe ist es, westlichen Akupunkteuren die Meridiantherapie und ihre praktische Umsetzbarkeit nahe zu bringen. Da das vorliegende Material ursprünglich für Therapeuten gedacht war, die mit den traditionellen Konzepten nicht vertraut sind, wird teilweise sicherlich Basiswissen vermittelt. Dies geht jedoch durchaus mit dem traditionellen japanischen Konzept des Lernens konform, das davon ausgeht, dass man immer an den Ausgangspunkt zurückzugehen hat. Ich hoffe, dass diese Arbeit Anstoß für weitere Bemühungen sein wird und möglicherweise dazu dient, den Horizont der Akupunkturpraxis zu erweitern. Mögen viele Akupunkteure in der ganzen Welt, aufbauend auf diesem Grundgerüst, sich dazu veranlasst sehen, der Meridiantherapie ihren festen Platz zu verschaffen bzw. ihre Anwendung zu erweitern.

Abschließend möchte ich *Dan Bensky* von Eastland Press meine tiefste Dankbarkeit für seine anhaltende Unterstützung und Ermutigung bei der Verwirklichung dieses Projekts ausdrücken. Auch den Redaktionsangestellten von Eastland Press bin ich für viele wertvolle Hinweise zu Dank verpflichtet. Gleiches gilt für *Lilian Bensky* für ihre exakten und kunstvollen Zeichnungen. Dank schulde ich auch *Tobe Yuichiro* vom „Journal of Japanese Acupuncture and Moxibustion" für die Erlaubnis, sämtliches Material der japanischen Ausgabe weiterzuverwenden.

Für immer stehe ich in der Schuld von *Shudo Denmei* für seine Inspiration, seine Großzügigkeit und seine Geduld. Zum Schluss möchte ich meinem Vater tiefe Dankbarkeit bekunden für seinen Pioniergeist, der auch für mein Lebenswerk die Fundamente gesetzt hat.

Vorbemerkungen zur englisch-deutschen Übersetzung

Die deutsche Übersetzung wurde aus der englischen Fassung vorgenommen, die von *Stephen Brown* in Zusammenarbeit mit *Denmei Shudo* erarbeitet wurde und die sich von der japanischen Originalfassung deutlich unterscheidet, da eine Überarbeitung und Anpassung an die Bedürfnisse der westlichen Leserschaft vorgenommen wurde.
Im Folgenden soll die Übertragung einiger Fachbegriffe ins Deutsche erläutert werden, um eine eindeutige Zuordnung zu gewährleisten.
Die Korrelation der Pulsqualitäten zum englischen und chinesischen Terminus findet sich in Kapitel 3 auf Seite 101.

Die Meridianbezeichnungen und ihre Abkürzungen:

Englisch	engl. Abkürzung	deutsch	deutsche Abkürzung
Lung	L	*Lunge*	Lu
Large Intestine	LI	*Dickdarm*	Di
Stomach	S	*Magen*	Ma
Spleen	Sp	*Milz*	Mi
Heart	H	*Herz*	He
Small Intestine	SI	*Dünndarm*	Dü
Bladder	B	*Blase*	Bl
Kidney	K	*Niere*	Ni
Pericardium	P	*Perikard*	Pe
Triple Burner	TB	*Dreifacher Erwärmer*	3E
Gallbladder	G	*Gallenblase*	Gb
Liver	Liv	*Leber*	Le
Conception Vessel	CV	*Konzeptionsgefäß*	KG
Governing Vessel	GV	*Lenkergefäß*	LG

Da im englischen Original die Meridiane und zugehörigen Organe zur Abgrenzung gegen den Organbegriff der westlichen Medizin groß geschrieben sind, habe ich die Meridiane und Organe (wenn der funktionelle Organbegriff nach ostasiatischer Medizin gemeint ist) in der deutschen Fassung *kursiv* gesetzt. (Dasselbe gilt übrigens für den Begriff *Blut*, der ebenfalls kursiv gesetzt ist, wenn im englischen Original die Großschreibung gewählt ist.)

Die Fünf-Wandlungsphasen-Punkte (wu shu xue)
In deutschsprachigen Werken auch als „Transportpunkte" oder „antike Punkte"

bezeichnet, habe ich mich hier an die Bezeichnung des Originales (five-phase points) gehalten, da in der Darstellung *Shudo Denmeis* ihre (in der Meridiantherapie zentrale) Rolle als Vertreter der jeweiligen Wandlungsphase im Vordergrund steht.
Die Bezeichnungen der einzelnen Fünf-Wandlungsphasen-Punkte ergeben sich aus Tabelle 20 auf Seite 215, auch hier gibt es zahlreiche Variationen in der deutschsprachigen Literatur, aber noch keine Einigung. Zur besseren Zuordnung ist dem jeweiligen Punkt die chinesische Bezeichnung vorangestellt.

Die essenziellen Punkte
sind eine Gruppe von wichtigen Punkten, die von *Shudo Denmei* unter diesem Begriff zusammengefasst werden (siehe Tabelle 19 auf Seite 214: **Quellpunkt *(yuan)***, **Passagepunkt *(luo)***, **Akutpunkt *(xi)***, **Alarmpunkt *(mu)*** und **Zustimmungspunkt *(shu)***. Auch sie spielen eine große Rolle in der Meridiantherapie, wobei hier die Wirkung auf den Meridian, auf dem sie liegen (bzw. bei den Alarm- und Zustimmungspunkten auf den Meridian, dem sie zugeordnet sind), die entscheidende Rolle spielt.

Weitere Punktbezeichnungen:
Intrinsischer Punkt (engl. intrinsic point), in anderen deutschsprachigen Quellen auch als Elementpunkt bezeichnet. Es handelt sich um denjenigen der Fünf-Wandlungsphasen-Punkte, der dem Element entspricht, welchem der Meridian, auf dem er liegt, zugeordnet ist (also beispielsweise der Metall-Punkt [Lu 8] des *Lungen*-Meridians, welcher seinerseits der Wandlungsphase Metall zugeordnet ist).

Tonisieren/Dispergieren (bu/xie)
Bezüglich dieser Begriffe gibt es inzwischen zunehmende Differenzen, ausgehend von Vorschlägen zu einer korrekteren Nomenklatur, wie sie von *Nigel Wiseman* im englischen und *Paul U. Unschuld* im deutschen Sprachraum gemacht wurden. Aufgrund der Verpflichtung zur Treue zum Original, das sich diesbezüglich nicht den Vorschlägen *Wisemans* angeschlossen hat (im Original werden die Begriffe „Tonification“ und „Dispersion“ benutzt, und nicht „Supplementation“ und „Draining“, wie von *Wiseman* vorgeschlagen), habe ich auch in der deutschen Fassung die Übersetzung gewählt, die der englischen Fassung am nächsten kommt, also „Tonisieren“ und „Dispergieren“ (und nicht das von *Unschuld* vorgeschlagene „Auffüllen“ und „Ableiten“).
Das Gleiche gilt dann natürlich auch für die entsprechenden Punkte, also für den „Tonisierungspunkt“ und den „Dispergierungspunkt“.
Ansonsten ergeben sich die Antworten auf weitere terminologische Fragen weitgehend aus dem Text, zudem würde es meiner Meinung nach dem Geiste von *Shudo Denmeis* sehr praxisorientierter Darstellung widersprechen, diese Diskussion hier zu sehr auszuweiten.

W. Schreiner

1

Einführung in die Meridiantherapie

JAPANISCHE AKUPUNKTUR UND DIE ENTWICKLUNG DER MERIDIANTHERAPIE

Im Gegensatz zum modernen Ansatz in der japanischen Akupunktur, bei dem die traditionellen Theorien kaum eine Rolle spielen, ist die Meridiantherapie ein Akupunktursystem, das als Gegenreaktion zum modernistischen Trend in der Akupunktur in den 40er Jahren dieses Jahrhunderts entwickelt wurde und sich eindeutig auf die Klassiker beruft. Die Meridiantherapie greift zwar zurück auf traditionelle japanische Ansätze, die unabhängig vom chinesischen Einfluss im siebzehnten Jahrhundert entwickelt wurden, doch es handelt sich um ein eigenständiges System der klassischen Akupunktur, das in der Neuzeit entstanden ist. Um die Gründe, die zu ihrer Entstehung und Weiterentwicklung beigetragen haben, einschätzen zu können, müssen wir die historischen Kräfte verstehen, von denen die Praxis der Akupunktur in Japan geformt wurde. Wir werden die Geschichte der Akupunktur in Japan von ihren Anfängen an darstellen, um die Entwicklung der Meridiantherapie in einen weiteren geschichtlichen Zusammenhang stellen zu können.

Die historische Entwicklung der Akupunktur

Im frühen fünften Jahrhundert kam die Akupunktur gemeinsam mit einem bedeutenden Zustrom kulturellen und technologischen Wissens vom chinesischen Festland nach Japan. Zu Beginn gelangte ein Großteil der medizinischen Kenntnisse auf dem Umweg über Korea nach Japan. Während der Zeit, in der sich Japan als Staat herausbildete, siedelten sich koreanische Einwandererwellen im Land an und brachten unterschiedliche Aspekte der chinesischen und koreanischen Kultur mit. Manch einer unter diesen Einwanderern verfügte über spezielle Kenntnisse in Akupunktur und Kräutermedizin. Somit wurde der erste Kontakt Japans mit der orientalischen Medizin nicht durch Chinesen, sondern durch Koreaner vermittelt.

Im sechsten Jahrhundert wurde eine Gesandtschaft nach Korea geschickt, um Fachleute auf verschiedensten Gebieten einschließlich der Medizin nach Japan einzuladen. So kam es dazu, dass koreanische Gelehrte die Japaner in Akupunktur und Kräutermedizin unterwiesen. Einige koreanische Ärzte blieben auf Dauer in Japan und legten den Grundstein zu einer Erbfolge von berühmten Therapeuten.
Im siebten Jahrhundert nahm die japanische Regierung direkten Kontakt mit China auf. Japanische Priester und Gelehrte wurden in die chinesische Hauptstadt geschickt, um dort an der Quelle von Kultur und Wissenschaft zu studieren. In dieser Zeit wurden zahlreiche medizinische Werke aus China kopiert und nach Japan gebracht. Diese Schriften wurden mit großer Verehrung aufgenommen, und da das in ihnen enthaltene medizinische Wissen viel weiter fortgeschritten war als alles, was diesbezüglich in Japan existierte, wurden sie umgehendst in die Praxis umgesetzt. Der Taiho-Kodex, das erste schriftlich niedergelegte Gesetzeswerk in Japan, wurde im Jahre 701 n. Chr. erlassen. Er befasste sich mit der Ausübung der Medizin und mit der medizinischen Ausbildung. So wurde ein offizielles Amt für Akupunktur und Moxibustion eingerichtet, außerdem wurden die drei Ausbildungsstufen des Lehrers, Praktikers und Studenten auf dem Gebiet der Akupunktur etabliert. In der folgenden Nara-Periode wurden sämtliche Aspekte der orientalischen Medizin einschließlich der Akupunktur aktiv gefördert und praktiziert. In der Anfangszeit, als die orientalische Medizin nach Japan eingeführt wurde, waren es vor allem buddhistische Mönche, die am eifrigsten Akupunktur und Kräutermedizin studierten und praktizierten. Das in der Nara-Periode eingeführte System der medizinischen Ausbildung und Spezialisierung führte dazu, dass immer weniger Mönche als Ärzte tätig waren. Zunehmend ergriffen Gelehrte und Praktiker die Initiative, verfassten medizinische Werke und erweiterten die medizinischen Kenntnisse. „Ishimpo", das erste japanische Werk auf dem Gebiet der Medizin, wurde 984 n. Chr. von einem berühmten Arzt namens *Tamba Yasunari* verfasst. Von der Mitte des neunten Jahrhunderts an wurden immer weniger Abordnungen nach China geschickt, von da an begann in Japan die orientalische Medizin ihren eigenen Entwicklungsweg einzuschlagen.
Im zwölften Jahrhundert brach die stabile gesellschaftliche Ordnung, die auf der Kontrolle durch die kaiserliche Familie begründet gewesen war, schließlich zusam-

men. Die Kriegsherren, welche an die Macht gelangten, förderten den Handel mit China, und nach drei Jahrhunderten relativer Isolation gelangte wiederum medizinisches Wissen, so wie es sich auf dem Festland weiterentwickelt hatte, nach Japan. Diese Ideen übten erneut einen starken Einfluss auf die Praxis der japanischen Medizin aus. In den Jahren der politischen Wirren des japanischen Mittelalters nahm der Einfluss der Ärzte am Hof zunehmend ab, sodass die buddhistischen Mönche wieder eine Schlüsselrolle spielten bei der Einführung medizinischen Wissens aus China und bei der Übernahme neuer Konzepte. Die Mönche entwickelten auch zunehmende Aktivitäten im Sinne einer medizinischen Versorgung des gemeinen Volkes. In dieser Zeit gewann die Praxis der Moxibustion große Beliebtheit, indem diese einfach durchzuführende Behandlung als Bestandteil religiöser Praktiken in buddhistischen Tempeln vorgenommen wurde.
In der Zeit des politischen und gesellschaftlichen Chaos, das der Wiedervereinigung Japans im späten sechzehnten Jahrhundert voranging, ließen die medizinischen Gelehrten nicht nach in ihren Bemühungen, die aus China eingeführten Schriften zu studieren und zahlreiche eigenständige japanische Texte über Akupunktur zu verfassen. Der berühmteste Arzt dieser Zeit war *Manase Dosan* (1507–1594). Von Hause aus Kräutertherapeut, hat er dennoch viel zur Wiederbelebung der Akupunktur beigetragen, die im Laufe der Jahre gegenüber der Kräutermedizin an Boden verloren hatte. Nachdem Japan wiedervereinigt und die gesellschaftliche Ordnung wiederhergestellt war, wurden von prominenten Akupunkteuren Schulen für Akupunktur gegründet.
Im Verlaufe des sechzehnten und siebzehnten Jahrhunderts bildeten sich in Japan auf dem Gebiet der Medizin drei verschiedene Richtungen heraus, deren Vertreter die Gosei-Schule, die Koho-Schule und die Rampo-Schule waren. Bis zum Ende des neunzehnten Jahrhunderts währte zwischen den verschiedenen Schulen ein steter Wettbewerb und Gedankenaustausch. Die von *Manase Dosan* ins Leben gerufene Gosei-Schule war auf Entwicklungen der medizinischen Lehre, wie sie zur damaligen Zeit in China stattfanden, begründet. Die Koho-Schule wurde durch eine Wiederbelebung der medizinischen Konzepte, wie sie im „Shang Han Lun" (Diskussion der Kälte-induzierten Erkrankungen) formuliert worden waren, inspiriert; diese Schule verwarf zahlreiche neuere Ideen der chinesischen Medizin als reine Spekulation. In der Rampo-Schule sammelten sich Ärzte, die durch die westliche Medizin beeinflusst waren. Diese begann über die holländischen Kaufleute zunehmend an Einfluss in Japan zu gewinnen. In den drei Jahrhunderten der selbst auferlegten Isolation der Edo-Periode (1602–1868) waren die Holländer die einzigen, die mit Japan Handel treiben durften.
Auch die Entwicklung der Akupunktur im Japan der Edo-Periode spiegelt diese drei großen Richtungen in der Medizin wider. Zu Beginn dieser Periode entwickelte ein blinder Akupunkteur namens *Sugiyama Waichi* eine neue Technik für das Einführen der Akupunkturnadel, bei der er ein Führungsröhrchen verwendete. Vom Shogun wurde er mit der höchsten offiziellen Auszeichnung für einen Akupunkteur belohnt, im östlichen Japan gewann seine Schule den größten Einfluss. *Sugiyamas*

Ansatz verbreitete sich zunehmend und übertrumpfte schließlich alle anderen; ein Grund dafür war sicherlich die Tatsache, dass er von der Regierung geförderte Schulen für Blinde geründet hatte. *Sugiyamas* Einfluss auf die Akupunktur war immens, die Verwendung von sehr dünnen Nadeln mit Führungsröhrchen ist für japanische Akupunkteure zum Standard geworden. *Sugiyama* konnte auf den Fundamenten, die von *Manase* gelegt worden waren, aufbauen, um die Akupunktur und die Moxibustion zunehmend bekannter zu machen. Anstelle einer Modifizierung der konzeptuellen Grundlagen der orientalischen Medizin führte er neue Methoden ein und verfeinerte die bestehenden Techniken.

Die Mubun-Schule, die ebenfalls im Verlauf der Edo-Periode Bedeutung erlangte, verfolgte einen ganz eigenen Weg. In dieser Schule wurde die *dashin*-Technik verwendet, bei der die Nadeln mit einem kleinen Hammer im Bereich des Abdomens hineingeklopft wurden. Die Mubun-Schule erreichte den Höhepunkt ihres Einflusses unter einem Mönch namens *Mubunsai*. Indem er das traditionelle System der Meridiane und Akupunkturpunkte gering achtete, stellte er sich gegen die Hauptströmung in der Akupunktur, stattdessen stützte er sich ausschließlich auf die Diagnostik und die Therapie im Bereich des Abdomens. Vor allem im westlichen Teil Japans gewann diese Schule an Einfluss, da sie von der kaiserlichen Familie (die in Kyoto, also weit westlich von der eigentlichen Hauptstadt Edo, dem heutigen Tokio, wohnte) begünstigt wurde.

Eine andere Gruppe von Akupunkteuren verfolgte einen Ansatz, der sich auf die neuesten Erkenntnisse der westlichen Anatomie und Physiologie stützte. Mit der zunehmenden Zahl von japanischen Ärzten, welche medizinische Werke aus Holland studierten, rückten auch viele Akupunkteure von den traditionellen Theorien ab und favorisierten stattdessen einen pragmatischeren Ansatz. So unterhielt *Ishizaka Sotetsu*, ein in der Sugiyama-Schule ausgebildeter berühmter Akupunkteur, enge Kontakte zu holländischen Ärzten. Schließlich gründete *Ishizaka* seine eigene Akupunkturschule auf der Grundlage der exakten Anatomiekenntnisse der westlichen Medizin.

Mit Beginn der Meiji-Restauration im Jahre 1868 fand die feudale Ära Japans ihr Ende, das Land wurde fremden Einflüssen geöffnet. Die neue Regierung hatte beschlossen, Japan nach dem Vorbild der westlichen Mächte zu modernisieren. Dies brachte für alle Bereiche der japanischen Gesellschaft einschneidende Veränderungen mit sich, gleichermaßen weitreichend war der Einfluss auf dem Gebiet der Medizin. So wurde ein Gesetz erlassen, das von allen Ärzten verlangte, eine Prüfung in westlicher Medizin abzulegen. Folglich verloren Akupunkteure und Kräutertherapeuten ihren ärztlichen Status. Zwar wurde die Ausübung der Akupunktur durch Nichtmediziner nicht ausdrücklich verboten, doch mit der Zeit geriet die Akupunktur gegenüber der westlichen Medizin zunehmend ins Hintertreffen. Die Akupunktur war in der Edo-Periode weitgehend zu einem Berufszweig für Blinde geworden, die neue Regierung ermöglichte den Fortbestand dieser jahrhundertealten Einrichtung im Sinne der Wohlfahrtspflege. Mehrere Jahre, nachdem das neue Gesundheitssystem übernommen worden war, wurde für Sehbehinderte

ein neues Ausbildungsprogramm auf dem Gebiet der Akupunktur und der Massage etabliert. Dies unterstellte die größten Akupunkturschulen der Kontrolle der Regierung, der einzige Zugang zu einer offiziellen Ausbildung in orientalischer Medizin waren im Japan des ausgehenden 19. Jahrhunderts diese Schulen.
Somit hatte das Modell der westlichen Medizin die Oberhand über die Akupunktur gewonnen. Zehn Jahre nach der Einrichtung des neuen Gesundheitssystems wurde das erste Gesetz zur Regulierung der Ausübung der Akupunktur verabschiedet. Doch es dauerte noch weitere 25 Jahre, bis ein Gesetz über einen anerkannten Akupunkturabschluss in Kraft treten konnte. Im Jahre 1911 wurde erstmals in der Geschichte ein Gesetz verabschiedet, das von Akupunkteuren vor der Zulassung zur selbstständigen Praxis den Abschluss einer staatlichen Prüfung verlangte. Dieses Gesetz diente vor allem dazu, die Entscheidungsgewalt der Bürokraten und der westlich ausgebildeten Ärzte über die Ausübung der Akupunktur zu festigen.
Im Verlaufe der Meiji-Restauration kam unter den Kräutertherapeuten eine politische Bewegung auf, die versuchte, das Recht auf die Ausübung der Heilkunde wiederzuerlangen. Die neue Regierung, die auf eine Modernisierung um jeden Preis hinarbeitete, ließ sich dadurch kaum stören. So wurde den Experten auf dem Gebiet der traditionellen Medizin der Zugang zu den Gremien, die Standards für die Ausbildung und Praxis der Akpunktur zu entwickeln hatten, verwehrt. Die Regierungsbürokratie hatte ihre eigenen Vorstellungen von der Akupunktur und strebte eine Modernisierung und Reduzierung auf eine vereinfachte Form an, die von den lästigen traditionellen Konzepten bereinigt sein sollte. Im Jahr 1918 gab die von der Regierung eingesetzte Kommission zur Akupunkturausbildung die so genannten „überarbeiteten Akupunkturpunkte“ heraus, die zum Standard für die Abschlussprüfung wurden. Diese überarbeiteten Akupunkturpunkte hatten keine Ähnlichkeit mehr mit den traditionellen Meridianen und Punkten, stattdessen wurden sie willkürlich nach einem Gitternetzsystem auf die Körperoberfläche projiziert. Mit dieser Bewegung hin zu einer modernisierten Akupunktur war hinsichtlich der Veränderungen auf dem Gebiet der orientalischen Medizin das Pendel eindeutig auf der Seite der westlichen Medizin stehen geblieben.
Trotz der politischen Machtausübung durch Administratoren, welche von der Überlegenheit der westlichen Medizin überzeugt waren, sah die Realität der Gesundheitsversorgung für die Allgemeinbevölkerung im Japan des frühen zwanzigsten Jahrhunderts gar nicht so viel anders aus als in den vorangegangenen Jahrhunderten. Nur wer über ausreichend Geldmittel verfügte, konnte sich die hohen Kosten der westlichen Medizin leisten. Die große Mehrheit der Bevölkerung verließ sich nach wie vor auf Kräutertherapie, Moxibustion und Akupunktur, da diese Behandlungsformen am leichtesten zugänglich und am billigsten waren. Daher erfreuten sich Akupunkteure und Kräutertherapeuten nach wie vor einer anhaltender gesellschaftlichen Unterstützung. Nach wie vor gab es unter den Therapeuten ernsthafte Gelehrte, die sich streng an dem Erbe der traditionellen Medizin ausrichteten. Noch bevor die Regierung ihr komplett neues System der überarbeiteten Akupunkturpunkte veröffentlichte, gaben der traditionellen Lehre

verbundene Therapeuten ihrem Unmut gegenüber den Ungerechtigkeiten Ausdruck, die im Namen der Modernisierung verübt wurden.
Matsumoto Shirobei war Gelehrter der orientalischen Medizin und ein Befürworter des traditionellen Ansatzes. Als Kind hatte er sein Augenlicht weitgehend verloren, sodass er sich zur Akupunkturausbildung entschieden hatte. Trotz seines eingeschränkten Sehvermögens vertiefte *Matsumoto* sich in die Studien der Klassiker, sodass er bereits im jugendlichen Alter von zwanzig Jahren als talentierter Therapeut berühmt war. 1911 veröffentlichte er ein höchst einflussreiches Buch mit dem Titel „Das Studium der Akupunkturpunkte". Es handelte sich um ein Buch über Punktlokalisation, das deutlich durch die Klassiker beeinflusst war, aber die Akupunkturpunkte in der Terminologie der westlichen Anatomie beschrieb. „Das Studium der Akupunkturpunkte" wurden von den Anhängern des traditionellen Ansatzes in der Akupunktur als Standardwerk der klassischen Lehre verehrt, das in der Lage war, der Kritik von Seiten der Befürworter des westlichen Ansatzes standzuhalten.
Von zahlreichen Akupunkteuren und Moxatherapeuten wurde die Kontrolle von Akupunkturausbildung und Praxis durch die Regierung abgelehnt. Zahlreiche Artikel und Bücher wurden veröffentlicht, die sich für eine Wiederbelebung des traditionellen Ansatzes aussprachen, in den 20er Jahren wurden verschiedene Gesellschaften für traditionelle Medizin gegründet. Im Jahr 1926 hatte *Nakayama Tadanao* ein Buch mit dem Titel „Die Neue Überprüfung der Orientalischen Medizin" geschrieben, das den Wert der traditionellen Medizin in den Vordergrund rückte. Obwohl er von Hause aus Journalist war, wurde *Nakayama* durch seine Verbindung mit *Sawada Ken* zum Sprecher für die orientalische Medizin. *Nakayamas* Buch beeinflusste nicht nur die Denkweise der Therapeuten, sondern hatte darüber hinaus auch weitreichende Wirkungen auf die öffentliche Meinung. In seinem Werk kritisierte er die überarbeiteten Akupunkturpunkte und listete Beispiele einer sensationellen Wirksamkeit von Akupunktur und Moxibustion auf. *Sawada*, der bereits als Moxatherapeut einen gewissen Bekanntheitsgrad erreicht hatte, wurde durch dieses Buch in ganz Japan berühmt. Als Praktiker der alten Schule lag sein Schwerpunkt bei den Klassikern. Zahlreiche Therapeuten schlossen sich unter *Nakayamas* Banner zusammen, um für die tradionelle Medizin einzustehen, die seit der Meiji-Restauration von der Regierung systematisch untergraben worden war. Diese Gruppe von Akupunkteuren, die den traditionellen Ansatz befürworteten, gab schließlich den Impuls zur Meridiantherapie.

Der Ursprung der Meridiantherapie

Zu den zahlreichen Befürwortern eines traditionellen Ansatzes in Akupunktur und Moxibustion in den 20er Jahren dieses Jahrhunderts gehörte auch ein junger Mann namens *Yanagiya Seisuke*. *Yanagiya* wurde als Sohn eines Akupunkteurs im nördlichen Japan geboren. Mit sechzehn Jahren ging er nach Tokio, um in die erste

Akupunkturschule Japans für nicht Sehbehinderte einzutreten. Mit siebzehn Jahren machte *Yanagiya* seinen Abschluss für Akupunktur. Später änderte er seinen Namen in *Sorei*, was auf japanisch den ersten Schriftzeichen von „Su Wen“ und „Ling Shu“ aus dem Huang Di Nei King entspricht. *Yanagiya* machte es sich zur Aufgabe, nach einem neuen Ansatz in der Akupunktur zu suchen, der auf dem Verständnis der Klassiker beruhen sollte. Vielleicht waren *Yanagiyas* Kühnheit und Jugend dafür verantwortlich, dass er sich nicht mit anderen berühmten Praktikern wie *Sawada* verband, die den traditionellen Ansatz befürworteten. Stattdessen gründete er im Jahr 1927 seine eigene Akupunkturschule und begann, eine Gruppe von loyalen Streitern für die Sache der klassischen Akupunktur um sich zu scharen. Aus dem harten Kern seiner Studenten sollten später die Begründer des neoklassischen Ansatzes in der Akupunktur, der als Meridiantherapie bezeichnet wird, hervorgehen.

Nachdem *Yanagiya* im Jahr 1934 an der Nippon Universität seinen Abschluss in orientalischer Philosophie gemacht hatte, war er umso mehr entschlossen, in der Akupunktur eine Neuorientierung herbeizuführen. Er setzte sich für eine intensive Aufarbeitung der klassischen Literatur ein, um den Wert der traditionellen Prinzipien und Techniken neu zu bestimmen. *Yanagiya* wehrte sich heftig gegen die vollkommene Missachtung der traditionellen Prinzipien, die von der politischen Übermacht derjenigen, die die Akupunktur unbedingt modernisieren wollten, vorangetrieben wurde. Mit Skepsis betrachtete er jedoch auch diejenigen, die blind den traditionellen Ansätzen, wie sie von älteren Therapeuten gelehrt wurden, folgten, ohne die klassischen Texte, auf die man sich hier berief, kritisch zu untersuchen. *Yanagiya* vertrat die Ansicht, dass die Informationen aus den Klassikern wertvoll, aber nicht unfehlbar seien. Seiner Meinung nach sollten alle klassischen Ansätze kritisch untersucht, an der Praxis überprüft und unter den Praktikern diskutiert werden, bevor man eine endgültige Aussage über ihren Wert machen könnte.

Okabe Fukuji, einer der ersten Studenten *Yanagiyas*, ließ ein einträgliches Geschäft in seiner Heimatstadt Toyama im Stich, um in *Yanagiyas* Akupunkturschule einzutreten. Nachdem er im Jahr 1933 seinen Abschluss gemacht hatte, wurde er auf *Yanagiyas* Bitten als Ausbilder tätig. *Okabe* war der Sache der Wiederbelebung des traditionellen Ansatzes in der Akupunktur vollkommen ergeben. Er folgte *Yanagiyas* Beispiel, indem er sich auf den Namen *Sodo* umbenannte, was ‚Weg der Grundlegenden Fragen (Su Wen)‘ oder ‚Weg alter Texte‘ bedeutet. Ein weiterer herausragender Student war *Inoue Keiri*, der 1935 in *Yanagiyas* Schule eintrat. Schnell bewies er sich als begnadeter Therapeut, und auch er verschrieb sich der Sache der traditionellen Akupunktur. *Okabe* und *Inoue* wurden schließlich die Führer einer Gruppe von engagierten jungen Therapeuten, die motiviert waren von *Yanagiyas* Vision einer Wiederbelebung des klassischen Stiles der Akupunktur, der schon in alten Zeiten verloren gegangen sei.

Diese junge Gruppe von Akupunkteuren, die sich um *Yanagiya* geschart hatte, besaß die Kühnheit, die traditionellen Konzepte in der Akupunktur so lange hoch zu halten, bis sie sich als falsch erwiesen. Noch waren sie in der Gemeinde der japanischen Akupunkteure ohne größeren Einfluss, bis *Yanagiya*, unter Vermittlung von *Komai Kazuo*, dem einflussreichsten Akupunkteur im Vorkriegs-Japan, die entscheidende Verbindung mit *Takeyama Shinichiro* knüpfte. *Komai* war nicht nur ein äußerst erfolgreicher Therapeut in Osaka, sondern auch ein angesehener Wissenschaftler, der mit experimentellen Studien auf dem Gebiet der Akupunktur seinen Doktor gemacht hatte. Zur damaligen Zeit gab es nur einige wenige japanische Wissenschaftler, die Forschungen auf dem Gebiet von Akupunktur und Moxibustion betrieben. *Komai* selbst widmete sein ganzes Leben selbstlos der Aufgabe, das Verständnis und die Akzeptanz der Akupunktur unter den Medizinern Japans zu fördern. Er gründete die Forschungsgesellschaft für Orientalische Medizin und finanzierte selbst die Herausgabe des „Oriental Medical Journal" (Toho Igaku). Diese Fachzeitschrift wurde zum Forum des Ideenaustausches zwischen den verschiedenen Praktikern der traditionellen Medizin.

Im Jahr 1937 bot *Komai Takeyama Shinichiro* den Posten des Chefherausgebers des „Oriental Medical Journal" an. *Takeyama* war Reporter für eine große Zeitung in Osaka gewesen, bis er schwer erkrankte. Von Seiten der westlichen Medizin konnte ihm nicht geholfen werden, doch mit Hilfe der Kräutermedizin erlangte er seine Gesundheit wieder. Da er sich von Natur aus dem gesellschaftlichen Engagement verschrieben hatte, beschloss er auf der Stelle, dass die traditionelle Medizin eine Sache sei, für die es sich zu kämpfen lohne. *Komais* Organisation hatte ihren Sitz in Osaka, doch *Komai* wollte den Hauptsitz in die Hauptstadt Tokio verlegen. Folglich überredete er *Takeyama*, seine Kräfte mit denen *Yanagiyas* zu vereinen, der in Tokio die Leitung der dort befindlichen Niederlassung der Forschungsgesellschaft für Orientalische Medizin hatte. So gelangte *Takeyama* schließlich in den Einflussbereich *Yanagiyas* und schrieb sich die Sache der klassischen Akupunktur auf seine Fahne, wobei er letztlich selbst Akupunkteur wurde. Neben seinem Schreibtalent war *Takeyama* auch ein charismatischer Organisator. Er war Hauptverantwortlicher für die Schaffung des entsprechenden Rahmens, um ein klassisches Akupunktursystem einführen zu können. Hierzu motivierte er die entscheidenden Mitglieder, sich der Entwicklung einer neuen Behandlungsmethode zu verschreiben.

Im Jahr 1939 gründete unter der Direktion von *Takeyama* eine Gruppe ausgesuchter Akupunkteure, angeführt von *Okabe* und *Inoue*, eine Gesellschaft, die intensiv das Studium der Klassiker betreiben sollte. Ihre Absichten gingen darüber hinaus, lediglich den Status der traditionellen Medizin in Japan wiederherzustellen. Ihr Ziel lag vielmehr darin, einen neuen, praktikablen Ansatz in der Akupunktur zu entwickeln, der fest in der klassischen Tradition stehen sollte. Die gemeinsame, fruchtbare Arbeit von *Okabe* und *Inoue* wurde schließlich, wie das gesamte Leben aller Japaner, durch die dunklen Wolken des zweiten Weltkrieges überschattet. Die beiden Akupunkteure hatten sich eng an die Akupunkturprinzipien gehalten, die im „Nan Jing" („Klassiker der Schwierigkeiten") formuliert worden waren, um ein klassisches Behandlungssystem zu entwickeln, wie es niemals zuvor so klar definiert worden war, und dies zu einer Zeit, als sich die meisten Akupunkteure damit zufrieden gaben, eine willkürlich vorgenommene Auswahl von Punkten ohne jegliche zu Grunde liegende Diagnose zu nadeln. Die einzige Methode, die von den meisten Akupunkteuren befolgt wurde, war die Stimulation von ‚(druck)empfindlichen Punkten' oder von bestimmten anderen Punkten, die man bei speziellen Symptomen für wirksam hielt.

Okabe und *Inoue* formulierten gemeinsam mit ihren Kollegen ein praktikables und schlüssiges Behandlungssystem, das den Geist der therapeutischen Prinzipien, wie sie im „Klassiker der Schwierigkeiten" formuliert worden waren, verkörperte. Sie bezeichneten dieses System als „Meridiantherapie", da es den Meridianen wieder den ihnen zustehenden Rang als zentralem Ansatzpunkt der Akupunktur einräumte. Die vier Untersuchungsmethoden behielten in der Meridiantherapie durchaus ihre Bedeutung, besonderen Wert legte man jedoch auf die Sechs-Positionen-Pulsdiagnostik, um das für die Behandlung entscheidende Muster zu identifizieren. Den ersten Teil der Behandlung bezeichnete man als „Wurzel"-Behandlung. Dies beinhaltete die Tonisierung und Dispergierung von den fünf Wandlungsphasen zugeordneten Punkten an den Extremitäten, um das Qi in den Meridianen ins Gleichgewicht zu bringen. Nach dieser auf die Meridiane gerichteten ausgleichenden Behandlung ging man zur symptomorientierten, die Beschwerden lindernden Behandlung über. Die Meridiantherapie war primär auf die einer Erkrankung zu Grunde liegende Ursache ausgerichtet oder auf Fülle- oder Leere-Zustände in den Meridianen, erst danach wurden die Symptome angegangen.

Dieses neue Akupunktursystem, das sozusagen aus den Klassikern destilliert worden war, stellte die vorrangige Rolle der Meridiane in der japanischen Akupunktur wieder her und war in der Lage, für viele Therapeuten, die bisher praktikable Richtlinien für die Punktauswahl vermisst hatten, eine Lücke zu füllen. Ein vollkommen neues System war die Meridiantherapie sicherlich nicht, da sie auf in den Klassikern formulierte Prinzipien zurückgriff. Ebenso wenig war sie ausschließlich von *Okabe* und *Inoue* entworfen worden. Sie waren von *Yanagiyas* Vision inspiriert worden und *Takeyama* hatte jeden Schritt ihrer Arbeit ermutigend begleitet und unterstützt. Zudem war die Arbeit von *Okabe* und *Inoue* von zahlreichen gleichgesinnten Therapeuten unterstützt worden, indem sie ihre Schlussfolgerungen einer praktischen Überprüfung unterzogen. Ironie des Schicksals war allerdings, dass die große Illusion des japanischen Reiches gerade zu dem Zeitpunkt am Zusammenbrechen war, als in den 40er Jahren die Fundamente für die Meridiantherapie gesetzt wurden: Japan wurde von einem Alptraum von Tod und Zerstörung heimgesucht. Selbst als Tokio durch allnächtliche Bombenangriffe dem Erdboden gleich gemacht wurde, fuhr eine trotzige Gruppe von traditionellen Akupunkteuren fort, ihre Treffen in der Stadt abzuhalten, um ihr System weiterzuentwickeln. Der unvermeidliche Fall des japanischen Reiches kam im Sommer 1945, und die Begründer der Meridiantherapie waren, getrieben von dem glühenden Verlangen, die traditionelle Akupunktur wiederzubeleben, die Ersten, die sich aus der Verwüstung erhoben und ihre Landsleute dabei unterstützten, ein neues Leben aufzubauen.

Keiner dieser Akupunkteure wird geahnt haben, dass die neue Regierung, d. h. die Besatzungstruppen der USA, ihren Berufsstand in die bisher größte Gefahr seit ihrem Bestehen bringen würde. Nach dem Krieg wurden der japanischen Gesellschaft zahlreiche radikale Reformen auferlegt, einschließlich der Entmilitarisierung und der Landreform. Zu diesen Veränderungen gehörte der Versuch der von General *Douglas McArthur* geführten Besatzungsregierung, Akupunktur und Moxibustion, die man für unwissenschaftlich und unhygienisch hielt, insgesamt zu verbannen. Hierauf folgte ein Aufschrei aus den Kreisen der traditionellen Medizin. Sämtliche Differenzen wurden vorerst beigelegt, Therapeuten verschiedenster Richtungen taten sich zusammen, um ihr Recht zur Berufsausübung zu verteidigen. Diese Bewegung konnte die Unterstützung einiger Ärzte gewinnen, die Verständnis oder zumindest Interesse für die traditionelle Medizin aufbrachten. Nach langwierigem juristischen Streit wurde im Jahr 1948 ein Gesetz verabschiedet, welches das Recht, traditionelle Formen der Medizin zu praktizieren, garantierte.
Nach der Überwindung dieser Krise flammten die Konflikte zwischen traditionellen Akupunkteuren und denjenigen, die einen modernen Ansatz verfolgten, wieder auf, die Debatte über die Zukunft der japanischen Akupunktur wurde so heiß geführt wie niemals zuvor. Durch die Besatzungskräfte wurde das Land von westlichen Einflüssen überflutet. Gleichzeitig wandte sich die Mehrheit der Akupunkteure der Möglichkeit zu, die Akupunktur als ein neues therapeutisches Werkzeug im Kontext einer westlich geprägten Medizin weiterzuentwickeln. Wer Meridiantherapie praktizierte, musste hart um die breitere Anerkennung seines Ansatzes in den medizinischen Berufen kämpfen. Doch letztendlich schaffte man es nicht, die Vorbehalte der naturwissenschaftlichen Medizin gegenüber der Existenz eines Meridiansystems niederzureißen. Vermutlich hatte man zuviel erwartet, wenn man von einem westlich ausgebildeten Arzt verlangte, ein System, das sich auf die Zirkulation des Qi gründet, zu akzeptieren. Ebenso unsinnig war es natürlich, von traditionellen Akupunkteuren zu verlangen, in Tausenden von Jahren gewonnene Erfahrungen zu ignorieren und sich von den Prinzipien und Konzepten der Klassiker abzuwenden. Der Umfang an Forschungsarbeiten über die Akupunkturpunkte und ihre Beziehungen zu den Erkrankungen war noch vollkommen unzureichend, zudem waren sie zu weit entfernt von der in der klinischen Praxis erfahrbaren Realität; im Grunde hatte die wissenschaftliche Forschung bisher wenig Erkenntnisse erbracht, die in die Praxis umzusetzen gewesen wären. Kein neues Behandlungssystem war bisher aus diesen Forschungen entstanden. Dem praktisch Tätigen blieb nichts weiter übrig, als „(druck)empfindliche“ und andere Punkte, denen man eine spezifische Wirkung bei bestimmten Erkrankungen zuschrieb, zu stimulieren. Zudem war es ihnen weder gestattet, noch waren sie dazu ausgebildet, bezüglich einer Erkrankung eine Diagnose zu stellen, sodass die Akupunkteure vollkommen von schulmedizinischen Ärzten abhängig waren.
Letztendlich hatten *Takeyama* und seine Kollegen, die Meridiantherapie praktizierten, jegliche Hoffnung verloren, auf dem politischen Sektor irgend etwas bewegen zu können. Stattdessen widmeten sie ihre gesamten Energien der Konsolidierung

ihrer Organisation und der Ausbildung versierter Therapeuten. Somit hatten diejenigen Akupunkteure, die den neuen naturwissenschaftlichen Ansatz befürworteten, auf politischer Ebene die Oberhand gewonnen, sie waren es auch, die neue Standards bei den Ausbildungs- und Prüfungsrichtlinien setzten. Den Kenntnissen in westlicher Physiologie und Pathologie wurde ein größerer Stellenwert eingeräumt als den traditionellen Konzepten. Ein durchschnittlicher Student lernte nur wenig über traditionelle Diagnostik und Behandlung. Die Ausbildung der traditionellen Akupunkteure lief im Grunde weiter wie bisher, die Studenten gingen bei versierten Meistern in die Lehre, nachdem sie erst einmal ihre Lizenz erworben hatten. Im Laufe der Zeit stieg die Zahl der Meridiantherapie praktizierenden Therapeuten etwas, jedoch nicht substanziell im Vergleich mit der Zahl der Anhänger des naturwissenschaftlichen Ansatzes.
Auch heute noch stellen die Therapeuten der Meridiantherapie nur eine Minderheit im Kreis der japanischen Akupunkteure dar, nichtsdestotrotz sind sie eine nicht zu unterschätzende Kraft. Infolge der Aktivitäten der Japan Meridian Therapy Association (Japanische Gesellschaft für Meridiantherapie) haben japanische Akupunkteure nun zumindest die Möglichkeit, den traditionellen Ansatz zu studieren und zu praktizieren. In den vergangenen Jahren war zunehmende Unzufriedenheit mit dem reduktionistischen Ansatz der westlichen Medizin aufgekommen. Zudem hatte der Einfluss der tradionellen chinesischen Medizin zugenommen. Somit ist auch das Interesse an der Meridiantherapie gewachsen als einem klassischen japanischen Ansatz, der seinen Wert in der heutigen Zeit unter Beweis stellen konnte.

Mein eigener Weg zur Meridiantherapie

Mein Lehrer, Meister *Miura Nagahiko*, inspirierte mich dazu, Akupunkteur zu werden. Er praktizierte zwar keine Meridiantherapie, nichtsdestoweniger war er ein außerordentlich begabter Akupunkteur. Aus Ohita im südlichen Japan stammend, wuchs er vier Meilen von dem Ort entfernt auf, in dem ich geboren wurde. Meister *Miura* war hochintelligent und nachdem er die Ohita Teacher's School (eine Art pädagogische Hochschule) mit Auszeichnung abgeschlossen hatte, besuchte er die Advanced Teacher's School in Hiroshima. Schließlich wurde er Direktor einer kleinen Mittelschule, doch er war zu sehr Freigeist, um sich auf Dauer in einer kleinen Landschule niederzulassen. Nach einigen Jahren beendete er seine Karriere im Erziehungswesen, um die juristische Fakultät an der Universität Tokio zu besuchen. Er wurde Rechtsanwalt, was im Vorkriegs-Japan ein besonderer und privilegierter Berufsstand war.
Meister *Miuras* Arbeitswut wurde ihm zum Verhängnis: Gerade, als er seine neue Karriere begonnen hatte, erkrankte er an Tuberkulose, sein Zustand verschlechterte sich zusehends. Nachdem sein heftiger von Hämoptoe begleiteter Husten, den er nun schon zwei Monate lang zu erdulden hatte, durch eine einmalige Moxabehandlung gelindert wurde, begann er sich für Akupunktur und Moxibustion zu interessie-

ren. Sobald er genesen war, trat er in die Akupunkturschule von *Yanagiya Sorei* ein. Da sie ungefähr gleichaltrig und von ähnlichem Temperament waren, freundete sich Meister *Miura* bald mit *Yanagiya* an. Obwohl er *Yanagiya* sehr nahe stand und seine Überzeugungskraft bewunderte, so verstand er doch niemals die Notwendigkeit, ein auf den Klassikern beruhendes Akupunktursystem zu entwickeln.

Im Jahr 1937 bekam Meister *Miura* seine Akupunkturlizenz und eröffnete in Tokio eine Praxis. Da er den von *Yanagiya* so geschätzten klassischen Ansatz nicht nachvollziehen konnte, praktizierte er eine Akupunktur im Stile von *Sawada*, der sich damals ziemlicher Beliebtheit erfreute. Meister *Miura* war fasziniert von den Akupunkturtechniken, die in *Sawadas* Schule gelehrt wurden. Soweit ich mich erinnern kann, studierte und praktizierte er weitgehend die Methoden von *Shirota Bunshi, Sawadas* herausragendstem Schüler. Meister *Miuras* Lieblingslehrbuch mit dem Titel „Shinkyu Chiryu Kisogaku“ (Basisstudium der Akupunkturbehandlung) war von *Shirota* verfasst worden. Jede Seite des Exemplares, mit dem *Miura* arbeitete, war mit rotem Tintenstift markiert, um wichtige Passagen hervorzuheben. Die Methoden meines Lehrers basierten also auf dem von *Sawada* entwickelten Herangehen an die Akupunktur.

Als Japan im Kriegsjahr 1944 in die Defensive geriet, wurde das Leben in Tokio wegen der Bombenangriffe zunehmend gefährlicher, sodass Meister *Miura* wieder nach Ohita umsiedelte. Bald nach seiner Rückkehr freundete sich mein Vater mit ihm an, und sowohl mein Vater als auch meine Mutter wurden von ihm regelmäßig mit Akupunktur behandelt. Trotz meiner frühen Jugend geriet ich damals durch eine glückliche Fügung und eine Reihe seltsamster Umstände unter die Fittiche Meister *Miuras*. Zu dieser Zeit gab es für einen jungen Mann nur einen ehrenhaften Weg, der Einberufung zum Militär zu entgehen: Man musste ausgezeichnete Noten vorweisen und eine sehr schwierige Prüfung für die Lehrerausbildung absolvieren. Meine Eltern wünschten sich sehr, dass ich Lehrer werden sollte, da ich ihr einziger Sohn war. Meister *Miura* war so freundlich, mir seine Hilfe anzubieten, sodass ich jeden Tag in seine Wohnung ging, um unterrichtet zu werden. Bis dahin hatte ich für das Lernen wenig Interesse gezeigt, doch Meister *Miuras* pädagogischer Enthusiasmus brachte mich bald dazu, selbstständig weiterzulernen. Er hatte eine ganz besondere Art, die verschiedensten Themen interessant darzustellen. Zum ersten Mal in meinem Leben las ich mit Genuss, schließlich verschlang ich die Bücher regelrecht.

Angesichts der bevorstehenden Niederlage begann für Japan eine schwierige und verzweifelte Zeit. Überall fehlte es an Nahrung und Versorgungsgütern. Trotz, oder vielleicht wegen dieser unguten Zustände vergrub ich mich vollkommen in das Studium meiner Bücher. Doch diese Anstrengungen waren anscheinend zu viel für meine schwächliche Konstitution, sodass ich schließlich schwer krank wurde. Nachdem ich einige andere Erkrankungen hinter mich gebracht hatte, lag ich schließlich mit Lungentuberkulose darnieder, die in Japan gegen Kriegsende grassierte. Ich hatte noch das Glück, von Meister *Miura* behandelt zu werden, doch aufgrund der schlechten Ernährungssituation verschlechterte sich mein Zustand zusehends. Eine Zeit lang war es nicht sicher, ob ich überleben würde, doch

Meister *Miura* gab nicht auf. Er wurde nicht müde, mich weiterzubehandeln, und schließlich begann sich mein Zustand allmählich zu verbessern. Damals beschloss ich, dass ich, ganz wie mein Meister *Miura*, Akupunkteur werden wollte, sofern ich überlebte. Durch Meister *Miuras* Behandlung genas ich schließlich vollkommen, danach gab es für mich keinen Zweifel mehr an meiner Berufung zur Akupunktur.
Nachdem ich meine Ausbildung an der höheren Schule abgeschlossen hatte, besuchte ich die lokale Akupunkturschule, um dort meine Akupunkturlizenz zu erlangen. Schon als Student der Akupunktur begann ich mich für die klassischen Ansätze in der Akupunktur zu interessieren, doch Meister *Miura* war der Meinung, dass sich die Meridiantherapie kaum als praktischer Ansatz in der Akupunktur eigne, obwohl auch er sich der Faszination der Theorie nicht ganz entziehen konnte. Im Jahre 1949 erschien das erste Lehrbuch über die Meridiantherapie mit dem Titel „Keiraku Chiryo Kowa" (Abhandlung über die Meridiantherapie). Meister *Miura* schlug mir vor, das Buch gewissermaßen als Nachschlagewerk zu lesen, was ich in den folgenden Jahren auch mehrfach tat. Es fiel mir zwar nicht allzu schwer, den generellen Ansatz, wie er in dem Buch dargestellt war, zu erfassen, doch jeder Versuch, selbst eine Pulsdiagnose zu erstellen, scheiterte. Nichtsdestotrotz bestach mich die Einfachheit und Schönheit der diesem Ansatz innewohnenden Logik. Was könnte verlockender sein als die Möglichkeit, alles über den Patienten aus der Untersuchung des Pulses zu erfahren?
Ich versuchte also Wege zu finden, um mir die Technik der Pulsdiagnostik anzueignen. Meister *Miura* versuchte mich davon abzubringen, seiner Meinung nach war die Pulsdiagnostik kein gangbarer Weg. Außerdem war die Meridiantherapie in seinen Augen schlichtweg nicht praktikabel, weil die Nadelung distaler Punkte zu große Schmerzen bereite. Obwohl ich den Standpunkt meines Lehrers durchaus nachvollziehen konnte, so fragte ich mich dennoch, warum seit Jahrhunderten so viele Bücher über die Pulsdiagnose geschrieben worden waren. Außerdem gab es nicht wenige Akupunkteure, die scheinbar mit Erfolg die Meridiantherapie betrieben. Wenn das alles so absurd war, warum sollte dann ein Akupunkteur, der noch einen Rest an Selbstachtung besaß, ein Buch über dieses Thema schreiben, um sich damit für alle Zeiten zu disqualifizieren.
Nachdem ich bereits zehn Jahre lang Akupunktur praktiziert hatte, traute ich mich nahezu an jede Krankheit heran. Dennoch hatte ich das Gefühl, dass in meinen Behandlungen noch etwas fehle, und dass ich vielleicht noch einen Versuch mit der Meridiantherapie machen sollte. Irgendetwas musste doch an diesem klassischen Ansatz sein, andernfalls würden kaum zahlreiche intelligente Therapeuten ihren Ruf und ihren Lebensunterhalt riskieren, indem sie sich diesem System widmeten. Der einzige Weg, hier weiterzukommen, bestand darin, den Ansatz aus eigener Anschauung kennen zu lernen. Im ersten Schritt eines traditionellen Ansatzes geht es darum, zu lernen, der Methode vertrauensvoll und vorurteilsfrei zu folgen. Entgegen den Einwänden meines Lehrers beschloss ich, im Laufe der nächsten zehn Jahre die Meridiantherapie ernsthaft zu studieren, um selbst zu sehen, ob sie funktioniert.

Beim Versuch, die Meridiantherapie auf eigene Faust zu erlernen, stieß ich immer wieder auf das gleiche Hindernis: die Pulsdiagnose, bzw. die Bestimmung des grundlegenden Musters der Qi-Dysbalance mittels der Pulstastung. Aus diesem Grunde begann ich die jährlichen Sommerseminare über Meridiantherapie zu besuchen. Zu der Zeit, als ich das erste Seminar besuchte, litt ich gerade an chronischen Blähungen im Unterbauch. Eine medizinische Untersuchung war ohne Befund gewesen, doch wenn die Blähungen stärker wurden, hatte ich solche Beschwerden, dass ich nicht mehr essen konnte. Das Problem beunruhigte mich zunehmend, zumal keine Besserung eintrat, obwohl ich mich selbst bereits an Unterbauch und Rücken genadelt hatte. Im Verlauf des praktischen Teiles unseres Seminars untersuchte unser Ausbilder nur kurz meinen Puls und erklärte prompt, dass ich an einer *Nieren*-Leere leide. Er hatte lediglich meinen Puls getastet, ich selbst hatte ihm bis dahin kein Wort über meinen Zustand erzählt. Da dieser Ausbilder nur die Technik der Pulsdiagnostik unterrichten sollte, erfolgte zu diesem Zeitpunkt keine Behandlung.
Nun wollte ich natürlich wissen, ob diese Diagnose zutraf und ob eine entsprechende Behandlung wirken würde. Ich nadelte also den Haupttonisierungspunkt für die *Niere*, Ni 7, auf beiden Seiten und wartete, was passieren würde. Das Ergebnis übertraf meine kühnsten Erwartungen. Innerhalb weniger Minuten hatten die Blähungen im Unterbauch, die mir solche Beschwerden bereiteten, deutlich abgenommen, so als ob die Luft aus einem Ballon entwichen sei. Nach einigen weiteren Minuten waren die Blähungen spurlos verschwunden, mein Unterbauch fühlte sich leer an und war sogar etwas eingezogen. Die Meridiantherapie schien also tatsächlich zu funktionieren! Auf der Stelle schwor ich mir, dass ich, koste es was es wolle, die Pulsdiagnostik erlernen würde. Seit diesem Zeitpunkt habe ich kontinuierlich darum gerungen, die Pulsdiagnostik in meine praktische Arbeit zu integrieren.
Lange Zeit konnte sich Meister *Miura* nur schwer damit abfinden, dass ich mich mit der Meridiantherapie beschäftigte. Ungefähr fünf Jahre vor seinem Tode gab er schließlich nach und mit folgenden Worten seinen Segen: „Verfolge den von dir eingeschlagenen Weg weiter und werde ein Meister der Meridiantherapie.“ Mein Lehrer hatte einen sehr eigenen Charakter, und in vielen Dingen vertraten wir gegensätzliche Standpunkte. Als Yang-Typ liebte er Wein, Frauen und das Lernen, ich hingegen bin eher ein Yin-Typ, ich teile zwar meines Meisters Liebe zum Lernen, doch seine Leidenschaft und Energie fehlen mir weitgehend. Um so interessanter ist es, dass ich schließlich, genauso wie mein Lehrer, zu einem ganz anderen Akupunkturstil gelangte als demjenigen, in dem ich ursprünglich ausgebildet worden war.
Die Frage, ob die Meridiantherapie tatsächlich funktioniert, soll in diesem Buch noch umfassender beantwortet werden. Es brauchte viele Jahre anhaltender Bemühungen, bis ich schließlich von ihrer Wirksamkeit vollkommen überzeugt war. Meine Sensibilität und mein Tastsinn liegen weit unter dem Durchschnitt, zudem lerne ich eher langsam. Andere Akupunkteure, die mit mir zusammen die

Meridiantherapie erlernten, schienen mit der Pulsdiagnose kaum Probleme zu haben, doch meine begrenzten Fähigkeiten schien sie anfangs zu übersteigen. Nach einigen von Versuch und Irrtum geprägten Jahren bekam ich einen Hinweis, der mir den Zugang zur Pulsdiagnose zu eröffnen schien. Um herauszufinden, ob dieser Zugang auch für andere ein gangbarer Weg sein könnte, trat ich damit an einige andere Akupunkteure heran, die bis dahin niemals Pulsdiagnostik betrieben hatten. Alle schienen relativ rasch zu begreifen. Zudem führte mein Ansatz zu relativ konsistenten Ergebnissen. Auch die Akupunkturneulinge, die bei mir lernten, begannen mit unterschiedlichem Erfolg, meinen Ansatz in Pulsdiagnostik und Meridiantherapie in ihre eigene Arbeit zu integrieren. Diese Ergebnisse ermutigten mich, meine Methode einem größeren Auditorium vorzustellen.
In Japan gibt es zahlreiche Bücher über Pulsdiagnose und Meridiantherapie. Doch in all diesen Büchern scheinen die wichtigsten Details der Methode zu fehlen. Muss man daraus schließen, dass die Autoren einen Teil geheimhalten, den sie nur ihren eigenen Studenten weiterzuvermitteln bereit sind? Das glaube ich eigentlich nicht. Wahrscheinlicher ist vielmehr, dass sie es gar nicht für nötig halten, diese Details, die im Grunde offensichtlich sind, genauer zu erklären. Doch leider gibt es immer einige, die gar nichts verstehen, solange nicht auch diese offensichtlichen Punkte geklärt sind. Ich möchte damit deutlich machen, dass ich dieses Buch nicht geschrieben habe, um die komplexen Theorien der Meridiantherapie zu diskutieren, oder gar, um eine weitere Verfeinerung dieser Technik vorzustellen. Es ging mir vielmehr darum, sozusagen ein „idiotensicheres“ Handbuch über die Praxis der Meridiantherapie vorzulegen.

Nachteile der Meridiantherapie

Die Kritiker der Meridiantherapie unter den japanischen Akupunkteuren lassen sich grob in drei Gruppen einteilen. Die erste betrachtet die Meridiantherapie als unwissenschaftlich und lässt sie damit einfach links liegen. Zur zweiten Gruppe gehören Individuen, die zu irgendeinem Zeitpunkt einen Versuch mit der Meridiantherapie gemacht, sie jedoch als zu schwierig beiseite gelegt haben. Zur dritten Gruppe gehören Therapeuten, die über ein tiefgreifendes Verständnis der Meridiantherapie verfügen, sie jedoch in einigen Bereichen für unvollständig halten und daher andere Wege in Pulsdiagnostik und Behandlung verfolgen. Meines Wissens ist diese dritte Gruppe sicherlich die kleinste, die meisten Akupunkteure fallen eher in die erste oder zweite Gruppe.

„Die Meridiantherapie ist ein Behandlungssystem zur Regulierung von Abweichungen im körperlichen Befinden. Sie stützt sich auf die Beurteilung der Dysbalancen in den Meridianen und bedient sich diagnostischer Methoden, die ausschließlich in der Akupunktur zur Anwendung kommen. Danach versucht man, diese Dysbalancen wieder ins Lot zu bringen. Verwendet werden die vier traditionellen Untersuchungsmethoden, wie zum Beispiel auch die

Inspektion, doch der Schwerpunkt liegt sicherlich auf der Pulsdiagnose und der Palpation. Mittels der (palpatorischen) Pulsbeurteilung und der Ertastung von Vertiefungen, Verhärtungen und empfindlichen Punkten im Meridianverlauf werden die Dysbalancen der Meridiane identifiziert. Wenn die Diagnose gestellt ist, steht die Behandlung auch schon fest. Somit besteht eine wunderbare Übereinstimmung von Diagnose und Behandlung. Hierin unterscheidet sie sich eindeutig von der Diagnosestellung nach westlichen Krankheitsbildern oder von der orientalischen Diagnostik nach Störungsmustern.“ (*Takeyama*, 1941)

Die Gültigkeit der Meridiantherapie kann sicherlich unterschiedlich beurteilt werden, doch meiner Meinung nach hat niemand das Recht, über diesen Ansatz ein Urteil zu fällen, solange man ihn nicht selbst ausprobiert hat. Bis dahin macht es auch keinen Sinn, sich mit so spitzfindigen Argumenten auseinanderzusetzen wie beispielsweise der Frage, wie denn ein *Magen*-Puls existieren könne, wenn der Magen bereits operativ entfernt sei. Bevor man diese Methode einer kritischen Untersuchung unterzieht, sollte man sie erst einmal erlernen und nach Wegen suchen, um sie in die tägliche Arbeit zu integrieren. Ich übernehme die Garantie dafür, dass Ihre Bemühungen nicht umsonst sein werden, und ich bin voller Hoffnung, dass das Erlernen dieses Ansatzes in der Akupunktur für Sie und für Ihre Patienten in vielerlei Hinsicht von Nutzen sein wird.
Manche halten die Meridiantherapie für ein fest umrissenes Behandlungssystem mit glasklaren Regeln. Das System der Meridiantherapie war ursprünglich von *Yanagiya Sorei* und seinen Schülern auf der Grundlage des „Nan Jing“ entwickelt worden. Von Anfang an haben verschiedenste Anwender der Meridiantherapie ihre eigenen Interpretationen und Verfeinerungen eingebracht. Im Jahre 1971 wurde die Japanische Gesellschaft für Meridiantherapie gegründet, um den Austausch und den Konsens bezüglich der Ausübung der traditionellen Akupunktur unter den Anwendern der Meridiantherapie zu verbessern bzw. zu festigen. Wer mit dem Studium dieses Ansatzes beginnt, wird bald erkennen, wie praxisorientiert und dabei nichtsdestoweniger tiefschürfend die Meridiantherapie sein kann.
Nach meiner Überzeugung besteht der richtige Weg für heutige Akupunkteure darin, sämtliche nützliche Informationen, die uns von der wissenschaftlichen Medizin angeboten werden, aufzunehmen, sich aber gleichermaßen um das Verständnis der Klassiker zu bemühen, sodass die Kunst der Akupunktur immer weiter verfeinert werden kann, indem man aus dem Besten, was beide Traditionen hervorgebracht haben, schöpft. Nun gibt es aber Therapeuten, die die Verdienste der klassischen Akupunktur in den Himmel heben und dabei die moderne Medizin ignorieren oder gering achten. Diese Haltung ist äußerst gefährlich, sie könnte unserem Berufsstand im schlechtesten Falle das Grab schaufeln. Sicherlich hat auch die moderne Medizin ihre Probleme (z. B. die Nebenwirkungen der Medikamente), doch in vielen Situationen ist sie äußerst wirkungsvoll, und jeden Tag eröffnet sie neue Horizonte. Wir müssen jederzeit dazu bereit sein, Patienten an westlich ausgebildete Ärzte zu überweisen, wenn diese Form der medizinischen Behandlung einen größeren Erfolg verspricht.

Auch die Akupunktur hat ihre ganz eigenen Stärken, zahlreiche Störungen reagieren sehr gut auf die Behandlung. Ein tiefgreifendes Verständnis sowohl ihrer Stärken als auch ihrer Grenzen ist von größter Bedeutung. Dazu müssen wir die westliche Medizin im Grunde genauso sorgfältig studieren wie die Klassiker der orientalischen Medizin. Niemand wird wohl so vermessen sein, zu behaupten, die Akupunktur sei ein Allheilmittel. Doch immer wieder höre ich Äußerungen von Akupunkteuren wie diese: „Gehen Sie nicht zum Arzt. Nehmen Sie keine Medikamente. Meine Akupunktur wirkt am besten." Diese irrige Haltung findet man nicht nur bei klassischen Akupunkteuren, sondern bei Akupunkteuren verschiedenster Stilrichtungen. Sie ist sehr gefährlich und macht deutlich, dass hier mehr Besonnenheit vonnöten ist.
Schließlich ist da noch das Problem der Sterilisation. Immer noch gibt es Akupunkteure in Japan, die sich entgegen jeder Vernunft weigern, ihre Nadeln zu sterilisieren. Sie verteidigen sich mit dem Hinweis darauf, dass die Akupunktur über Jahrhunderte praktiziert wurde, ohne die Nadeln zu sterilisieren. Diese Argumentation ist sehr gefährlich. Die hygienischen Standards und die Umstände, unter denen Medizin heute praktiziert wird, haben sich in der heutigen Zeit drastisch verändert. Auch die Akupunktur muss auf eine Art und Weise betrieben werden, die den höchsten Standards gerecht wird, wobei traditionelle Fähigkeiten und moderne Erkenntnisse miteinander in Einklang zu bringen sind. Es steht außer Frage, dass die Akupunktur zur Sicherheit des Patienten und des Therapeuten nach den neuesten Standards der Sterilität praktiziert werden muss.

Wie ist aus vorliegendem Buch der größtmögliche Nutzen zu ziehen?

Wer dieses Buch ausschließlich aus der Perspektive der westlichen Medizin liest, wird dies kaum ohne eine gewisse Verwirrung tun. Der *Magen*, wie ihn die orientalische Medizin versteht, unterscheidet sich deutlich von dem Organ ‚Magen' in der westlichen Medizin. Es handelt sich gewissermaßen um eine Wesenheit, die als solche in den Klassikern beschrieben wird und der eine breite Palette von Funktionen und Assoziationen zuzuordnen ist. Auch das *Herz* ist abzugrenzen vom rein organischen Begriff des ‚Herzens'. Als höchstes Organ unter den traditionellen Organen beherbergt es den *Geist*. Wer mit den grundlegenden Konzepten der traditionellen orientalischen Medizin nicht vertraut ist, sollte sich vor der Lektüre dieses Buches gründlich damit befassen. Wer die Meridiantherapie erlernen möchte, muss über ein tiefgreifendes Verständnis der Fachterminologie, wie sie in der orientalischen Medizin benutzt wird, verfügen. Darüber hinaus gewinnen manche Begriffe der orientalischen Medizin im Zusammenhang mit der Meridiantherapie eine etwas andere Bedeutung, als man sie von der Praxis der traditionellen chinesischen Medizin gewöhnt ist. Begriffe wie Leere des *Leber*-Meridians, oder auch Muster (jap. *sho*/chin. *zheng*), werden in der Meridiantherapie mit ganz eigenen Bedeutungen assoziiert. Jede spezielle Richtung hat ihre eigene Terminologie, die Meridiantherapie bildet hier keine Ausnahme. Ohne ein klares Verständnis der Terminologie kann man nicht miteinander diskutieren, geschweige denn diesen Ansatz praktizieren. Obwohl ich die grundlegenden Konzepte der traditionellen orientalischen Medizin nicht ausführlicher erläutern möchte, so sollen im nächsten Kapitel doch diejenigen Begriffe definiert bzw. geklärt werden, die eine abweichende Bedeutung haben, oder denen in der Meridiantherapie besonderes Gewicht beigemessen wird.

In der Akupunktur sind theoretisches Wissen und technische Fertigkeit gleichermaßen von Bedeutung, so wie die beiden Räder eines Karrens. Traditionell haben die praktischen Fähigkeiten in der orientalischen Medizin ein höheres Ansehen als die theoretischen Kenntnisse. Selbst wenn ein Therapeut über detaillierteste Kenntnis der klassischen Konzepte und Prinzipien verfügt, wird er damit nichts anfangen können, wenn ihm die praktischen Fähigkeiten zu ihrer Umsetzung fehlen. Dennoch gilt es, sich die grundlegenden Prinzipien und die in Lehrbüchern dargestellten Techniken im Studium anzueignen. Zum Erlernen der praktischen Seite empfehle ich, jede neue Technik wiederholt so lange zu üben, bis man darin eine gewisse Fertigkeit erlangt hat, um zum nächsten Schritt überzugehen.

Wir verfügen in Japan über eine große Zahl von praktischen Handbüchern zur Meridiantherapie. Das vorliegende Buch ist gewissermaßen eine Verschmelzung dieser Texte, wobei ich eigene Beobachtungen und Erkenntnisse mit einfließen ließ. Die sorgfältige Lektüre des Buches sollte den Leser im Grunde in die Lage versetzen, die vorgestellten Techniken ohne allzu große Schwierigkeiten anzuwenden. Wenn man diese Techniken eine Zeitlang praktiziert hat, tauchen unvermeidlich neue Fragen auf; dann ist der Zeitpunkt gekommen, um in den Klassikern weiterzuforschen. Die Klassiker der chinesischen Medizin sind es wert, gelesen, und zwar wiederholt gelesen zu werden, wenn man beabsichtigt, den klassischen Ansatz in der Akupunktur wirklich zu beherrschen. Als Grundlagenwerk der Meridiantherapie sollte hier insbesondere das „Nan Jing“ („Klassiker der Schwierigkeiten“) ausführlich studiert werden, sobald man mit der Methode einigermaßen vertraut geworden ist.

Das vorliegende Buch stützt sich lediglich auf das, was ich selbst dem reichen Wissensfundus entnehmen konnte. Um Missverständnisse zu vermeiden, habe ich mich bemüht, eine möglichst einfache und direkte Sprache zu verwenden. Über Dinge, die ich nicht verstehe, habe ich nicht geschrieben, als ob ich sie verstünde. Das Buch ist sicherlich kein allumfassendes Werk über die Meridiantherapie, sondern eher ein Handbuch für den Anfänger. Seinen Zweck wird es erfüllt haben, wenn es Akupunkteure dazu veranlassen kann, den Weg der Akupunktur im Bewusstsein der Bedeutung der Klassiker zu gehen. Stets mit diesem Ziel vor Augen, habe ich für mich folgende Vereinbarungen getroffen:

- Nützliche Informationen und Erläuterungen aus anderen Werken habe ich übernommen und in den Text mit eingebaut (unter Angabe der entsprechenden Quellen, vollständige Quellenangaben finden sich im Literaturnachweis).

- Wenn über einen Sachverhalt grundlegende Meinungsverschiedenheiten bestehen, habe ich sämtliche Sichtweisen, die von Belang sind, dargestellt, wobei die Reihenfolge keine Wertung beinhaltet.
- Ich war bestrebt, auf diejenigen Methoden und Techniken, die sich nach meiner Erfahrung als besonders wirkungsvoll erwiesen haben, besonders hinzuweisen.
- Bei der ersten Erwähnung im Text habe ich an spezielle Begriffe die japanische und die mandarin-chinesische Schreibweise hinzugefügt. Wo sowohl eine japanische als auch die mandarin-chinesische Schreibweise gegeben ist, steht jene an erster, diese an zweiter Stelle. Wenn nur eine Schreibweise gegeben ist, wird dies durch die Betonungszeichen über den mandarin-chinesischen Begriffen kenntlich.
- Jedes Kapitel schließt mit einer Zusammenstellung der wichtigsten Aussagen des vorangegangenen Textes.

2

Die theoretischen Grundlagen der Meridiantherapie

YIN-YANG UND DIE FÜNF WANDLUNGSPHASEN

Die Prinzipien der Meridiantherapie sind den ältesten medizinischen Werken Chinas entlehnt, und hier in erster Linie dem „Nan Jing" („Klassiker der Schwierigkeiten"). Eine Diskussion dieses traditionellen Ansatzes in der Akupunktur erscheint mir unmöglich, ohne zumindest die fundamentalsten Konzepte von Yin-Yang und den fünf Wandlungsphasen gestreift zu haben. Der Ursprung dieser Konzepte liegt in grauer Vorzeit, d. h. sie wurden in der frühen Entwicklungsgeschichte der chinesischen Zivilisation formuliert. Nachdem sie erst einmal Fuß gefasst hatten, wurden sie durch die Anwendung auf sämtliche Lebensbereiche zunehmend verfeinert.

Man geht davon aus, dass die Wurzeln des Yin-Yang-Prinzips im chinesischen Kalender zu suchen sind. Mit der zunehmenden Entwicklung der Bewirtschaftung des Landes ergab sich auch die Notwendigkeit, einen Kalender zu erstellen, um die richtigen Zeiten für Aussaat, Pflanzen und Ernte bestimmen zu können. Nach *Fujiki Toshiro*, einem Gelehrten und Kenner der chinesischen Geschichte, wurde das Prinzip der fünf Wandlungsphasen erst später und unabhängig vom Yin-Yang-Prinzip entwickelt. Doch im Laufe der Zeit wurden beide Prinzipien in ein sich ergänzendes System integriert, das einerseits zur Erklärung der Naturerscheinungen, andererseits zur Ordnung gesellschaftlicher Belange genutzt wurde, also

auch in Bereichen wie Regierung, Wirtschaft, Medizin und militärischer Strategie. So wie wir in unserer heutigen Zeit den naturwissenschaftlichen Ansatz zum Verständnis unserer modernen Welt anlegen, so stellten die Prinzipien von Yin-Yang und den fünf Wandlungsphasen für die damalige Zeit eine Art Wissenschaft dar, nach der die chinesische Zivilisation arbeiten konnte.
Ein grundlegendes Verständnis der Prinzipien Yin-Yang und der fünf Wandlungsphasen ist unabdingbare Voraussetzung für die Praxis der klassischen Akupunktur. Einige werden sich sicherlich schwer damit tun, die Gültigkeit dieser Prinzipien anzuerkennen, die für manchen bloße Symbole eines antiquierten und unwissenschaftlichen Denkens sind. Doch wenn auch die Begriffe Yin und Yang uralt sind, so sind die dahinterstehenden Konzepte zeitlos. Der Schlüssel zu ihrem Verständnis liegt darin, Wege zu finden, sie im Sinne der Einordnung eigener Erfahrungen tatsächlich anzuwenden. Dies mag schwieriger klingen, als es ist. Unzählige Male hat man dies bereits in der Vergangenheit praktiziert, es gibt eine Unmenge von Literatur, in der nachzulesen ist, wie andere es bereits getan haben. Entscheidend hierbei ist, diese Prinzipien in der eigenen Erfahrung lebendig werden zu lassen. An dieser Stelle möchte ich die Prinzipien für jene noch einmal erläutern, die damit noch nicht vertraut sind.

Yin und Yang

Yin und Yang sind Begriffe für zwei einander ergänzende Gegenpole. Yin steht für den Aspekt der Ruhe, Yang für den Aspekt der Aktivität. Im Grunde kann man alles nach Yin und Yang einordnen, doch die primären Gegensatzpaare sind Tag und Nacht, Licht und Dunkel, hart und weich, männlich und weiblich, und außen und innen. Hierbei gilt es zu verstehen, dass Yin und Yang zwar gegensätzliche Pole darstellen, dass es sich jedoch nicht um vollkommen voneinander getrennte Phänomene handelt. Man könnte es mit den beiden Seiten einer Münze vergleichen: Das, was von der einen Seite gesehen als Yang erscheint, ist von der anderen Seite gesehen Yin. Somit könnte man Yin und Yang als grundlegend unterschiedliche Aspekte einer Sache bezeichnen. Wenn irgendwo eine Yang-Qualität auftaucht, existiert auch stets die ergänzende Yin-Qualität an einem anderen Teil derselben Sache. In jedem Bereich existieren Yin und Yang also neben- bzw. miteinander.
Bei Akupunkturkongressen in Korea findet man überall Yin-Yang-Symbole (Abb.1). Man kennt es auch unter der Bezeichnung ‚Tai Ji-Symbol', was die Harmonie von Yin und Yang ausdrücken soll; darüber hinaus ist es wesentlicher Bestandteil der koreanischen Flagge. Der untere Anteil ist blau und steht für das Yin, der obere Anteil ist rot und steht für das Yang. Diese beiden Farben sind durchaus passend, denn die Qualität des Yin wird am besten durch das Wasser, und die des Yang durch das Feuer ausgedrückt. Wenn man im Mittelpunkt der Abbildung ein Lineal anlegt, wird das Tai-Ji-Symbol in zwei Hälften geschnitten. In jedem Halbkreis verbleibt ein Anteil Yin und ein Anteil Yang. Wenn man nun das Lineal um den Mittel-

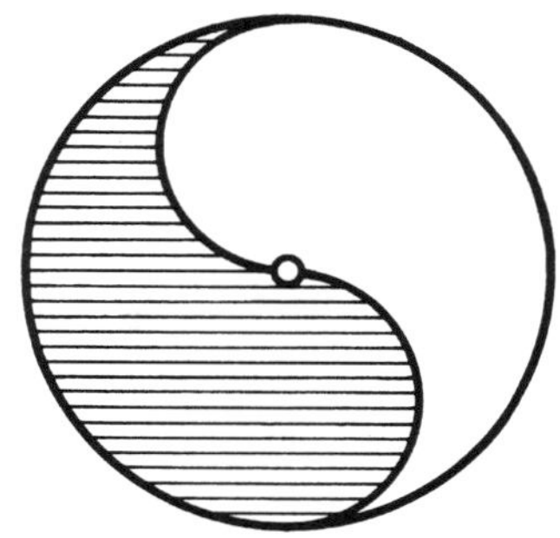

Abb. 1:
Das Tai Ji Symbol

punkt als Achse dreht, kann man beobachten, wie sich das Verhältnis zwischen Yin und Yang beständig verändert. Wenn das Yin ein Minimum erreicht hat, steht das Yang am Maximum. Wenn das Yang zu schwinden beginnt, wächst das Yin. Somit stehen die beiden gegensätzlichen Aspekte von Yin und Yang miteinander in einem sich beständig verändernden Gleichgewicht. Deutlich wird aber auch, dass sich extremes Yin letztendlich in Yang umwandeln wird, und umgekehrt. Im Bereich der Gesundheit ist ein Zustand anzustreben, bei dem die beiden Aspekte von Yin und Yang möglichst ausgeglichen sind.

Am menschlichen Körper entspricht die untere Körperhälfte dem Yin, die obere dem Yang, die Vorderseite dem Yin und die Rückseite dem Yang, das Innere ist Yin, das Äußere Yang. Von den Organen (nach dem Verständnis der traditionellen chinesischen Medizin) werden die Parenchymorgane dem Yin und die Hohlorgane dem Yang zugeordnet. Unter den fünf Yin-Organen wird die *Niere* wiederum als am meisten Yin angesehen, das *Herz* dagegen als am meisten Yang. Hieraus wird noch einmal deutlich, dass alle Phänomene in die Kategorien Yin oder Yang einzuordnen sind, und dass es innerhalb jedes dieser Phänomene wiederum Yang-Aspekte im Yin, und Yin-Aspekte im Yang, gibt. Der Unterschied zwischen Yin und Yang besteht im Grunde in der Relation von Ruhe und Aktivität.

Hieraus erklärt sich auch die Tatsache, dass das Yin im Begriffspaar Yin-Yang an erster Stelle steht. Es ist das Yin, aus dem das Yang erwächst. Die Begriffe Yin und Yang bezeichneten ursprünglich Schatten bzw. Licht. Yin bezeichnet also etwas, das versteckt und im Dunkeln liegt, während Yang für etwas Offensichtliches, das sich im Licht befindet, steht. Was im Verborgenen liegt, lässt entstehen, was im Licht sichtbar wird. Das Sichtbare ist stets ein kleiner Anteil von allem, was verborgen liegt. Somit würde man eher sagen, dass das Yin das Yang umschließt, und nicht etwa, dass das Yin einfach das Gegenteil des Yang ist. Das Yang ist also ein Teil des Ganzen, das Yin ist. Hieraus leitet sich eine äußerst wichtige Zentralaussage der Meridiantherapie ab, d. h. das Yin führt, während das Yang folgt.

Dieses Prinzip hat größten Einfluss auf die Art und Weise, wie die Meridiantherapie praktiziert wird. Man zieht es vor, die Aufmerksamkeit vor allem dem Yin-Aspekt oder dem Gesamtbild zuzuwenden, bevor man sich mit den offensichtlichen Problemen oder Symptomen, die dem Yang zugeordnet werden, befasst.

Die fünf Wandlungsphasen

Nach der Lehre der fünf Wandlungsphasen lassen sich alle Dinge in fünf Kategorien oder Phasen einteilen, die durch das Holz, das Feuer, die Erde, das Metall und das Wasser repräsentiert werden. Jedes Organ und jeder Meridian korrespondiert mit einer der fünf Wandlungsphasen. Die Wandlungsphase Holz ist der *Leber* und der *Gallenblase* zugeordnet; die Wandlungsphase Feuer dem *Herz* und dem *Dünndarm*, und dem *Perikard* und *Dreifachen Erwärmer*; die Wandlungsphase Erde der *Milz* und dem *Magen*; die Wandlungsphase Metall der *Lunge* und dem *Dickdarm*; und die Wandlungsphase Wasser der *Niere* und der *Blase*. Zahlreiche weitere Aspekte und Funktionen des Körpers werden ebenfalls einer der fünf Wandlungsphasen zugeordnet.

Die Jahreszeiten repräsentieren die zyklische Natur der fünf Wandlungsphasen. Der Hervorbringungszyklus der fünf Wandlungsphasen folgt der Abfolge von Frühling, Sommer, Hochsommer, Herbst und Winter. Hier stellt sich die Frage, wie es dazu kam, dass jede der fünf Wandlungsphasen bestimmten Phänomenen zugeordnet wurde. In den Klassikern finden sich hierzu unterschiedlichste Erklärungen. Ein gutes Beispiel hierfür ist die Wandlungsphase Holz. Der Bezug des Frühlings und der Farbe Grün zum Holz ist leicht nachzuvollziehen. Spezifische geografische Gegebenheiten in China sind für weitere Korrelationen verantwortlich: Der Wind, der im Frühjahr aus dem Osten weht, und die Tatsache, dass das Holz in China eher aus den östlichen Landesteilen stammt.

Die alten Chinesen klassifizierten nahezu alles, was sich in ihrem Umfeld befand, nach den fünf Wandlungsphasen. Auch die verschiedenen Phänomene des Körpers unterteilten sie nach den fünf Wandlungsphasen, um ein Verständnis über Gesundheit und Krankheit zu erlangen. Der primäre Ansatz bestand darin, jegliche Abweichung so zu behandeln, dass die Harmonie unter den fünf Wandlungsphasen wiederhergestellt wurde. An erster Stelle stand das Bestreben, eine wirksame Behandlung herauszufinden, erst in zweiter Linie kam das Bedürfnis, zu verstehen, wie genau und warum sie funktionierte. Es hat den Anschein, dass diese Kategorien und Assoziationen zu einem Zeitpunkt eingeführt wurden, als man schon lange über klinisch nutzbare Beziehungen verfügte. Aus diesem Grunde gibt es wenig Sinn, nach einer wissenschaftlichen oder philosophischen Grundlage für diese Kategorien zu suchen. Im Grunde reicht es, die Beziehungen, wie sie in den Klassikern beschrieben werden, kennen zu lernen und sie in der eigenen Praxis zu überprüfen. In der Meridiantherapie haben die fünf Wandlungsphasen essenzielle Bedeutung für die Erstellung des Behandlungskonzeptes, die aus klinischer Sicht am besten verwertbaren Zusammenhänge sollen im nächsten Kapitel im Zusammenhang mit den diagnostischen Verfahren ausführlicher diskutiert werden. Das interessanteste Charakteristikum des Systems der fünf Wandlungsphasen ist die Existenz des Hervorbringungs- und des Kontrollzyklus. Im Hervorbringungszyklus (Abb. 2) bringt das Holz das Feuer hervor, das Feuer die Erde, die Erde das Metall, das Metall das Wasser und das Wasser das Holz.

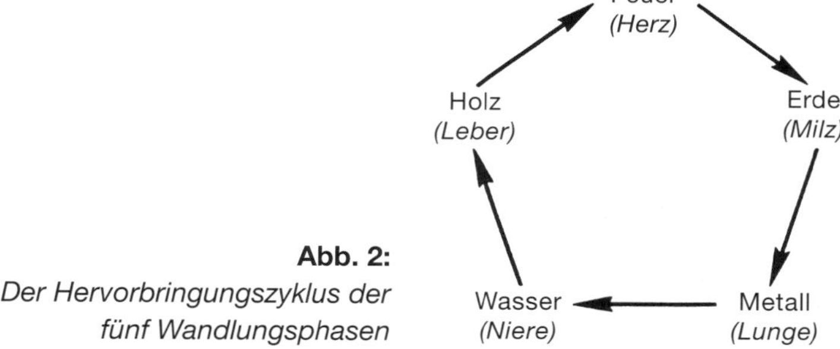

Abb. 2:
Der Hervorbringungszyklus der fünf Wandlungsphasen

Jede Wandlungsphase nährt und fördert das Wachstum der darauffolgenden Wandlungsphase (nicht unähnlich dem Verhältnis zwischen den USA und Japan, wie es bis vor noch nicht allzu langer Zeit bestanden hat).
Von zwei im Hervorbringungszyklus miteinander in Verbindung stehenden Wandlungsphasen wird die erste als die Mutter und die zweite als das Kind (oder als der Sohn) bezeichnet. Die Beziehung des Hervorbringens zwischen zwei Wandlungsphasen wird als Mutter-Kind-Beziehung bezeichnet. Da jedes Organ einer Wandlungsphase zugeordnet ist, steht auch jedes Organ in zwei Mutter-Kind-Beziehungen – als Kind in der ersten, und als Mutter in der zweiten. In der obigen Abbildung ist die Wandlungsphase, von der ein Pfeil ausgeht, die Mutter, die Wandlungsphase, zu der ein Pfeil hinführt, ist das Kind. Betrachten wir das Beispiel der *Niere*. Nach der ersten Mutter-Kind-Beziehung ernährt die *Lunge* die *Niere*; die *Lunge* ist also die Mutter, die *Niere* das Kind. Zur Vereinfachung haben wir in der Abbildung nur die Yin-Organe aufgeführt.
Nach dem Kontrollzyklus der fünf Wandlungsphasen (Abb. 3) unterdrückt jede Wandlungsphase eine andere, bzw. jede hält eine andere unter Kontrolle. Hier wird die Erde durch das Holz kontrolliert, das Wasser durch die Erde, das Metall durch das Feuer und das Holz durch das Metall. Der Kontrollzyklus wäre in etwa mit der Beziehung zwischen den USA und der Sowjetunion (Anmerkung des Übersetzers: Das Buch wurde in einer Zeit verfasst, als diese noch bestand!) vergleichbar.

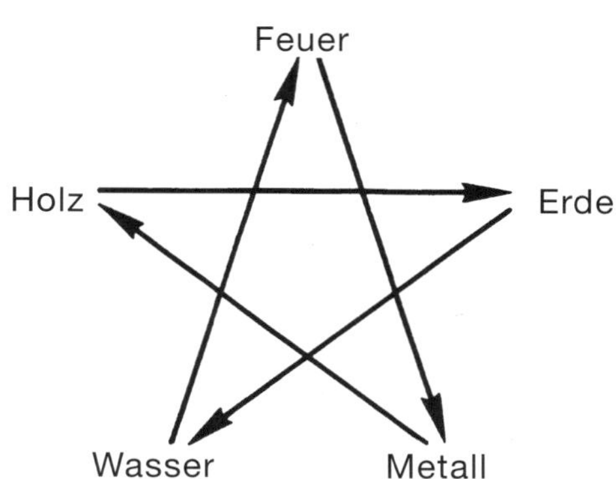

Abb. 3:
Der Kontrollzyklus der fünf Wandlungsphasen

Man könnte sagen, dass die Situation einigermaßen friedlich bleibt, wenn ein Gleichgewicht der Kräfte besteht; doch sobald dieses Gleichgewicht gestört wird und ein Teil die Oberhand gegenüber dem anderen gewinnt, wird die Gefahr eines Krieges heraufbeschworen. Ähnliches läuft auch im menschlichen Körper ab, wenn ein Organ zu stark oder zu schwach wird. Wenn beispielsweise die Leber hyperaktiv wird, kommt es zur Schwächung der *Milz*; wenn die *Leber* schwach ist, werden *Lunge* und *Milz* tendenziell hyperaktiv.
Eine Erklärung, warum der Hervorbringungs- und der Kontrollzyklus so funktionieren, fällt nicht leicht, doch in der klinischen Praxis haben sich diese Prinzipien als äußerst nützlich erwiesen. Betrachten wir beispielsweise einen Patienten, der über Appetitlosigkeit, allgemeine Schwäche und Mattigkeit klagt und ein übersteigertes Bedürfnis nach Süßem hat. Sein Puls weist uns auf eine *Milz*-Leere (Leere der Wandlungsphase Erde) hin. In diesem Fall wird häufig der Puls der *Leber* (Holz), der von der *Milz* kontrolliert wird, Fülle-Zeichen zeigen. Und da die *Milz* (Erde) ihre Kontrollfunktion über die *Niere* (Wasser) nicht mehr ordnungsgemäß ausüben kann, wird auch die *Niere* zur Fülle neigen. Wenn man nun Tonisierungspunkte der *Milz* nadelt, sollte die Stärke des Pulses in der *Milz*-Position zu- und die des Pulses in der *Leber*-Position abnehmen. Wenn sich der Puls in der *Leber*-Position nicht normalisiert, kann man zusätzlich Punkte zur Dispergierung der *Leber* nadeln. Mit dieser Behandlung wird man den Appetit des Patienten steigern können. Dies ist keine graue Theorie, es funktioniert auch in der Praxis tatsächlich auf die beschriebene Art und Weise.
Bezüglich des traditionellen Ansatzes, alles nach Yin und Yang einzuteilen und dann eine weitere Klassifizierung nach den fünf Wandlungsphasen vorzunehmen, habe ich mir folgende Gedanken gemacht: Bei der Lektüre des „Klassikers der Schwierigkeiten“ war ich beeindruckt davon, wie die Chinesen (und hier besonders der Autor *Bian Que*) versucht hatten, die Dinge so weit wie möglich zu vereinfachen. Die Meridiantherapie kennt nur vier grundlegende Kategorien von Leere-Zuständen der Yin-Meridiane. Es mag reduktionistisch erscheinen, eine Unzahl von Patienten lediglich über eine Handvoll von Behandlungsmustern zu therapieren, doch in der Praxis funktioniert es nicht schlecht. So erscheint zwar die Klassifizierung nach den fünf Wandlungsphasen einigermaßen willkürlich, doch sie erfüllt den Zweck, zu einer Entscheidung zu kommen und in der klinischen Praxis vier grundlegende Kategorien identifizieren zu können. Es ist in der Tat um vieles einfacher, die Sachverhalte endlos in immer kleinere Kategorien zu unterteilen, als sie unter einer übergreifenderen Kategorie zusammenzufassen. Gerade in der praktischen Arbeit kommt das Problem der Vereinheitlichung besonders zum Tragen. Man denke nur an die Schwierigkeit, mit der Nadelung von lediglich fünf Punkten eine wirksame Akupunkturbehandlung vorzunehmen. Sowohl die Unterteilung nach Yin und Yang als auch das System der fünf Wandlungsphasen sind dazu geeignet, die Probleme zu vereinfachen und dem Kern eines Phänomens näherzukommen.
Die Praktikabilität des Yin-Yang-Prinzips ist unter den Therapeuten der orientalischen Medizin weitgehend anerkannt. Viele lehnen jedoch die fünf Wandlungs-

phasen ab, weil ihrer Ansicht nach das System nicht in jedem Fall zutreffe und viele der Korrelationen zu weit hergeholt seien. Richtig ist sicherlich, dass das System der fünf Wandlungsphasen bei weitem nicht perfekt ist, sodass wir es kaum als die absolute Wahrheit ansehen dürfen. Dennoch hat sich seine Anwendung zur Auswahl von Akupunkturpunkten seit langem praktisch bewährt, sodass es unsinnig wäre, es links liegen zu lassen. Klüger wäre es sicherlich, erst einmal die Praktikabilität des Systems selbst auszuprobieren, bevor man seine Wirkung aus rein logischen Erwägungen in Frage stellt.

ÄTIOLOGIE

In der Medizin befasst sich die Ätiologie mit den Ursachen oder Ursprüngen der Erkrankungen. Meiner Ansicht nach hat die orientalische Medizin zahlreiche geniale Ansätze entwickelt, dazu gehört auch ihr Verständnis der Ätiologie. In der westlichen Medizin wurde die Ursache einer Erkrankung stets in äußeren Einflüssen, wie z. B. Bakterien, gesucht. Erst in neuerer Zeit finden auch innere Ursachen, z. B. Stress, vermehrte Beachtung. In der orientalischen Medizin wurden von Anfang an, also bereits zur Zeit, als das „Su Wen" verfasst wurde, als Erkrankungsursachen prädisponierende Faktoren, innere Faktoren und äußere Faktoren unterschieden. Darüber hinaus wurde eine klare und praktische Zuordnung von dem ursächlichen Faktor und dem betroffenen Organ oder Meridian vorgenommen. Manchmal fragt man sich, ob diese Zuordnungen nicht willkürlich sind, oder ob sie in der Realität tatsächlich wirksam sind. Daher möchte ich die Ätiologie der traditionellen chinesischen Medizin vom praktischen Standpunkt aus durchleuchten, um etwas mehr Licht in diese Problematik zu bringen.

Prädisponierende Faktoren

Die prädisponierenden Faktoren beziehen sich auf die zu Grunde liegende körperliche Konstitution. So kommen einige Frauen mittleren Alters regelmäßig in meine Praxis und beklagen sich über ein Symptom nach dem anderen. Auf der anderen Seite kenne ich einige muntere alte Männer, die niemals ernsthaft krank gewesen sind und lachen, wenn ihnen jemand rät, doch einmal zum Arzt zu gehen. Woraus entstehen diese bemerkenswerten Unterschiede in der körperlichen Konstitution und im Gefühl für das eigene Wohlbefinden? Es gibt natürlich vererbte Unterschiede der körperlichen Konstitution, da die Gene unserer Vorfahren über unsere Eltern an uns weitergegeben werden. So gibt es Menschen, die bereits mit einem bestimmten körperlichen Handicap ins Leben treten. Grundlegende Tendenzen in Richtung Gesundheit oder Krankheit sind das Produkt prädisponierender Faktoren, von denen einige im Stadium unserer Reifung Einfluss nehmen, andere, wenn wir bereits ausgewachsen sind.

„Vorgegebene Faktoren sind die verschiedensten Einflüsse, denen wir vom Zeitpunkt unserer Empfängnis bis zum vollkommenen Erwachsenenleben unterworfen sind; dazu gehört auch unsere Erziehung und geistige Orientierung.“ (*Inoue*, 1962)

Im Laufe unseres Erwachsenenlebens, das sich vor dem Hintergrund verschiedenster vorgegebener Faktoren abspielt, sind wir klimatischen und geographischen Bedingungen unseres Lebensraumes unterworfen, ganz zu schweigen von den Einflüssen unserer kulturellen und sozialen Umgebung.

„Erworbene Faktoren sind die verschiedensten Einflüsse, denen wir unterworfen sind, nachdem wir ein selbstständiges Leben nach eigenen Regeln begonnen haben. Dazu gehören der Lebensstil oder die Lebensgewohnheiten, wie z. B. der Hang, geistige oder körperliche Arbeit zu exzessiv zu betreiben, oder mentalen Stress anzuhäufen. Hieraus entstehen wiederum ganz bestimmte Prädispositionen.“ (*Inoue*, 1962)

Somit sind die Prädispositionen, oder auch Tendenzen des Körpers, die durch prädisponierende Faktoren entstanden sind, das Ergebnis eines komplexen Gemischs von Einflüssen. Aus diesem Grund wird nun ein auftauchender innerer oder äußerer pathogener Faktor bei verschiedenen Individuen unterschiedliche Reaktionen hervorrufen. „Wer krank wird, bringt eine Prädisposition zur Krankheit mit, die ihn empfänglich für die Krankheit macht.“ (*Honma*, 1949)

Manche Therapeuten beurteilen die Prädisposition, indem sie die Menschen nach den Korrespondenzen der fünf Wandlungsphasen in verschiedene Körpertypen einteilen. Nach diesem Ansatz gibt es für jedes der Yin-Organe (außer dem *Perikard*) zwei unterschiedliche Körpertypen, wobei der eine ein Fülle-, der andere ein Leere-Typ ist. Somit haben wir zehn grundlegende Körpertypen, beginnend mit dem *Leber* (Holz)-Fülle-Typ, und am Ende dem *Nieren* (Wasser)-Leere-Typ. Diese Methode wird im „Diskurs über die Meridiantherapie“ von *Honma* folgendermaßen erläutert:
Yang-Konstitution: Menschen mit Yang-Konstitution haben unabhängig von ihrem Gewicht (sie können dick oder dünn sein) ein gerötetes Gesicht. Ihre Muskeln sind fest und hart. Sie haben einen starken Willen und ein fröhliches Temperament, zudem sind sie eher extrovertiert. Sie werden nur selten krank, doch wenn sie krank werden, ist die Symptomatik sehr stark ausgeprägt, wobei sie sich relativ rasch erholen.
Yin-Konstitution: Menschen mit Yin-Konstitution haben in der Regel einen schwachen Verdauungsapparat und sind daher eher dünn. Selbst wenn sie dick sind, ist ihre Gesichtsfarbe eher blass, das Gewebe weich. Diejenigen mit dünnem Hals sind am anfälligsten. Bei Menschen mit Yin-Konstitution verläuft die Erkrankung eher protrahiert oder wird sogar chronisch.
Leber-Fülle-Konstitution: Menschen mit *Leber*-Fülle-Konstitution haben häufig die Blutgruppe 0. Die Gesichtsfarbe erscheint eher dunkel oder bläulich, ihre

Muskeln sind fest, und sie sind mit einem kräftigen Körperbau ausgestattet. In der Regel verhalten sie sich anderen gegenüber eher dickköpfig und unnachgiebig. Sie arbeiten hart und haben meistens auch Erfolg, doch sie neigen zur Überanstrengung, sodass ihnen ihre Gesundheit teilweise einen Strich durch die Rechnung macht, bevor sie ihr Ziel erreicht haben. Sie neigen zu übermäßigem Essen, was häufig Magen- und Darmprobleme mit sich bringt. Darüber hinaus sind sie schlaganfallgefährdet und anfällig für nervliche Erkrankungen.

Leber-Leere-Konstitution: Menschen mit einer *Leber*-Leere-Konstitution haben häufig die Blutgruppe A. In der Regel sind es angenehme und intelligente Menschen, doch es fehlt ihnen an mentaler Energie, sie neigen zur Nervosität und sind ziemlich empfindlich. Ihre Muskulatur ist eher unterentwickelt. Das Verdauungssystem ist entgegen dem äußeren Anschein gesund. Sehr empfänglich sind sie für neurasthenische Beschwerden und emotionale Probleme. Generell erscheinen sie eher schwach, doch bei Führung eines gesunden Lebensstils können sie sich eines langen Lebens erfreuen.

Herz-Fülle-Konstitution: Menschen mit *Herz*-Fülle-Konstitution sind ebenso intelligent und wissbegierig wie pedantisch. Meistens haben sie einen birnenförmigen Kopf und ein rötliches Gesicht. In der Regel sind sie dünn, erfreuen sich aber guter Gesundheit. Oberflächlich erscheinen sie ruhig und entspannt, doch bei Erregung können sie äußerst emotional reagieren. Sie arbeiten hart und sind in intellektuell anspruchsvollen Berufen häufig erfolgreich. Sie sind relativ anfällig für respiratorische Probleme, zum Teil finden sich diese bereits in der Vorgeschichte.

Herz-Leere-Konstitution: Menschen mit *Herz*-Leere-Konstitution haben häufig eine rötliche Gesichtsfarbe, die aber mit Zunahme der Leere abblasst. Sie sind dünn und haben nicht selten einen birnenförmigen Kopf. Häufig sind sie wirklich intelligent, doch es fehlt ihnen an körperlichem Durchhaltevermögen. Zwar sind sie recht scharfsinnig, erscheinen dabei aber etwas kalt. Gesellig sind sie nicht, sodass sie am Ende häufig alleine dastehen. Sie können hart arbeiten, neigen jedoch zu Nervosität, Starrkörpfigkeit und Alleingängen. Sie müssen darauf achten, bei der Arbeit nicht ihre beschränkten körperlichen Möglichkeiten zu überschreiten. Anfällig sind sie vor allem für Probleme im Bereich der Verdauung, der Atmung und des Nervensystems.

Milz-Fülle-Konstitution: Menschen mit *Milz*-Fülle-Konstitution sind nicht selten Gourmets und neigen daher oft zur Übergewichtigkeit. Ihre Gesichtsfarbe ist gelblich bis rot, sie sind sehr gesprächig und lieben das Essen. Meistens sind sie einfach strukturiert und erscheinen daher manchmal reserviert. Ihr Wille ist eher schwach ausgeprägt, Entscheidungen fallen ihnen schwer. Anfällig sind sie für Arthritiden und Neuralgien. Sie sollten sich vor Störungen im Bereich von Niere und Leber in Acht nehmen, zudem sollten sie sich vor exzessiver sexueller Aktivität hüten.

Milz-Leere-Konstitution: Menschen mit *Milz*-Leere-Konstitution haben ein eher gelbliches Gesicht und einen schwachen Verdauungsapparat. Nichtsdestotrotz haben sie dauernd Appetit. Übermäßiges Essen ist für die Gesundheit dieser Menschen besonders schädlich, sodass sie lernen müssen, ihren Appetit unter

Kontrolle zu halten, wenn sie nicht zu früh sterben sollen. Normalerweise sind sie eher dünn und anfällig für Lungenerkrankungen. Menschen dieser Gruppe, die aufgrund eines starken sexuellen Triebes sich exzessiver sexueller Aktivität hingeben, leben in der Regel nicht lange. Häufig entwickeln Individuen mit *Milz*-Leere-Konstitution auch eine *Leber*-Fülle mit Nervosität und Reizbarkeit.

Lungen-Fülle-Konstitution: Menschen mit *Lungen*-Fülle-Konstitution haben eine weißliche Gesichtsfarbe und neigen zum Übergewicht. Ihr Verdauungssystem ist relativ kräftig, sodass sie ziemlich viel essen können. Mit ihrem natürlichen Wesen sind sie recht gesellig und kommen mit den meisten Menschen gut aus, sodass sie auch in der Geschäftswelt gut zurechtkommen. Dennoch fehlt es ihnen an Charakterfestigkeit, anfällig sind sie für Herzerkrankungen und neurasthenische Störungen.

Lungen-Leere-Konstitution: Menschen mit *Lungen*-Leere-Konstitution haben eine blasse Gesichtsfarbe und sind in der Regel dünn. Ihr Verdauungssystem ist eher schwach, besonders anfällig sind sie für Probleme der Atmung. Häufig entwickeln sie *Leber*-Fülle-Zustände, was sie starrköpfig und kurznervig macht. Sie müssen daran arbeiten, ihr Verdauungssystem zu stärken und ihre Haut zu stimulieren (durch Bürsten oder Reiben). Auch auf ihren Dickdarm sollten sie Acht geben, da sie zu Hämorrhoiden neigen. Darüber hinaus sollten sie sich vor Nierenerkrankungen hüten.

Nieren-Fülle-Konstitution: Menschen mit *Nieren*-Fülle sind selten übergewichtig. Sie haben eine dunkle Gesichtsfärbung, ihre Muskeln sind fest und kompakt. Im Auftreten erscheinen sie streng oder ernst, doch im Grunde sind sie warmherzig und gesellig. In der Regel neigen sie zu ausgiebiger sexueller Aktivität. Diejenigen mit kräftiger Verdauung sind gut dran, während diejenigen mit schwacher Verdauung deutliche gesundheitliche Probleme haben. Sie arbeiten und kämpfen hart, doch diese Individuen müssen darauf achten, nicht nach einem zwar erfüllten Leben zu früh zu sterben. Besonders anfällig sind sie für Schlaganfälle und Lebererkrankungen.

Nieren-Leere-Konstitution: Menschen mit *Nieren*-Leere-Konstitution haben in der Regel nur schwach ausgeprägte sexuelle Bedürfnisse, doch ihr sexueller Trieb kann erwachen, wenn die *Leber* überaktiv wird. In der Regel sind sie dünn und haben eine dunkle Gesichtsfärbung. Mit ihrer Intelligenz bevorzugen sie geistige vor körperlicher Arbeit. Ihr Verdauungssystem ist relativ kräftig, doch Körper und Gliedmaßen sind in der Regel kalt. Viele aus dieser Gruppe haben in der Jugend eine schwere Erkrankung der Atemwege durchgemacht. Wenn sie über zu lange Zeit hinweg zu hart körperlich arbeiten, können sie erneut schwer krank werden. Somit müssen sie sich ihrer Grenzen bewusst sein und sollten nur etwa 80 % von dem leisten, was andere schaffen. Hüten sollten sie sich vor Störungen des urogenitalen Systems und des Kreislaufs.

Es handelt sich hier um körperliche und psychische Prädispositionen. Ein Mensch wird augrund der Informationen, die mit den vier Untersuchungsmethoden (vor allem des Betrachtens und des Tastens) gesammelt werden, nach seiner

Konstitution eingeschätzt. Die Symptome oder die Erkrankung eines Menschen geben direkte Hinweise auf die zu Grunde liegende Konstitution, man sollte daher jeden Menschen nach Lebensgewohnheiten und Neigungen fragen, um so ein Bild seines körperlichen und psychischen Hintergrundes zu entwickeln, was dann auch den gegenwärtigen Zustand in einem anderen Licht erscheinen lässt. Meiner Ansicht nach sind diese grundlegenden Körpertypen ein nützliches Werkzeug zur Erstellung eines Behandlungskonzeptes, wenn sie im Zusammenhang mit dem Pulsmuster und der Symptomatologie der Meridiane gewertet werden. Mit einigen Jahren der Erfahrung wird man ein gutes Gefühl für die richtigen Zusammenhänge entwickeln.

Innere pathogene Einflüsse

Das grundlegende Konzept von Gesundheit und Krankheit in der orientalischen Medizin besagt, dass eine Krankheit nur dann entstehen kann, wenn bereits ein inneres Ungleichgewicht besteht, das den Menschen für schädigende Einflüsse überhaupt erst empfänglich macht. „Krankheit entsteht aus der Übertreibung" (Su Wen, Kapitel 21). Das heißt, dass Exzesse jedwelcher Art, sei es im körperlichen oder psychischen Bereich, die harmonisch ablaufenden Funktionen des Körpers in Unordnung bringen und somit eine gesteigerte Krankheitsanfälligkeit nach sich ziehen.
Die inneren pathogenen Einflüsse sind die so genannten sieben Emotionen (Freude, Zorn, Kummer, Trauer, Grübeln, Angst und Schreckhaftigkeit) und eine Reihe anderer Faktoren (exzessive Lebensgewohnheiten). Man könnte meinen, die inneren pathogenen Einflüsse seien weitgehend das Gleiche wie die prädisponierenden Faktoren, der Unterschied liegt jedoch darin, dass sie eher als eine der Erkrankung zu Grunde liegende Ursache anzusehen sind, und nicht als ein Aspekt der körperlichen Konstitution eines Menschen. Normalerweise machen die sieben Emotionen nicht krank, doch das plötzliche Aufwallen einer Emotion oder die anhaltende Fixierung in irgendeiner dieser Emotionen kann sich schädlich auf die Gesundheit auswirken. Emotionale Exzesse und Exzesse hinsichtlich sexueller Aktivität, Essen oder Trinken und Schlafdefizit können das Gleichgewicht von Yin und Yang stören, die Zirkulation von Qi und *Blut* behindern und die Funktion der Organe beeinträchtigen. Durch innere pathogene Faktoren bedingte Erkrankungen werden mit dem Begriff der ‚inneren Schädigung' charakterisiert. Jede der sieben Emotionen (und auch einige der übrigen, gemischten Faktoren) ist dem einen oder anderen Organ im System der Wandlungsphasen zugeordnet. Dies soll im Folgenden erläutert werden.
Freude: Freude ist natürlich ein grundsätzlich wünschenswerter psychischer Zustand, doch wenn sie das rechte Maß übersteigt, kann sie zu psychischem Stress führen. Übergroße Freude bedingt ein hohes Maß an Erregung. Mögliche Folgen sind Schlaflosigkeit, in einigen Fällen sogar erhöhter Blutdruck und Angina

pectoris. Im Orient wird ein ruhiger Zustand des emotionalen Gleichgewichtes als äußerst erstrebenswert angesehen. Übermäßige Freude soll sich schädigend auf das *Herz* auswirken. Doch dies ist sicherlich nicht die einzige Emotion, die das *Herz* in Mitleidenschaft ziehen kann, wie es kaum anders bei einem Organ, das den Geist beherbergt, zu erwarten ist: „Sorge und Melancholie schädigen das *Herz*" (Nan Jing, Kapitel 49), und ganz ähnlich: „Trauer und Angst schädigen das *Herz*" (Ling Shu, Kapitel 4).

Zorn: Es heißt, dass übermäßiger Zorn die *Leber* schädigt. Diese Assoziation erscheint durchaus plausibel, häufig sehe ich reizbare Patienten mit einer lauten, zornigen Stimme, die Dysbalancen im Bereich von *Leber* und *Gallenblase* präsentieren. „Wenn der Zorn (zum Kopf) aufsteigt und nicht absinkt, wird die *Leber* geschädigt." (Nan Jing, Kapitel 49). Manchmal werde ich bei meiner Arbeit in der Praxis aus nichtigem Anlass gereizt oder wütend. Da ich in dieser Situation meiner Wut keinen freien Lauf lassen kann, muss ich sie in meinem Innern eindämmen. Die Formulierung ‚Zorn, (der) zum Kopf aufsteigt und nicht absinkt' beschreibt diese Situation sehr treffend. „Die *Leber* wird bei Stauungen unter den Rippen geschädigt, die durch eine innere Ansammlung schlechten *Blutes* nach einem Sturz entstehen, oder durch (eine Qi-Stagnation infolge) heftigen Zorn(es), bei dem das Qi auf- und nicht absteigt" (Ling Shu, Kapitel 4). Diese Passage beschreibt einen Zustand der Stagnation oder der Fülle in den Flanken und im Oberbauch, der entweder durch die Ansammlung von *Blut* bei unfallbedingter innerer Blutung hervorgerufen wird oder durch die Unterdrückung des Qi im Rahmen übersteigerten Zornes.

Kummer und Trauer: Es heißt, dass zu großer Kummer die *Lunge* schädigt. Man kennt die zahlreichen Geschichten über schöne Frauen, die nach jahrelanger Trauer schließlich an Tuberkulose erkrankten. Auch in meiner Praxis habe ich Patienten kennen gelernt, die zum Kummer neigen und sich über dieses und jenes beklagen, oder andere, die keine Ruhe geben, bis sie mir nicht haarklein erläutert haben, was in ihrem Körper nicht stimmen könne. Bei diesen Patienten habe ich häufig eine Dysbalance im Bereich der *Lunge* festgestellt. „Bei Traurigkeit wird das *Herz* in Mitleidenschaft gezogen und die *Lungen*-Flügel heben sich, sodass der obere Erwärmer blockiert wird" (Ling Shu, Kapitel 39). Sowohl *Herz* als auch *Lunge*, die am stärksten Yang-betonten Organe unter den Yin-Organen, werden durch Trauer und Kummer negativ beeinflusst.

Grübeln: Es heißt, dass Grübeln die *Milz* schädigt. Grübeln wird zu den Emotionen gerechnet und steht sowohl für die Besorgnis als auch für die Nachdenklichkeit. Einige mir bekannte Frauen mittleren Alters sind ständig so besorgt, dass sie viel zu viel essen und immer mehr an Gewicht zunehmen. Vordergründig sollte man meinen, dass man eher den Appetit verliert, wenn man Sorgen hat. In beiden Fällen wird die *Milz* in Mitleidenschaft gezogen. Nach meiner Erfahrung schädigt das Nachdenken im Zusammenhang mit geistiger Arbeit eher die *Leber* als die *Milz*. Wenn ich von vielem Lernen oder Schreiben müde werde, berühre ich Le 8 mit der Spitze einer Akupunkturnadel und fühle mich danach bereits besser.

„Übermäßiger Genuss und Ermüdung schädigen die *Milz*“ (Nan Jing, Kapitel 49). Diese Faktoren zählen zwar nicht zu den sieben Emotionen, doch häufig stehen sie im Zusammenhang mit emotionalen Problemen und repräsentieren genau die Form der „Übertreibung“, die krank machen kann.

Angst und Schreckhaftigkeit: Es heißt, dass Angst und Schreckhaftigkeit die *Niere* schädigen. Angst steht für jegliche ängstliche oder furchtsame Veranlagung, aber auch für die schwerste Paranoia. Schreckhaftigkeit ist ein Zustand des Nervensystems, bei dem das Individuum sehr leicht erschrickt oder in Angst versetzt wird. Beide Emotionen stehen für einen äußerst schwachen und leicht verletzlichen Grundzustand der Psyche.

„Bei Leere des Qi im *Nieren*-Meridian neigt [eine Person] zur Angst“ (Ling Shu, Kapitel 10). Menschen mit einer *Nieren*-Leere scheinen im Allgemeinen ängstlicher und passiver zu sein als normale Individuen. Manchmal nimmt die Angst solche Ausmaße an, dass sie sich fürchten, alleine das Haus zu verlassen. Einige machen den Anschein, als ob sie aus der Akupunkturbehandlung davonlaufen würden, wenn ihr Partner nicht dicht an ihrer Seite bleibt.

„Längeres Sitzen in feuchter Umgebung, oder Ins-Wasser-Gehen nach körperlicher Anstrengung schädigt die *Niere*“ (Nan Jing, Kapitel 4). Es scheint so, als ob schwere körperliche Anstrengung und Baden im Anschluss an starkes Schwitzen großen Anteil an der Entstehung einer *Nieren*-Leere haben. Ermüdung und Stress sind zwar keine Emotionen, sie zählen dennoch zu den inneren Faktoren, die das *Nieren*-Qi verbrauchen und zu entsprechenden psychischen Veranlagungen führen.

Nach diesem kurzen Blick auf die inneren pathogenen Einflüsse soll noch einmal daran erinnert werden, dass es sich bei all diesen Emotionen und Aktivitäten, je nach Ausprägung, um einen natürlichen Bestandteil des Lebens handelt. Wenn uns etwas verrückt macht, werden wir zornig, das ist nur menschlich, gleichermaßen weinen wir, wenn uns etwas sehr betrübt. Menschen, die niemals zornig oder traurig sind, haben sich entweder streng unter Kontrolle oder sie sind erleuchtet. Menschen, die ihre Emotionen nicht zum Ausdruck bringen, sind reichlich uninteressant. Doch wenn sich eine Emotion im Übermaße aufbaut, werden körperliche Funktionen entsprechend der oben beschriebenen Beziehungen in Mitleidenschaft gezogen. Zwar ist jede Wandlungsphase und jedes Organ einer bestimmten Emotion zugeordnet, doch diese Zusammenhänge sind nicht als starre Regeln anzusehen. Wichtig ist es, zu verstehen, dass extreme Emotionen die Meridiane beeinflussen und funktionelle Störungen in den Organen hervorrufen können. Hiermit sind wir von der Stresstheorie, wie sie von *Hans Seleye* formuliert wurde, nicht mehr weit entfernt. Als Akupunkteure stehen uns Mittel zu Verfügung, emotionale Probleme und psychosomatische Störungen zu behandeln. Über die Tonisierung geeigneter Punkte und den Ausgleich von Qi-Dysbalancen in den Meridianen können unangemessene Emotionen wie Reizbarkeit oder Furchtsamkeit unter Kontrolle gebracht werden. Dieses Herangehen an psychosomatische Störungen wird in Ostasien seit Jahrhunderten erfolgreich praktiziert.

Äußere pathogene Einflüsse

„Sie sind auch unter dem Begriff der schädigenden Einflüsse bekannt, dazu gehören Wind, Kälte, Hitze und Feuchtigkeit, also Faktoren unserer Umwelt". (*Yanagiya*, 1948)

Äußere pathogene Einflüsse sind Erkrankungsursachen, die von außerhalb des Körpers stammen, meistens handelt es sich um klimatische Faktoren. Zu diesen Einflüssen gehören die so genannten sechs Faktoren: Wind, Kälte, Hitze, Feuer, Feuchtigkeit und Trockenheit. Es mag befremdlich erscheinen, Wind und Kälte als Erkrankungsursachen zu bezeichnen, doch es gibt historische und geografische Hintergründe dafür. Das chinesische Festland unterliegt ganz anderen klimatischen Bedingungen als Japan, wo das Wetter in der Regel eher mild ist. Als ich China im Monat Mai besuchte, war es gleich am ersten Tag so heiß, dass ich am liebsten mein sommerliches Hemd ausgezogen hätte. Am nächsten Tag besuchte ich die Große Mauer und zog mich in der Erwartung ähnlicher Temperaturen leichter an. Gegen Mittag schlug das Wetter um, es wurde so windig und kalt, dass ich mir schließlich eine Erkältung einfing. Wenn es in China heiß ist, ist es wirklich kochend heiß, und wenn es kalt ist, so bedeutet das frostig kalt.
Unter solchen klimatischen Voraussetzungen erscheint die Annahme durchaus berechtigt, dass diese klimatischen Faktoren krank machen können. Noch verständlicher wird diese Sichtweise, wenn wir uns klar machen, dass die Menschen im alten China schlichtweg über keine Mittel verfügten, um sich vor den Elementen zu schützen, keine Zentralheizungen und keine Klimaanlagen, wie wir sie heutzutage haben. Die äußeren pathogenen Einflüsse sind also das Produkt einer Zeit, als geografische und klimatische Bedingungen noch eine weit größere Rolle bezüglich Gesundheit und Wohlbefinden des Menschen spielten (Tab. 1).

PATHOGENER EINFLUSS	Wind	Hitze	Feuchtigkeit	Trockenheit	Kälte
Innere Schädigung	Zorn	Freude	Grübeln	Traurigkeit	Angst
Geschädigtes Organ	Leber	Herz	Milz	Lunge	Niere
Pulsqualität	Oberflächlich & saitenförmig	Oberflächlich & groß	Tief & weich		Langsam & gespannt

Tab. 1:
Die Wirkungen der äußeren pathogenen Faktoren im Überblick

Wind: Ein leichter Wind ist zu spüren, aber er ist nicht sichtbar. Vermutlich war es diese nicht greifbare Eigenschaft des Windes, von der die Alten glaubten, sie könne krank machen. Von allen pathogenen Einflüssen hat der Wind die weitreichendste Bedeutung, die weit über das rein meteorologische Phänomen des Windes hinausgeht.

„Wenn Wind in den Körper eindringt, kommt es zu Frösteln und Fieber, hohem Fieber, schwerstem Schüttelfrost, einseitigem Welken und innerem Wind“ (Su Wen, Kapitel 42). Bei diesem Satz kommen einem unterschiedlichste Störungen und Erkrankungen in den Sinn. Sicherlich ist die Erkältung dazuzurechnen, die in Japan als Wind (*Kaze*) bezeichnet wird. Zahlreiche andere Erkrankungen wie Grippe, Gelbsucht, intrazerebrale Blutungen, Hemiplegie, Fazialisparese, Aphasie und andere lähmungsbedingte Symptome werden gleichermaßen dem Wind zugeordnet. Diese Zustände sind häufig auf inneren Wind zurückzuführen, wo Hitze in einem bestimmten Organ Wind im Körperinnern aufkommen lässt und eine Vielzahl von Symptomen nach sich zieht. Manche machen den Wind sogar für die Besessenheit durch Dämonen verantwortlich. Das Konzept des Windes erscheint relativ einfach, doch es ist äußerst vieldeutig und steht für einen nur schwer fassbaren pathogenen Faktor. Unter klinischen Gesichtspunkten sind die wichtigsten Wind-bedingten Erscheinungen Fieber mit Schwitzen, Abneigung gegen Wind und Zugluft, und Hemiplegie. Die letztgenannte ist die schwerste Erkrankung, die dem Wind zugeschrieben wird.

In der Gegend, in der ich wohne, hat der Ausdruck „vom Wind getroffen“ (*kaze ni ataru*) auch heute noch eine spirituelle Nebenbedeutung. So würde etwa ein Mensch sagen, er sei vom Wind getroffen worden, weil seine Knie plötzlich schmerzhaft angeschwollen sind, nachdem er auf dem Friedhof Unkraut gejätet hat. Hier könnte man annehmen, dass ein Geist aus dem Grabe sich an diesen Menschen geheftet und so seine Krankheit oder sein körperliches Gebrechen verursacht hat. In diesen Fällen geht man nicht nur davon aus, dass weder Medizin noch Akupunktur eine Wirkung haben können, sondern dass sie sogar eine Verschlechterung bedingen könnten. Der Betroffene sollte daher buddhistische Sutren rezitieren oder den Geist auf andere Art besänftigen. Es gibt Menschen, die tatsächlich daran glauben. In diesem Zusammenhang steht Wind für den Geist verstorbener Menschen, wobei manchmal auch tierische Geister oder Geister von noch Lebenden mit eingeschlossen sind. Dieser Glaube ist sehr interessant, und vermutlich haben die Menschen im alten China dem Wind ähnliche Eigenschaften zugeschrieben. Wind wurde vermutlich als eine Ursache körperlicher Beschwerden angesehen, die über das menschliche Verständnis hinausgingen.

Nach den Klassikern der orientalischen Medizin wird der äußere pathogene Einfluss des Windes häufig mit den Meridianen bzw. Organen von *Leber* und *Gallenblase* in Verbindung gebracht. Die dem Wind zugeordneten Pulsqualitäten sind oberflächlich und saitenförmig.

Kälte: Beim Angriff pathogener Kälte auf den Körper kommt es zu Fieber und Frösteln, Kälteaversion und Kopfschmerzen. Andere, schwerwiegendere Symptome, die ebenfalls durch Kälte hervorgerufen werden, sind Schmerzen, Spasmen und Kontrakturen der Gliedmaßen, und Bewusstlosigkeit. Im Allgemeinen geht man davon aus, dass Kälte die Funktion der *Niere* beeinträchtigt, die das essenzielle Qi, welches den Körper erwärmt, speichert. Im „Nan Jing“ heißt es jedoch, dass Kälte die Funktion der *Lunge* beeinträchtigt. Beides ist insofern richtig, als die *Lunge* eng mit dem Abwehr-Qi verknüpft ist und damit als Erstes von der Kälte betroffen wird, während anhaltende Kälte die *Niere* schädigt, welche das essenzielle Qi beherrscht. „Auskühlen des Körpers und der Genuss kalter Getränke schädigt die *Lunge*" (Nan Jing, Kapitel 49). Heute scheinen wir gleichermaßen der Kälte ausgesetzt zu sein, und zwar durch Klimaanlagen und den Genuss eisgekühlter Getränke. Der Kälte zugeordnet sind die Pulsqualitäten langsam und gespannt (straff). In der Praxis wird man häufig die Manifestationen von Wind und Kälte gemeinsam antreffen, auch in den Klassikern wird zwischen diesen beiden Zuständen nicht eindeutig unterschieden.

Hitze und Feuer: Der äußere pathogene Einfluss der Hitze wird vor allem im Sommer wirksam. Im Rahmen unserer Darstellung können wir hier den pathogenen Einfluss der Sommerhitze mit einbeziehen. Ein Hitze-Angriff auf den Körper bedingt Müdigkeit, Kopfschmerzen, Schwindel, Durchfall, in schweren Fällen kommt es zu hohem Fieber, Delirium und Koma. Die zuletztgenannten Symptome sind typisch für den Hitzschlag. Von der Hitze sagt man, dass sie die Funktion des *Herzens* beeinträchtige. Die der Hitze zugeordneten Pulsqualitäten sind oberflächlich und groß. Ähnlich wie Wind und Kälte tritt Hitze häufig in Kombination mit anderen pathogenen Einflüssen auf.

Feuer ähnelt in vielerlei Hinsicht der Hitze, doch genauso wie der Wind kann es unabhängig von jeglichem von außen einwirkenden Prozess als inneres Feuer infolge der Überaktivität eines Organes wirksam werden. Als äußerer pathogener Einfluss scheint das Feuer eher der direkten Exposition gegenüber der Sonne oder einer heißen Flamme zugeordnet zu sein. In diesem Sinne kann es mit Hitzebedingter Erschöpfung gleichgesetzt werden.

Feuchtigkeit: Beim Angriff von Feuchtigkeit auf den Körper kommt es zu Schweregefühl in den Gliedmaßen, Schwäche, am Ort fixierten und dumpfen Schmerzen, und spärlichem oder erschwertem Wasserlassen. Zudem wird jeglicher Zustand, der sich durch hohe Luft- oder Umgebungsfeuchtigkeit verschlechtert, der Feuchtigkeit zugeordnet. Hier denkt man sofort an den Rheumatismus, doch die Klassiker subsumieren eine viel breitere Palette von Störungen unter diesem pathogenen Einfluss. Im Allgemeinen heißt es, dass Feuchtigkeit die Funktion der *Milz* beeinträchtige, da dieses Organ für die Weiterleitung und letztendlich auch für die Elimination der Feuchtigkeit zuständig ist. Auch hier gibt es wieder unterschiedliche Darstellungen in verschiedenen Werken, das „Nan Jing" stellt fest, dass Feuchtigkeit die *Niere* schädigt. Doch so wie Kälte sowohl die *Lunge* als auch die *Niere* in Mitleidenschaft ziehen kann, so kann auch die Feuchtigkeit *Milz* und *Niere* beeinflussen. Die der Feuchtigkeit zugeordneten Pulsqualitäten sind tief und weich.

Trockenheit: Der pathogene Einfluss der Trockenheit verbraucht die Körperflüssigkeiten und bedingt somit Durst, trockenen Husten und Verstopfung. Es heißt, Trockenheit schädige die *Lunge*. Die Trockenheit scheint im Vergleich mit den anderen äußeren pathogenen Einflüssen von eher untergeordneter Bedeutung zu sein, das „Nan Jing" führt sie nicht einmal unter den wichtigsten pathogenen Einflüssen auf. Seit jeher gab es Meinungsverschiedenheiten hinsichtlich der Auswir-

Wandlungsphase	Holz	Feuer	Erde	Metall	Wasser
Su Wen	Wind	Hitze	Feuchtigkeit	Trockenheit	Kälte
Nan Jing	Wind	Hitze	Nachgiebigkeit & Ermüdung	Kälte	Feuchtigkeit

Tab. 2:
Die fünf Wandlungsphasen und die äußeren pathogenen Einflüsse: Zwei Sichtweisen in den klassischen Werken

kungen und der Klassifikation der pathogenen Einflüsse (Tab. 2). In einigen Werken, wie zum Beispiel im „Nan Jing", werden nur vier primäre äußere pathogene Einflüsse beschrieben: Wind, Kälte Hitze und Feuchtigkeit, wobei die Kälte der *Lunge* zugeordnet wird. Schon in den frühesten Werken werden die äußeren pathogenen Einflüsse den fünf Wandlungsphasen zugeordnet (siehe z. B. Su Wen, Kapitel 5), doch diese Verknüpfungen sind nicht einheitlich. In der Praxis braucht man sich jedoch nicht den Kopf darüber zu zerbrechen, welche der Zuordnungen denn nun die zutreffendere sei. Höchstwahrscheinlich beeinflusst jeder der Faktoren mehrere Organ- und Meridiansysteme, abhängig von den Begleitumständen und dem betroffenen Individuum. Die orientalische Medizin legt viel größeren Wert darauf, die individuellen Unterschiede zu begreifen, die den Menschen anfällig machen für die äußeren pathogenen Einflüsse.

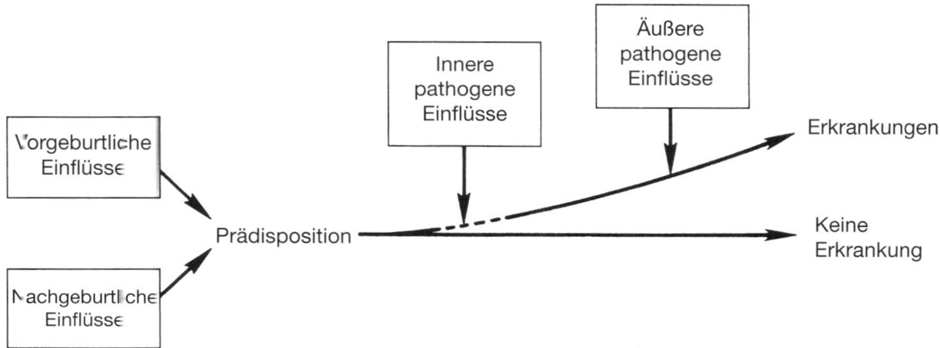

Abb. 4:
Die Entstehung von Krankheiten

Hinsichtlich der äußeren pathogenen Einflüsse sollte man eines unbedingt im Auge behalten: Solange jemand nicht aufgrund prädisponierender Faktoren und innerer pathogener Einflüsse empfänglich ist, wird er selbst dann nicht krank werden, wenn er schädlichen Faktoren aus seiner Umgebung ausgesetzt ist (Abb. 4). In anderen Worten: Ein Mensch wird nicht krank, solange das Qi ausgeglichen durch die Meridiane zirkuliert und solange alle Organe optimal funktionieren. Diese Grundidee scheint in unserem technologischen Zeitalter noch mehr Gültigkeit zu erlangen, als sie in der damaligen Zeit hatte, zu der im alten China die ersten großen medizinischen Werke geschrieben wurden.

Die verschiedenen ätiologischen Faktoren sind im Kapitel 49 des „Nan Jing“ folgendermaßen zusammengefasst:

„Manchmal werden Meridiane (Organe) aus sich heraus krank, in anderen Fällen bedingen die fünf (äußeren) pathogenen Einflüsse eine Schädigung. Wie kann man diese beiden Fälle voneinander unterscheiden? Es verhält sich folgendermaßen: Besorgnis und Melancholie schädigen das *Herz*. Auskühlen des Körpers und Verzehr kalter Getränke schädigen die *Lunge*. Wenn das Qi des Zornes (zum Kopf) auf- und nicht absteigt, wird die *Leber* geschädigt. Übermäßiger Genuss und Ermüdung schädigen die *Milz*. Längeres Sitzen in feuchter Umgebung oder Ins-Wasser-Gehen nach heftiger körperlicher Anstrengung schädigen die *Niere*. Dies sind alles Fälle, in denen die Meridiane (Organe) aus sich heraus krank werden. Was sind nun die fünf (äußeren) pathogenen Einflüsse?
Es handelt sich um folgende: Wind-Angriff, Hitze-Schädigung, übermäßiger Genuss und Ermüdung, Kälte-Schädigung und Feuchtigkeits-Angriff. Diese sind auch als die fünf pathogenen Einflüsse bekannt.“

GRUNDPRINZIPIEN DER MERIDIANTHERAPIE

Die Meridiantherapie wurde im Rahmen der Wiederbelebung der traditionellen Akupunkturmethoden, wie sie im „Nan Jing“ beschrieben sind, entwickelt. Eine Vielzahl anderer Akupunkturtechniken wird neben weiteren Behandlungsverfahren ausführlich im „Su Wen“ und im „Ling Shu“ beschrieben, doch keiner der beiden Texte präsentiert ein derartig systematisiertes und in sich schlüssiges System der Akupunkturbehandlung, wie es im „Nan Jing“ zu finden ist. Das Werk spielt in vielerlei Hinsicht eine einzigartige Sonderrolle unter den ältesten medizinischen Werken aus China, nicht zuletzt aufgrund der durchgängigen Anwendung der fünf Wandlungsphasen in nahezu allen Bereichen der Diagnostik und Therapie. Demgemäß liegt das Ziel der Diagnostik und Therapie in der Meridiantherapie darin, herauszufinden, welche Wandlungsphase aus dem Gleichgewicht geraten ist, um sie wieder dort hinzubringen. In sämtlichen Stadien der Diagnostik wird die größte Mühe darauf verwendet, die grundlegende Dysbalance im Bereich der fünf Wandlungsphasen zu identifizieren.
Im Gegensatz zum modernen Ansatz der traditionellen chinesischen Medizin, bei dem die acht Prinzipien das grundlegende diagnostische Gerüst darstellen, liegt in der Meridiantherapie der Schwerpunkt auf den Leere- und Fülle-Mustern in Bezie-

hung zu den fünf Wandlungsphasen. Das Konzept von Fülle und Leere, wie es in der Meridiantherapie gehandhabt wird, ist genau das gleiche wie in anderen Sparten der orientalischen Medizin, da es aus denselben Quellen stammt. Unabdingbare Voraussetzung für die Praxis der Meridiantherapie ist jedoch ein klares Verständnis von Fülle und Leere, da das Hauptziel der Behandlung die Korrektur von Qi-Dysbalancen mittels Tonisierung und Dispergierung ist. Im Folgenden möchte ich daher die verschiedenen Sichtweisen von Leere und Fülle, die für die Meridiantherapie von zentraler Bedeutung sind, diskutieren und versuchen, die praktischen Bezüge dieser Konzepte deutlich zu machen.

Leere und Fülle

„Leere steht für einen Verlust oder Mangel an normalem Qi, (der) eine Schwächung des Geistes, einen Verlust an Vitalität und eine Reduktion der (physiologischen) Funktionen (mit sich bringt). Das Qi des *Dreifachen Erwärmers*, (Urspungs-Qi, *yuan qi*), das in bestimmten Organen oder Meridianen zirkuliert, nimmt ab, was eine verminderte Abwehr gegenüber pathogenen Einflüssen mit sich bringt" (*Honma*, 1949).
„Leere wird durch einen Mangel an normalem Qi oder an Ursprungs-Qi bedingt, die Erkrankung entsteht aus dem Innern" (*Okabe*, 1947).
Leere impliziert also einen Mangel an normalem Qi in den Organen, Meridianen oder bestimmten Regionen des Körpers. Leere kann sich auf unterschiedlichsten Ebenen in unterschiedlicher Ausprägung manifestieren, doch nach der Meridiantherapie sind die wichtigsten Hinweise ein leerer Puls und ein Mangel an Geist. Weitere allgemeine Indikatoren auf eine Leere sind Energiemangel, Bedürfnis nach Wärme, und Schmerzen, die durch Druck gelindert werden können, doch diese Symptome bestätigen im Grunde nur das Gesamtmuster des Ungleichgewichts. Während zuerst natürlich zwischen allgemeiner Leere und Fülle differenziert werden muss, geht die Absicht der Meridiantherapie dahin, spezielle Leere- und Fülle-Muster im Zusammenhang mit den fünf Wandlungsphasen zu identifizieren. Die Wandlungsphase oder das zugehörige Organ bzw. der zugehörige Meridian mit der größten Qi-Dysbalance muss identifiziert werden, um eine wirksame Behandlung vornehmen zu können. In der Mehrzahl der Fälle bestehen Leere und Fülle zu gleichen Zeit nebeneinander, wobei die Zeichen der Leere häufig von den Manifestationen der Fülle maskiert werden.

„Was also ist Fülle? Fülle steht für einen Überfluss an pathogenem Qi. In anderen Worten: Das pathogene Qi eines pathogenen Einflusses ist aktiv und befindet sich in Fülle". (*Honma*, 1949)

„Fülle steht für einen Überschuss an pathogener Energie, sie wird durch die Auswirkungen eines äußeren pathogenen Einflusses hervorgerufen". (*Okabe*, 1974)

Fülle steht also für einen Zustand vermehrter Aktivität, bei der das normale Qi des Körpers auf einen pathogenen Einfluss reagiert und einen Zustand der Hyperaktivität in bestimmten Organen oder Meridianen bedingt. Auch die Fülle kann sich auf unterschiedlichsten Ebenen und unterschiedlichste Art und Weise manifestieren, doch ein starker bzw. voller Puls und ein im Überfluss vorhandener Geist sind die wichtigsten Indikatoren. Andere allgemeine Manifestationen der Fülle sind das Bedürfnis nach Kühle und Schmerzen, die durch Druck stärker werden, doch sie werden lediglich zur Bestätigung des allgemeinen Dysbalancemusters herangezogen. Wiederum muss die Fülle den fünf Wandlungsphasen speziell zugeordnet werden, und auch hier gilt, dass die Fülle häufig gemeinsam mit Leere auftritt. Die Identifizierung des grundlegenden Musters der Dysbalance (Leere und Fülle) in Organen und Meridianen ist in der Meridiantherapie der erste Schritt.

„Bei Leere in einem Bereich des Körpers wird ein anderer (s) (Organ oder Meridian) seine Aktivität kompensatorisch steigern. Dies wird als reaktive Fülle bezeichnet, oder auch als hyperaktives Yang". (*Ikeda*, 1977)

Fülle kann somit als Reaktion auf einen äußeren pathogenen Faktor in einem Meridian oder Organ entstehen, oder aber als Reaktion auf eine Leere, die durch innere pathogene Faktoren bedingt ist. Der zuerst genannte Fülle-Typ wird als Fülle von pathogenem Qi bezeichnet, der zweite als reaktive Fülle. Das Konzept von Fülle und Leere vor dem Hintergrund der fünf Wandlungsphasen wird am besten mit Hilfe der Analogie zu einer Wippe verständlich. Wenn in zwei Wandlungsphasen gleich viel Qi vorhanden ist, befindet sich die Wippe in der Waagrechten, es gibt keine Fülle oder Leere. Wenn in einer Wandlungsphase mehr Qi vorhanden ist als in der anderen, oder wenn das Qi in einer Wandlungsphase aus irgendeinem Grunde abgenommen hat, wird sich die Wippe nach einer Seite neigen, sodass ein Ungleichgewicht entsteht. Allgemein gilt, dass bei jedem Fülle-Zustand in einem Meridian ein entsprechender Leere-Zustand in einem anderen Meridian bestehen muss.

Zu beachten ist, dass Leere und Fülle nicht mit Yin und Yang verwechselt werden. Wie bereits zuvor erläutert, sind Yin und Yang wie die zwei Seiten einer Münze; Yin steht für den ruhenden Aspekt, Yang für den aktiven. Leere und Fülle sind ein relatives Maß für einen Mangel oder Überschuss an einer bestimmten Qualität oder Quantität. Aus diesem Grunde werden die Begriffe von Fülle und Leere auch zur Bestimmung des Zustandes von Yin und Yang (d. h. Hitze und Kälte, Qi und *Blut*, Innen und Außen) herangezogen. Somit kann man im Yin oder im Yang eine Fülle oder Leere haben. Im Körper steht das Yin für das Innen, für die Yin-Organe, die Yin-Meridiane und für das *Blut*. Leere des Yin steht also für eine Leere in diesen Aspekten des Körpers. Das Yang vertritt im Gegensatz dazu das Außen, die Yang-Organe, die Yang-Meridiane und das Qi. Eine Yang-Fülle steht also für eine Fülle dieser Aspekte. Die Meridiantherapie verwendet die Begriffe Fülle und Leere vor allem dazu, den Zustand des Qi in bestimmten Meridianen zu bezeichnen, die ihrerseits wieder bestimmten Organen, Funktionen und weiteren Aspekten des Körpers zugeordnet sind. Da die Behandlung direkt auf die Meridiane ausgerichtet ist, die auf Organe, Funktionen und weitere Aspekte des Körpers Einfluss nehmen, reicht es aus, lediglich die Dysbalance des Qi in den Meridianen zu diagnostizieren und zu behandeln.

Tonisierung und Dispergierung

Der einfachste Weg zum Verständnis der Begriffe der Tonisierung bzw. Dispergierung in ihrer Beziehung zu Leere und Fülle führt über die bildhafte Darstellung im Sinne einer bestimmten, optimalen Quantität:

„Wenn eine Füllung von acht Zehntel (als) normal (betrachtet) wird, so muss man, wenn das Gefäß weniger als dies enthält, eine angemessene Menge hinzufügen, und wenn es mehr als das enthält, eine angemessene Menge hinwegnehmen, um wieder das richtige Maß zu erreichen." (*Nagahama*, 1978)

Somit könnten Tonisierung und Dispergierung im einfachsten Sinne als hinzufügen oder wegnehmen verstanden werden, um ein Optimum an Quantität wiederherzustellen. Doch die Tonisierung einer Leere geht sicherlich weit über das hinaus.

„Man tonisiert, um das normale Qi zu vermehren, die Lebenskraft zu stärken und die Lebensfunktionen zu kräftigen. Tonisierung bedeutet also in anderen Worten, das Ursprungs-Qi des *Dreifachen Erwärmers*, das eine zentrale Rolle zur Förderung der Genesung von einer Krankheit spielt, zu vermehren und zu stärken." (*Honma*, 1949)

„Tonisieren bedeutet geben, vermehren oder hinzufügen ... Was hinzugegeben wird, ist nach den klassischen Konzepten Qi und *Blut* ... Dies ist die eigentliche Quelle aller Nahrung ... Das normale Qi ist das, was auch die Lebenskräfte erweitert ...Tonisieren bedeutet also, das normale Qi zu vermehren." (*Yanagiya*, 1976)

„In der Praxis hat der Begriff des Tonisierens drei Bedeutungen. Zuerst haben wir die allgemeine Bedeutung, Qi heranzuziehen, zu sammeln und seine Menge zu vermehren. Die zweite ist die sanfte Lösung von stagnierendem Qi und *Blut*, um seinen Abstrom zu ermöglichen, sodass frisches normales Qi wieder herangeführt wird. Somit fördert man hier die Zirkulation von frischem Qi und *Blut*. Die dritte Bedeutung bezieht sich auf das tatsächliche Hinzufügen von Qi. Die erste und zweite Form der Tonisierung wird eingesetzt, wenn ein Patient über ausreichende körperliche Kräfte verfügt, die dritte Form wird dann notwendig, wenn ein Patient sehr geschwächt ist, sodass Qi von außen hinzugefügt werden muss. In diesem Fall ist die wärmende Tonisierung mit Moxibustion die wirksamste Methode." (*Yamashita*, 1971)

Ausgehend von diesen Erläuterungen bedeutet die Tonisierung bei Leere also die Vermehrung des normalen Qi (d. h. dessen, was die Lebenskraft stärkt), das in bestimmten Organen oder Meridianen fehlt. Diese Vermehrung erreicht man, indem man das Qi aus anderen Bereichen des Körpers abzieht, oder indem man es, ausgehend von einer äußeren Quelle, heranführt. Was aber bedeutet dann die Dispergierung bei Fülle?

„Dispergieren heißt wegnehmen, kontrollieren oder töten, (d. h.) Dinge, die im Überschuss vorhanden, schädlich oder für den Körper hinderlich sind, hinwegzunehmen. Pathogenes Qi ... dazu gehören pathogene Einflüsse ... ebenso wie ungesunde mentale Haltungen. Dispergieren ... steht also für die Beseitigung unterschiedlicher pathogener (Faktoren) und verbessert die (innere) Landschaft des Körpers, sodass die Krankheit entschwindet ...
Auch eine Fülle bei innerem Ungleichgewicht muss dispergierend behandelt werden." (*Honma*, 1949)

„Dispergieren heißt wegnehmen, reduzieren, niederwerfen, töten oder unter Kontrolle bringen. Es steht für die Vertreibung von pathogenem Qi, das hinderlich ist für die Lebensprozesse." (*Yanagiya*, 1976)

Dispergieren bei Fülle heißt also, pathogenes Qi (also alles, was den Lebenskräften im Wege steht), das im Überschuss vorhanden ist, zu entfernen. Der Begriff des Dispergierens wird also sowohl für die Fülle von pathogenem Qi als auch für die reaktive Fülle verwendet.

Grundlegender Ansatz bei Tonisierung und Dispergierung

Das zentrale Konzept der Meridiantherapie wird in Kapitel 69 des „Nan Jing" folgendermaßen formuliert:

„Nach den Klassikern soll man bei Leere tonisieren, bei Fülle dispergieren, und den Meridian verwenden, wenn weder das eine noch das andere vorliegt. Was bedeutet das? Das heißt, dass man bei Leere die Mutter tonisieren muss; bei Fülle ist das Kind zu tonisieren. (Bei der Behandlung) wird man zuerst tonisieren und dann dispergieren. Die Verwendung des Meridians bei Fehlen von Leere oder Fülle bedeutet, dass sich die Erkrankung in einem einzigen Meridian entwickelt hat, und dass der Meridian nicht von einem pathogenen Einfluss, der aus einem anderen (Meridian stammt), angegriffen wurde. Somit werden (Punkte auf) diesem Meridian verwendet. Dies versteht man unter Verwendung des Meridians."

Diese Passage lässt sich in Form vier einfacher Regeln zusammenfassen:

1. Bei Leere ist der Mutter-Meridian zu tonisieren.
2. Bei Fülle ist der Kind-Meridian zu dispergieren.

3. Zuerst wird tonisiert, dann dispergiert.
4. Wenn die Dysbalance nur einen Meridian betrifft, wird nur der betroffene Meridian behandelt.

„Bei Leere ist die Mutter zu tonisieren" bedeutet z. B., wenn sich die *Lunge* in Leere befindet, die *Milz* zu tonisieren, die ja die Mutter der *Lunge* ist, oder wenn sich die *Leber* in Leere befindet, die *Niere*, also die Mutter der *Leber*, zu toniseren. Wenn man Meridiantherapie betreibt, sollte man sich stets die Beziehungen innerhalb der fünf Wandlungsphasen, wie sie in Abbildung 2 gezeigt sind, vergegenwärtigen.

„Bei Fülle ist das Kind zu dispergieren" bedeutet z. B., wenn sich die *Leber* in Fülle befindet, das *Herz*, also das Kind der *Leber*, zu dispergieren; oder wenn sich das *Herz* in Fülle befindet, die *Milz*, also das Kind des *Herzens*, zu dispergieren.

Wenn sich zur gleichen Zeit ein Meridian in Leere und ein anderer in Fülle befindet, wird zuerst der in Leere befindliche tonisiert. Wenn nach der Tonisierung des in Leere befindlichen Meridians festgestellt wird, dass sich der Meridian, der zuvor eine Fülle zeigte, nach wie vor in Fülle befindet, dann sollte er dispergiert werden. Wenn sich beispielsweise die *Leber* in Leere und die *Milz* in Fülle befindet, so wird zuerst die *Leber* tonisiert. Nach dieser Tonisierung der *Leber* wird der Puls erneut daraufhin überprüft, ob beide Meridiane wieder im Gleichgewicht sind. Wenn nach wie vor eine Fülle der *Milz* vorhanden ist, wird die *Milz* dispergiert. Im Falle einer *Lungen*-Leere in Kombination mit einer *Dickdarm*-Fülle wird zuerst die *Lunge* tonisiert, und dann, wenn notwendig, der *Dickdarm* dispergiert. Dieser Ansatz folgt dem Grundsatz des Yin-Yang-Prinzips: Das Yin führt und das Yang folgt. Die Leere entspricht dem Yin, die Fülle dem Yang; somit hat die Behandlung des Yin Priorität.

Die Behandlung nur des betroffenen Meridians im Falle, dass nur ein Meridian von der Störung betroffen ist, bedeutet, dass man bei der Behandlung des einen, betroffenen Meridians nichts tun sollte, was andere Meridiane beeinflussen könnte. Das heißt aber, dass man nur den Elementpunkt (den Fünf-Wandlungsphasen-Punkt, der dem Element bzw. der Wandlungsphase des betroffenen Meridians entspricht, auch als intrinsischer Punkt bezeichnet) behandelt oder den Quellpunkt (für Yang-Meridiane), zu vermeiden sind Punkte, die Einfluss auf andere Meridiane nehmen (d. h. andere Fünf-Wandlungsphasen-Punkte, die einer anderen Wandlungsphase entsprechen). Wenn sich beispielsweise die *Lunge* in Leere befindet, ohne dass ein anderer Meridian gestört wäre, würde man lediglich Lu 8 (den Metall-Punkt der *Lunge*) verwenden, um die *Lunge* zu tonisieren. *Inoue Keiri*, der bei der Entwicklung der Meridiantherapie eine entscheidende Rolle spielte, machte deutlich, dass sich diese Regel auf Meridiane beziehe, die sich weder in Leere noch in Fülle befinden, aber nichtsdestoweniger symptomatisch sind. Dies würde einem rein symptomorientierten Ansatz der Akupunktur entsprechen, doch vermutlich haben beide Interpretationen ihre Berechtigung, zumal in jedem Fall der betroffene Meridian behandelt wird. Zudem ist auch die symptomorientierte Behandlung ein wichtiger Bestandteil der Meridiantherapie, wie später erläutert wird.

SCHLÜSSELWÖRTER

Yin und Yang

- Yin und Yang repräsentieren die aktive und die ruhende Eigenschaft der Dinge. Sie sind gegensätzliche Aspekte eines Ganzen, so wie innen und außen. Yin steht für den verborgenen Anteil des Ganzen, Yang für den sichtbaren Anteil. Daher heißt es auch, dass das Yin führt, während das Yang folgt.

Fünf Wandlungsphasen

- Die fünf Wandlungphasen sind Holz, Feuer, Erde, Metall und Wasser.
- Ihre Beziehungen untereinander werden durch zwei Zyklen, den Hervorbringungszyklus und den Kontrollzyklus, charakterisiert.
- Der Hervorbringungszyklus hat die Reihenfolge Holz, Feuer, Erde, Metall, Wasser. In diesem Zyklus fördert jede Wandlungsphase die folgende im Sinne einer ‚nährenden' Beziehung.
- Der Kontrollzyklus hat die Reihenfolge Feuer, Metall, Holz, Erde und Wasser. In diesem Zyklus kontrolliert oder hemmt jede Wandlungsphase eine andere Wandlungsphase im Sinne einer antagonistischen Beziehung.

Erkrankungsursache

- Die prädisponierenden Faktoren bestehen aus der Summe aller aus der eigenen Vergangenheit stammenden Faktoren, die einen entweder resistent gegen oder empfänglich für eine bestimmte Erkrankung machen.
- Die unmittelbaren Ursachen einer Erkrankung werden in innere und äußere pathogene Einflüsse unterteilt.
- Die Expositon gegenüber einem äußeren pathogenen Einfluss wird keine Erkrankung nach sich ziehen, wenn man nicht infolge prädisponierender Faktoren oder innerer pathogener Einflüsse dafür empfänglich ist.

Innere pathogene Einflüsse

- Die sieben Emotionen sind Freude, Zorn, Kummer, Grübeln, Traurigkeit, Angst und Erschrecken bzw. Schreckhaftigkeit.
- Zu den gemischten Faktoren, die eine innere Schädigung nach sich ziehen, gehören übermäßige sexuelle Aktivität, übermäßiges Essen bzw. zu reichlicher Genuss von Alkohol, und Erschöpfung.
- Übermäßige Freude, Sorge oder Melancholie schädigen das *Herz*.
- Übersteigerter Zorn schädigt die *Leber*.
- Übermäßiger Kummer oder Traurigkeit schädigen die *Lunge*.
- Grübeln, zu reichliches Essen oder Überarbeitung schädigen die *Milz*.
- Übermäßige Angst oder sexuelle Aktivität schädigen die *Niere*.
- Durch angemessene Akupunkturbehandlung kann die emotionale Stabilität wiederhergestellt werden.

Äußere pathogene Faktoren

- Wind, Kälte, Hitze (Sommerhitze), Feuer, Feuchtigkeit und Trockenheit.
- Wind steht für Erkrankungsursachen, die eigentlich nicht sichtbar sind. Wind beeinflusst die *Leber*, seine charakteristischen Pulsqualitäten sind oberflächlich und saitenförmig.
- Kälte betrifft die *Niere* und/oder die *Lunge*, ihre charakteristischen Pulsqualitäten sind langsam und straff (gespannt)
- Hitze betrifft das *Herz*, die charakteristischen Pulsqualitäten sind wellenartig und groß.
- Feuchtigkeit betrifft die *Milz*, ihre charakteristischen Pulsqualitäten sind weich und tief.
- Trockenheit betrifft die *Lunge*.

3

Die Diagnostik in der Meridiantherapie: Die vier Untersuchungsmethoden

Um den Beschwerden eines Patienten auf den Grund zu kommen, sind in der modernen Medizin zahlreiche Untersuchungen und Tests unterschiedlichster Art vonnöten, wobei man sich in zunehmendem Maße der modernen Technologie bedient. Betrachten wir ein einfaches Symptom wie Husten. Nach Auskultation, Blutuntersuchungen, Sputumkultur, Röntgen und (falls notwendig) Bronchoskopie mit Biopsie würde möglicherweise die Störung als Asthma bronchiale, Pleuritis, Lungentuberkulose, Lungenkarzinom oder Herzinsuffizienz diagnostiziert werden. Die traditionelle orientalische Medizin hat ein eigenes, einzigartiges diagnostisches Vorgehen entwickelt, das unter dem Schlagwort der vier Untersuchungen bzw. Untersuchungsmethoden bekannt ist. Selbst wenn ein Therapeut in der Lage ist, eine Pulsdiagnose vorzunehmen, so wird er kaum erwarten, ohne das Verständnis aller Aspekte der vier Untersuchungen eine angemessene Behandlung vornehmen zu können. Eine schulmedizinisch gestellte Diagnose bietet sicherlich viele nützliche Informationen, doch für die Identifizierung der Störungsmuster in der Meridiantherapie ist sie nicht direkt verwertbar. Im Falle des Hustens ist *Lungen*- oder *Nieren*-Leere zwar die wahrscheinlichste Diagnose, doch die Identifizierung des Störungsmusters muss durch Informationen, die mittels der vier Untersuchungen zu sammeln sind, abgesichert werden.

„(In der Meridiantherapie) wird in erster Linie der Zustand der Meridiane diagnostisch beurteilt, es geht weniger um die Diagnose einer Erkrankung (wie in der westlichen Medizin)." (*Honma*, 1949)

Die vier Untersuchungen der traditionellen orientalischen Medizin sind folgende: (Anmerkung des Übersetzers: Mit Bewusstsein habe ich Begriffe wie beispielsweise „Inspektion" vermieden, um die Abgrenzung zu den in der westlichen Medizin üblichen Untersuchungsmethoden nicht zu verwischen.)

1. *Betrachten*: Dazu gehört die genaue visuelle Untersuchung des gesamten Patienten aus kurzer Entfernung. Mit dem Betrachten werden in erster Linie prognostisch verwertbare Informationen gesammelt.
2. *Horchen und Riechen*: Das Horchen bezieht sich auf die Atemgeräusche und die Stimme, das Riechen auf die Wahrnehmung ungewöhnlicher Gerüche, beide Methoden vermitteln Informationen über den Zustand des Patienten.
3. *Befragen*: Hier geht es um die Befragung des Patienten über seinen Zustand (Anamnese). Mit einzuschließen sind Fragen über Vorlieben beim Essen und über die begleitenden Symptome.
4. *Tasten*: Hierzu gehört die Palpation des Pulses, des Abdomens, des Rückens und der Meridiane.

Im alten China wurde die Palpation als die gröbste und unwichtigste der vier Untersuchungen angesehen. Die Meridiantherapie betrachtet die Palpation jedoch als die wichtigste Untersuchungsmethode. Besonders die Pulsdiagnose wird als bestimmender Faktor für die anschließende Behandlung angesehen. Nichtsdestotrotz sind alle vier Untersuchungen von Belang für die Erstellung eines diagnostischen Gesamtbildes. Aus diesem Grunde möchte ich die vier Typen der traditionellen Untersuchungen, wie sie auch in der Meridiantherapie verwendet werden, ausführlicher darstellen, wobei der Schwerpunkt auf der Pulsdiagnose und der Palpation des Abdomens liegen soll.

BETRACHTEN

Das Schriftzeichen, welches in den Klassikern für das Betrachten gebraucht wird, bezeichnet eher die Betrachtung aus einiger Entfernung und weniger die Untersuchung aus nächster Nähe. Es impliziert die Inspektion des ganzen Patienten, also von Kopf bis Fuß. Um den Zustand des Geistes des Patienten (jap. *shin*/chin. *shén*) beurteilen zu können, betrachtet man ihn am besten aus einer gewissen Entfernung.

„Diejenigen, die mehr Geist haben, werden gedeihen, diejenigen, die den Geist verlieren, werden zu Grunde gehen" (Su Wen, Kapitel 13). Zuerst gilt es also, das Vorhandensein des Geistes zu beurteilen. Dieser Geist, den wir hier suchen, ist weit weniger mysteriös, als man annehmen würde. Es gibt sozusagen greifbare Elemente im Erscheinungsbild eines Menschen, die Belege für diesen Geist sind. In seinem Buch „Shinkyu Keiraku Chiryo“ (Akupunktur mit Meridiantherapie) identifiziert *Okabe Sodo* fünf Faktoren, die es dem Untersucher ermöglichen, festzustellen, ob der Patient ‚Geist hat oder nicht‘:

1. Ein gewisses Leuchten, das den Körper umgibt.
2. Das Funkeln in den Augen.
3. Eine klare Sprache und ein lebhaftes Verhalten.
4. Eine tiefe und gleichmäßige Atmung.
5. Der Glanz der Haut.

Unter diesen Faktoren wird dem Glanz der Haut die größte Bedeutung beigemessen:

„(Diejenigen, deren Gesichtsfarbe) grün ist wie die von Grassaft, werden sterben, und (diejenigen mit einer Gesichtsfarbe) wie die Flügel des Eisvogels werden leben. (Diejenigen, deren) Gesicht gelb ist wie die dreiblättrige Orange, werden sterben, (diejenigen, deren) Gesicht wie der Bauch einer Krähe gefärbt ist, werden leben. (Diejenigen, deren) Gesicht schwarz ist wie Ruß, werden sterben, und (diejenigen, deren) Farbe der eines Krähenflügels gleichkommt, werden leben. (Diejenigen) mit dem Rot des stagnierenden Blutes werden sterben, und (diejenigen) mit dem Rot eines Hahnenkammes werden leben. (Diejenigen) mit dem Weiß eines Skelettes werden sterben, und diejenigen mit der Farbe des Schweineschmalzes werden leben.“ (Su Wen, Kapitel 10)

Das heißt aber, dass unabhängig von der Farbe des Gesichtes sich diejenigen erholen werden, deren Gesichtsfarbe einen Glanz zeigt, während diejenigen, deren Gesichtsfarbe stumpf und glanzlos ist, gefährdet sind. Die hinter diesen Beobachtungen stehende Wahrheit wird am besten deutlich, wenn man das Gesicht eines Krebspatienten betrachtet. Bei einer Gesichtsfarbe, die aussieht, als ob die Haut in eine Mischung aus schwarzer, dunkelgrüner und dunkelgelber Farbe eingelegt gewesen wäre, drängt sich der Gedanke auf, dass dieser Patient nicht mehr lange leben wird. Zwar hat eine normale Haut stets einen gesunden Glanz oder Schimmer, doch die Intensität dieses Glanzes variiert von Mensch zu Mensch, sodass es sich hier um einen ganz allgemeinen Indikator für Gesundheit und Vitalität handelt. Die Haut des Patienten kann auch an jedem anderen Ort des Körpers auf ihren Glanz und ihre Farbe hin untersucht werden, doch zwei Stellen sind von besonderer Bedeutung. Die erste wird in den Klassikern als Ellenhaut bezeichnet (*chí pí*), gemeint ist die Haut auf der Volarseite des Unterarmes zwischen den Akupunkturpunkten Lu 5 und Lu 6. Dieser Bereich eignet sich vorzüglich zur Beurteilung des Erscheinungsbildes der Haut, besonders natürlich bei Frauen mit dick aufgetragenem Make-up, was eine Beurteilung der Gesichtsfarbe erheblich erschwert. Die zweite Stelle ist die Mitte der Stirn, direkt oberhalb des Bereiches zwischen den Augenbrauen. In den Klassikern wird dieser Bereich als der himmlische Garten (*tiān tíng*) bezeichnet. Allgemein gilt, dass diejenigen, deren Haut hier eine gesunde Färbung mit einem leichten Glanz hat, ohne jedoch den übermäßigen Glanz einer öligen Haut aufzuweisen, als doppelt mit Gesundheit und Glück gesegnet angesehen werden können. Solche Patienten werden ohne Probleme wieder gesund werden.

„Den (Zustand des Patienten) mittels des Betrachtens zu erkennen heißt, die Erkrankung durch Beobachtung der fünf Farben (d. h. Gesichtsfarben des Patienten) zu erkennen“ (Nan Jing, Kapitel 61). In der Farbzuordnung nach den fünf Wandlungsphasen ist die Farbe grün der *Leber* zugeordnet, rot dem *Herzen*, gelb der *Milz*, weiß der *Lunge*, und schwarz der *Niere*. Das heißt aber, dass ein Mensch mit einer schwärzlichen glanzlosen Verfärbung des Gesichts eine schwerwiegende Störung im Bereich der *Niere* hat. Die diagnostische Beurteilung der Gesichtsfarbe nach den fünf Farben sollte man durchaus im Repertoire haben, doch in der Praxis ist es gar nicht so einfach, sie eindeutig auseinander zu halten. In den meisten Gesichtern wird man eine Mischung aus mehreren Farben finden, und manchmal wird ein Patient mit einer schwärzlichen Gesichtsfarbe nach dem Puls eine *Leber*-Störung haben. So wird von einigen Autoritäten auch behauptet, dass sich Patienten, deren Gesichtsfarbe mit den übrigen Befunden korreliert, relativ rasch erholen, während diejenigen, deren Gesichtsfarbe nicht zum sonstigen Bild passt, schwierig zu heilen sind.

Neben dem Vorhandensein des Geistes und der Gesichtsfarbe gibt es noch zahlreiche weitere Merkmale, die visuell zu untersuchen sind, einschließlich der Beschaffenheit der Augen und der Zunge, der Körperhaltung und dem Aussehen des (von der Störung) betroffenen Areals. Ich möchte hier nicht weiter ins Detail gehen, da jedes für sich erheblichen Raum beanspruchen würde. Im Zusammenhang mit der Meridiantherapie gilt, wie auch für andere diagnostische Aspekte, der Grundsatz, dass die Befunde, die mittels der visuellen Untersuchung erhoben werden, in den Zusammenhang der Dysbalancen in bestimmten Organen oder Meridianen gestellt werden müssen.

HORCHEN

Das Schriftzeichen für Horchen (*bun/wén*) steht sowohl für Horchen als auch für Riechen. Das Horchen umfasst also die Anwendung sowohl des akustischen als auch des olfaktorischen Sinnes zur Beurteilung des Patientenzustandes.

„Den (Zustand des Patienten) über das Horchen zu erkennen, bedeutet, die Erkrankung mittels des Horchens der fünf Töne (in der Stimme des Patienten) zu erkennen.“ (Nan Jing, Kapitel 61). Der Klang der Stimme des Patienten wird also nach den Korrespondenzen der fünf Wandlungsphasen beurteilt, um so festzustellen, welches Organ betroffen ist. Die fünf Töne oder Noten sind natürlich nicht in Worten zu beschreiben, der einzige Weg, sie kennen zu lernen, besteht darin, jemanden, der die traditionelle chinesische Musik beherrscht, zu befragen. Abgesehen von den fünf Tönen, die nicht allgemein bekannt sind, sind die fünf Stimmlagen und die fünf Gerüche bedeutende praktische Aspekte der Untersuchung über das Horchen.

Die fünf Stimmlagen sind Befehlen, Sprechen, Singen, Weinen und Stöhnen. Aus dem Kommandoton einer Stimme kann man auf eine Störung im Bereich der *Leber* schließen. Besonders dann, wenn Menschen, die ansonsten eher ausgeglichen reagieren, plötzlich in herrschendem und befehlendem Ton zu sprechen beginnen, muss man davon ausgehen, dass der *Leber*-Meridian in Leere oder Fülle geraten ist. Die befehlende Stimme könnte als eine Stimme beschrieben werden, die kurz vor dem Zornesausbruch steht. Der Zorn ist der *Leber* zugeordnet; die kommandierende Stimme, der Zorn und die *Leber* sind alle der Wandlungsphase Holz zugehörig.

Das Sprechen hat etwas mit Reden zu tun, aber in übersteigertem Maße. Wenn ein ansonsten eher ruhiger Mensch plötzlich redselig wird, oder wenn ein Mensch beginnt, seltsame Dinge zu äußern, oder wenn seine Sprechweise irgendwie unklar erscheint, muss man von einer Störung im Bereich des *Herzens* ausgehen. Das *Herz* wird durch übermäßige Freude geschädigt, das Reden entspricht einem emotional angeregten Zustand sozusagen kurz vor der übersteigerten Freude, bei der sich ein eher exaltiertes Verhalten manifestiert.

Das Singen entspricht einer Neigung zum Singen. Wenn nun ein Mensch, der ansonsten kaum einmal singt, plötzlich zu singen anfängt, oder wenn er unaufhörlich summt, kann man auf eine Störung im Bereich der *Milz* schließen. Einem Menschen, der im Allgemeinen gerne singt, kann man dagegen eine gute Funktion von *Milz* und *Magen* zuschreiben.

Das Weinen deutet auf einen weinerlichen, jammernden Klang in der Stimme hin. Es gibt Patienten, die im Verlauf der gesamten Behandlung über ihre Gebrechen jammern. Man kann dabei wütend werden, weil sie nicht damit aufhören und weil sie sich auch dann beständig wiederholen, wenn man sich ihre Klagen bereits einmal geduldig angehört hat. Dieses Verhalten ist typisch für eine Störung im Bereich der *Lunge*, besonders wenn die *Lunge* durch Traurigkeit geschädigt wird.

Stöhnen oder Ächzen gehört zu einer Stimme, die in Not ist; Patienten mit einer tiefen, ächzenden Stimme sind in der Regel schwer krank. Diejenigen, die beim Umdrehen oder bei bestimmten Bewegungen ächzen oder einen tiefen Seufzer von sich geben, leiden vermutlich an einer Störung im Bereich der *Niere*.

Auch die fünf Gerüche werden entsprechend ihrer Korrelation mit den fünf Wandlungsphasen als Hinweise auf Störungen in den Organen oder Meridianen herangezogen. Die fünf Gerüche sind ranzig, verbrannt, wohlriechend, fleischartig und faulig. Ranzig bezeichnet einen öligen und fleischartigen Geruch, der auf eine Störung der *Leber* hinweist. Der verbrannte oder verkohlte Geruch entspricht dem Geruch von brennendem Papier und deutet auf eine Störung des *Herzens* hin. Wohlriechend steht für einen ungewöhnlich süßen Geruch, der auf eine Störung der *Milz* schließen lässt. Ein fleischiger oder fischiger Geruch weist auf eine Störung der *Lunge* hin. Der faulige Geruch ist ein Geruch des Verfalls und lässt eine Störung der *Niere* vermuten. Manchmal, wenn ich einem Patienten gegenüberstehe, um seinen Puls zu tasten, werde ich auf einen starken Geruch aufmerksam, den ich weder eindeutig einem schlechten Mundgeruch noch unangenehmen Körperausdünstungen zuordnen kann. Wenn ich nun die Zunge dieses Patienten untersuche, findet sich stets ein dicker weißer oder gelber Belag. Der Puls weist dabei häufig auf eine Störung der *Lunge* hin.

In das diagnostische Verfahren des Horchens sind noch zahlreiche andere Aspekte mit einzubeziehen, einschließlich der Atem- und der Darmgeräusche. Von den fünf Veränderungen (Klammern, Melancholie, Schluckauf, Husten und Zittern) sind zumindest einige über das Horchen zu erfassen. Dazu gehören Husten und Niesen, die auf Störungen der *Lunge* hinweisen, und Aufstoßen und Schluckauf, die mit Störungen der *Milz* in Zusammenhang zu bringen sind. Auch die Beurteilung der Gerüche von Stuhl und vaginalem Ausfluss fallen unter den traditionellen diagnostischen Aspekt des ‚Horchens'. Mit der Identifizierung und Zuordnung von Geräuschen und Gerüchen, die vom Patienten ausgehen, kann man weitere Hinweise auf das betroffene Organ oder den betroffenen Meridian sammeln.

Hierbei sollte nicht vergessen werden, dass die wahrgenommenen Töne und Gerüche für die Diagnose nicht unbedingt bestimmend sein müssen. Selbst wenn der Patient mit ächzender Stimme spricht und einen fauligen Geruch verbreitet, sollte man keine voreiligen Schlüsse ziehen. Man kann zwar den Verdacht auf eine *Nieren*-Störung äußern, um dann zur Untermauerung dieses Verdachtes gezielte Fragen zu stellen. Nur wenn noch andere Aspekte der Untersuchung, und hier besonders der Puls, den anfangs erhobenen Befund bestätigen, ist es möglich, eine zuverlässige Diagnose zu stellen. Das Horchen als Untersuchungsmethode vermittelt einen gewissen Eindruck vom Zustand des Patienten und weist möglicherweise in eine gewisse Richtung, in der man mit den folgenden Untersuchungsmethoden weiterforschen wird.

BEFRAGEN

Mit dem Befragen gewinnt man den Patienten betreffende Informationen bezüglich Gegenwart und Vergangenheit, sei es direkt vom Patienten oder indirekt von einem Familienmitglied.

„Den (Zustand des Patienten) durch Befragen kennen zu lernen heißt, nach der bevorzugten der fünf Geschmacksrichtungen zu fragen und so festzustellen, wo die Erkrankung hergekommen ist und wo sie jetzt ist." (Nan Jing, Kapitel 61)

Hinsichtlich des Fragens liegt bei den Klassikern der Schwerpunkt darauf, die vom Patienten bevorzugte Geschmacksrichtung und andere persönliche Eigenheiten herauszufinden, um so das betroffene Organ bzw. den betroffenen Meridian bestimmen zu können. Abgesehen von den fünf Geschmacksrichtungen geben die fünf Emotionen (die inneren pathogenen Einflüsse) und die fünf Abneigungen (die äußeren pathogenen Einflüsse) weitere Hinweise auf die Erkrankungsursache und die betroffenen Organe und Meridiane. Auch die fünf „Tätigkeiten" sind gleichermaßen von Bedeutung, um die Ursache eines Problemes herauszufinden. Die Befragung hinsichtlich der fünf Flüssigkeiten ist dann sinnvoll, wenn diese nicht im Laufe des Betrachtens zur Verfügung stehen. An dieser Stelle will ich die Bezüge zu den fünf Wandlungsphasen, die mit Befragen zu ermitteln sind, erläutern.

DIE FÜNF GESCHMACKSRICHTUNGEN

Die fünf Geschmacksrichtungen sind sauer, bitter, süß, scharf und salzig. Unter die saure Geschmacksrichtung fallen sowohl die Zitrusfrüchte als auch der Essig. Wenn ein Mensch eine besondere Vorliebe für, oder eine besondere Abneigung gegen saure Nahrungsmittel zeigt, so soll dies auf ein Problem der *Leber*, oder auf eine Störung in *Leber-* und *Gallenblasen*-Meridian hinweisen. Wenn ein Mensch eine besondere Vorliebe für, oder eine besondere Abneigung gegen bittere Nahrungsmittel hat, so kann man von einem Problem des *Herzens* oder einer Störung des *Dünndarm-* und des *Herz*-Meridians ausgehen. Diejenigen, die stets auf Süßes aus sind oder beständig einen süßlichen Geschmack im Mund haben, neigen zu *Milz*-Problemen oder zu Störungen des *Milz-* und *Magen*-Meridians. In extremen Fällen der *Milz*-Leere wird der Betreffende sogar rohen Zucker essen, wenn keine anderen Süßigkeiten verfügbar sind.
Scharf steht vor allem für scharf gewürzte Speisen, an erster Stelle ist hier der Pfeffer zu nennen. Menschen, die scharf gewürztes Essen bevorzugen, neigen zu *Lungen*-Problemen, oder zu Störungen im Bereich des *Lungen-* und *Dickdarm*-Meridians. Als ich Kind war, hatten wir einen Nachbarn, der eine unglaubliche Menge roten Pfeffers in seine Miso-Suppe gab. Die Suppe war tatsächlich voll mit Pfeffer, und als ich mich überrascht zeigte, stopfte sich der Mann kurzerhand mehrere geschmorte Pfefferschoten in den Mund! Er war Asthmatiker und litt beständig an Atemproblemen mit Keuchen, letztendlich starb er an Lungentuberkulose. Möglicherweise hatte es sich hier um einen extremen Fall einer *Lungen*-Leere gehandelt.
Die Vorliebe für stark gesalzene Nahrungsmittel deutet auf ein Problem der *Niere* hin, oder auf eine Störung von *Nieren-* und *Blasen*-Meridian. Heutzutage wird von ärztlicher Seite die Salzzufuhr bei Hypertonikern eingeschränkt, doch Menschen mit hohem Blutdruck mögen im Grunde salziges Essen. Zum Kopf aufsteigendes Blut und kalte Extremitäten sind Zeichen einer *Nieren*-Störung. Das erstgenannte Symptom deutet auf hohen, das letztgenannte auf niedrigen Blutdruck hin. Es ist nicht sinnvoll, Menschen mit einer *Nieren*-Leere den Salzgenuss vollkommen zu verbieten.
In den Klassikern wird das Auslassen einer der Geschmacksrichtungen als ebenso schädlich angesehen wie der exzessive Genuss in einer bestimmten Richtung.

Jede der fünf Geschmacksrichtungen ernährt das ihr zugeordnete Organ. Somit ist eine Ernährung, bei der alle Geschmacksrichtungen miteinander im Gleichgewicht stehen, der beste Weg zur Erhaltung der Gesundheit. Die Zusammenhänge der fünf Geschmacksrichtungen mit den fünf Wandlungsphasen sind nicht nur für eine gesunde Ernährung von Bedeutung, auch in der Diagnostik sind sie von hohem praktischen Nutzen.

DIE FÜNF EMOTIONEN

Die fünf Emotionen sind von größter Bedeutung für die Identifizierung möglicher innerer Faktoren, die an der Entstehung einer vorhandenen Störung beteiligt gewesen sein können. Die fünf Emotionen ähneln den sieben Emotionen, wie sie in Kapitel 2 vorgestellt wurden, außer dass die Melancholie und das Erschrecken herausgenommen sind. Folglich gehören zu den fünf Emotionen die Wut, die Freude, das Grübeln, die Trauer und die Angst, wobei jede wiederum einem oder mehreren Organen zugeordnet ist.

Zu dem Zeitpunkt, an dem man mit seiner Befragung beginnt, sollte man anhand der Stimme des Patienten bereits irgendeinen Hinweis darauf haben, ob die Emotionen an der vorliegenden Störung beteiligt sind. Bei der Befragung geht es in erster Linie darum, ob spezielle Probleme mit irgendeiner der Emotionen vorliegen. Die Bezüge der Emotionen zu den fünf Wandlungsphasen habe ich bereits dargestellt, doch ich möchte an dieser Stelle noch einmal kurz auf das Thema zurückkommen, da es ein besonders wichtiger Aspekt der Befragung ist.

Die Wut ist der *Leber* zugeordnet, übersteigerte Wut schädigt die *Leber*. Wenn ein Mensch plötzlich aus kleinstem Anlass unwirsch und gereizt reagiert, liegt der Schluss auf eine Störung von *Leber* oder *Gallenblase* nahe. Das hitzige Gemüt kennzeichnet besonders die *Leber*-Fülle-Typen. Menschen mit *Leber*-Leere lassen sich dagegen leicht in Angst versetzen. Wenn ein Mensch normalerweise ausgeglichen reagiert und nun plötzlich wütend wird, ist dies als Zeichen einer reaktiven *Leber*-Fülle zu deuten (d. h. einer Fülle, die in der Leere eines anderen Organes oder Meridianes ihre Ursache hat.)

Die Freude ist dem *Herzen* zugeordnet, übermäßige Freude schädigt das *Herz*. Vom Standpunkt der geistigen Gesundheit aus gesehen scheint Freude insgesamt eine gute Sache zu sein. Lange Zeit war ich der Meinung gewesen, dass diese Assoziation nicht mehr zeitgemäß sei. Ich änderte meine Meinung, nachdem ich in einer Zeitschrift gelesen hatte, wie bei Menschen, die bei einem Pferderennen oder in einer Lotterie an Wetten teilnehmen, der Blutdruck umso höher steigt, je mehr Geld sie gewinnen. So kann sich also auch die Freude, zumindest im Übermaß, negativ auf die Gesundheit auswirken.

Das Denken ist der *Milz* zugeordnet, Grübeln und übermäßige geistige Arbeit schädigen die *Milz*. Zu große Fürsorge oder Besorgnis beeinträchtigen die Funktion von *Milz* und *Magen*. So hört man nicht selten von Menschen, die sich so

große Sorgen machen, dass sie schließlich kaum noch essen und zunehmend abmagern.
Die Trauer ist der *Lunge* zugeordnet, zu große Trauer schädigt die *Lunge*. Kurz vor und nach dem zweiten Weltkrieg hörte ich häufig von Menschen, die eine große Trauer zu verarbeiten hatten und Lungenerkrankungen wie Tuberkulose bekamen. Zu große Trauer schädigt das thorakale Qi. Manche Menschen haben eine traurige Grunddisposition und fangen schon an zu weinen, wenn sie nur über ihre Probleme berichten. Bei der Mehrzahl dieser Menschen findet sich eine Störung im *Lungen*- oder im *Dickdarm*-Meridian.
Die Angst ist der *Niere* zugeordnet, zu große Angst schädigt die *Niere*. Patienten mit *Nieren*-Leere neigen zu Ängstlichkeit und Schreckhaftigkeit. In extremen Fällen haben sie Angst davor, überhaupt unter Menschen zu gehen und verlassen das Haus nicht mehr. Für uns Gesunde mag dies völlig unsinnig erscheinen, doch für diejenigen, die mit solchen Phobien geschlagen sind, ist das Problem so groß, dass es manche sogar in den Selbstmord treibt. Mit der Linderung der *Nieren*-Leere mittels Meridiantherapie kann man derartige Probleme günstig beeinflussen. Die endgültige Enscheidung, ob tatsächlich eine *Nieren*-Leere vorliegt, sollte aber der Pulsdiagnostik vorbehalten bleiben. Zur Behandlung von Phobien, die in einer *Nieren*-Leere ihre Ursache haben, hat sich die Akupunktur als äußerst hilfreich erwiesen. Immer wieder staune ich selbst darüber, wie effektiv die Akupunktur bei richtiger Diagnose und angemessener Behandlung auf dem Gebiet der Psychosomatik sein kann.

DIE FÜNF ABNEIGUNGEN

Die fünf Abneigungen entsprechen den Bezügen der äußeren pathogenen Einflüsse zu den fünf Wandlungsphasen, wie sie im „Su Wen" dargestellt werden. Die fünf Abneigungen sind Wind, Hitze, Feuchtigkeit, Trockenheit und Kälte. Eine Störung in einem der fünf Organe soll demnach mit einer Aversion gegen einen bestimmten äußeren pathogenen Einfluss einhergehen, der sich schädigend auf dieses Organ auswirken wird.
Bei einer Störung der *Leber* zeigt der Patient eine Abneigung gegen Wind. Bei einer Störung des *Herzens* mag der Patient keine Hitze. Bei einer Störung der *Milz* meidet der Patient die Feuchtigkeit. So gibt es viele Patienten mit Rheuma oder Neuralgien, deren Zustand sich bei Feuchtigkeit eindeutig verschlechtert. Hier könnte man sagen, dass sie eine Abneigung gegen Feuchtigkeit haben. Bei einer Störung der *Lunge* besteht eine Abneigung gegen Trockenheit. Bei einer Störung der *Niere* hat der Patient eine Abneigung gegen Kälte. Nach meiner Erfahrung haben kälteempfindliche Patienten entweder eine *Lungen*- oder eine *Nieren*-Störung. Mit der Befragung der Patienten hinsichtlich klimatischer oder jahreszeitlicher Vorlieben kann man wertvolle Hinweise auf Störungen in den entsprechenden Meridianen erlangen.

DIE FÜNF TÄTIGKEITEN

„Langes Gehen schädigt die Sehnen, langes Betrachten schädigt das Blut, langes Sitzen schädigt das Fleisch, langes Liegen schädigt das Qi und langes Stehen schädigt die Knochen.“ (Su Wen, Kapitel 23).

Mit den fünf Tätigkeiten werden länger anhaltende körperliche Belastungen bezeichnet, die das eine oder andere der fünf Gewebe schädigen können. Im Entsprechungssystem der fünf Wandlungsphasen sind die Sehnen der *Leber*, das Blut dem *Herzen*, das Fleisch der *Milz*, das Qi der *Lunge* und die Knochen oder das Mark der *Niere* zugeordnet. Somit bedingt längeres Gehen eine Störung der *Leber* oder des *Leber-* und *Gallenblasen*-Meridians. Längeres Betrachten scheint eine Störung des *Herzens* oder des *Herz-* und *Dünndarm*-Meridians zu bedingen. Diese Assoziation passt am ehesten auf Personen, die ihre Augen bei der Arbeit überanstrengen, so zum Beispiel bei Tätigkeiten am Computerbildschirm. Andere Therapeuten bringen Überbeanspruchungen der Augen eher mit *Leber*-Störungen in Zusammenhang, während sie das zu lange Gehen den Störungen des *Herzens* zuordnen würden. Beide Assoziationen erscheinen plausibel.

Längeres Sitzen soll eine Störung der *Milz* oder des *Milz-* und *Magen*-Meridians bedingen. Menschen mit sitzender Tätigkeit, wie Schneider, Schreibkräfte und Fahrer neigen zu Störungen der *Milz*. Zu langes Verweilen im Bett scheint Störungen der *Lunge* hervorzurufen, oder des *Lungen-* und *Dickdarm*-Meridians. Mehrstündiges Stehen bedingt eine Störung der *Niere* oder des *Nieren-* und *Blasen*-Meridians. Menschen, die ihre Arbeit weitgehend im Stehen verrichten müssen, leiden nicht selten an einer *Nieren*-Störung oder einer *Nieren*-Leere. Aus diesem Grunde äußere ich bei Patienten, die Probleme bei längerem Stehen haben, den Verdacht auf eine *Nieren*-Leere.

DIE FÜNF FLÜSSIGKEITEN

Auch die Befragung hinsichtlich der fünf Flüssigkeiten gibt wertvolle Hinweise auf das betroffene Organ. Die fünf Flüssigkeiten sind Tränen, Schweiß, Geifer, Nasensekret und Speichel. Menschen mit sehr wässrigen oder andererseits zu trockenen Augen neigen zu *Leber*-Störungen. Menschen, die im Alter sehr sentimental werden und z. B. durch melodramatische Filme zu Tränen gerührt werden, haben in der Regel eine Störung des *Leber*-Meridians. Wer sogar bei kalter Witterung stark schwitzt, oder aber wer selbst bei sommerlicher Hitze überhaupt nicht schwitzt, hat nicht selten eine Störung im Bereich des *Herzens* oder im *Herz-* und *Dünndarm*-Meridian. Geifer ist Speichel, der unkontrolliert aus dem Mund herausläuft. Geifern sieht man am ehesten bei kleinen Kindern oder bei alten Menschen, und es wird als Hinweis auf eine Störung der *Milz* oder des *Milz-* und *Magen*-Meridians gedeutet. Die übermäßige Produktion von Nasensekret weist auf eine Störung der *Lunge* oder des *Lungen-* und *Dickdarm*-Meridians hin. Bei den meisten Patienten

mit allergischer Rhinitis findet man eine *Lungen*-Leere, dies gilt gleichermaßen für Patienten, die wegen zu geringer Schleimproduktion über Brennen der Nasenschleimhaut klagen. Der Speichel ist der *Niere* zugeordnet. Bei exzessiver Speichelproduktion oder aber bei Mundtrockenheit geht man von einer Störung im *Nieren*- und *Blasen*-Meridian aus.
Die Bezüge der Geschmacksrichtungen, Emotionen, Abneigungen, Tätigkeiten und Flüssigkeiten zu den fünf Wandlungsphasen geben uns praktisch verwertbare Hinweise auf die betroffenen Organe und Meridiane. Nicht notwendig ist es jedoch, jeden Patienten über jede Einzelheit genau auszufragen. Eher sollte man nach den Dingen fragen, die vor dem Hintergrund der anderen Befunde naheliegend erscheinen. Die Befragung dient vor allem zur Überprüfung, ob das mittels Pulsdiagnostik gefundene Störungsmuster mit den symptomatischen Manifestationen übereinstimmt. Deshalb gibt es auch keinen Grund für eine erschöpfende und zeitaufwendige Befragung. Wenn man die Informationen gleich zu Beginn vorliegen haben möchte, kann man den Patienten im Wartezimmer einen Fragebogen ausfüllen lassen.

PRAKTISCHES VORGEHEN BEI DER BEFRAGUNG

Es gibt die Methode des „Diagnostizierens, ohne zu fragen“, bei der der Therapeut das Problem des Patienten durch Betrachten, Horchen und die Palpation von Puls und Abdomen ermittelt. *Yanagiya Sorei*, der Vater der Meridiantherapie, hat ein Buch mit dem Titel „Einfache Diagnose ohne Fragen“ verfasst. In diesem Buch wird detailliert beschrieben, wie der Therapeut die entscheidenden Hinweise auf den Zustand des Patienten ausschließlich durch Betrachten, Horchen und Palpieren bekommt. Wenn man sich über viele Jahre ausschließlich auf eine diagnostische Methode spezialisiert hat, wird man vielleicht irgendwann Experte darin, das Problem des Patienten zu erkennen, ohne eine einzige Frage zu stellen. Die Patienten werden überrascht und beeindruckt darüber sein, dass man in der Lage ist, ihr Problem zu erraten, und sie werden zu der Ansicht kommen, dass man über ähnlich erstaunliche therapeutische Fähigkeiten verfüge. Dies mag sicherlich ein Weg sein, um das Vertrauen des Patienten zu gewinnen. Das Problem des Patienten zu erkennen, ist die eine Sache, es zu behandeln, jedoch eine ganz andere. Es versteht sich von selbst, dass die Behandlung der Erkrankung der wichtigere Teil ist. Da Diagnose und Behandlung jedoch Hand in Hand gehen, müssen wir alle verfügbaren Mittel nutzen, um Informationen über den Zustand des Patienten zu sammeln. Somit wird der gewissenhafte Therapeut eine gründliche Befragung hinsichtlich Erkrankung und Vorgeschichte des Patienten vornehmen.
Für eine ausgiebige Befragung steht in der Praxis dennoch kaum genug Zeit zur Verfügung. Somit müssen wir lernen, möglichst gezielt nachzufragen, um die für eine angemessene Behandlung relevanten Informationen zu erhalten. Die Geschicklichkeit des Therapeuten, gezielte Fragen zu stellen, steht in unmittelbarem Verhältnis zur Genauigkeit seiner Diagnose. Die Fähigkeit, den Nagel sozusagen

auf den Kopf zu treffen, entwickelt sich nur durch lange Erfahrung. Der erfahrene Therapeut ist in der Lage, den zu erfragenden Bereich rasch einzugrenzen, um sich dann auf die primäre Störung zu konzentrieren. In vielen Fällen findet die Befragung zur gleichen Zeit statt wie das Betrachten, das Horchen und die Palpation. Im Folgenden wollen wir ein Beispiel für eine effiziente Befragung aufführen:
Ein erwachsener Mann kommt in die Praxis. Nach Aufnahme der persönlichen Daten beginnt die Befragung.

1. F: Worin liegt denn Ihr Problem? A: Ich habe Rückenschmerzen im Bereich der Lendenwirbelsäule.
2. F: Wo genau tut es weh? Auf der rechten oder auf der linken Seite, oder in der Mitte? A: Es tut hier auf der linken Seite weh.
3. F: Wann tut es am meisten weh? Bei welchen Bewegungen wird es schlimmer? A: Beim Aufstehen tut es am meisten weh.
4. F: Schmerzt es, wenn Sie sich nach hinten oder nach vorne beugen, oder bei Drehbewegungen? A: Wenn ich mich nach vorne beuge, tut es weh.
5. F: Schmerzt es bereits beim Erwachen, um dann im Laufe des Tages langsam besser zu werden? A: Nein.
6. F: Tut es weh, wenn Sie sich aus dem Sitzen oder Liegen erheben, um sich dann mit der Bewegung zu bessern? A: Es tut weh, wenn ich mich vorbeuge, doch beim Gehen ist es in Ordnung.
7. F: Wann haben die Schmerzen denn begonnen? A: Vor ungefähr drei Jahren.
8. F: Hat es ganz plötzlich angefangen, oder allmählich? A: Als ich eine schwere Last heben musste, habe ich etwas Eigenartiges gespürt.
9. F. Haben Sie manchmal Taubheitsgefühl in den Beinen? A: Nein.

Die Untersuchung auf neurologische Läsionen (*Lasègue* und *Babinski*) ist negativ, auch die Muskeleigenreflexe sind normal. Bei der Palpation entlang der Lendenwirbelsäule findet sich ein empfindlicher Punkt zwischen den Dornfortsätzen von LWK vier und fünf. Der Puls ergibt eine Leere in der *Leber*- und *Nieren*-Position, *Gallenblase* und *Blase* sind dagegen in Fülle. Zusätzlich findet sich eine leichte Fülle in der *Milz*-Position. Die Bauchdeckenpalpation ergibt eine verminderte Muskelspannung auf der linken Seite, im Bereich Ma 25 links fällt eine leichte Pulsation auf. Der Therapeut fragt weiter:

10. F: Mögen Sie gerne Saures? A: Nein, eigentlich nicht.
11. F: Schlafen Sie gut? A: Häufig habe ich Probleme mit dem Einschlafen, und besonders gut schlafe ich auch nicht.
12. F: Hat Ihr Appetit in der letzten Zeit zugenommen? A: Oh ja, einen gesegneten Appetit habe ich schon.

Im obigen Beispiel zielt die erste Frage auf die Hauptbeschwerden. Frage zwei und neun dienen dazu, Punkte für die lokale oder symptomatische Behandlung zu

finden. Frage drei bis sechs sind dazu geeignet, die Symptome bestimmten Meridianen zuzuordnen. Es gilt, den zur Schmerzlinderung zu behandelnden Meridian zu bestimmen. Mit Frage 7 wird geklärt, ob der Zustand des Patienten akut oder chronisch ist. In akuten Fällen sind die symptomatische Behandlung, die Behandlung über einen einzigen Meridian und die dispergierende Behandlung am wirkungsvollsten. In chronischen Fällen müssen jedoch mehrere Meridiane behandelt werden, um die Leere in den Yin-Meridianen zu korrigieren, tonisierende Techniken sind hier am wirkungsvollsten. Frage zehn bezieht sich auf die fünf Geschmacksrichtungen, Frage elf auf die Symptomatologie des *Leber*-Meridians, und Frage zwölf auf diejenige des *Milz*-Meridians.
Auf diese Art und Weise werden die mittels Befragung erhaltenen Informationen verwendet, um das Störungsmuster der Meridiane zu bestimmen. Das Ergebnis wird mit den Befunden der Palpation, hier besonders des Pulses und des Abdomens, verglichen, und da man mit diesen Untersuchungen bereits richtungsweisende Befunde erhoben hat, wird die weitere Befragung eingegrenzt auf die entsprechenden relevanten Bereiche. Man muss die Fragen nicht unbedingt in der gleichen Reihenfolge stellen, doch die relevanten Fragen sollten nicht ausgelassen werden, um alle Informationen zu erhalten, die für die richtige Diagnosestellung unerlässlich sind. Nur dann kann auch eine angemessene Behandlung erfolgen. Für eine gezielte Fragestellung ist die Kenntnis der Symptomatologie der Organe und der zwölf Meridiane, wie sie in den klassischen Werken beschrieben ist, besonders hilfreich, sie ermöglicht es, gezieltere Fragen zu stellen, nachdem erst einmal der betroffene Meridian ermittelt ist. In vielen Werken wird die Symptomatologie der Meridiane beschrieben, ich möchte das Thema im nächsten Kapitel behandeln. Doch zuvor möchte ich noch einige Betrachtungen über die palpatorische Untersuchung anstellen.

PALPATION

In alten Zeiten, als keinerlei diagnostisches Instrumentarium zur Verfügung stand, erhoben Therapeuten die ersten Befunde mittels Betrachten, Horchen und Befragen, um den von der Erkrankung betroffenen Körperteil und die beteiligten Organe und Meridiane zu ermitteln. Die Palpation war vermutlich der letzte diagnostische Schritt, mit dem der Arzt versuchte, seine Beobachtungen zu bestätigen und eine abschließende Entscheidung hinsichtlich des in der Behandlung einzuschlagenden Weges zu treffen. Von *Bian Que*, dem Autor des „Nan Jing“ wird der Ausspruch überliefert, dass derjenige, der eine Diagnose stellen könne, ohne den Patienten zu berühren, ein hervorragender Arzt sei, während derjenige, der sich auf die palpatorische Untersuchung stützen müsse, um sich über die Behandlung klar zu werden, ein durchschnittlicher Arzt sei. Selbst mit allen uns heute zur Verfügung stehenden diagnostischen Instrumenten scheinen wir mit unseren Fähigkeiten bezüglich Diagnosestellung und Formulierung eines Behandlungskonzepts über

den Stand eines durchschnittlichen Arztes der damaligen Zeit kaum hinausgekommen zu sein.
Obwohl die Palpation nach den Klassikern das am wenigsten verfeinerte Mittel der Diagnostik sein soll, so ist es für die Meridiantherapie dennoch der entscheidende Schritt in der Diagnose. Die in den anderen Stadien der Untersuchung erhobenen Befunde werden vor allem dazu herangezogen, das zu bestätigen, was wir mit unseren Fingern ertastet haben. Auch für den letzten Schritt der Akupunkturbehandlung, die Behandlung von an der Körperoberfläche liegenden Punkten, ist die Palpation von entscheidender Bedeutung, und zwar im Rahmen der Punktlokalisation.

„Bei der palpatorischen Untersuchung benutzen wir unsere Hände, um den Körper des Patienten abzutasten. Zur Palpation gehören drei Methoden: Pulsdiagnose, Bauchdeckendiagnose und Meridianpalpation." (*Honma*, 1949)

Bei der allgemeinen palpatorischen Untersuchung wird zusätzlich zur Pulsdiagnose (die in der Meridiantherapie den höchsten Stellenwert hat) die Hautoberfläche an Abdomen, Rücken und Gliedmaßen gestrichen, gedrückt, gezwickt und beklopft, um Manifestationen von Leere oder Fülle am Körper des Patienten zu diagnostizieren. Die auf diese Weise gewonnenen Informationen werden zur Bestätigung der Pulsdiagnose herangezogen, zudem werden die als anormal beurteilten Regionen der Hautoberfläche potenzielle Kandidaten für eine nachfolgende symptomatische Behandlung. Anders als schulmedizinisch ausgebildete Ärzte verwenden wir Akupunkteure kaum diagnostische Instrumente. Wir müssen uns stattdessen auf unseren Tastsinn verlassen, um eine richtige Diagnose stellen zu können und dementsprechend auch eine wirksame Behandlung vorzunehmen. Aus diesem Grunde wurden im Laufe von Jahrhunderten zahlreiche palpatorische Techniken entwickelt, deren Beherrschung eine jahrelange Praxis erfordert. Wenn wir als professionelle Therapeuten angesehen werden wollen, ist es nur recht und billig, uns mit Hingabe der Pflege unserer palpatorischen Fähigkeiten zu widmen.
Ich habe einige Geschichten aus dem China der Vorkriegszeit gehört, wo Ärzte von Patienten, die sich erst einmal orientieren wollten, getestet wurden. Der Patient machte absichtlich falsche Angaben über seine Beschwerden, um den Arzt irrezuführen, und wenn dieser nicht in der Lage war, eine richtige Diagnose zu stellen, ging der Patient weg, um einen anderen Arzt aufzusuchen. Die Vorstellung, dass auch heutige Patienten so hintertrieben sein könnten, ist so beängstigend wie amüsant. Ich frage mich, wie viele Akupunkteure den Test bestehen und die richtige Diagnose stellen würden!
Die Meridiantherapie ist ein System innerhalb der Akupunktur, das sich in erster Linie auf das „Nan Jing" stützt. Dieses Buch spricht die Pulsdiagnose weit häufiger an als die anderen Untersuchungsarten. Wenn wir uns buchstabengetreu an das „Nan Jing" halten würden, gäbe es kaum noch eine Notwendigkeit für andere Formen der palpatorischen Untersuchung. Ohne Frage hatte die Pulsdiagnose in der traditionellen orientalischen Medizin stets den höchsten Stellenwert unter den

palpatorischen Untersuchungsverfahren. Diese Tradition wird in der Meridiantherapie noch etwas erweitert, da hier die Pulsdiagnose der ausschlaggebende Faktor für die Diagnose und für die Behandlung ist. Man kann Akupunktur auch ohne Pulsdiagnostik betreiben, doch die Pulsdiagnose stellt einen außerordentlich praktischen Weg, dar, um eine möglichst exakte Diagnose zu stellen und demgemäß zu behandeln. Daher möchte ich die Pulsdiagnose, wie sie in der Meridiantherapie durchgeführt wird, sehr detailliert darstellen.

Pulsdiagnose

In der Meridiantherapie ist die Pulsdiagnose der wichtigste Aspekt der Untersuchung des Patienten, doch die Frage sei erlaubt, was genau hier eigentlich diagnostiziert wird. Es geht um das Gleichgewicht des Qi in den Organen und Meridianen. Wir palpieren also die Radialarterie, um festzustellen, ob die Organe und Meridiane normal funktionieren oder ob hier Abweichungen vorliegen, und wenn dies der Fall ist, welche Meridiane sich in Leere oder Fülle befinden. Wenn man also eine Leere in *Leber*- und *Nieren*-Meridian feststellt, muss man davon ausgehen, dass auch die Organe *Leber* und *Niere* von der gleichen Störung betroffen sind, dass also die Funktionen von *Leber* und *Niere* beeinträchtigt sind. Der energetische Zustand der funktionellen Beeinträchtigung spiegelt sich im energetischen Zustand der Meridiane wider, und dieser wiederum ist am Puls ablesbar. Doch sicherlich ist es nicht sinnvoll, ausschließlich auf der Basis des Pulsbefundes eine Diagnose zu stellen. Die abschließende Identifizierung und Benennung eines Störungsmusters sollte auch die anderen Untersuchungsmodalitäten mit einbeziehen, einschließlich der Betrachtung, des Horchens, der Befragung, der Bauchdeckendiagnose und der Meridianpalpation. Jedenfalls aber hat die Pulsdiagnose in der Bestimmung des Störungsmusters das größte Gewicht.
Bei der in der Meridiantherapie praktizierten Pulsdiagnostik sind zwei Typen der Pulspalpation zu unterscheiden. Der erste ist die Sechs-Positionen-Pulsdiagnose, wie sie im „Nan Jing" dargestellt wird, hier wird die Stärke des Pulses in allen sechs Positionen am rechten und linken Arm beurteilt. Der zweite Typ der Pulspalpation ist die Diagnose der Pulsqualität, bei der die Qualität des Pulses (gleitend, saitenförmig, dünn etc.) beurteilt wird, hier ist die genaue Position der Pulstastung nicht so entscheidend. Bei der Sechs-Positionen-Pulsdiagnose muss strengstens auf die Lokalisation der Pulstaststellen geachtet werden. Da diese Art der Pulsdiagnose schwieriger zu erlernen ist, möchte ich sie zuerst erläutern.

DIE POSITIONEN BEI DER PULSDIAGNOSE

In der Meridiantherapie wird zur Pulsdiagnose die Radialarterie am Handgelenk verwendet, also dieselbe Lokalisation, wo auch in der westlichen Medizin der Puls

getastet wird. In den klassischen Werken wird diese Stelle auch als der ‚Zoll-Mund' (*cùn kǒu*) (Anmerk. des Übersetzers: Gemeint ist hier nicht die europäische Maßeinheit Zoll, sondern die chinesische Proportionaleinheit *cùn*) oder als ‚Pulsöffnung' (*mài kǒu*) bezeichnet. Im weiteren Sinne bezeichnet der Begriff Zoll-Mund den Bereich der Radialarterie, wo allgemein der Puls getastet wird, im engeren Sinne die distale der drei Pulspositionen. Die über der Radialarterie liegende Region direkt proximal des Handgelenks wird in drei Positionen unterteilt: distale, mittlere und proximale Postition.
Wie bereits erwähnt, wird die distale Position traditionell als ‚Zoll' (*cùn*) bezeichnet, die mittlere Position als ‚Schranke' (*guān*) Die proximale Position trägt die Bezeichnung ‚Elle' (*chí*). Die Lokalisation der drei Positionen basiert auf der Messung des gesamten volaren Aspektes des Unterarmes in *cùn*, wobei die proximale Position zwei *cùn* oberhalb der (proximalen) Handgelenkquerfalte liegt. Die mittlere Position liegt ein *cùn* oberhalb der Handgelenkquerfalte und die distale Position ein Zehntel *cùn* oberhalb der Handgelenkquerfalte. So werden die Pulspositionen exakt bestimmt, doch diese Art der Messung ist zeitraubend und kompliziert. Deshalb bedient man sich einer im Folgenden darzustellenden, einfacheren Methode.

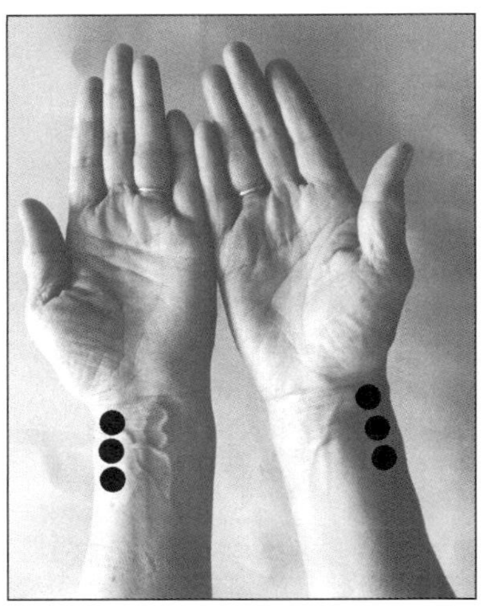

Abb. 5
Die Positionen zur Pulsdiagnose

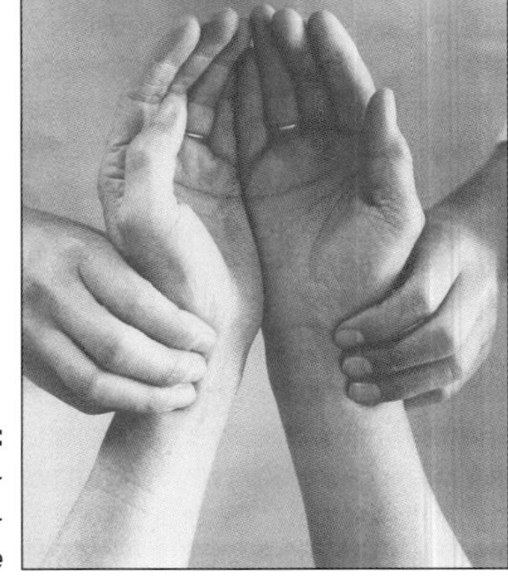

Abb. 6:
Die Sechs-Positionen-Pulsdiagnose

Zuerst wird die mittlere Position nahe der radialseitigen Erhebung des Radius (direkt proximal und etwas medial der Spitze des Proc. styloideus med. radii), wo die Arterie zu tasten ist, lokalisiert. Die mittlere Position liegt etwas proximal der höchsten Stelle dieser Erhebung. Als Nächstes wird die distale Position bestimmt, sie liegt auf halbem Wege zwischen der mittleren Position und der palmaren (distalen) Handgelenkquerfalte. Die proximale Position wird zuletzt geortet, sie liegt in derselben Entfernung proximal der mittleren Position wie die Strecke zwischen mittlerer und distaler Position (Abb. 5).

„(Auf der lateralen Seite des Handgelenks) gibt es einen Knochen, der als der hohe Knochen (eine volarseitige Erhebung direkt proximal des Processus styloideus radii) bezeichnet wird. Die mittlere Position soll nicht direkt an diesem Knochen lokalisiert werden. Nachdem man diesen Knochen getastet hat, bewegt man den Finger etwas in Richtung der proximalen Position. Dann presst man den Finger direkt gegen den hohen Knochen. Andere Therapeuten lokalisieren diese (Position) genau an dem hohen Knochen, doch dies ist ein großer Fehler." (*Manase*, 1574)

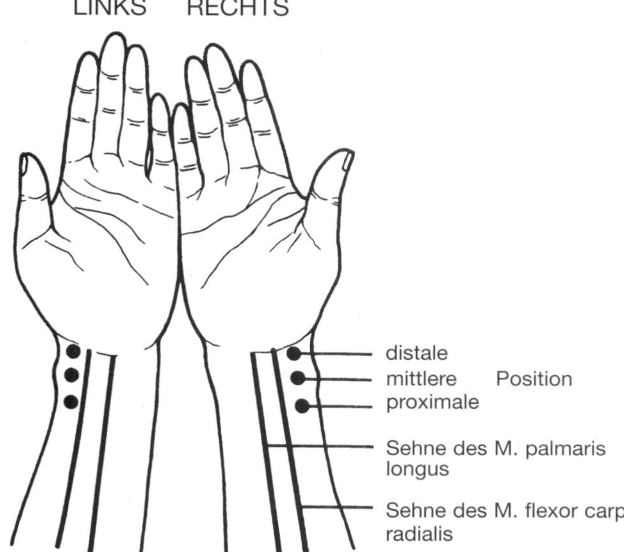

Abb. 7:
Die Pulspositionen am Unterarm und die Unterarmsehnen

Die richtige Position der Finger für die Sechs-Positionen-Pulsdiagnostik ist in Abbildung 6 dargestellt. Praktisch vefährt man am besten so, dass man (um das Auffinden der Pulspositionen bei sich selbst zu üben) die rechte Handfläche auf die Dorsalseite des linken Handgelenkes platziert, um die Pulspositionen zu lokalisieren. Zuerst lokalisiert man mit dem Mittelfinger die Erhebung des Radius an der Radialseite des Handgelenkes (s. o.). Nachdem man den höchsten Punkt dieser Erhebung etwas medial der Sehne des M. abductor pollicis longus identifiziert hat, gleitet man mit dem Mittelfinger ganz leicht nach proximal, wo sich eine kleine Vertiefung befindet. Dann bringt man das Zentrum der Spitze des Mittelfingers über die Radialarterie, die direkt an diese kleine Vertiefung angrenzt. Dies ist die mittlere Position. Danach setzt man die Zeigefingerspitze auf den Punkt zwischen distaler Handgelenkquerfalte und den Punkt unter der Spitze des Mittelfingers. Bei langem Unterarm kann die Strecke zwischen distaler Handgelenkquerfalte und der beschriebenen Erhebung am distalen Radius so groß sein, dass zwischen Mittel- und Zeigefinger ein Zwischenraum verbleibt. Wenn der Unterarm sehr kurz ist, muss man Zeige- und Mittelfinger dicht zusammendrängen. Dies gilt natürlich

besonders für die Pulsdiagnose bei Kindern. Zuletzt wird die proximale Position lokalisiert, indem man die Spitze des Ringfingers auf einen Punkt setzt, der von der Mittelposition genauso weit entfernt ist wie die distale von der Mittelposition. Hierbei sollten, wie in Abbildung 6 gezeigt, alle drei Finger auf einer Linie liegen. Dies fällt dann umso leichter, wenn man die Finger sozusagen entlang der Sehne des M. flexor carpi radialis aufreiht, der den *Lungen*-Meridian vom *Perikard*-Meridian trennt (Abb. 7).
Wenn man dem Patienten gegenübersitzt, um den Puls an beiden Seiten gleichzeitig zu tasten, hält die rechte Hand des Untersuchers das linke, und die linke das rechte Handgelenk des Patienten. Mit dem Daumen sollte man die Dorsalseite des Patientenhandgelenkes im Bereich des Punktes 3E4 unterstützen (Abb. 8). Es gibt natürlich zahlreiche andere Methoden, das Handgelenk des Patienten bei der Pulsdiagnose zu unterstützen, die ich allerdings erst nach der Erläuterung der unterschiedlichen Pulspositionen darstellen möchte.

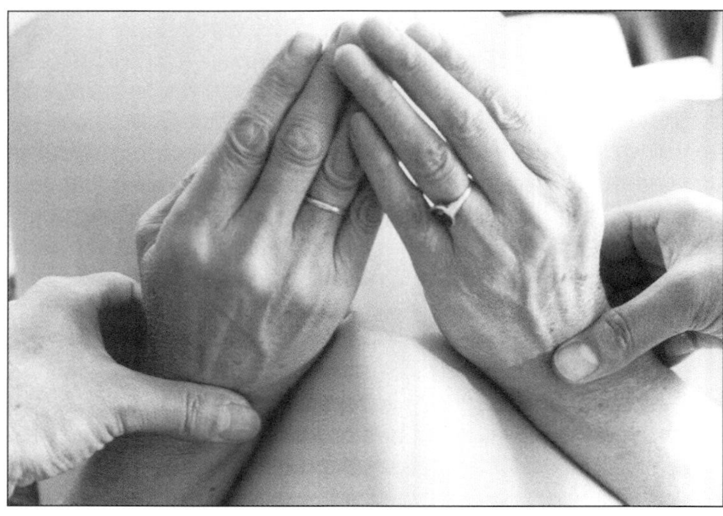

Abb. 8: *Die Position des Daumens bei der Pulsdiagnose*

In der Sechs-Positionen-Pulsdiagnose werden alle Pulspositionen (drei an jedem Arm) in drei Ebenen getastet: oberflächliche, mittlere und tiefe. In der oberflächlichen Ebene wird fast gar kein Druck aufgebracht, nur mäßiger Druck in der mittleren Ebene und kräftiger Druck, um die tiefe Ebene zu erreichen. Ich möchte die Art und Weise, wie jede dieser Ebenen zu palpieren ist, noch kurz erläutern, doch zuerst sollte man sich unbedingt mit den Organ- und Meridianzuordnungen für jede Pulsposition und Ebene, wie in Tabelle 3 dargestellt, vertraut machen. Über die mittlere Ebene werden keine speziellen Meridiane untersucht, sondern man beurteilt hier den Allgemeinzustand des Patienten, wie weiter unten beschrieben.

Linke Hand			Rechte Hand	
Oberflächlich (Yang)	Tief (Yin)		Tief (Yin)	Oberflächlich (Yang)
Dünndarm	*Herz*	**DISTAL**	*Lunge*	*Dickdarm*
Gallenblase	*Leber*	**MITTE**	*Milz*	*Magen*
Blase	*Niere*	**PROXIMAL**	*Perikard*	*Dreifacher Erwärmer*

Tab. 3:
Die Pulspositionen

DIE PALPATION DES PULSES

Die Palpation der mittleren Ebene: Der erste Schritt in der Pulsdiagnose besteht darin, Zeige-, Mittel- und Ringfinger auf allen Pulspositionen rechts und links zu platzieren. Wenn die Fingerspitzen direkt über der Radialarterie liegen, kann man bei leichtem Druck normalerweise den Puls in allen Positionen deutlich fühlen. Die Tiefe bzw. die Ebene, in der der Puls in allen sechs Positionen zu fühlen ist, wird als mittlere Ebene bezeichnet. Somit variiert die tatsächliche Tiefe der mittleren Ebene von Patient zu Patient.

„Aufgrund der individuellen Unterschiede kann man nicht davon ausgehen, dass die mittlere Ebene (bei jedem) gleich ist. Bei manchen Menschen ist sie tiefer, bei anderen oberflächlicher." (*Inoue*, 1980)

Stärke und Qualität des Pulses in der mittleren Ebene spiegeln den Zustand des *Magen*-Qi wider, der ein Gradmesser ist für den allgemeinen energetischen Zustand oder für die Funktion des mittleren Erwärmers. Zwar lässt die mittlere Ebene auch Rückschlüsse auf den funktionellen Zustand der einzelnen, den verschiedenen Positionen zugeordneten Organe und Meridiane zu, doch in erster Linie ist sie ein Gradmesser für das *Magen*-Qi.

„In China wurde der zentrale oder mittlere Bereich als Erde-Positon bezeichnet, da das Zentrum der vier Himmmelsrichtungen ebenfalls die Erde ist. Zudem ist das Organ Erde (das für die Funktion von *Milz* und *Magen* steht) unter den fünf Organen das zentrale Organ. Demgemäß wurde auch die mittlere Ebene des Pulses als Erde-Puls bezeichnet, oder als *Milz*- und *Magen*-Puls." (*Yamashita*, 1982)

Man geht davon aus, dass der Puls in der mittleren Ebene an allen sechs Positionen gleich ist. Solange keine schwerwiegende Beeinträchtigung der Lebensprozesse vorliegt, zeigt der Puls in der mittleren Ebene eine gewisse Vitalität. Patienten, deren Puls in der mittleren Ebene nur wenig Vitalität zeigt, oder deren Puls nur in der oberflächlichen oder tiefen Ebene zu tasten ist, haben mit hoher Wahrscheinlichkeit ein ernsthaftes Problem. Ein Patient, der in der mittleren Ebene der mittleren Position der rechten Hand (*Milz/Magen*) nur einen ganz schwachen Puls hat, sollte besonders genau untersucht werden; sobald leiseste Zweifel aufkommen, sollte er zur weiteren Abklärung an einen Schulmediziner überwiesen werden.

Die Palpation der oberflächlichen Ebene: Nach der Palpation der mittleren Ebene wird der Druck des Fingers gerade so weit zurückgenommen, dass der Puls eben noch fühlbar ist. Dies ist die oberflächliche Ebene. Es versteht sich von selbst, dass der Puls hier nicht so deutlich zu fühlen ist, da die Finger in jeder Position nur ganz sanft aufliegen. Wenn man aber in den meisten Positionen dieser Ebene einen starken Puls tastet, handelt es sich um eine Fülle der oberflächlichen Ebene oder um eine Fülle der Yang-Meridiane. Sind die Pulse in den meisten Positionen der oberflächlichen Ebene dagegen schwach, handelt es sich um eine Leere der oberflächlichen Ebene oder um eine Leere der Yang-Meridiane. Man vergleicht die Stärke der Pulse aller Positionen in der oberflächlichen Ebene miteinander, um die sich in Leere oder Fülle befindlichen Yang-Meridiane zu identifizieren.

Die Palpation der tiefen Ebene: Nach der Palpation in der oberflächlichen Ebene verstärkt man den Druck der Finger, um die tiefe Ebene zu palpieren. Bei zu großem Druck wird der Puls zu schwach oder verschwindet ganz, sodass es unmöglich ist, verschiedene Stärken in verschiedenen Positionen zu vergleichen. Man sollte die Finger also in einer Ebene kurz oberhalb derjenigen halten, in der der Puls zu verschwinden beginnt. Dies entspricht der tiefen Ebene, in der das Qi der Yin-Organe oder Meridiane beurteilt werden kann. Besonders für Anfänger kann es sehr schwierig sein, das Ende der tiefen Ebene von einem leeren Puls oder einem solchen, der keine Wurzel hat, zu unterscheiden. Wenn die Pulse in den meisten Positionen der tiefen Ebene recht stark sind, handelt es sich um eine Fülle der tiefen Ebene oder um eine Fülle der Yin-Meridiane. Wenn der Puls in den meisten Positionen der tiefen Ebene schwach ist, handelt es sich um eine Leere der tiefen Ebene oder um eine Leere der Yin-Meridiane. Nun vergleicht man die Stärke der Pulse an allen Positionen in der tiefen Ebene miteinander, um die sich in Leere oder Fülle befindlichen Yin-Meridiane zu identifizieren.

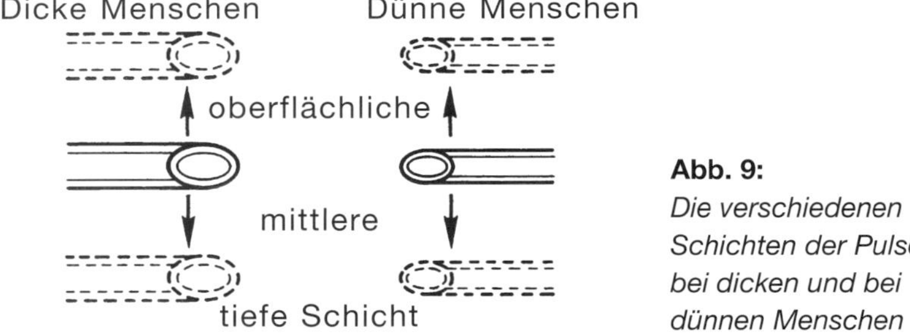

Abb. 9: *Die verschiedenen Schichten der Pulse bei dicken und bei dünnen Menschen*

„Es gibt Menschen mit dicken Arterien, und es gibt Menschen mit dünnen Arterien. Dicke Menschen haben eher dicke Arterien, sodass der Abstand (von der mittleren Ebene) zur tiefen und oberflächlichen Ebene sehr klein ist. Deshalb ist es (bei dicken Menschen) schwieriger, Fülle und Leere zu palpieren. Dünne Menschen haben eher dünne Arterien, doch der Abstand (von der mittleren Ebene) zur tiefen und oberflächlichen Ebene ist in der Regel größer. Dies erleichert die Palpation von (unterschiedlichen) Pulsen." (*Honma*, 1949) (Abb. 9)

Die Rolle des Daumens in der Pulsdiagnostik: Bis hierhin habe ich die Grundlagen zur Platzierung der Finger bei der Sechs-Positionen-Pulsdiagnostik erläutert. Nachdem wir mit den Pulspositionen und den Ebenen vertraut geworden sind, müssen wir unsere Aufmerksamkeit den Daumen zuwenden. Die Palpation der Pulse fällt leichter, wenn man sich weniger auf die Finger an den Pulsen, stattdessen aber mehr auf den Daumen an der Dorsalseite des Handgelenkes konzentriert. Erfahrene Therapeuten haben viele Anfänger folgendermaßen in das Geheimnis der Pulsdiagnose eingeführt:

„Man sollte dem Patienten gegenübersitzen und die Pulse der rechten und linken Seite gleichzeitig tasten. Wenn man die Pulse beim auf dem Rücken liegenden Patienten palpiert, sind sie etwas schwächer und daher für den Anfänger schwieriger zu fühlen. Deshalb sollte man die Pulse am sitzenden Patienten palpieren. Bei Patienten, die nicht sitzen können, oder bei Patienten, deren Pulse selbst im Sitzen sehr schwach sind, nimmt man am besten im Bereich des Oberbauches eine ganz oberflächliche Nadelung vor. Danach werden die Pulse leichter zu tasten sein.

„Man setzt Zeige-, Mittel- und Ringfinger gemeinsam auf den Puls der Radialarterie, wobei die Erhebung des Prozessus styloideus radii das Zentrum bildet. Der Daumen sollte das Handgelenk nach der Gegenseite hin ganz natürlich umgreifen. So palpiert man das linke Handgelenk mit der rechten Hand und das rechte Handgelenk mit der linken. Man sollte nicht daran denken, den Puls mit den drei Fingern zu tasten, sondern man sollte so palpieren, als ob man den Puls mit dem Daumen palpieren wolle. Darin liegt das Geheimnis der Pulsdiagnose.

„Man setzt die Finger senkrecht auf die Arterie und übt nun mit den Daumen Druck aus. Die mit den drei Fingern zu tastenden Pulse werden sich einander angleichen (als ob sie einer wären). Dies ist die mittlere Position, die auch als Puls des *Magen*-Qi bekannt ist. Ausgehend von diesem Puls bemessen wir Leere oder Fülle des Qi unseres Patienten. Diejenigen, deren Puls in dieser Position schwach ist, befinden sich in einem Leere-Zustand, somit wird ihre Erkrankung schwierig zu heilen sein." (*Araki*, 1982)

„Der Patient sollte sich auf den Rücken legen und beide Arme ganz locker auf dem Bauch liegen lassen. Der Therapeut sollte breitbeinig stehen und die Kraft in seinen Unterbauch verlagern. Die Kraft sollte nicht in die Hände geleitet werden. Niemals darf man mit den Fingern Kraft aufwenden. Die Daumen werden auf den Punkt 3E 4 gesetzt und müssen exakt platziert sein. (Zur Palpation der Pulse) verwendet man die Daumen. Man palpiert mit dem Gefühl des sich vorschiebenden Daumens." (*Inoue*, 1962)

Beide Therapeuten vertreten hinsichtlich der Verwendung des Daumens als den Ort, wo die Kraft aufzubringen ist, denselben klaren Standpunkt. Was die Position des Daumens angeht, so fällt es Menschen mit langen Fingern, so also auch mir, relativ schwer, ihn exakt bei 3E 4 aufzusetzen. Ich persönlich finde es einfacher, meine Daumen etwas mehr in Richtung des *Dünndarm*-Meridians zu positionieren, und manchmal sogar bei Dü 4 (Abb. 10).

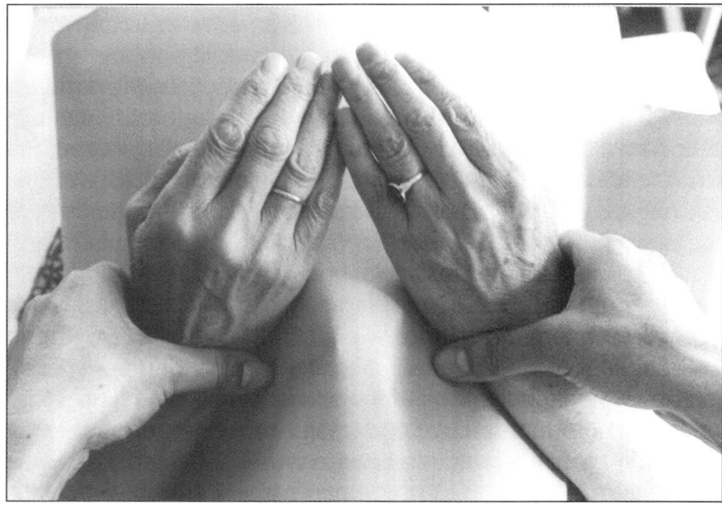

Abb. 10: *Alternative Position des Daumens (Dü 4)*

Zudem bin ich der Meinung, dass jeder sich selbst die Stelle auf dem Rücken des Handgelenks aussuchen sollte, die für ihn, abhängig von der Länge seiner Finger, am bequemsten ist. Es gibt auch eine Methode der Pulsdiagnostik, bei der vom Daumen überhaupt kein Gebrauch gemacht wird. Statt mit dem Daumen umfasst der Therapeut den Rücken des Handgelenks mit der Handfläche, sodass die Erhebung des Thenar über dem Punkt 3E 4 liegt, während die des Hypothenar über 3E 5 zu liegen kommt (Abb. 11). Die Fingerposition über der Arterie bleibt immer dieselbe, doch statt den Druck mit dem Daumen auszuüben, wird er von der Handfläche als Ganzes aufgebracht. Für Therapeuten mit großen Händen ist dies eine sehr sinnvolle Methode, und mit ausreichender Übung ist sie genauso zuverlässig. Durch den Druck des Daumens gegen die Dorsalseite des Handgelenkes entsteht eine Hebelwirkung, die bewirkt, dass der Zeigefinger den größten Druck von allen drei Fingern auf die Arterie ausübt. Daher muss man den Druck des Daumens und den Griff der Finger so applizieren, dass auf die proximale Position etwas mehr Druck aufgebracht wird als auf die distale Position (Abb. 12). Bei Palpation der distalen Position darf das Handgelenk des Patienten nicht zu stark gebeugt sein. Bei zu starker Beugung kann der Puls an dieser Stelle nicht genau palpiert werden, da die Arterie gestreckt sein muss, um eine genaue Beurteilung zuzulassen. Vielmehr sollte bei Palpation der distalen Position das Handgelenk ganz leicht gestreckt sein.

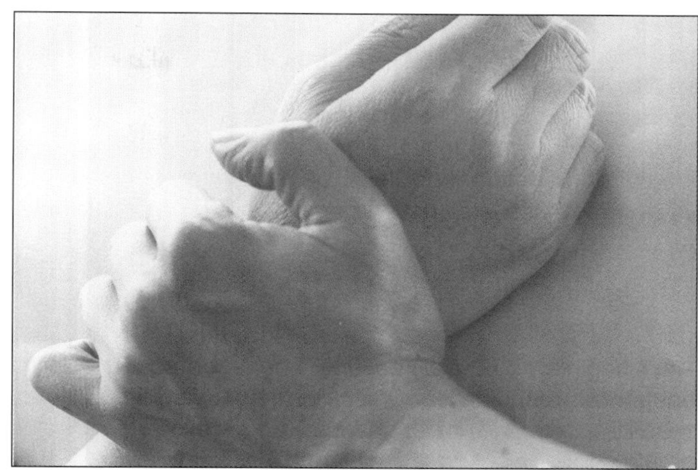

Abb. 11:
Alternative Position der Handfläche bei der Pulsdiagnose

Bei Palpation der mittleren und der tiefen Ebene verstärkt man den Druck des Daumens und zieht den Ringfinger etwas stärker nach innen, zu vermeiden ist dagegen die Tendenz, das Handgelenk mit Daumen und Zeigefinger zu umgreifen. Am besten erreicht man dies, wenn man sein Handgelenk zusätzlich zum Griff mit Daumen und Zeigefinger leicht dreht (supiniert). Wenn alle Pulspositionen gleichzeitig palpiert werden, sollte man die Position der drei Finger untereinander fixieren, um sie dann gemeinsam auf und ab zu bewegen, so als ob sie zusammengeklebt wären. Auf diese Weise überträgt sich der vom Daumen ausgeübte Druck einheitlich auf alle drei Finger, und nicht auf jeden Finger einzeln. Um nun eine bestimmte Position, z. B. den Puls des *Nieren*-Meridians (linke proximale Position), mit den anderen zu vergleichen, reicht es bei dieser Methode aus, einfach die Aufmerksamkeit auf den rechten Ringfinger zu zentrieren, während alle Finger durch den Druck des Daumens in der tiefen Ebene gehalten werden.

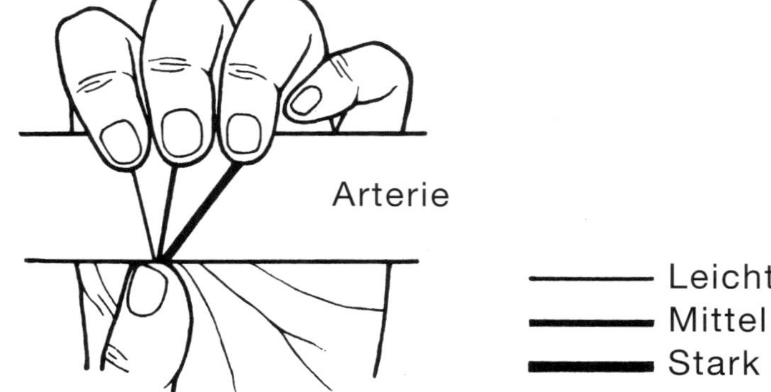

Abb. 12:
Die Koordination von Daumen und Fingern bei der Pulsdiagnose

In der Meridiantherapie ist dies das Standardverfahren bei der Pulsuntersuchung. Wenn man nach wie vor Schwierigkeiten hat, die stärkeren von den schwächeren Positionen zu unterscheiden, sollte man einen Versuch mit folgenden Vorgehensweisen machen.

1. Die Pulse werden am sitzenden Patienten getastet.
2. Vor der Pulsuntersuchung wird Lu 9, der Meisterpunkt des Pulses, oberflächlich genadelt.

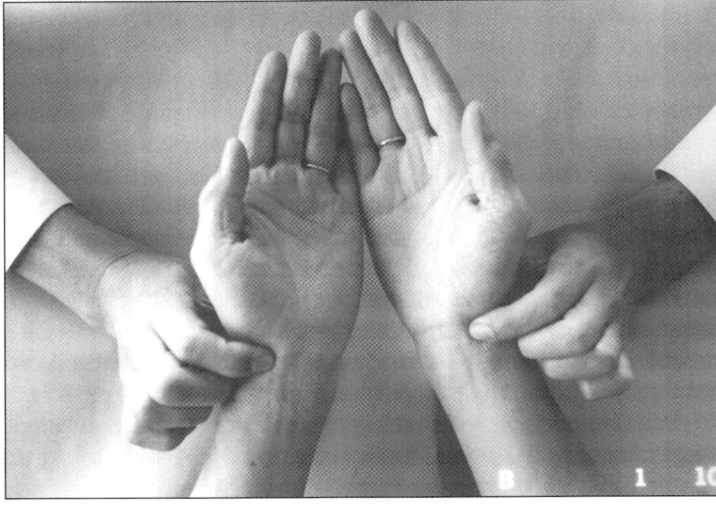

Abb. 13: *Die gleichzeitige Palpation beider distaler Positionen*

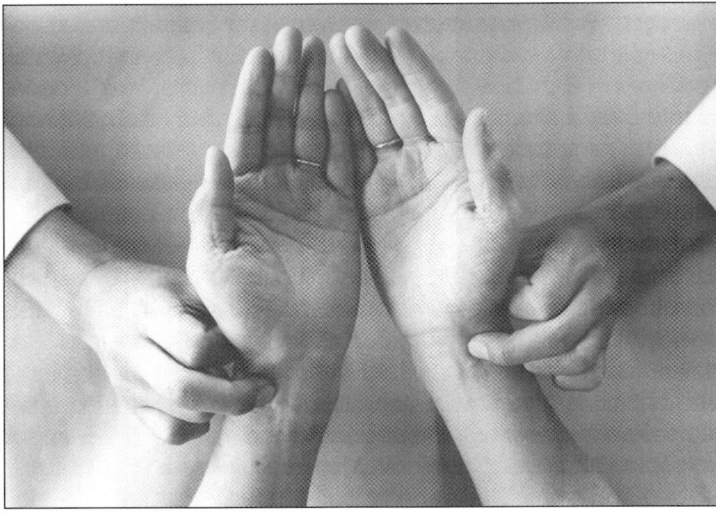

Abb. 14: *Die gleichzeitige Palpation beider mittlerer Positionen*

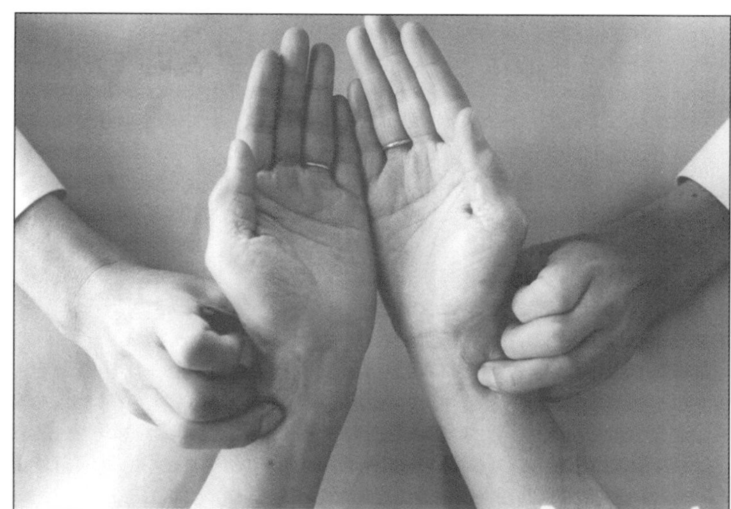

Abb. 15:
Die gleichzeitige Palpation beider proximaler Positionen

3. Der Puls wird nach oberflächlicher Nadelung am Abdomen getastet. Die Nadelung von Punkten wie KG 6 oder KG 12 ist in der Lage, das Niveau des Qi anzuheben und damit den Puls zu verstärken.
4. Der Puls wird nach oberflächlicher Nadelung am Kopf getastet. Auch mit der Nadelung von Punkten am Kopf wie LG 20 oder Ohrpunkten kann man das Niveau des Qi anheben und damit den Puls verstärken.

Wenn ich bei einem Patienten den Puls nicht eindeutig differenzieren kann, fahre ich mit den anderen Untersuchungsschritten fort, um dann eine leichte Nadelung auf dem Kopf oder an Ohrpunkten vorzunehmen. Danach überprüfe ich den Punkt erneut.

Wenn Stärke und Qualität der Pulse nach wie vor nicht deutlich zu differenzieren sind, untersuche ich am sitzenden Patienten. Sind sie zu stark, um sie richtig unterscheiden zu können, bitte ich den Patienten, sich hinzulegen. Die Pulse eines Patienten, der sich gerade erst auf die Untersuchungsliege gelegt hat, weichen häufig von der Norm ab. Gerade die Patienten, die sich zum ersten Mal einer Akupunkturbehandlung unterziehen, sind besonders nervös, sodass hier die Pulse viel stärker sind als normal. In diesen Fällen ist eine aussagekräftige Untersuchung der Pulse nur möglich, nachdem man mit der Behandlung angefangen hat und der Patient etwas entspannter ist.
Danach werden die Unterschiede der verschiedenen Pulspositionen untereinander viel deutlicher zu differenzieren sein.

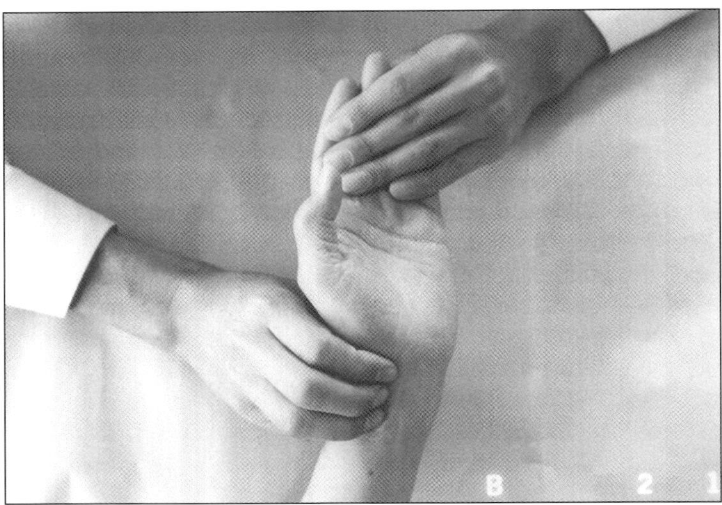

Abb. 16: *Einseitige Pulspalpation*

Andere Methoden der Sechs-Positionen-Pulsdiagnose: Bis hierhin habe ich das Standardverfahren der Sechs-Positionen-Pulsdiagnose, d. h. die Palpation aller sechs Positionen zur gleichen Zeit, vorgestellt. Doch es gibt zahlreiche andere Wege in der Palpationstechnik, die ich im Folgenden kurz erläutern möchte. Manche Therapeuten untersuchen die gleiche Position an beiden Handgelenken zur gleichen Zeit, indem sie nacheinander beide distalen Positionen, beide mittleren Positionen und beide proximalen Positionen palpieren (Abb. 13, 14, 15). Diese Methode ähnelt derjenigen, die ich selbst für Anfänger entwickelt habe. Eine andere weit verbreitete Methode ist die einseitige Untersuchung eines Handgelenkes. Von einigen Autoritäten wurde vorgebracht, dass man bei Männern zuerst das linke und bei Frauen zuerst das rechte Handgelenk untersuchen solle, doch meiner Meinung nach ist es unerheblich, welche Seite zuerst untersucht wird. Wenn man die Handgelenke einzeln von der linken Seite der Liege aus untersucht, nimmt man als Erstes die linke Hand des Patienten in die eigene linke und palpiert mit der rechten Hand die Pulse (Abb. 16). Man kann auch nur eine Position zur Zeit auf einer Seite untersuchen (Abb. 17). Untersucht man man die Pulse nur einer Seite am liegenden Patienten, muss man sich über den Patienten zur anderen Seite hinüberbeugen, um die Pulse am gegenüberliegenden Arm tasten zu können, oder man muss auf die andere Seite der Liege hinübergehen. Manch einem fällt es leichter, die Pulse nur einer Seite zur Zeit, oder auch nur einer Position, zu tasten, doch hierzu muss man in der Lage sein, sich der Qualität jedes Pulses zu erinnern, wenn man von einem zum anderen wandert. Es gibt noch viele weitere Varianten der Pulspalpation, doch im Grunde muss jeder die Methode für sich herausfinden,

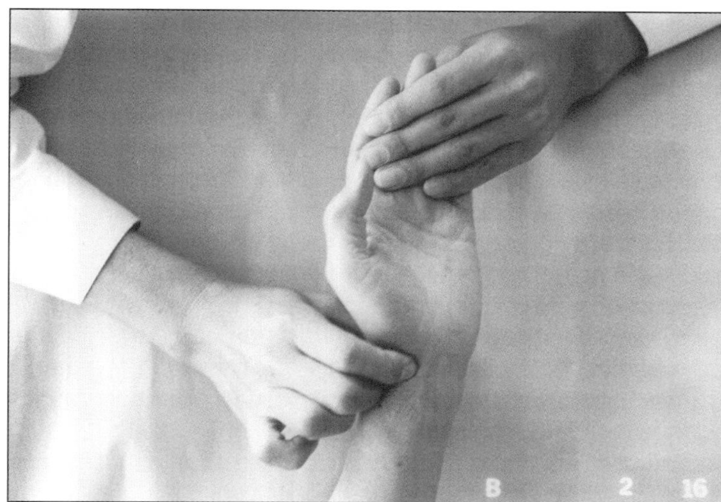

Abb. 17: *Palpation einer einzelnen Pulsposition*

die ihm am besten liegt. Man sollte die Methode verwenden, die einem eine möglichst genaue Palpation ermöglicht. Unabhängig davon, welcher Methode man sich nun bedient, muss man eine gewisse Konsistenz seines Vorgehens wahren, sodass die Pulse bei jedem Patienten auf die gleiche Art und Weise palpiert werden. Nun möchte ich mich wieder dem zuwenden, wie und was man bei der Sechs-Positionen-Pulsdiagnose fühlen sollte.

MEIN EIGENER ANSATZ IN DER PULSDIAGNOSE

Wichtige Grundsätze bei Pulsdiagnose und Behandlung: Bis hierher habe ich verschiedene Wege in der Ausübung der Pulsdiagnose dargestellt, und ich hatte den Vorschlag gemacht, dass jeder Therapeut die Methode aussuchen solle, die ihm am besten liege. Das klingt im Grunde ganz einfach, doch in der Praxis erweist sich die Pulsdiagnose als ziemlich schwierig, zumal, wenn man sie ohne einen Lehrer lernen muss. Den meisten Anfängern fällt es besonders schwer, zu unterscheiden, welche Pulspositionen stärker und welche schwächer sind. So ist auch behauptet worden, dass bei der Palpation der subtilen Differenzen zwischen den Pulspositionen eine Veränderung da sei, wenn man meine, dass sie da sein müsse, und dass sie nicht da sei, wenn man der Meinung sei, dass sie nicht da sein könne. Einige Lehrer fordern, dass man bei der Pulspalpation seinen Geist ‚leer' machen müsse, um wirklich nur das wahrzunehmen, was von den Fingern aufgenommen wird, doch für mich brachte dieses ‚Leermachen des Geistes' nur umso größere Verwirrung mit sich. Der Anfänger steht hier also vor einem scheinbar unüberwindlichen Hindernis. Ich selbst hatte es beinahe aufgegeben, die Meridiantherapie zu erlernen, da sich auch mir dieses Hindernis in den Weg stellte. Doch da ich geschworen hatte, dass ich die Meridiantherapie erlernen würde, nun aber schon seit vielen Jahren Akupunktur ohne Beherrschung der Pulsdiagnose praktizierte, musste ich einen Weg finden. Nach einer langen Phase von Versuch und Irrtum war ich schließlich in der Lage, ein Konzept zu formulieren, das mir die Aneignung der Pulsdiagnose in einzelnen Schritten erlaubte, wobei ich gleichzeitig alle in der Praxis gemachten Erfahrungen sofort anwenden konnte. Dieses schrittweise Vorgehen bis zur Beherrschung der Sechs-Positionen-Pulsdiagnose ist folgendermaßen gegliedert:

1. Man beginnt mit der Palpation aller Positionen in der mittleren Ebene.
2. Man palpiert die tiefe Ebene, um Störungsmuster der Yin-Meridiane zu identifizieren.
3. Man spart die Beurteilung der Pulsqualität bis zum Schluss auf.

Bei der Beurteilung der unterschiedlichen Stärke des Pulses in der tiefen Ebene sucht man zuerst die Position mit der deutlichsten Leere auf. In anderen Worten, man sucht zuerst nach dem sich in Leere befindlichen Yin-Meridian. Es heißt, das Yang folge dem Yin. Demnach muss man davon ausgehen, dass bei allen krankhaften Zuständen ein Leere-Zustand in einem der Yin-Meridiane vorhanden sein muss. Die Fülle, die meistens die Yang-Meridiane betrifft, steht bei akuten Zuständen im Vordergrund, wie zum Beispiel im Frühstadium einer Erkältung. Die Leere in einem Yin-Meridian wird deutlich, sobald die Erkrankung etwas weiter fortgeschritten ist. Nach vielen Jahren der Praxis bin ich nach wie vor der Überzeugung, dass dieses grundlegende Konzept der Pathologie, wie es die Meridiantherapie vertritt, weitgehend zutrifft.

4. Als Nächstes tonisiert man den Yin-Meridian, der sich am deutlichsten in Leere befindet. Dies entspricht der Wurzel-Behandlung. Für die weitere Behandlung folgt man Vorgehen und Techniken, wie man es bisher praktiziert hat. In anderen Worten stellt man der bisher üblichen Behandlung lediglich die Tonisierung des sich am deutlichsten in Leere befindlichen Meridianes voran.
5. Wenn man in der Identifizierung des sich in Leere befindlichen Yin-Meridians sicher genug geworden ist, beginnt man, nach dem sich in Fülle befindlichen Yin-Meridian zu suchen. Wenn es einen solchen gibt, wird dieser dispergiert, nachdem der in Leere befindliche Meridian tonisiert worden ist.
6. Wenn man in der Lage ist, in Leere und Fülle befindliche Yin-Meridiane zu identifizieren, palpiert man die oberfächliche Ebene, um in Leere und Fülle befindliche Yang-Meridiane zu bestimmen. Nach der Behandlung der Yin-Meridiane werden die Yang-Meridiane tonisiert bzw. dispergiert.
7. Wenn man die Sechs-Positionen-Pulsdiagnose beherrscht, kann man seine Aufmerksamkeit den Pulsqualitäten zuwenden. Man beginnt damit, sich die sechs wichtigsten Pulsqualitäten anzueignen.

8. Nachdem man für die sechs wichtigsten Pulsqualitäten ein ausreichend gutes Gefühl entwickelt hat, kann man sich an die Erlernung der anderen Pulsqualitäten wagen.

Ich habe festgestellt, dass selbst Menschen wie ich, die über keine besonders ausgeprägte Sensibilität verfügen, die Pulsdiagnose erlernen können, wenn man schrittweise, wie oben beschrieben, vorgeht. Wer keinen so ausgefeilten Tastsinn hat, muss einfach mehr Mühe aufwenden. Für den Puristen mag diese stückweise Anwendung der Meridiantherapie unangemessen erscheinen, doch meiner Meinung nach ist es vom durchschnittlich Begabten zu viel verlangt, das ganze System sozusagen „auf einen Sitz“ zu begreifen. Die Meridiantherapie kann, abgesehen von ihrer bemerkenswerten Wirksamkeit in der Hand des Erfahrenen, auch schon auf Anfängerniveau ihre Wirksamkeit entfalten. Man muss sich keine Sorgen darüber machen, gleich am Anfang alles perfekt zu beherrschen.
Zurückblickend muss ich gestehen, dass ich mit meinen Akupunkturbehandlungen keine allzu großen Erfolge erzielte, solange ich nicht die einfachen Wurzel-Behandlungen in meine Praxis integriert hatte. Nichtsdestotrotz verbesserten sich die Ergebnisse stetig, sodass auch meine Dauerpatienten, die ich regelmäßig sah, einen Unterschied bemerkten. Sie machten dahingehend Bemerkungen, dass meine Behandlungen anscheinend wirksamer würden. Die Vorzüge der Meridiantherapie traten allmählich und ganz natürlich zu Tage. Ich bin der Überzeugung, dass sich das Festhalten an meinem schrittweisen Vorgehen ausgezahlt hat. Vor allem denjenigen Therapeuten, denen die Sechs-Positionen-Pulsdiagnose Schwierigkeiten macht oder die nach ihrer Ansicht über eine unterdurchschnittliche Sensibilität verfügen, möchte ich dieses Vorgehen empfehlen. Mit entsprechender Ausdauer wird man irgendwann feststellen, dass dieses System in kleinen Schritten dennoch erlernbar ist. Es versteht sich von selbst, dass derjenige, der seiner Meinung nach bessere Anlagen mitbringt, das System so schnell erlernen soll, wie er es eben kann.
Vereinfachte Methode zum Vergleich der Pulspositionen: Wie bereits erwähnt, besteht der erste Schritt nach meinem Ansatz darin, den sich am deutlichsten in Leere befindlichen Meridian zu identifizieren. Dies klingt zwar relativ einfach, kann sich aber in der Praxis als ziemlich schwierig erweisen. Im Idealfall würde man, beginnend mit der mittleren Ebene, alle sechs Positionen gleichzeitig palpieren. Danach würde man die Finger etwas heben, um die oberflächliche Ebene zu tasten, und zuletzt die Finger deutlich auf die Arterie drücken, um unterhalb der mittleren Ebene die tiefe Ebene zu erreichen. Als ich anfing, die Pulse auf diese Art zu tasten, fühlte ich in der tiefen Ebene nur die proximale Position, in der mittleren und distalen Position fühlte ich gar nichts. Später stellte ich fest, dass ich in der proximalen Position viel zu stark gedrückt hatte. Dadurch wurde die Arterie zu sehr komprimiert, sodass der Blutfluss nach distal weitgehend versiegte. Es verhielt sich so, als ob man einen Fluss im Oberlauf aufstaute, sodass im Unterlauf kaum noch Wasser fließen konnte. Doch auch nach dieser Erkenntnis hatte ich nach wie vor ziemliche Probleme, die sechs Positionen gleichzeitig zu palpieren.

Nachdem ich mit verschiedenen Methoden der Sechs-Positionen-Pulsdiagnose experimentiert hatte, stieß ich schließlich auf eine Methode, die Unterschiede zwischen zwei Positionen zu erfühlen, die nach dem Kontrollzyklus der fünf Wandlungsphasen miteinander zusammenhängen. Der Kontrollzyklus steht für eine antagonistische Beziehung, in der eine Wandlungsphase die Aktivität einer anderen hemmt (Abb. 18). Wenn die Stärke von zwei Positionen, die nach dem Kontrollzyklus miteinander in Verbindung stehen, ungefähr ausgeglichen ist, besteht auch ein Gleichgewicht zwischen den beiden Wandlungsphasen, die in diesen beiden Positionen repräsentiert sind. Wenn eine Wandlungsphase schwächer wird oder in Leere gerät, kommt es zum Ungleichgewicht des Qi, sodass die kontrollierende Wandlungsphase stärker wird bzw. in Fülle gerät. Dies kann, wie bereits erläutert, im Gleichgewicht einer Wippe bildlich dargestellt werden (Abb. 19). Der Vergleich von zwei Pulspositionen miteinander machte es mir möglich, die Unterschiede zwischen den sechs Pulspositionen Schritt für Schritt herauszufinden.

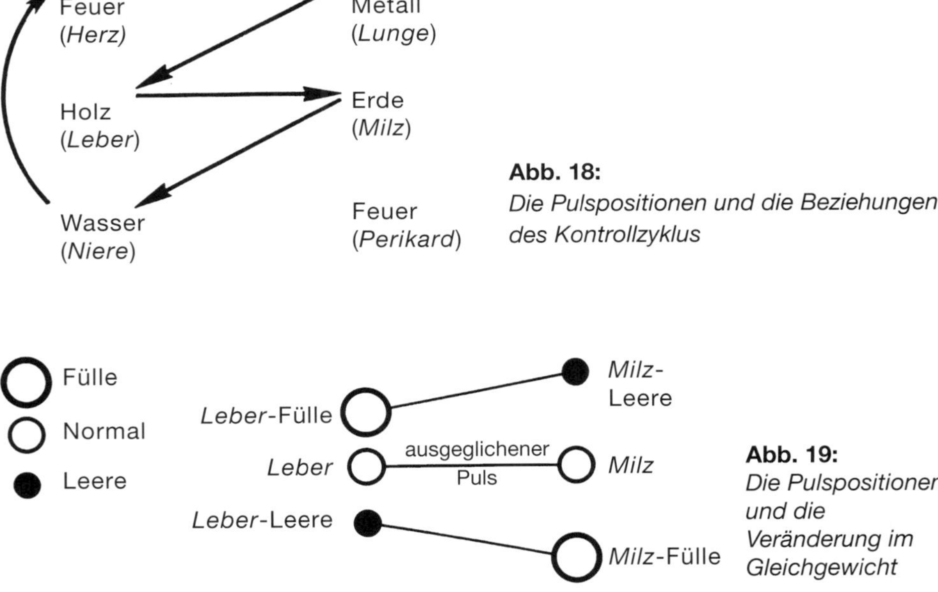

Abb. 18:
Die Pulspositionen und die Beziehungen des Kontrollzyklus

Abb. 19:
Die Pulspositionen und die Veränderung im Gleichgewicht

➤ Die Palpation der mittleren Ebene: Auch wenn man mit dieser Methode zwei Positionen miteinander vergleicht, sollte man damit beginnen, die Finger auf alle sechs Positionen gleichzeitig zu setzen, um die Pulse der mittleren Ebene zu palpieren. Man bewegt die drei Finger einer Seite, die eine Einheit bilden, gemeinsam auf und ab, um die Ebene zu finden, in der der Puls am deutlichsten wahrzunehmen ist. Dies ist die mittlere Ebene, in der das *Magen*-Qi zu fühlen ist und die ganz allgemein die Vitalität des Patienten widerspiegelt. Von der Qualität her ist ein gesunder Puls in der mittleren Ebene weich und elastisch. Dieser Puls sollte deutlich zu fühlen und weder zu hart noch zu weich sein. Es braucht einige Erfahrung, um ihn richtig zu interpretieren; doch selbst wenn man sich noch nicht ganz sicher ist, was man vom Gefühl her eigentlich sucht, sollte man niemals versäumen, die mittlere Ebene zu palpieren.

- Vergleich von *Herz* und *Lunge*: Man beginnt mit dem Vergleich der Positionen von *Herz* und *Lunge*. Die Zeigefinger verbleiben auf den distalen Positionen beider Handgelenke, Ring- und Mittelfinger werden losgelassen. Nun werden die Zeigefinger bis kurz vor dem Verschluss der Arterie in die Tiefe gedrückt und auf diesem Niveau gehalten, um die Stärke beider Positionen miteinander vergleichen zu können (Abb. 20). Beispielhaft wollen wir annehmen, dass der *Herz*-Puls (linke distale Position) etwas schwächer sei als der *Lungen*-Puls (rechte distale Position) (Abb. 21). Wenn auf einer der beiden Seiten der Puls in der tiefen Ebene nur schwer zu tasten ist, kann dies auch daran liegen, dass der Zeigefinger nicht direkt über der Arterie liegt. Manchmal weicht der Verlauf der Arterie etwas vom *Lungen*-Meridian ab, oder sie teilt sich, bevor sie das Handgelenk erreicht (Abb. 22). Wenn der Puls unklar erscheint, sollte man den Zeigefinger leicht nach medial oder lateral bewegen, um herauszufinden, ob der Puls vielleicht an anderer Stelle deutlicher zu tasten ist. Es hat sich als sinnvoll erwiesen, vor der Platzierung der Finger auf dem *Lungen*-Meridian kurz den *Dickdarm*-Meridian zu tasten, um eine in radialer Richtung abweichende Arterie auszuschließen (Abb. 23). Wenn der Puls in beiden distalen Positionen gleich stark ist, stehen das Qi von *Herz* und *Lunge* miteinander im Gleichgewicht.

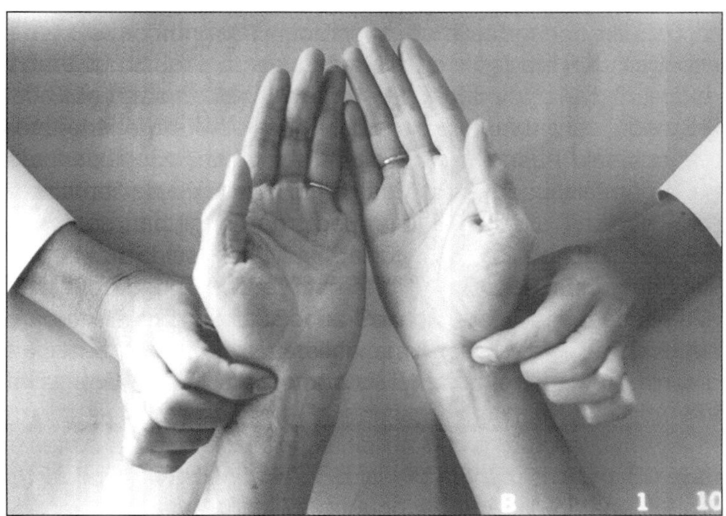

Abb. 20: *Palpation der Pulspositionen: Herz und Lunge*

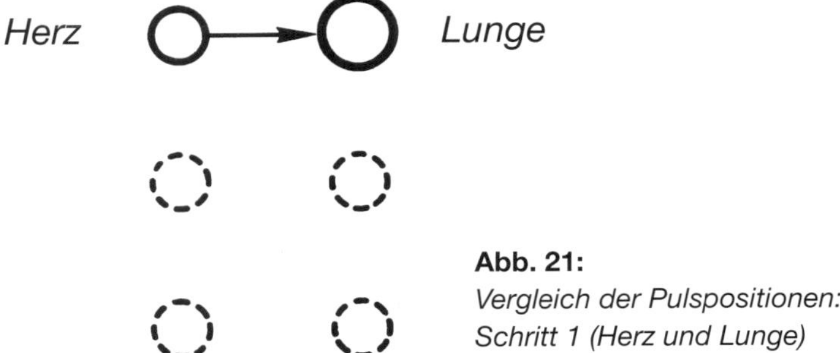

Abb. 21:
Vergleich der Pulspositionen: Schritt 1 (Herz und Lunge)

➤ Vergleich von *Lunge* und *Leber*: Als Nächstes vergleicht man die Positionen von *Lunge* und *Leber*. Man löst den Zeigefinger von der linken distalen Position und setzt den Mittelfinger auf die linke mittlere Position. Nun vergleicht man die Stärke der Pulse der rechten distalen und der linken mittleren Position miteinander (Abb. 24). Die anderen Finger müssen beim Vergleich dieser beiden Positionen von der Arterie abgehoben sein. Beispielhaft nehmen wir an, dass der *Leber*-Puls (linke mittlere Position) schwächer sei als der *Lungen*-Puls (rechte distale Position) (Abb. 25).

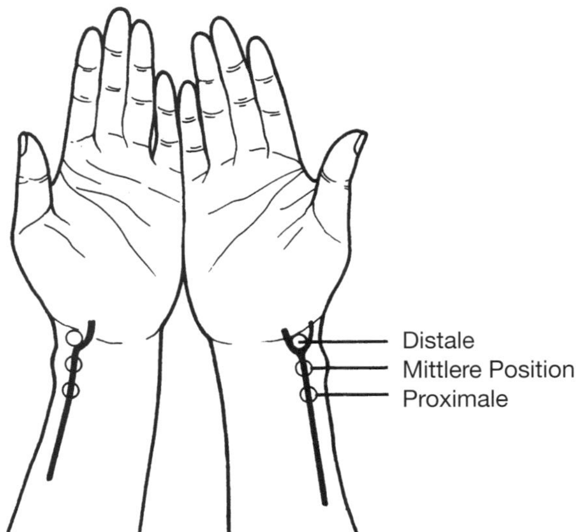

Abb. 22:
Pulspositionen: Aberrierende Verläufe der A. radialis

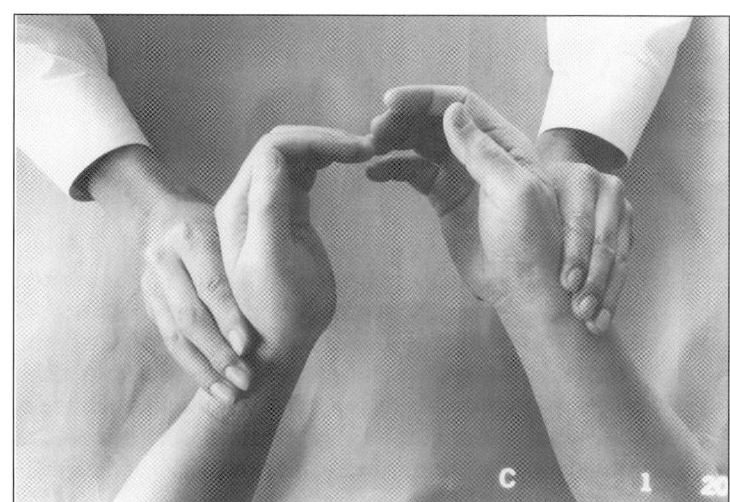

Abb. 23:
Die Palpation des Dickdarm-Meridians

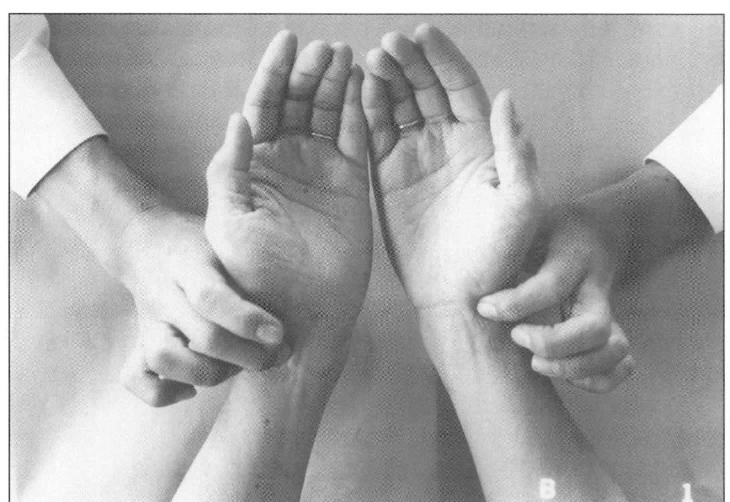

Abb. 24:
Palpation der Pulspositionen: Lunge und Leber

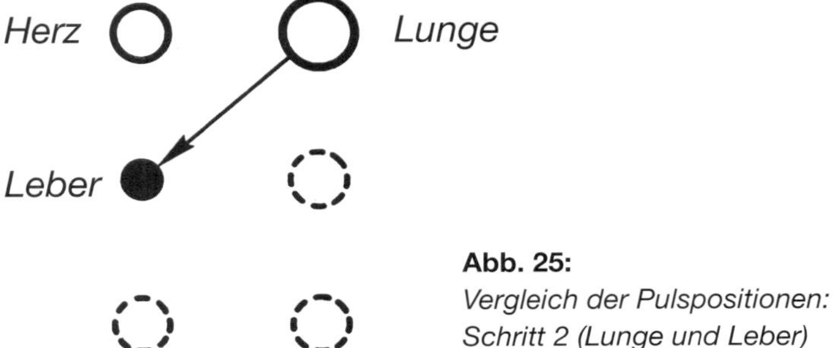

Abb. 25:
Vergleich der Pulspositionen: Schritt 2 (Lunge und Leber)

➤ Vergleich von *Leber* und *Milz*: Als Nächstes werden die Positionen für *Leber* und *Milz* miteinander verglichen. Der Zeigefinger wird von der rechten distalen Position abgehoben und stattdessen der Mittelfinger auf die rechte mittlere Position gesetzt. Nun wird die Stärke der Pulse der mittleren rechten mit der der mittleren linken verglichen (Abb. 26). Die Gegenüberstellung der beiden mittleren Positionen ist von besonderer klinischer Relevanz, da aus dem Unterschied dieser beiden Positionen deutlich wird, ob es sich bei dem grundlegenden Störungsmuster um eine *Milz*-Leere, eine *Lungen*-Leere oder eine *Leber*-Leere handelt. In unserem Beispiel nehmen wir an, dass der *Leber*-Puls (linke mittlere Position) deutlich schwächer sei als der *Milz*-Puls (rechte mittlere Position) (Abb. 27).

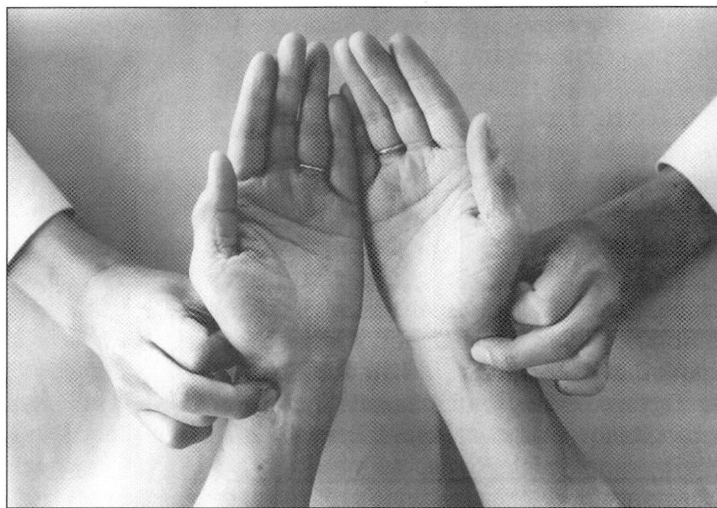

Abb. 26:
Palpation der Pulspositionen: Leber und Milz

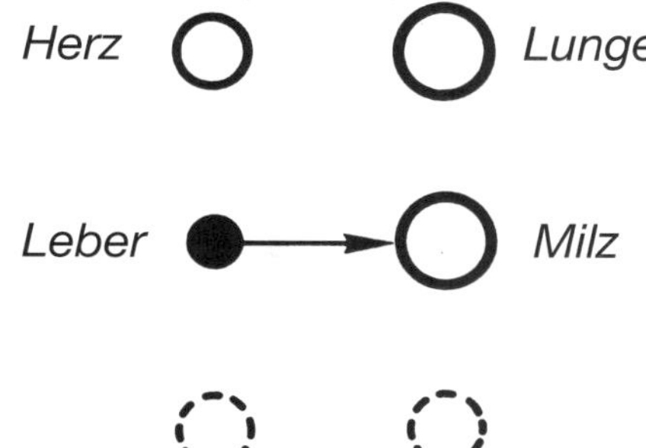

Abb. 27:
Vergleich der Pulspositionen: Schritt 3 (Leber und Milz)

➤ Vergleich von *Milz* und *Niere*: Als Nächstes werden die Positionen von *Milz* und *Niere* miteinander verglichen. Der Mittelfinger wird von der linken mittleren Position gelöst und stattdessen der Ringfinger auf die linke proximale Position gesetzt (Abb. 28). Der rechte Ringfinger wird jetzt also zur Palpation des *Nieren*-Pulses eingesetzt. Da wir den Ringfinger im Gegensatz zu den anderen Fingern eher selten benutzen, ist es nicht so einfach, mit diesem Finger den erforderlichen Druck auszuüben. Daher sollte man in der Ringfingerposition eher etwas mehr Druck applizieren. Wir nehmen in unserem Beispiel an, dass der *Nieren*-Puls (linke proximale Position) deutlich schwächer ist als der *Milz*-Puls (rechte mittlere Position) (Abb. 29). Nach einem Kommentar zum fünften Kapitel des „Nan Jing" („Klassiker der Schwierigkeiten"), der sich in dem Werk „Die Wahre Bedeutung des Klassikers der Schwierigkeiten" findet, ist der Druck, der vom linken Ringfinger aufgebracht werden muss, vermutlich der größte von allen sechs Fingern. Nach diesem Kommentar sollte der Druck des Fingers auf der rechten distalen Position dem Gewicht von drei Bohnen entsprechen, der auf der linken distalen Position dem von sechs Bohnen, der auf der rechten mittleren Position dem von neun Bohnen, der auf der linken mittleren Position dem von zwölf Bohnen, und der auf der linken proximalen Position dem von fünfzehn Bohnen (Abb. 30). In anderen Worten gelten für den von diesen fünf Fingern aufzubringenden Druck folgende Verhältnisse: rechte distale Position eins zu eins; linke distale Position zwei zu eins; rechte mittlere Position drei zu eins; linke mittlere Position vier zu eins; und rechte proximale Position fünf zu eins. Sicherlich ist es nicht möglich, genau nach diesen Verhältnissen zu palpieren, doch im Prinzip geht es darum, dass der Druck über den proximalen Positionen stärker sein muss.

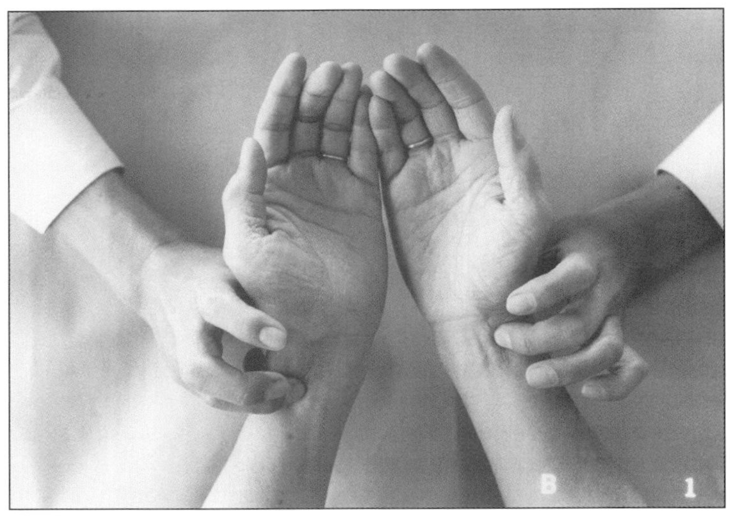

Abb. 28: *Palpation der Pulspositionen: Milz und Niere*

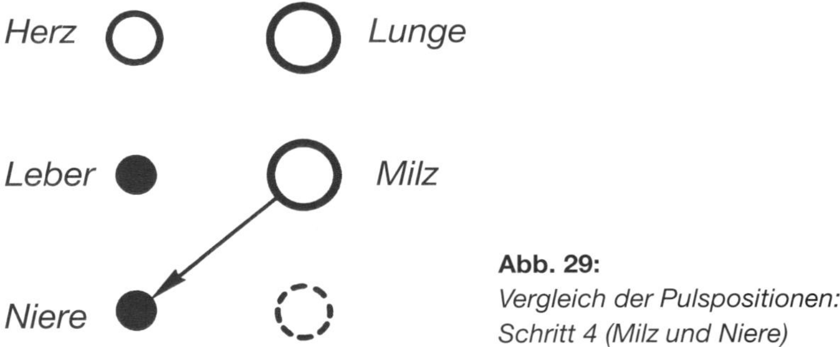

Abb. 29: *Vergleich der Pulspositionen: Schritt 4 (Milz und Niere)*

➤ Vergleich von *Niere* und *Perikard*: Zuletzt werden die Positionen von *Niere* und *Perikard* miteinander verglichen. Der Vergleich zwischen den Wandlungsphasen Wasser und Feuer könnte zwar auch zwischen *Niere* und *Herz* gezogen werden, doch das würde bedeuten, den Zeige- und Ringfinger der rechten Hand zu benutzen, sodass man von der bislang bilateral ausgeführten Palpationstechnik abweichen müsste. Im Sinne der Konsistenz des Systems untersuche ich daher beide proximalen Positionen gemeinsam. Man platziert beide Ringfinger auf die proximalen Positionen, um *Niere* und *Perikard* miteinander zu vergleichen (Abb. 31). Für unser Beispiel nehmen wir an, dass der *Nieren*-Puls (linke proximale Position) deutlich schwächer sei als der *Perikard*-Puls (rechte proximale Position) (Abb. 32).

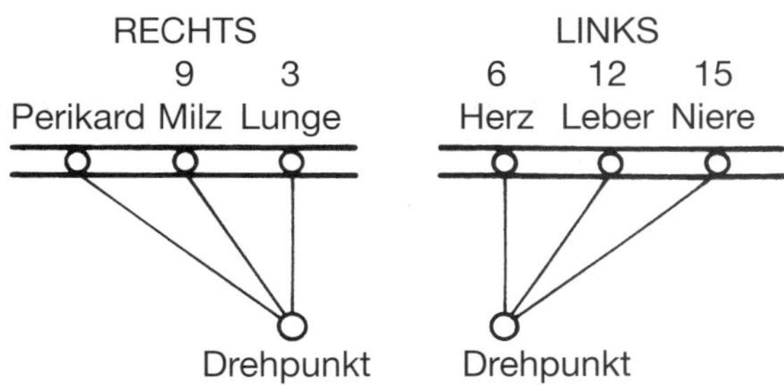

Abb. 30:
Der für jede Pulsposition aufzubringende Druck

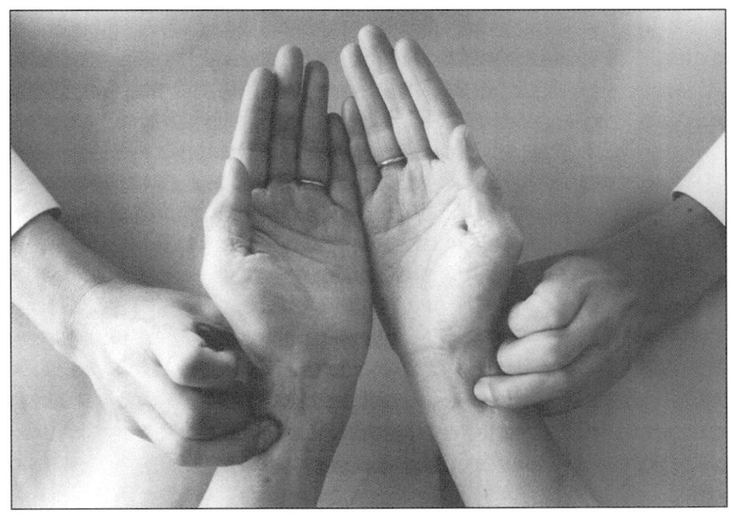

Abb. 31:
Palpation der Pulspositionen: Niere und Perikard

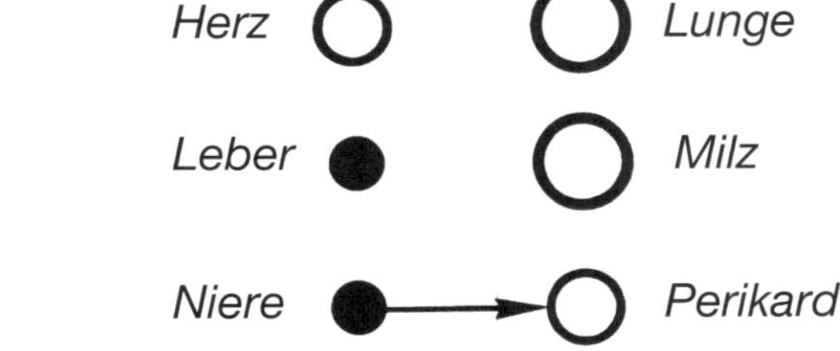

Abb. 32:
Vergleich der Pulspositionen: Schritt 5 (Niere und Perikard)

Wenn wir die hypothetisch postulierten Befunde der oben beschriebenen Untersuchung zusammenfassen, finden wir in der *Lungen*- und *Milz*-Position den stärksten, und in der *Leber*- und *Nieren*-Position den schwächsten Puls, *Herz* und *Perikard* sind normal (Abb. 32). Wir haben hier ein klassisches Beispiel für das Verhältnis der Pulsstärken, wie sie in der tiefen Ebene der sechs Positionen bei einer Leber-Leere zu finden wären. Wenn man die sechs Positionen in der oberflächlichen Ebene palpiert, ergibt sich in der Regel ein genau entgegengesetztes Bild im Gleichge-

wicht der Pulsstärken. Eine allgemeine Regel in der Pulsdiagnostik besagt, dass sich Yin und Yang in der Regel gegensätzlich darstellen; somit wäre in diesem Fall der Puls bei *Dickdarm* und *Magen* schwach, und bei *Gallenblase* und *Blase* kräftig. Eine detailliertere Darstellung der gundlegenden Leere-Muster der Yin-Meridiane möchte ich für das Kapitel über die Behandlung aufsparen, doch man sollte sich an dieser Stelle vergegenwärtigen, dass Leere und Fülle nach dem Hervorbringungszyklus der fünf Wandlungsphasen in der Regel doppelt auftreten. Im obigen Fall befinden sich die Erde (*Milz*) und das Metall (*Lunge*) gemeinsam in Fülle, während sich Wasser (*Niere*) und Holz (*Leber*) gemeinsam in Leere befinden. Tatsächlich findet sich dieses klassische Muster, das dem Hervorbringungszyklus folgt, in der klinischen Praxis nicht allzu häufig. Nichtsdestotrotz ist es sinnvoll, sich die Standardmuster in Erinnerung zu rufen, wenn man Pulsdiagnose betreibt. Im ersten Schritt gilt es, die Fünf-Wandlungsphasen-Entsprechungen der sechs Pulspositionen zu erlernen, wobei man sich die Hervorbringungs- und Kontrollbeziehungen zwischen diesen Positionen stets vor Augen halten sollte.
Mit dem schrittweisen Vorgehen nach der oben beschriebenen Methode sind diese Beziehungen leicht zu erlernen, zudem erleichtert sie den Zugang zur Sechs-Positionen-Pulsdiagnose. Jeder, der über ein normales Tastempfinden verfügt, kann auf diesem Wege lernen, subtile Unterschiede in der Stärke des Pulses zu unterscheiden. Versuchshalber markiere ich manchmal die Pulspositionen mit einem Stift und lasse meine Frau den Puls eines Patienten überprüfen, um zu sehen, ob wir in der Beurteilung übereinstimmen. Wenn sie die Leere- und die Fülle-Positionen palpiert, ist sie stets in der Lage, die Leere-Position richtig zu benennen. Wenn sich aber der Zustand des Patienten verbessert, bekommt sie zunehmend Schwierigkeiten, den Unterschied zu spüren. Ich rate also dazu, zum Erlernen der Sechs-Positionen-Pulsdiagnose die oben beschriebene Methode zu verwenden, bei der stets zwei Positionen miteinander verglichen werden. Sicherlich wird es auch hier einige Stolpersteine im Lernprozess geben, denn auch bei den Pulsmustern gibt es eine erhebliche Menge anlagebedingter Besonderheiten; manchmal fällt eine Differenzierung auch dann besonders schwer, wenn der Puls entweder sehr stark oder sehr schwach ist. Als Anfänger reicht es aus, die Unterschiede so weit, wie es die eigenen Möglichkeiten erlauben, zu differenzieren, und bei allem, was darüber hinausgeht, seinem Instinkt zu vertrauen.

Weiterführende Betrachtungen zur Pulspalpation: Wenn man die Sechs-Positionen-Pulsdiagnose an beiden Handgelenken gleichzeitig vornimmt, muss der Druck auf der rechten und linken Seite gleich sein. Ist der Druck der Finger an korrespondierenden Stellen beider Seiten nicht genau gleich, kann man eigentlich nicht von einem echten Vergleich beider Pulsstärken sprechen. In der Praxis hat sich jedoch gezeigt, dass Rechtshänder dazu neigen, mit den Fingern der rechten Hand stärker zu drücken, und umgekehrt. Ich selbst neige dazu, mit dem rechten Mittelfinger den stärksten Druck auszuüben, gefolgt vom rechten Zeigefinger und Ein Weg, sich die Druckunterschiede zwischen den Fingern klar zu machen, besteht darin, eine Blutdruckmanschette aufzupumpen und mit jedem Finger einzeln darauf zu drücken, um den tatsächlich applizierten Druck in mmHg abzulesen. Besser wäre natürlich eine noch feinere Messapparatur. Jedenfalls ist es von größter Bedeutung, mit korrespondierenden Fingern der rechten und der linken Hand einen annähernd gleichen Druck auszuüben. Ein weiterer wichtiger Faktor im Bemühen, den Druck der Finger beider Hände gleich zu halten, ist die Position der

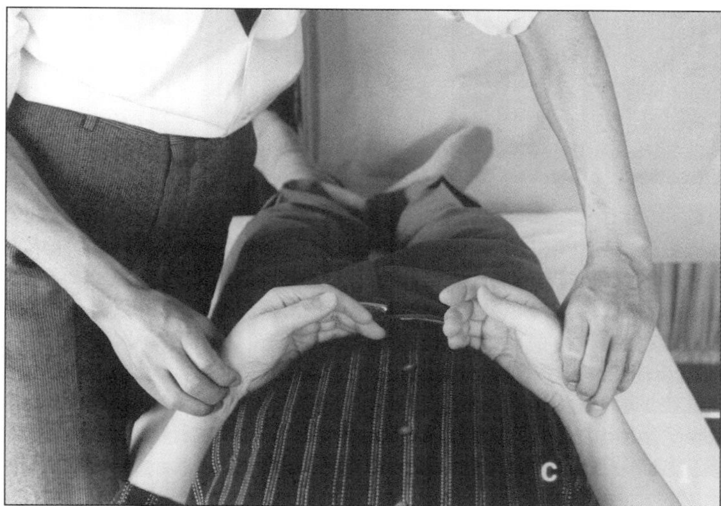

Abb. 33: *Pulspalpation, neben der Behandlungsliege stehend*

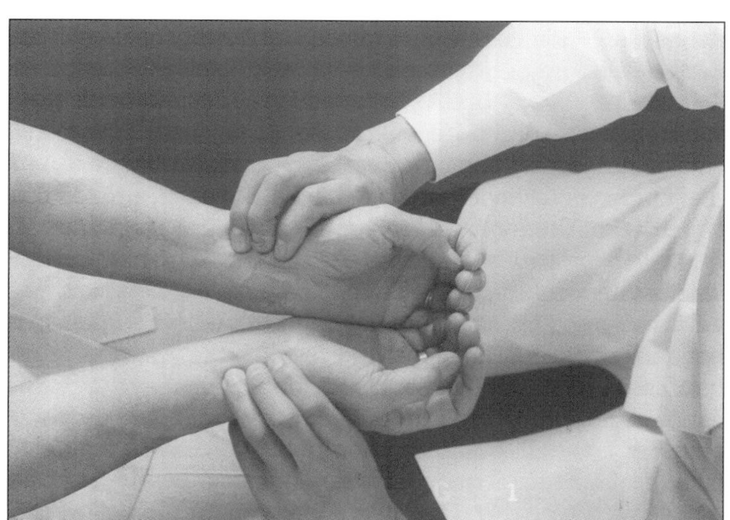

Abb. 34: *Pulspalpation, dem Patienten gegenübersitzend*

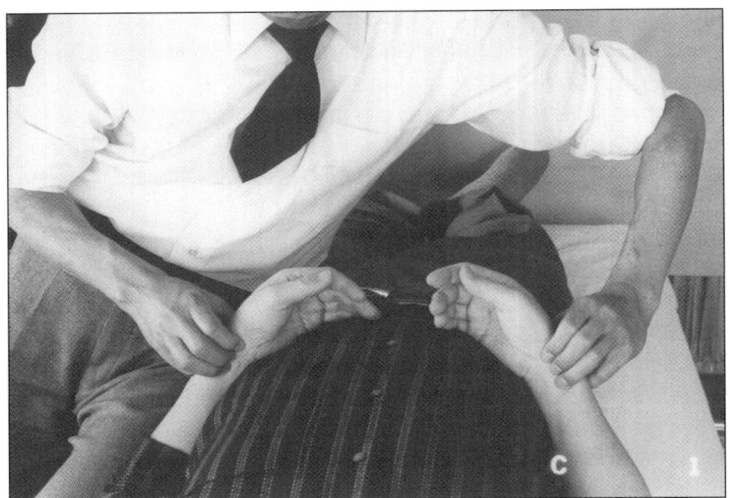

Abb. 35: *Pulspalpation, seitlich auf der Behandlungsliege sitzend*

Arme und der Finger des Therapeuten. Um gleichmäßigen Druck aufzubringen, sollten die Finger im Idealfalle senkrecht auf die Arterie aufgesetzt werden. Je spitzer der Winkel der Finger zur Arterie wird, desto schwieriger wird es, mit dem Daumen ausreichend Druck auszuüben, und desto ungenauer wird die Palpation. Besonders schwer fällt das vertikale Aufsetzen der Finger, wenn man am auf dem Rücken liegenden Patienten den Puls neben der Behandlungsliege stehend palpieren möchte. Wenn sich der Therapeut nicht weit genug über den Patienten beugt, um beide Hände in dieselbe Position zu den Handgelenken des Patienten zu bringen, wird er größte Schwierigkeiten haben, auf beiden Seiten den gleichen Druck auszuüben (Abb. 33).

Am bequemsten und genauesten lässt sich der Puls an beiden Handgelenken sicherlich dann tasten, wenn man dem Patienten von Angesicht zu Angesicht gegenübersitzt (Abb. 34). Von *Yanagiya*, dem Großmeister der Akupunktur und geistigen Initiator für die Entwicklung der Meridiantherapie, wird berichtet, dass er die Patienten zur Untersuchung des Pulses in einen mit Armlehnen versehenen Stuhl setzte. Wenn bei einem auf dem Rücken liegenden Patienten der gleiche Druck auf beiden Seiten appliziert werden soll, muss man sich sehr weit über den Patienten beugen. Steht der Therapeut zur Linken des Patienten, muss er den Patienten ganz an den linken Rand der Behandlungsliege rutschen lassen,sodass seine rechte Hüfte oder sein rechter Oberschenkel gegen den Patienten lehnt, während sich der linke Ellbogen über den Patienten streckt (Abb. 35). Bei nur geringen Unterschieden zwischen den Pulsen der rechten und der linken Seite kann eine bloße Veränderung in der Position des Untersuchers eine Verfälschung des Befundes bedingen. Aus diesem Grunde sollte man mit Bewusstsein auf seine Körperhaltung achten, um bei der Palpation ausreichende Genauigkeit und Konsistenz zu wahren. Man kann auch jedes Handgelenk einzeln untersuchen, indem man um

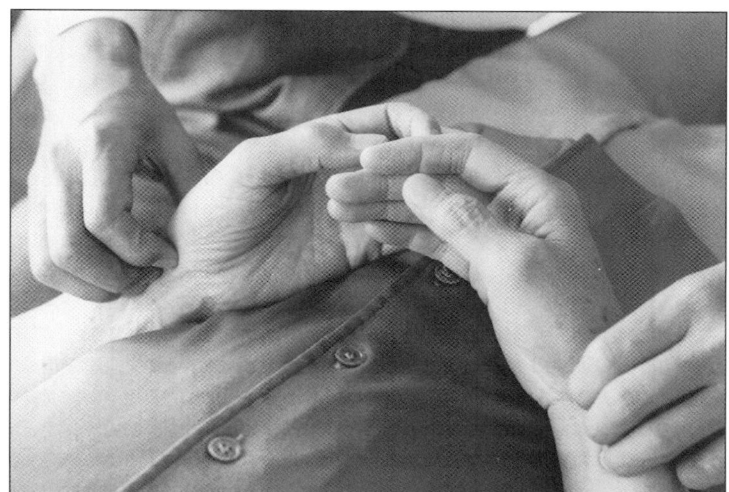

Abb. 36:
Die Stellung der Arme des Patienten

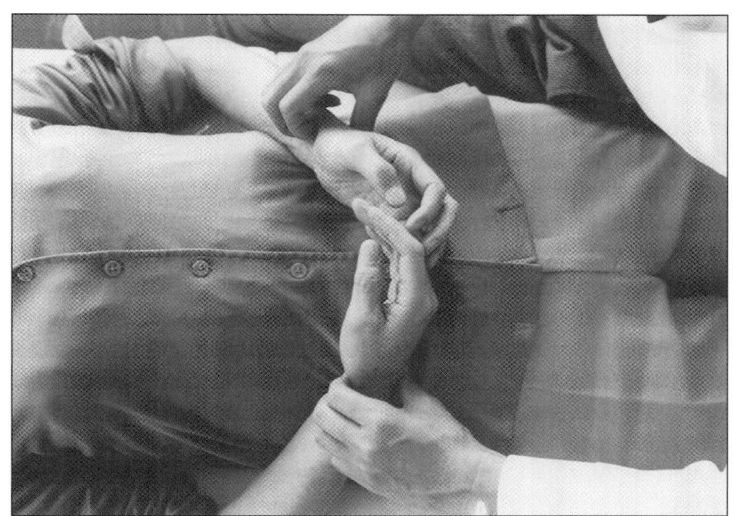

Abb. 37:
Die Stellung der Arme des Patienten, von oben gesehen

den auf dem Rücken liegenden Patienten herumgeht, doch dies erschwert meine Methode der vergleichenden Palpation der nach dem Kontrollzyklus miteinander in Beziehung stehenden Positionen erheblich, da nun die Pulse sozusagen aus dem Gedächtnis miteinander verglichen werden müssen. Bis hierhin habe ich die Position des Untersuchers im Verhältnis zum Patienten in den Vordergrund gestellt, doch auch die Position der Arme des Patienten ist einige Betrachtungen wert.

Wenn man den Puls am auf dem Rücken liegenden Patienten auf beiden Seiten gleichzeitig untersucht, sollten die Hände des Patienten auf der Höhe des Nabels oder kurz unterhalb davon liegen (Abb. 36 und 37). Sicherlich ist es nicht sinnvoll, die Hände des Patienten über Nabelhöhe zu lagern, da durch die Beugung im Ellbogengelenk der Blutfluss in der A. radialis beeinträchtigt werden kann. Am besten sollten die Ellbogen des Patienten bei der Pulstastung auf der Untersuchungsliege ruhen. Manchmal bewegt ein Patient auch die rechte Hand zum Untersucher hin, um ihm zu helfen. Der Puls der rechten Hand ist damit zwar leichter zu erreichen, doch diese Bewegung schafft eine deutliche Diskrepanz in der Stellung der Arme des Patienten. Um der Genauigkeit der vergleichenden Untersuchung willen versteht es sich von selbst, dass der Untersucher die Arme des Patienten nicht in unterschiedlichen Positionen festhalten darf (Abb. 38). Auch die Platzierung des Daumens an unterschiedlichen Stellen der Handgelenkrückseite ist zu vermeiden, ebensowenig sollte auf einer Seite mit dem Daumen, auf der anderen mit der Handfläche abgestützt werden. Wenn man den Puls nur einseitig untersucht, kann der Unterarm von der Untersuchungsliege abgehoben werden, doch der Ellbogen des Patienten sollte um nicht mehr als 90 Grad gebeugt werden (Abb. 39). Man kann den Puls auch palpieren, wenn der Arm des Patienten flach auf der Unterlage liegt (Abb. 40). Diese Hinweise sollten die Sechs-Positionen-Pulsdiagnose erleichtern und ihre Genauigkeit erhöhen. Manchmal findet man jedoch zwischen den nach dem Kontrollzyklus aufeinander folgenden Positionen nur undeutliche Unterschiede in der Stärke des Pulses. Häufig deutet dies darauf hin, dass sich der Patient in recht gutem Allgemeinzustand befindet. In diesen Fällen möchte man vielleicht einen Schritt weiter gehen und nur die sensibelsten Finger benutzen, um zwei Positionen miteinander zu vergleichen.

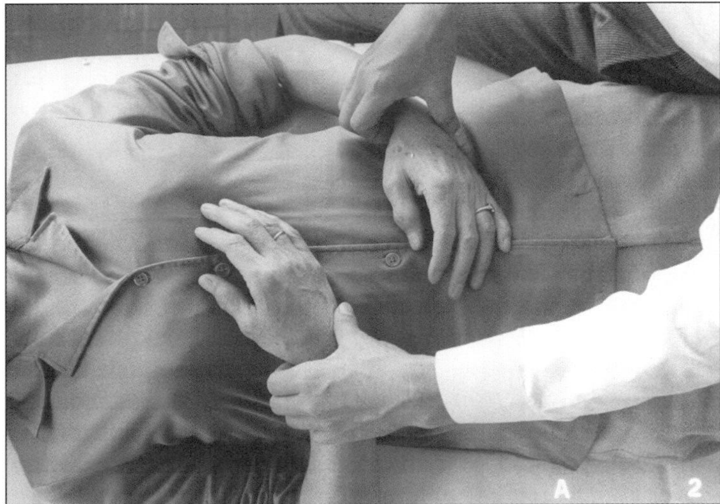

Abb. 38: *Falsche Position der Unterarme des Patienten*

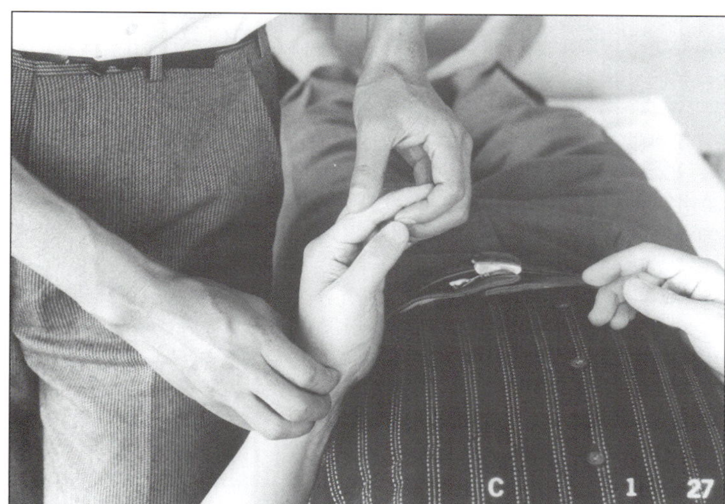

Abb. 39:
Position des Patientenarmes bei einseitiger Palpation (bei gebeugtem Ellbogen)

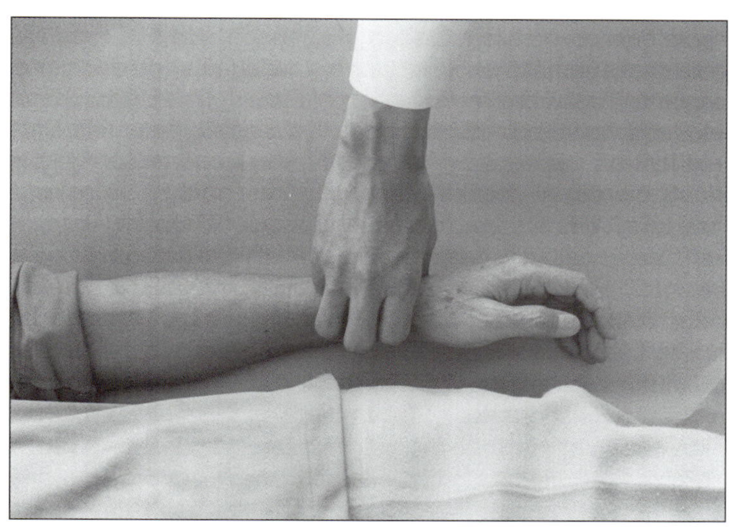

Abb. 40:
Position des Patientenarmes bei einseitiger Palpation (bei gestrecktem Ellbogen)

Wenn beispielsweise der Mittelfinger der sensibelste Finger ist, würde man die vergleichende Palpation nach dem Kontrollzyklus an den distalen Positionen mit den Mittelfingern beginnen. Danach wandert der linke Mittelfinger zu rechten mittleren Position und so weiter. Auf diese Weise können alle Positionen entsprechend den Beziehungen des Kontrollzyklus miteinander verglichen werden. Da man nun ausschließlich den sensibelsten Finger gebraucht, sollte man in der Lage sein, auch subtilere Unterschiede wahrzunehmen. Manchmal verwende ich diese Methode, um zwischen zwei für die Identifizierung des Störungsmusters entscheidenden Positionen zu differenzieren.

„Beim Aufsetzen der Finger (auf den Puls) wird die Palpation erleichtert, wenn man eher die Fingerspitzen und weniger die Fingerbeeren verwendet. Zwischen Fingerspitze und Beere gibt es tatsächlich gewisse Unterschiede in der Sensibilität, man sollte sich Klarheit über die sensiblere Region verschaffen, um diese bei der Palpation zu nutzen.“ (*Okabe*, 1966)

„Bei der Pulsdiagnose ist die Sensibilität des Therapeuten von größter Bedeutung, man sollte also die Sensibilität der eigenen Fingerspitzen überprüfen. Wenn ein Finger deutlich weniger sensibel ist, sollte man einen anderen, sensibleren benutzen. Außerdem müssen wir mit unseren Händen vorsichtig umgehen. Verletzungen bei Gartenarbeit oder anderen manuellen Tätigkeiten sind unbedingt zu vermeiden. An dieser Stelle ist zu erwähnen, dass es von Therapeut zu Therapeut Unterschiede in der Sensibilität der Finger gibt. Bei einigen sind die Fingerspitzen in der Nähe der Nägel sensibler, bei anderen sind es die Fingerbeeren. Jeder sollte den Bereich nutzen, den er persönlich als den sensibelsten identifiziert hat.“ (*Okabe*, 1974)

In der Tat finden sich von Mensch zu Mensch Unterschiede in der Sensibilität der Fingerregionen. Was meine Person betrifft, so hatte ich mir beim Erlernen der Pulsdiagnose angewöhnt, die Fingerspitzen zu benutzen, da sie der sensibelste Teil meiner Finger sind, sodass ich fast ausschließlich mit den Fingerspitzen palpiere (Abb. 41). Doch bei der Palpation der tiefen Position, bei der ziemlich fest gedrückt werden muss, kann es recht ermüdend sein, die Finger vertikal über dem Puls zu halten, zumal wenn man den ganzen langen Tag untersucht und behandelt. Hier kann es durchaus sinnvoll sein, den Puls mit den Fingerbeeren zu tasten (Abb. 42). Auf diese Weise ermüden die Hände nicht so schnell. Im Grunde macht es keinen großen Unterschied, ob man die Fingerspitzen oder Fingerbeeren verwendet, da es letztendlich eine Sache der Gewohnheit werden wird. Wichtig ist jedoch, eine gleichbleibende Methode zu entwickeln und den sensibelsten Teil der Finger zu benutzen.

Auch der Zeit, die man mit der Pulsdiagnose verbringt, sollen hier einige Betrachtungen gewidmet werden. Man wird kaum sauber diagnostizieren können, wenn man nur ganz rasch palpiert; auf der anderen Seite sollte man auch nicht zu viel Zeit mit der Pulstastung verbringen. Wenn man den Puls zu lange untersucht, werden die Patienten glauben, dass mit ihnen etwas nicht in Ordnung sei, und möglicherweise wird sich die aufkommende Angst bereits im Puls niederschlagen. Die auf beiden Seiten zurzeit vorgenommene Sechs-Positionen-Pulsdiagnostik ist natürlich der schnellste Weg, erfahrene Therapeuten sind in der Lage, dem Puls in 5 bis 3 Sekunden die notwendigen Informationen zu entnehmen. Man kann alle Ebenen in 30 Sekunden zwei- bis dreimal überprüfen, um sich ein komplettes Bild machen zu können. Der Anfänger wird natürlich viel länger brauchen, zumal wenn er den Puls nur an einem Handgelenk zur Zeit palpiert.

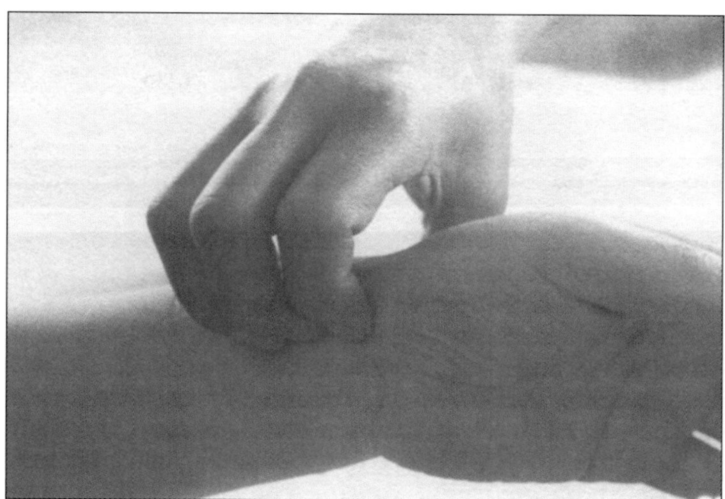

Abb. 41:
Pulspalpation mit den Fingerspitzen

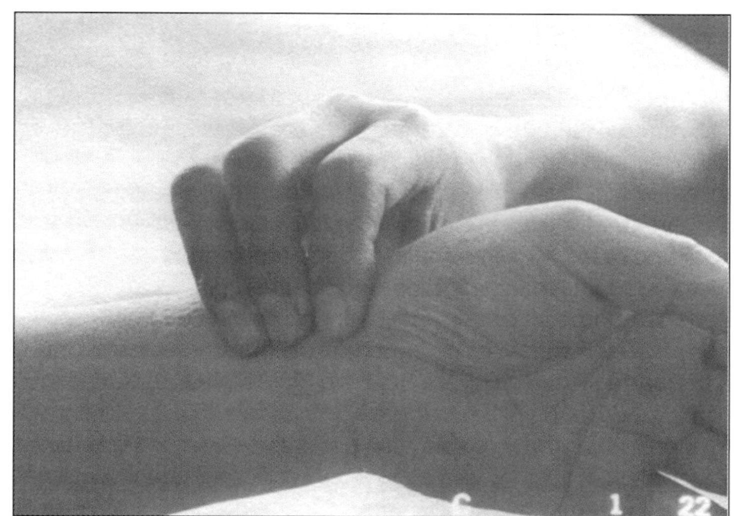

Abb. 42:
Pulspalpation mit den Fingerbeeren

Um ein Gefühl für die optimale Dauer der Pulsuntersuchung zu bekommen, sollte man einfach einem in der Pulsdiagnose erfahrenen Praktiker bei seiner Tätigkeit zuschauen.

„Als Faustregel gilt, dass der Puls für die Dauer von 50 (Herz)Schlägen palpiert werden soll. Man sollte natürlich mit großer Sorgfalt tasten, um nichts zu übersehen. Richten Sie einfach (Ihre) Aufmerksamkeit auf (Ihre) Fingerspitzen. Sie sollten nicht sprechen, umherschauen, horchen, riechen und denken. Das ist das wichtigste Prinzip der Pulspalpation." (*Yanagiya*, 1976)

WEGE ZUR BEHERRSCHUNG DER PULSDIAGNOSE

1. Untersuchen Sie Ihren eigenen Puls und den Ihrer Familienmitglieder täglich.
2. Untersuchen Sie den Puls jedes Patienten, den Sie behandeln. Pulsdiagnose ist mit der Pflege von Bonsai-Bäumen zu vergleichen: Selbst wenn man zu Anfang nicht genau weiß, wonach man eigentlich zu suchen hat, wird man durch das tägliche Tun schließlich erfahren, was es darüber zu wissen gibt.
3. Untersuchen Sie den Puls vor und nach jeder Behandlung. Die Behandlung bedingt Änderungen in Qualität und Stärke des Pulses an den sechs Positionen. Ein schwacher und tiefer Puls wird stärker werden, wenn eine Tonisierung Wirkung gezeigt hat, und ein vorher leerer *Leber*-Puls wird nach der Behandlung sogar eine gewisse Fülle zeigen.
4. Die beste Art, die Pulsdiagnose zu erlernen, ist natürlich die direkte praktische Anleitung. Besuchen Sie so viele Seminare und Kurse wie möglich.
5. Praktizieren Sie die Pulsdiagnostik ohne Unterbrechungen weiter und suchen Sie den für Sie gangbaren Weg.

Bis hierher habe ich detailliert erläutert, wie die Unterschiede in der Pulsstärke der tiefen Ebene an den sechs Positionen zu palpieren sind. Ich habe sowohl die Standardmethoden als auch meine eigene Methode der vergleichenden Palpation von nach dem Kontrollzyklus miteinander in Beziehung stehenden Pulspositionen dargestellt. Die Methoden sind eigentlich relativ einfach in die Praxis umzusetzen, in Worte gekleidet erscheinen sie manchmal schwieriger, als sie es in Wirklichkeit sind. Ich hoffe, der Leser wird diese Methoden nachvollziehen können und seine eigenen Versuche damit machen, um den für ihn gangbaren Weg zu finden.
Doch was soll ein Mensch tun, der nach wie vor nicht in der Lage ist, die Pulse in den sechs Positionen zu unterscheiden. Wenn seine Sensibilität deutlich unter dem Durchschnitt liegt, sollte er seine Entscheidung, die Akupunktur auszuüben, noch einmal überprüfen. Wenn man die Akupunktur tatsächlich als Beruf betreiben will, muss man über eine Sensibilität verfügen, die über dem Durchschnitt liegt. Man muss entweder noch konsequenter üben und Wege finden, um seine palpatorischen Fähigkeiten zu verbessern und das Tastgefühl zu schärfen, oder man muss die Idee, Akupunktur zu betreiben, insgesamt aufgeben. Unser Tastgefühl muss nicht nur zur Palpation des Pulses sehr scharf sein, sondern auch zum Auffinden von Veränderungen in der Hautoberfläche, wie Verhärtungen und leichte Vertiefungen. Diese Sensibilität kann durch fleißiges Üben gesteigert werden, letztlich ist es nur eine Frage der Beharrlichkeit und Geschicklichkeit. Ich habe hier eine vereinfachte Version der Sechs-Positionen-Pulsdiagnose vorgestellt, doch es liegt am Leser, sie in die Tat umzusetzen. Nichts, was von Wert ist, kann ohne Mühen erreicht werden, und ich bin der Ansicht, dass jemand, der nicht gewillt ist, ernsthafte Anstrengungen auf sich zu nehmen, für diesen Beruf nicht geeignet ist.

DIE PULSPALPATION IN DER OBERFLÄCHLICHEN EBENE

Hinsichtlich des Zeitpunktes und des Stellenwertes nimmt die Identifizierung der in Leere befindlichen Yin-Meridiane, wie beschrieben, den ersten Platz in der Sechs-Positionen-Pulsdiagnostik ein. Als Nächstes gilt es, nach Fülle-Zuständen in Yin-Meridianen zu suchen, die nach dem Kontrollzyklus mit den in Leere befindlichen Meridianen in Zusammenhang stehen. Wenn man beispielsweise in der *Milz*-Position die ausgeprägteste Leere gefunden hat, sollte man nach einer Fülle in der *Leber*-Position suchen. Ist der *Leber*-Puls nicht besonders stark, muss man ihn als normal ansehen, doch wenn er stark und saitenförmig ist, muss man hier von einer Fülle ausgehen. Wenn man also in der *Leber*-Position einen Fülle-Puls, zur gleichen Zeit in der *Milz*-Position einen Leere-Puls gefunden hat, handelt es sich um ein *Milz*-Leere- und ein *Leber*-Fülle-Muster. Nachdem man gelernt hat, die Leere- und Fülle-Muster der Yin-Meridiane zu identifizieren, kann man sich der Sechs-Positionen-Pulsdiagnostik für die Yang-Meridiane zuwenden. Da man zu diesem Zeitpunkt bereits gewisse Fertigkeiten in der Pulspalpation erworben hat, sollte die Palpation der Yang-Meridiane vergleichsweise leicht fallen.
Wie bereits erwähnt, werden die Yang-Meridiane in der oberflächlichen Ebene getastet. Die entscheidende Frage ist hier, wie weit die Finger anzuheben sind. Allgemein gilt, dass man die oberflächliche Ebene dann erreicht, wenn man, ausgehend von der mittleren Ebene, die Finger langsam so weit anhebt, bis der Puls kaum noch zu fühlen ist. Die oberflächliche Ebene befindet sich an dem Punkt kurz vor dem Verschwinden des Pulses.

„Es gibt einen Trick, um eine Fülle von pathogenem Qi in den Yang-Meridianen zu tasten. Die den Puls tastenden Finger sollten langsam bis zu dem Punkt angehoben werden, an dem der Puls gerade nicht mehr fühlbar ist. Wenn man die Finger auf dieser Höhe sanft vibrieren lässt, kann man das pathogene Qi, falls vorhanden, an der Fingerbeere spüren. Eine andere Möglichkeit (um das pathogene Qi zu palpieren) besteht darin, die Fingerspitzen bis zur Hautoberfläche anzuheben und sie dann ganz leicht in einer bebenden Bewegung abzusenken." (*Fukushima*, 1971)

Zur Palpation der Yang-Meridiane sollte man die Finger ganz locker über der Arterie halten. Man wendet nur wenig oder fast gar keinen Druck auf, um die Pulse der Yang-Meridiane zu tasten; das Gewicht des Fingers an sich reicht bereits aus. Die Finger werden weniger auf dem Puls platziert oder gehalten, eine angemessenere Beschreibung wäre eine so sanfte Berührung des Pulses, als ob man die Wange eines Babys liebkosen wolle. Die auf diese Weise über dem Puls gehaltenen Finger sollten mit einer ganz kleinen Amplitude im rechten Winkel zur Arterie vor und zurück bewegt werden. Auf diese Weise kann man den Puls am besten wahrnehmen. Wenn man eine Position gefunden hat, die von den anderen etwas abzuweichen scheint, lässt man die anderen Positionen los und wiederholt das Vibrieren der Fingerspitze über der fraglichen Position. Die Fülle eines Yang-Meridians ist am besten auf diese Weise zu tasten.

Eine durch pathogenes Qi bedingte Fülle wird, ebenso wie eine reaktive Fülle, am häufigsten im *Magen-*, *Gallenblasen-* oder *Blasen*-Meridian zu finden sein. Die Pulsbefunde im Sinne der Fülle eines Yang-Meridians stehen in einer direkteren Beziehung zur Symptomatik des Patienten als die Fülle-Befunde der Yin-Meridiane. Wenn man beispielsweise im *Gallenblasen*-Meridian eine Qi-Fülle diagnostiziert hat, werden sicherlich auch im Verlauf des Meridians entsprechende Symptome zu finden sein, wie Kopfschmerzen, Nacken- und Schultersteifigkeit, Lumbalgien und/oder Schmerzen der unteren Extremität.
Die Palpation einer Yang-Meridian-Leere über dem Puls ist weit schwieriger als die der Yang-Meridian-Fülle. Wenn man in der oberflächlichen Ebene den Puls in einer Position überhaupt nicht tasten kann, muss man von einer Leere ausgehen. Die vergleichende Palpation der Stärke des Pulses in der oberflächlichen Ebene ist nicht so einfach wie in der tiefen Position. Wenn man tiefer drückt, um so den Puls eines sich in Leere befindlichen Yang-Meridians zu finden, gerät man häufig bereits in die mittlere Ebene. Das primäre Ziel der Sechs-Positionen-Pulsdiagnose in der Meridiantherapie ist die Identifizierung von Leere-Mustern in den Yin-Meridianen und Fülle-Mustern in den Yang-Meridianen; die Palpation von subtilen Leere-Mustern der Yang-Meridiane ist somit für den Anfänger von untergeordneter Bedeutung. Nach vielen Jahren der Praxis sollte man jedoch in der Lage sein, feinste Unterschiede in der Stärke des Pulses der oberflächlichen Ebene zu erkennen. An dieser Stelle geht es mir vor allem um ein Verständnis für die klinische Bedeutung, die in der Identifizierung von Fülle-Mustern der Yang-Meridiane liegt, denn die entsprechende Behandlung derartiger Fülle-Zustände ist vor allem zur Linderung von Begleitsymptomen wie Schmerzen äußerst wirkungsvoll.

VERGLEICH ZWISCHEN OBERFLÄCHLICHER UND TIEFER EBENE

„Selbst wenn (die Pulsuntersuchung) eine Fülle der *Leber* und eine Leere der *Lunge* anzeigt, dürfen wir nur aufgrund des Vergleichs der Pulsstärken in der tiefen Ebene nicht einfach annehmen, dass es sich um ein *Lungen*-Leere-Muster handeln muss. Auch der Unterschied zwischen Yin und Yang (oberflächlicher und tiefer Ebene) muss berücksichtigt werden. Wenn der (Puls in einer gegebenen Position) sowohl auf dem Niveau des Yin als auch des Yang schwach ist, muss er als ausgeglichen, wenn auch schwach, gelten". (*Honma*, 1949)

Bis hierher hatte ich die vergleichende Untersuchung der Pulsstärken zwischen Positionen, die im Kontrollzyklus der fünf Wandlungsphasen miteinander in Beziehung stehen, als den grundlegendsten Ansatz in der Sechs-Positionen-Pulsdiagnose vorgestellt. Der Vergleich der Yang-Meridian-Pulse in der oberflächlichen Ebene ist nicht ganz so wichtig und erfordert auch größere Fähigkeiten. Doch an dieser Stelle muss noch ein weiterer Aspekt der vergleichenden Untersuchung der Pulsstärken in der Sechs-Positionen-Pulsdiagnose angesprochen werden. Es geht um den Unterschied zwischen der oberflächlichen und tiefen Ebene in jeder einzelnen Position, d. h. um den Unterschied zwischen einander zugeordneten Yin- und Yang-Meridianen, wie z. B. zwischen *Lungen*- und *Dickdarm*-Meridian. Bei einer Störung des Gleichgewichtes in einer bestimmten Wandlungsphase neigen die zusammengehörigen Yin- und Yang-Meridiane zu den gegensätzlichen Extremen, d. h. der Yin-Meridian zur Leere und der Yang-Meridian zur Fülle, und umgekehrt. Selbst wenn die *Leber* stark erscheint und die *Milz* schwach, so muss man bei gleichzeitiger Stärke von *Leber* und *Gallenblase*, und bei gleichzeitiger Schwäche von *Milz* und *Magen* davon ausgehen, dass die beiden Yin-Yang-Paare in sich selbst ausgeglichen sind und somit noch nicht zu sehr aus dem Gleichgewicht geraten sein können. Folgt man *Honma*, so sollte man dem Unterschied bzw. der Störung des Gleichgewichts zwischen gepaarten Yin- und Yang-Meridianen bei der Bestimmung des Erkrankungsmusters mehr Bedeutung beimessen, während Fülle und Leere in Meridianen, die über den Kontrollzyklus miteinander in Beziehung stehen, vor allem zur Entscheidung über die zu behandelnden Punkte heranzuziehen sind.

Wenn man ausschließlich die in der tiefen Ebene ermittelten Unterschiede in der Pulsstärke in Beziehung zu den fünf Wandlungsphasen in Betracht zieht, wird die Diagnose möglicherweise nicht genau genug sein. So könnte der Puls scheinbar auf ein *Milz*-Leere- und *Leber*-Fülle-Muster hinweisen, doch bei genauerer Untersuchung der oberflächlichen Ebene könnte sich eine Leere der *Leber* und eine Fülle der *Gallenblase* herausstellen. Dies passiert in der Regel dann, wenn der Puls nicht tief genug palpiert wird, und wenn die mittlere Ebene eher den Zustand der Yang-Meridiane als den der Yin-Meridiane widerspiegelt. So wird dann die Fülle im *Gallenblasen*-Meridian fälschlicherweise in den *Leber*-Meridian projiziert, und die *Milz* scheint im Vergleich dazu eine Leere aufzuweisen. Wenn man also nur die Störungen des Gleichgewichts auf der Ebene der Yin-Meridiane beachtet, kann man auf die beschriebene Weise in die Irre geleitet werden. Deshalb muss man die Pulse unbedingt in allen drei Ebenen tasten und sich stets die Tendenz der gepaarten Yin- und Yang-Meridiane zu gegensätzlichen Extremen vor Augen halten.

Aus meiner eigenen Erfahrung mit der Meridiantherapie bin ich zu dem Schluss gekommen, dass diese Unterschiede zwischen Yin- und Yang-Meridianen noch nicht das letzte Wort sein können, was die Erstellung der Diagnose bzw. die Bestimmung des Musters angeht. Nichts destotrotz sind diese Unterschiede von immenser Bedeutung. Um die oberflächliche und die tiefe Ebene miteinander zu vergleichen, erscheint die Methode der Palpation beider Handgelenke zurzeit einfacher. Obwohl es sicherlich möglich ist, mit einem Finger die Ebenen einer Position miteinander zu vergleichen, so empfinde ich persönlich diese Methode als schwierig. Auf jeden Fall muss bei einer deutlichen Differenz innerhalb eines Yin-Yang-Paares, so z. B. bei Schwäche des *Leber*- und Stärke des *Gallenblasen*-Pulses, der Meridian, der sich in Leere befindet, tonisiert werden. Bei Leere der *Leber* wird eine Nadel oberflächlich am Punkt Le 8 eingestochen; während man den Nadelgriff in der einen Hand hält, wird mit der andern der Puls getastet. In vielen Fällen kann man die zunehmende Stärke des Pulses in der tiefen Ebene und der

Position, wo vorher die Leere palpiert worden war, spüren. In diesem Fall wird sich eine Yin-Meridian-Leere in einem Yin-Yang-Paar, das deutlich aus dem Gleichgewicht geraten ist, in der Regel rasch unter der Behandlung bessern. Manchmal bessert sich auch die Fülle in dem zugehörigen Yang-Meridian durch die bloße Behandlung der Yin-Meridian-Leere. Wenn sich die Fülle im Yang-Meridian nicht bessert oder sogar deutlicher hervortritt, ist dieser Meridian leicht zu dispergieren. Ist der Unterschied zwischen dem Yin-Meridian und seinem korrespondierenden Yang-Meridian sehr ausgeprägt, kommt man mit dem oben beschriebenen Vorgehen sicher ans Ziel, doch gar nicht so selten befindet sich ein Paar von Yin- und Yang-Meridianen in Leere, während sich das nach dem Kontrollzyklus zugeordnete Yin-Yang-Paar in Fülle befindet. In diesem Fall muss dem Unterschied zwischen den Meridianen, die in einer Kontrollzyklus-Beziehung zueinander stehen, bei der Diagnosestellung Rechnung getragen werden. Nach meiner Erfahrung ist es viel einfacher, die Störung des Gleichgewichts innerhalb eines Yin-Yang-Paares wiederherzustellen, als den Puls eines Yin-Meridianes zu stärken, der sich in Leere befindet im Verhältnis zu einem anderen, mit ihm in einer Kontrollzyklus-Beziehung stehenden Meridian.

Die Sechs-Positionen-Pulsdiagnose ist ein Weg, um die Art der Dysbalance, die zwischen den Meridianen besteht, zu beurteilen, wobei es verschiedene Blickwinkel gibt, unter denen man dieses Gleichgewicht betrachten kann. Das grundlegendste Gleichgewicht ist das zwischen den Yin-Meridianen, die vergleichende Beurteilung der Meridiane, die miteinander in einer Kontrollzyklus-Beziehung stehen, ist hier entscheidend, um ein Muster diagnostizieren zu können. Das Gleichgewicht unter den Yang-Meridianen ist schwieriger zu beurteilen, doch es hat durchaus Bedeutung für eine wirksame symptomatische Behandlung. Das Gleichgewicht innerhalb eines Yin-Yang-Meridianpaares ist leichter zu beurteilen als das unter den verschiedenen Yang-Meridianen, da die Unterschiede in der Stärke des Pulses in derselben Position leichter zu tasten sind. Mein Vorschlag ist, mit dem grundlegendsten Vergleich zwischen den Yin-Meridianen in der tiefen Ebene zu beginnen, um das zwischen ihnen bestehende Gleichgewicht zu untersuchen. Danach kann der Anfänger zum Vergleich zwischen den Meridianen eines Yin-Yang-Paares an den Stellen übergehen, an denen im ersten Schritt eine Leere oder Fülle gefunden worden war. Der Vergleich der Yang-Meridiane in der oberflächlichen Ebene sollte nur dann vorgenommen werden, wenn der Untersucher in der Lage ist, Leere und Fülle in den Yin-Meridianen rasch und gleichbleibend auseinanderzuhalten. Die subtileren Dysbalancen sind nur dann zu erkennen, wenn man bereits eine gewisse Fertigkeit in der Sechs-Positionen-Pulsdiagnostik erlangt hat.

DIAGNOSE DER PULSQUALITÄTEN

Die in der Meridiantherapie vorgenommene Pulsdiagnose besteht aus der Sechs-Positionen-Pulsdiagnose und der Pulsqualitätendiagnose. Wenn nur einer dieser

Ansätze verwendet wird, um eine Diagnose und ein Behandlungskonzept zu erstellen, kann man nicht von Meridiantherapie im eigentlichen Sinne sprechen. Nachdem man ein tiefgreifendes Verständnis der Sechs-Positionen-Pulsdiagnose erworben hat, muss man sich dem Studium der Pulsqualitäten widmen und sich mit der Zeit eine nach der anderen aneignen. Von Bedeutung ist die Pulsqualität vor allem deshalb, weil sie direkte Auswirkungen auf die Auswahl der bei der Behandlung einzusetzenden Nadelungstechniken hat. Wenn die Nadeln bei oberflächlichem Puls tief eingestochen werden, oder wenn die Nadeln bei schnellem Puls belassen werden, wird sich der Patient im Anschluss an die Behandlung nicht selten schlechter fühlen als zuvor. Die Patienten bekommen dann Angst vor der Akupunktur und werden kaum zur weiteren Behandlung in die Praxis kommen. Mit der angemessenen Behandlung, so bei oberflächlichem Puls mit Kontaktnadelung ohne Einstich oder oberflächlicher Nadelung, wird man eine sofortige Verbesserung herbeiführen und das Vertrauen in die Akupunktur stärken. Dies ist einer der Gründe, warum die Pulsqualitätendiagnose so wichtig ist.
Zur Palpation der Pulsqualitäten werden am besten alle sechs Positionen gleichzeitig untersucht. Gerade die Pulsqualitätendiagnose sollte beidseitig vorgenommen werden. Wenn man jedoch eine bestimmte Pulsqualität nur an einer Stelle gefunden hat, kann man auch nur eine Hand oder einen Finger benutzen. Die allgemeine Pulsqualität ist für den Anfänger normalerweise leichter zu unterscheiden als die subtilen Unterschiede in der Stärke des Pulses, doch letztendlich ist es sehr schwierig, die Feinheiten der Pulsqualität unterscheiden zu lernen. Ich bin zumindest der Meinung, dass die Pulsqualitätendiagnose schwieriger zu beherrschen ist als die Sechs-Positionen-Pulsdiagnose. Dennoch übersteigt die Pulsqualitätendiagnose nicht das Verständnis eines durchschnittlichen Therapeuten, und schon gar nicht, wenn sie schrittweise erlernt wird. Die verschiedenen Pulsqualitäten können über die Jahre hinweg durch konsequentes Studium und Üben erlernt werden, und durch theoretische Weiterbildung, Gespräche mit Experten und die Untersuchung des Pulses vor und nach jeder Behandlung. Es ist sicherlich kein Nachteil, sich ein Differenzierungsvermögen anzueignen, das sich langsam in vielen Jahren der Erfahrung entwickelt. Alle müssen wir irgendwann den ersten Schritt tun.

„Nicht jeder kann von Anfang an die wichtigsten Pulsqualitäten unterscheiden, wie Leere- und Fülle-Puls, oberflächlich und tief, gleitend und rau. Den Anfang in der Pulsdiagnose macht man nicht mit dem Denken, sondern damit, dass man einfach den Puls tastet, um zu fühlen, was man eben fühlt. Die grundlegenden Pulsqualitäten von Fülle- und Leere-Puls, oberflächlich und tief und gleitend und rau werden verständlich, wenn man einige Erfahrung in der Pulsdiagnose erworben hat, die entsprechenden Arbeiten liest, reflektiert und Vergleiche zieht, indem man stets dieselbe Technik der Pulspalpation anwendet." (*Inoue*, 1980)

Die Pulsqualität bezieht sich auf die Form und Qualität des Pulses, sie wird auch als der Zustand des Pulses bezeichnet (*maku sho/mài xiàng*). Die Pulsqualität wird durch die Kombination mehrerer Faktoren bedingt. Größe der Arterie (groß oder klein) und ihre Elastizität (hart oder weich) sind die anatomischen und physiologischen Eigenschaften der Arterie. Die Geschwindigkeit des Pulses (langsam oder schnell) ist auf den Faktor Zeit bezogen, und die Tiefe des Pulses, (oberflächlich oder tief) steht mit seiner Lokalisation in Zusammenhang.

Sobald es um die Pulsqualitäten geht, wird das „Mai Jing", der „Klassiker des Pulses" von Wang Shu-He als Bezugquelle angeführt. Das Werk ist das große Kompendium der Pulsdiagnose und stammt aus dem dritten Jahrhundert n. Chr., alle folgenden Werke über Pulsdiagnose beziehen sich darauf. Im „Klassiker des Pulses" werden vierundvierzig verschiedene Pulsqualitäten aufgeführt. Anders als der Vergleich der Pulsstärke, die ja nur ein einziger Aspekt ist, gibt es zahlreiche verschiedene Aspekte der Pulsqualität. Von den vierundvierzig klassischen Pulsqualitäten sind sechs grundlegende Qualitäten von besonderer Bedeutung. Wenn man diese grundlegenden Pulsqualiäten kennt und in der Lage ist, die darüber vermittelte Information zu verwerten, dann wird man problemlos in der Lage sein, eine ordentliche Meridiantherapie zu betreiben. Der Anfänger sollte also mit dem Studium dieser sechs grundlegenden Pulsqualitäten beginnen. Wenn sie richtig verstanden wurden, kann man sich daran machen, auch die anderen Pulsqualitäten zu erlernen. Genauso wie bei der Sechs-Positionen-Pulsdiagnose muss auch hier jeder seinen eigenen Weg suchen, um die Pulsqualitätendiagnose zu meistern. Ich selbst habe mein eigenes kleines Handbuch der Pulsqualitäten erstellt und mir eine einfache Tabelle zum Nachschauen gemacht. In meinem kleinen Handbuch der Pulsqualitäten habe ich die genauen Definitionen der verschiedenen Pulsqualitäten aufgeführt, wie ich sie in verschiedenen Werken gefunden hatte, um stets, wenn ich mir über eine bestimmte Pulsqualität nicht ganz sicher bin, darin nachzuschlagen.

Da die in den Klassikern gegebenen Definitionen alles andere als eindeutig und zudem nicht leicht zu merken sind, habe ich mir eine einfache Tabelle der Pulsqualitäten mit kurzen Erläuterungen gemacht und in meiner Praxis aufgehängt, um jederzeit nachschauen zu können (Tab. 4).

OBERFLÄCHLICH (floating/fú)	ganz oberflächlich, kaum tiefer
ZWIEBELSTÄNGEL-PULS (hollow/kóu)	oberflächlich, groß, weich und in der Mitte leer
ÜBERFLUTEND/WELLENARTIG (flooding/hóng)	oberflächlich und sehr groß
SCHLÜPFRIG (slippery/huá)	weich und kräftig
SCHNELL (rapid/shuǒ)	mehr als fünf Pulsschläge pro Atemzug
SCHNELL-UNREGELMÄSSIG (rapid irreg./cū)	schnell mit gelegentlichen Auslassungen
SAITENFÖRMIG (wiry/xián)	bogensehnenartig
GESPANNT (tight/jǐn)	größer und kräftiger als saitenförmig
FÜLLE-PULS, VOLL (excessive/shí)	groß und lang
TIEF (submerged/chén)	tief unter der Oberfläche, nahe am Knochen
VERSTECKT (hidden/fú)	stark, wenn man auf den Knochen durch drückt
TROMMEL-PULS (leather/gé)	tief, Fülle-Puls, groß und lang
DÜNN (thin/xì)	wie eine Schnur
VERSCHWINDEND (minute/wéi)	sehr dünn und weich
RAU (choppy/sè)	dünn und langsam mit gelegentlichen Auslassungen
WEICH (soft/rú)	sehr weich, oberflächlich und dünn
SCHWACH (frail/ruò)	sehr weich, tief und dünn
LEERE-PULS, LEER (deficient/xū)	langsam und sehr weich
ZERSTREUEND (scattered/sǎn)	groß, oberflächlich und unregelmäßig
BEHÄBIG (moderate/huǎn)	langsam, oberflächlich und sehr weich
LANGSAM (slow/chí)	weniger als vier Schläge pro Atemzug
LANGSAM-UNREGELMÄSSIG (slow irreg./jié)	gemäßigt mit gelegentlichen Auslassungen
INTERMITTIEREND (consist. irreg./dài)	regelmäßige Auslassungen
BEWEGT (moving/dòng)	schnell, straff und kurz

Tab. 4:
Die Pulsqualitäten (Anmerkungen des Übersetzers: Um eine Referenz zu anderen Werken zu ermöglichen, habe ich die aus der englischen Ausgabe stammende und die entsprechende chinesische Bezeichnung [pinyin] in diese Tabelle mit eingefügt.)

Die wichtigsten Pulsqualitäten

‚Es gibt die sechs grundlegenden Pulsqualitäten, dazu gehören oberflächlich und tief, schnell und langsam, und voll und leer. Andere zählen gleitend und rau statt leer und voll zu den grundlegenden Pulsqualitäten. Wieder andere Autoren benennen oberflächlich und tief, lang und kurz, und gleitend und rau (als die grundlegenden Pulsqualitäten). Wie auch immer, der Puls des Patienten wird von folgenden Gesichtspunkten aus untersucht: 1. ist er oberflächlich oder tief; 2. ist er schnell oder langsam; und 3. Stärke des Pulses, d. h. seine Spannung und Dicke. Somit kann ein bestimmter Puls als oberflächlich und leer, oder als tief, schnell und voll, oder aber als dünn und leer beschrieben werden. Wenn ein Puls weder als oberflächlich noch als tief beschrieben wird, so bedeutet das, dass er weder oberflächlich noch tief, sondern in der mittleren Ebene am stärksten ist. Wenn ein Puls weder als schnell noch als langsam beschrieben wird, so bedeutet das, dass er weder langsam noch schnell ist, d. h. er hat etwa fünf Schläge pro Atemzug. Wenn ein Puls weder als leer noch als voll bezeichnet wird, so bedeutet das, dass er weder besonders leer noch besonders voll ist.“ (*Honma*, 1949)

➤ Oberflächlicher Puls

(wörtlich eigentlich als „treibender“ oder „schwimmender“ Puls zu übersetzen, doch im Deutschen in der Regel mit „oberflächlich“ übertragen)

„Den oberflächlichen Puls findet man mit angehobenen Fingern, doch er verschwindet, wenn man stärker drückt. Er schwimmt unter der Hand“. („Mai Jing, Klassiker des Pulses“)

„Der oberflächliche Puls ist wie ein Ast, der im Wasser treibt: Wenn man darauf drückt, verschwindet er und ist nicht mehr mit den Fingern zu fühlen.“ (*Yama*, 1770)

„Es ist ein oberflächlicher Puls, der bei leichtem Druck zwischen der Haut und dem Fleisch zu fühlen ist. Es ist ein Puls, der bei leichtem Druck zu fühlen ist, aber bei stärkerem Druck verschwindet“. (*Honma*, 1949)

„Der oberflächliche Puls steht mit dem Yang in Zusammenhang und repräsentiert von außen eindringende (pathogene Einflüsse). Bei der (Wahl der) Nadelungstechnik für Patienten mit oberflächlichem Puls muss man die anderen Qualitäten mit in Betracht ziehen, doch (als Grundregel) sollte man die Nadel bei einem oberflächlichen Puls nur oberflächlich einsetzen.“ (*Okabe*, 1974)

„Ein oberflächlicher Puls kann mit einem auf einem Teich treibenden Ball verglichen werden, wobei die Tiefe des Teiches den veschiedenen Ebenen der Pulsdiagnose entspricht... Die Tiefe (oder die Bandbreite in der Vertikalen) des Pulses unterliegt individuellen Variationen, doch die relative Distanz zwischen Hautoberfläche und Knochen ist (bei jedem Menschen) ungefähr die gleiche. Diejenigen mit einer größeren Bandbreite (in der Vertikalen) des Pulses haben eine größere Entfernung zwischen oberflächlicher und tiefer Ebene, und diejenigen mit einer kleineren Bandbreite haben eine kleinere Entfernung zwischen oberflächlicher und tiefer Ebene.“ (*Inoue*, 1980)

Diese Beschreibungen des oberflächlichen Pulses sind mehr als treffend. Die Pulsqualitäten oberflächlich und tief müssen deutlich abgegrenzt werden gegen die oberflächlichen und tiefen Ebenen der Sechs-Positionen-Pulsdiagnose. Oberflächliche und tiefe Pulsqualität bezeichnet die unterschiedliche Tiefe, in der die mittlere Ebene zu tasten ist. Die oberflächliche und tiefe Ebene der Sechs-Positionen-Pulsdiagnose bezieht sich auf die Ebenen des Pulses, die ober- und unterhalb der mittleren Ebene zu tasten sind und zur Beurteilung des Zustandes der Yin- und Yang-Meridiane benutzt werden.

Ein oberflächlicher Puls wird mit dem äußeren pathogenen Faktor des Windes in Zusammenhang gebracht. Grundregel für die Behandlung bei oberflächlichem Puls ist die ganz oberflächliche Nadelung. Ein tiefer Einstich, besonders im Rahmen der Wurzel-Behandlung, ist zu vermeiden, weil man damit möglicherweise das Gegenteil dessen, was man eigentlich erreichen möchte, bewirkt. Es ist nicht ganz einfach, festzulegen, wie oberflächlich die Nadelung nun in jedem Fall vorzunehmen ist, doch man bleibt auf der sicheren Seite, wenn man wirklich nur ganz oberflächlich nadelt, also irgendwo zwischen dem bloßen Aufsetzen der Nadel auf die Haut (Kontaktnadelung ohne Einstich) und einem Einstich bis zu einer Tiefe von 2 bis 3 mm.
Wenn man bei der Sechs-Positionen-Pulsdiagnose Druck vom Daumen her ausübt, um die Finger zu heben und zu senken, wird der oberflächliche Puls an der Oberfläche stärker erscheinen, und sehr schwach oder leer in der tiefen Ebene. Wenn der Puls als Ganzes dicht unter der Oberfläche zu treiben scheint, muss man bei der Behandlung besondere Vorsicht walten lassen. Ein oberflächlicher Puls ist sehr häufig bei überempfindlichen oder leicht neurotischen Patienten. In diesen Fällen muss die Nadelung tatsächlich direkt an der Oberfläche bleiben, oder man vermeidet den Einstich der Nadel ganz. Die oberflächliche Nadelung ist genauso wirksam wie die tiefe, wenn sie am richtigen Punkt ausgeführt wird.
Ein Patient, den ich einst zu behandeln hatte, hat mir die Notwendigkeit der oberflächlichen Nadelung bei oberflächlichem Puls sozusagen mit der Brechstange deutlich gemacht. Es handelte sich um einen 35-jährigen Zimmermann, der sechs Wochen zuvor wegen eines Schleudertraumas stationär behandelt worden war, wobei sich sein Zustand kaum verbessert hatte. Nun begann er sich Sorgen um seinen Arbeitsplatz zu machen. Hauptbeschwerden waren bewegungsabhängige Nackenschmerzen, Schweregefühl im Kopf, Schlaflosigkeit, Gleichgewichtsstörungen und teilweise Schwindel. Er sah blass und ziemlich besorgt aus. Sein Körperbau war kräftig, doch sein Appetit war deutlich reduziert, obwohl er normale Portionen aß. Sein Puls war schwach in der *Leber-* und *Nieren*-Position, die Pulsqualität war oberflächlich und langsam. Bei der weiteren Palpation fand sich eine erhöhte Druckempfindlichkeit unterhalb des Dornfortsatzes des 5. Halswirbelkörpers (HWK 5) bei Gb 20 und Gb 21 auf der linken Seite, und bei KG 17 und LG 10. Ich war mir klar darüber, dass ein Patient mit oberflächlichem Puls nur oberflächlich genadelt werden sollte, also setzte ich die Nadeln nur oberflächlich ein und beließ sie in situ. Das heißt, ich führte sie mit Hilfe des Führungsröhrchens ein und beließ sie ohne weitere Manipulation an Ort und Stelle. Ich nadelte Le 8, Ni 10, Bl 10, Gb 20 und Gb 21. An dem druckempfindlichen Punkt unterhalb des 5. Halswirbeldornfortsatzes brannte ich fünf kleine Moxakegel ab. Zusätzlich nadelte ich einen druckempfindlichen Punkt im Bereich des linken Unterrandes des 5. Halswirbeldornfortsatzes, wobei ich eine einfache Stichtechnik bis zu einer Tiefe von nicht mehr als 2 cm anwandte.
Ich war überzeugt davon, dass dies der entscheidende Treffer sei.

Noch in derselben Nacht wurde ich von dem Patienten angerufen, der mir von einer derartigen Schmerzzunahme berichtete, dass sie ihm jeden Schlaf raube. Als er das zweite Mal in die Praxis kam, untersuchte ich den Puls mit besonderer Sorgfalt und stellte fest, dass er extrem oberflächlich war. Statt Le 8 wie beim letzten Mal zu nadeln, setzte ich die Nadelspitze lediglich leicht auf den Punkt auf und drehte sie etwas hin und her. Sobald ich das Ankommen des Qi spürte, hielt ich die Nadel weiter an den Punkt und fragte den Patienten, wie er sich fühle. Er antwortete, dass er sich im Kopf klarer und viel besser fühle. Ich wiederholte daher diese Art der Kontaktnadelung an denselben Punkten wie beim ersten Mal, wobei ich mich jedesmal des Befindens meines Patienten versicherte. Dieses Vorgehen funktionierte vorzüglich, sodass der Patient genau eine Woche, nachdem er mich zum ersten Mal aufgesucht hatte, wieder zur Arbeit gehen konnte. Bei den folgenden Behandlungen setzte ich die Nadeln jedes Mal nur ein wenig tiefer ein, von einem bis zu wenigen Millimetern. Mit der Zeit entwickelte der Patient ein Gefühl dafür, wie die Akupunktur wirkte, und er sagte mir, dass ich so weitermachen und die Nadeln etwas tiefer einstechen könne. Er kannte zwar nicht den Grund, doch er spürte die Wirkung der Nadel und konnte die optimale Tiefe benennen. Seine Pulsqualität, die oberflächlich und ohne Kraft gewesen war, wurde nun kräftiger. Seit dieser Erfahrung trage ich der oberflächlichen Pulsqualität stets mit der angemessenen Nadelung Rechnung.
Wenn der Puls oberflächlich und stark ist, besonders aber, wenn er gespannt oder saitenförmig ist, und wenn der Patient über Schlaflosigkeit klagt, wird die oberflächliche Nadelung an den passenden Punkten den saitenförmigen Puls und die Schlaflosigkeit bessern. Die Faustregel der oberflächlichen Nadelung bei oberflächlichem Puls ist von größter Bedeutung, sodass sie bei Durchführung der Pulsdiagnose stets im Bewusstsein bleiben sollte.

➤ Tiefer Puls

(wörtlich übersetzt „versunkener " Puls)

„Bei angehobenen Fingern fehlt der tiefe Puls, doch bei vermehrtem Druck ist er deutlich zu fühlen. Es heißt, dass (dieser Puls) bei kräftigem Druck wahrzunehmen ist." („Mai Jing, Klassiker des Pulses")

„Der tiefe Puls ist dahingehend das Gegenteil des oberflächlichen Pulses, als er tief unten kräftig schlägt, aber näher an der Oberfläche nicht zu fühlen ist." (*Yama*, 1770)

„Ein Puls ist dann tief, wenn er durch leichtes Berühren nicht zu tasten ist, dann aber bei Anwendung stärkeren Drucks erscheint." (*Honma*, 1949)

„Die Grundregel ist, bei tiefem Puls tief zu nadeln. In diesem Fall müssen jedoch die Yang-Meridiane untersucht werden. Wenn sich Yang-Meridiane in Leere befinden, müssen diese zuerst tonisiert werden, bevor in Fülle befindliche Yin-Meridiane dispergierend (sedierend) genadelt werden." (*Okabe*, 1974)

Der tiefe Puls ist ein starker Puls, der tiefer, als man normalerweise die mittlere Ebene annehmen würde, zu tasten ist. Er findet sich auf dem Grunde der vertikaler Bandbreite des Pulses, kurz bevor man den Knochen erreicht. Ist der Puls noch tiefer und erst dann zu fühlen, wenn man beinahe schon auf den Knochen durchdrückt, wird er als versteckter Puls bezeichnet.

„Den versteckten Puls kann man in der tiefen Ebene nicht finden. Erst wenn man den Knochen erreicht hat, ist er zu fühlen. Dieser Puls ist schwierig zu tasten, er erscheint nur, wenn man tief bis zum Knochen hindurchdrückt. (*Yama*, 1770)

Der versteckte Puls erscheint und verschwindet also auf dem Niveau des Knochens, und der tiefe Puls liegt einfach etwas mehr zur Oberfläche hin. Der tiefe Puls ist also bereits ziemlich tief anzusiedeln. Normalerweise kann man den Puls mit leichtem Fingerdruck bereits fühlen. Ist der Puls jedoch tief, so kann man zuerst überhaupt nichts fühlen, sodass man unwillkürlich kurz innehält, um dann noch stärker zu drücken. Erst dann wird man ihn auf einem noch tieferen Niveau finden. Bei sorgfältiger Untersuchung des tiefen Pulses wird man feststellen, dass es sich nicht notwendig um einen dünnen oder schwachen Puls handeln muss. Wenn man derartige Pulse tastet, wird man überrascht sein, wie unterschiedlich sie sein können.
Ein tiefer Puls steht mit dem äußeren pathogenen Einfluss der Feuchtigkeit in Zusammenhang. Die Grundregel für die Behandlung bei tiefem Puls empfiehlt eine tiefe Nadelung, was nicht heißen soll, dass man die Nadel unkritisch in jedem Fall tief einstechen kann. Ich interpretiere diese Regel der tiefen Nadelung bei tiefem Puls einfach so, dass man die Nadel tiefer als bei oberflächlichem Puls setzen darf. Besonders die ersten Nadeln sollten keineswegs zu tief gestochen werden. Dies und alles Weitere, was mit der Wurzel-Behandlung in Zusammenhang steht, wird ausführlichst in Kapitel 5 behandelt werden.

➤ Langsamer Puls

„Der langsame Puls hat drei Schläge pro Atemzug. Er kommt und geht ganz langsam." („Mai Jing, Klassiker des Pulses")

„Der langsame Puls ist sehr langsam und kräftig. Man sollte mit den Fingern nach unten drücken, ihn aber sanft suchen." (*Yama*, 1770)

„Der langsame Puls ist ein Puls, der nur zwei- oder dreimal pro Atemzug des Therapeuten schlägt." (*Honma*, 1949)

„(Dieser Puls) steht für Kälte. Die zu verwendende (Nadelungs)Technik besteht in ruhigem Einführen und Herausziehen, so als ob man (von einem geliebten Menschen) Abschied nimmt. In einigen Fällen kann man die Nadel auch belassen." (*Fukushima*, 1971)

„Der langsame Puls hat Yin-Eigenschaft und erscheint, wenn das Yang nicht die Oberhand über das Yin gewinnt. Ein (therapeutischer) Ansatz ist daher die Tonisierung des Yang. Die Nadelungstechnik für den langsamen Puls, sofern er durch Kälte bedingt wurde, besteht in der Anwendung der warmen Nadel. Die Technik der warmen Nadel bedeutet, dass die Nadel für längere Zeit belassen wird." (*Okabe*, 1974)

Wie bereits beschrieben, hat der langsame Puls drei oder weniger Schläge pro Atemzug. Da der langsame Puls mit dem pathogenen Einfluss der Kälte in Zusammenhang steht, wird die Nadel in der Regel belassen und eher nicht so rasch entfernt. Ursprünglich war ich der Meinung gewesen, dass sich die Angabe „drei Schläge pro Atemzug" auf den Atemzug des Patienten beziehe, doch im Rahmen meiner Vorbereitung auf ein von mir zu haltendes Seminar über Meridiantherapie hatte ich festgestellt, dass alle Textstellen die Zahl der Pulsschläge des Patienten auf die Atemzüge des Therapeuten beziehen. Es heißt, dass der Therapeut selbst auf eine gute körperliche Verfassung zu achten habe, um stetig und gleichmäßig atmen zu können, da die Zahl der Pulsschläge an seiner Atmung gemessen werde. Doch was ist zu tun, wenn der Therapeut nicht ganz gesund oder gar Asthmatiker ist? Der Atem ginge sicherlich zu schnell, sodass man bei viel mehr Patienten einen langsamen Puls diagnostizieren würde. Ich meine, dass es sicherlich am genauesten ist, den Pulsschlag pro Minute zu messen. In der Praxis gehe ich eher nach dem Gefühl, und wenn ich der Meinung bin, dass der Puls ungewöhnlich langsam oder schnell ist, zähle ich die Pulsschläge in Relation zu einem ganzen Atemzyklus des Patienten, um zu beurteilen, ob er nun wirklich zu langsam oder zu schnell ist.

„Streng genommen würde die Verwendung des Therapeutenatemzuges als Bezugsgröße für die Zahl der Pulsschläge pro Atemzug bedeuten, dass die Bestimmung eines langsamen oder schnellen Pulses von einem zum anderen Therapeuten variiert. Sinnvoller ist es, den Atemzug des Patienten als Standard zu verwenden...Da die Zeit, die (verschiedene) Patienten für einen Atemzug brauchen, ebenfalls variiert, stimmt es nicht ganz, einen schnellen Puls im Sinne von schneller als so und so viel Schläge pro Minute zu definieren." (*Inoue*, 1980)

➤ Schneller Puls

Der schnelle Puls kommt und geht schnell. Man sagt, (dieser Puls) habe sechs oder sieben Schläge pro Atemzug. Es heißt, dass schnell auch als vorrückend beschrieben wird." („Mai Jing, Klassiker des Pulses")

„Es ist ein Puls mit mehr als fünf Schlägen pro Atemzug, und es ist ein Yang-Puls, der auf Hitze hinweist." (*Honma*, 1949)

„Dieses Phänomen tritt auf, da das Yin nicht in der Lage ist, das Yang zu kontrollieren. Die Nadelungstechnik bei schnellem Puls, vor allem wenn er auf Hitze hinweist, besteht in schnellem Einstich und schnellem Entfernen." (*Okabe*, 1974)

Wie oben beschrieben, schlägt der schnelle Puls mehr als fünfmal pro Atemzug. Da er auf Hitze hindeutet, muss man die Nadel rasch einstechen und rasch herausziehen, so als ob man den Finger kurz in heißes Wasser tauchen würde, um die Temperatur zu prüfen. Wie beim langsamen Puls verwenden die meisten Autoren die Atmung des Therapeuten als Bezugsgröße, doch praktischer ist es tatsächlich, sich auf die Atmung des Patienten zu beziehen. Bei empfindlichen Patienten braucht es nicht viel, um den Puls zu beschleunigen, da sie bei dem leisesten Anflug von Angst sofort mit erhöhtem Sympathikotonus reagieren. Solche Patienten haben manchmal eine Pulsfrequenz von über 100/min. Wenn sie sich erst einmal an die Akupunktur gewöhnt haben und sich langsam entspannen, sinkt auch die Pulsfrequenz beträchtlich. Bei der ersten Untersuchung dieser Patienten ist der Puls extrem schnell, wenn man die Atmung des Therapeuten zu Grunde legt. Nachdem der Patient eine Weile gelegen und sich etwas beruhigt hat, wird der Puls im Verhältnis zur Atmung des Therapeuten langsamer. Somit würde sich die erforderliche Nadelungstechnik in kürzester Zeit in ihr Gegenteil verkehren, wenn man die Atmung des Therapeuten zum Standard machte. Richtet man sich jedoch nach der Atmung des Patienten, die in diesem Fall sicherlich gemeinsam mit dem Puls beschleunigt ist, würde man den Puls nicht von vorneherein als schnell beurteilen.
Was würde geschehen, wenn man die Nadelungstechniken der belassenen Nadel bei langsamem Puls und des schnellen Einstiches und Entfernens bei schnellem Puls umkehrte? Ich habe hier ein bisschen experimentiert, indem ich bei Patienten mit schnellem Puls die Nadel belassen habe. Die Patienten hatten kein Fieber. Der schnelle Puls war hauptsächlich durch Aufregung oder Besorgnis bedingt. Was die Behandlungsergebnisse angeht, gab es in der Mehrzahl der Fälle keinerlei Unterschied, doch einige wenige Patienten klagten über Übelkeit und Herzklopfen. Um Patienten mit schnellem Puls psychisch und physisch zu entspannen, sollte man bei der Tiefe der Nadelung Zurückhaltung üben und die Nadeln nicht belassen.

➤ Leere-Puls (leerer Puls)

„Der Leere-Puls ist langsam, groß und weich. Wenn man drückt, fehlt er. Er versteckt sich unter den Fingern, groß und leer." („Mai Jing, Klassiker des Pulses")

„Der Leere-Puls ist ohne Kraft, er ist weich, zudem ist er breit, groß und langsam." (*Yama*, 1970)

„Es ist ein Puls, der sich bei Berührung schwach anfühlt. (Er deutet darauf hin, dass) es allen Pulsen an Kraft fehlt." (*Honma*,1949)

„Der Leere-Puls erscheint bei der Palpation schwach, er weist auf eine Leere des wahren Qi hin. Die (bei Leere-Puls) anzuwendende Nadelungstechnik ist die Tonisierung." (*Fukushima*, 1971)

Zur Definition des Leere-Pulses gehören neben der fehlenden Stärke auch die Qualitäten langsam, groß und weich. Wenn man den Leere-Puls jedoch ausschließlich unter dem Blickwinkel der grundlegenden Pulsqualitäten betrachtet, so scheint allein seine weiche Qualität besondere Bedeutung zu haben. Es gibt auch einen leeren und schnellen Puls. Die Tonisierung ist die für einen Leere-Puls angezeigte Nadelungstechnik.

➤ Fülle-Puls (voller Puls)

„Der Fülle-Puls ist groß, lang und eindeutig kräftig. Wenn man drückt, versteckt er sich unter dem Finger, breit und ausgedehnt." („Mai Jing, Klassiker des Pulses")

„Es ist ein Puls, der sich bei Berührung kräftig anfühlt, und ähnlich wie der Leere-Puls kann er mit den Eigenschaften oberflächlich und tief, und langsam oder schnell gemeinsam auftreten. Er weist auf eine Fülle von pathogenem Qi hin." (*Honma*, 1949)

„Zu Fülle rechnet man die Fülle bei pathogenem Qi und die reaktive Fülle. Den Fülle-Puls tastet man groß und kräftig, er weist (auf einen Zustand der) Fülle mit pathogenem Qi oder auf ein Ungleichgewicht des Meridian-Qi hin. Die bei Fülle anzuwendende Nadelungstechnik ist die dispergierende (Nadelung)." (*Fukushima*, 1971)

Der Fülle-Puls ist also ein starker Puls, der auch in Kombination mit den vier anderen Pulsqualitäten auftreten kann. Die bei Fülle-Puls angezeigte Nadelungstechnik ist die dispergierende Nadelung.

Bis hierhin habe ich die sechs grundlegenden Pulsqualitäten beschrieben. Aus den bisherigen Ausführungen sollte deutlich geworden sein, dass die Pulsqualität unter drei Gesichtspunkten beurteilt wird: die Tiefe, die Geschwindigkeit (bzw. die Frequenz) und die Stärke. Abweichungen in der Tiefe manifestieren sich in den Qualitäten oberflächlich oder tief und weisen auf die Tiefe einer Erkrankung hin (äußere oder innere Erkrankung). Abweichungen in der Frequenz des Pulses sind der langsame oder der schnelle Puls, sie deuten auf einen Angriff durch Kälte oder Hitze hin. Abweichungen von der normalen Stärke des Pulses manifestieren sich in vollem oder leerem Puls (Fülle- oder Leere-Puls), die sowohl auf die Virulenz einer Erkrankung als auch auf die körperlichen Kräfte des Patienten hinweisen. In der Diagnostik der Pulsqualitäten gilt es, den Puls zumindest unter diesen drei Aspekten zu beurteilen.

In der Sechs-Positionen-Pulsdiagnose geht es dagegen darum, den sich am deutlichsten in Leere bzw. in Fülle befindlichen Meridian zu bestimmen. Mit diesen zwei unterschiedlichen Arten der Pulsbeurteilung, die in der Meridiantherapie zur Anwendung kommen, werden die Pulse also aus vier grundsätzlichen Perspektiven untersucht. In meiner Praxis versuche ich als Erstes, mir ein Bild vom pathologischen Zustand des Patienten (im Sinne der acht Prinzipien von Yin-Yang, Innen-Außen, Kälte-Hitze und Leere-Fülle) zu machen. Danach entscheide ich nach dem Befund der Sechs-Positionen-Pulsdiagnose, welcher Meridian zu behandeln ist.

Anfänger stellen die Pulsqualitätendiagnose vielleicht lieber an den Schluss, doch der erfahrene Therapeut sollte sich mit der Pulsqualität zuerst Klarheit über den allgemeinen Zustand der Patienten verschaffen.
Die Pulsdiagnose beginnt stets mit der Palpation der mittleren Ebene, und dies ist auch der beste Zeitpunkt, um die Qualitäten des Pulses zu beurteilen. Danach vergleicht man die Stärke des Pulses in verschiedenen Positionen in der oberflächlichen und tiefen Ebene miteinander, um Störungen des Gleichgewichts innerhalb der Meridiane zu diagnostizieren. Man bestimmt also zuerst die Nadelungstechnik mittels der Pulsqualitätendiagnose, dann werden die zu behandelnden Meridiane und Punkte auf der Basis der Befunde, die in der Sechs-Positionen-Pulsdiagnose erhoben wurden, bestimmt.

Weitere Pulsqualitäten: Wenn man die sechs grundlegenden Pulsqualitäten beherrscht, so reicht dies in Verbindung mit der Sechs-Positionen-Pulsdiagnose aus, um die Meridiantherapie wirkungsvoll ausüben zu können. Es gibt allerdings noch eine Vielzahl anderer Pulsqualitäten. Die Fähigkeit, weitere Pulsqualitäten zu erkennen, verhilft einem zu einer exakteren Diagnostik. Daher möchte ich über die sechs grundlegenden Pulsqualitäten hinausgehend noch einige weitere beschreiben, die mir in meiner Praxis häufiger begegnen.

➤ Der überflutende Puls:

„(Er ist) überflutend und groß." („Mai Jing, Klassiker des Pulses")

„Er ist extrem groß und steht für Hitze". (*Hongo*, 1718)

Der überflutende Puls ist sehr breit und direkt an der Oberfläche zu tasten. Er findet sich bei Patienten mit Fieber oder Erkrankungen des Herzens. Wenn man einen überflutenden Puls tastet, muss man mit kardialen Störungen rechnen. Bezüglich der Jahreszeit findet man eine Häufung des überflutenden Pulses im Sommer.

➤ Saitenförmiger Puls:

„Er fühlt sich an, als ob man auf eine Bogensehne drücke, und er steht für das Zusammenziehende (oder für das Gefühl des Zusammenziehens)". (*Hongo*, 1718)

Der saitenförmige Puls fühlt sich straff und gespannt wie die Saite eines Instrumentes an. Er weist auf eine Kontraktion oder auf Schmerzen in irgendeinem Bereich des Körpers hin.

➤ Der gespannte (straffe) Puls:

„(Er fühlt sich) wie ein straff gespanntes Seil (an) und steht für Schmerz." (*Hongo*, 1718)

Der gespannte (straffe) Puls ist nicht so dünn wie der saitenförmige Puls. Man könnte ihn als die etwas größere bzw. dickere Version des saitenförmigen Pulses bezeichnen.

„(Es ist) ein gespannter Puls, der in keiner Weise unscharf oder diffus erscheint. Er ist weder rau noch schwach. Man könnte ihn als gespannten Puls mit einem gewissen Anteil des gleitenden Pulses betrachten." (*Inoue*, 1980)

In den Klassikern wird der straffe Puls stets gemeinsam mit dem saitenförmigen Puls aufgeführt, sodass er also deutliche Ähnlichkeit mit diesem hat. Er wird als eine Manifestation des Schmerzes gewertet.

➤ Zwiebelstängel-Puls:
„In der Mitte ist er hohl wie eine grüne Zwiebel, er steht für einen Verlust von Blut." (*Hongo*, 1718)

Der Zwiebelstängel-Puls fühlt sich an, als ob man den Stengel einer grünen Zwiebel zusammendrücke, der innen hohl ist, während die Gefäßwand relativ fest erscheint. Dieser Puls ist relativ leicht zu erkennen, wenn man einen Patienten untersucht, der einen massiven Blutverlust erlitten hat.

Das Erlernen der Pulsqualitäten mag zu Anfang leichter erscheinen als die Sechs-Positionen-Pulsdiagnose, doch je mehr man sich mit den Pulsqualiäten befasst, desto komplexer werden sie. In manchen Fällen ist der Puls auf der rechten Seite vollkommen anders als auf der linken, sodass es schwer fällt, sich zu entscheiden, welche denn nun ausschlaggebend für die Diagnose ist. Ich kann hier keine einfache Lösung anbieten, ich möchte mich dennoch folgendermaßen festlegen: Eine Position, deren Pulsqualität deutlich von denjenigen der anderen Positionen abweicht, verdient besondere Beachtung, weiteren Zeichen einer Dysbalance in den Organen und Meridianen, die dieser abweichenden Position zuzuordnen sind, muss sorgfältig nachgegangen werden.
Pathologische Pulsqualitäten in Laufe der Jahreszeiten: Nach den Klassikern hat jede Jahreszeit die ihr entsprechende typische Pulsqualität. Die dem Frühling zugeordnete Pulsqualität ist der saitenförmige Puls, der gespannt und etwas dünn ist. Die dem Sommer zugeordnete Pulsqualität ist der überflutende Puls, der groß, oberflächlich und etwas weich ist. Die dem Herbst zugeordnete Pulsqualität ist der oberflächliche Puls, der dünn und weich an der Oberfläche treibt. Die dem Winter zugeordnete Pulsqualität ist der tiefe Puls, der wie abgesunken und hart erscheint. Es heißt, dass diese Pulsqualitäten bei einem gesunden Menschen mit den Jahreszeiten kommen und gehen. Ein kranker Mensch hat eine Pulsqualität, die von der Norm (der entsprechenden Jahreszeit) abweicht. Wenn man beispielsweise im Sommer einen tiefen Puls hat, so würde das darauf hindeuten, dass der innere Zustand des Körpers eher dem im Winter üblichen entspricht.
Auch die extreme Ausprägung einer jahreszeitlichen Pulsqualität ist pathologisch. Wenn beispielsweise ein extrem überflutender Puls ohne jede Weichheit auftritt, so ist dies eindeutig als Fülle-Zustand zu werten. In extremer Form sind alle jahreszeitlichen Pulse pathologisch. Der Puls sollte in jeder Jahreszeit einen Anklang an

den jahreszeitlichen Puls haben, doch er sollte stets die Weichheit und den Schwung bewahren, die auf das Vorhandensein des *Magen*-Qi hinweisen. Die den fünf Yin-Organen zugeordneten pathologischen Pulsqualitäten entsprechen den jahreszeitlichen Pulsqualitäten in ihrer Zuordnung zu den fünf Wandlungsphasen. Der saitenförmige Puls deutet auf einen pathologischen Zustand der *Leber* hin, der überflutende Puls im *Herzen*; der behäbige Puls in der *Milz*; der oberflächliche Puls in der *Lunge*; und der tiefe Puls in der *Niere*. Der behäbige Puls ist durch seine Weichheit charakterisiert und wird eigentlich als normaler Puls angesehen, der auf einen guten gesundheitlichen Zustand schließen lässt. Die behäbige Pulsqualität deutet auf ein gesundes *Magen*-Qi hin, das, wie bereits erwähnt, in einem normalen Puls zu tasten sein sollte.
Wie sollte also ein idealer Puls von seiner Qualität her beschaffen sein? In den Abhandlungen der Klassiker über die Pulsqualitäten wird häufig davon gesprochen, dass einige Pulsqualitäten in bestimmten Situationen auf den (bevorstehenden) Tod hinweisen, andere wiederum auf das Überleben. So wurden in alten Zeiten die Pulsqualitäten im Sinne der Prognosestellung verwendet. „Todes-Pulse" scheinen jedenfalls die extremen Ausprägungen der verschiedenen Pulsqualitäten gewesen zu sein. Vereinfacht gesagt, fehlt all diesen (extremen) Pulsqualitäten das *Magen*-Qi. Im Gegensatz zu den extremen Pulsqualitäten ist die ideale Pulsqualität weder zu hart noch zu weich. Der gesunde Puls ist zwar weich, zeigt aber eine gewisse Elastizität, der Pulsschlag ist stetig und rhythmisch. Man könnte sagen, dass die Pulsqualität den körperlichen und geistigen Zustand zu einem gegebenen Moment widerspiegelt. Zwar ist es möglich, die verschiedenen Pulsqualitäten in der heutigen medizinischen Terminologie zu erklären, doch wichtiger erscheint mir, dass die Ärzte des Altertums detaillierte Angaben über den Puls gemacht haben, die sich in erster Linie auf seine prognostische Aussagekraft bezogen. Sicherlich ist es richtig, dass man mit der modernen Technologie die physiologischen Variablen einschließlich des Pulses und des Blutdruckes exakt aufzeichnen kann, dennoch ist es ein Jammer, dass so viele japanische Akupunkteure in der heutigen Zeit die hoch entwickelte Kunst der Pulspalpation so gering achten.
Verlagerungen der Arteria radialis: Die Verlagerung der Arteria radialis ist eine angeborene Abweichung im Verlauf der Arterie. Manchmal zieht sie nach dorsal zum *Dickdarm*-Meridian, wobei sie den *Dickdarm*-Meridian direkt oberhalb vom Punkt Lu 7 kreuzt, anstatt im Verlauf des *Lungen*-Meridians zu bleiben. Wenn an der normalen Stelle überhaupt kein Puls zu tasten ist, muss man die gesamte Umgebung absuchen, um die Arterie möglicherweise auf der anderen Seite, also dorsal, zu finden. Am irreführendsten sind die Fälle, wo sich die Radialarterie in zwei Äste aufteilt, sodass in der normalen Position durchaus noch ein schwacher Puls zu tasten ist. Irrtümlich könnte man hier auf einen Leere-Zustand des Patienten schließen oder auf die Leere einer bestimmten Position, und dementsprechend behandeln; diese Behandlung würde mit ziemlicher Sicherheit nicht die richtige sein. Aus diesem Grunde sollte man es sich zur Gewohnheit machen, auch die Dorsalseite des Handgelenks zu überprüfen, bevor man die Pulsdiagnose vor-

nimmt. Manchmal ist die Arterie auch an beiden Handgelenken verlagert, was die Angelegenheit zusätzlich erschwert.

Einmal hatte ich im Rahmen einer Demonstration auf einem Seminar über Meridiantherapie einen Modellpatienten zu untersuchen. Ich stellte fest, dass der Puls des Patienten im Widerspruch zu seinem robusten Erscheinungsbild sehr schwach war. An beiden Handgelenken waren die Pulse so schwach, dass ich nur mit Schwierigkeiten die Pulspositionen miteinander vergleichen konnte. Im Rahmen der weiteren palpatorischen Untersuchungen wie der Bauchdeckenuntersuchung und der Meridianpalpation kontrollierte ich immer wieder seinen Puls, der mir im Grunde nicht viel sagte. Dennoch machte ich weiter und behandelte den Patienten auf eine *Leber*-Leere, die ich mit der Bauchdeckendiagnose und anderen palpatorischen Befunden belegen konnte. Ich setzte Nadeln bei Le 8 und Ni 10 und einigen Ohrpunkten, und ich erläuterte den Seminarteilnehmern mein Vorgehen. Auch bei erneuter Palpation waren die Pulse immer noch sehr schwach. An dieser Stelle meldete sich der für diesen Tag zuständige Assistent, um mir zu sagen, dass dieser Modellpatient eine verlagerte A. radialis habe. Bei erneuter Untersuchung fand ich einen großen und kräftigen Puls auf der Dorsalseite des Handgelenks. Scheinbar hatte mein Assistent den Patienten bereits zuvor untersucht und behandelt, sodass er Bescheid wusste. Ich habe nie begriffen, warum er mich nicht früher unterrichtet hatte. Auf jeden Fall muss ich vor all den Kursteilnehmern etwas nervös gewesen sein, denn normalerweise bin ich bei der Pulsuntersuchung viel vorsichtiger. Da die „Diagnostik ohne Befragung" demonstriert werden sollte, hatte ich mit der Behandlung angefangen, ohne den Patienten über seine Beschwerden zu befragen. Nach der Behandlung erfuhr ich, dass er an Schwindel und Schweregefühl im Kopf litt, sodass ich mit meiner Diagnose beinahe ins Schwarze getroffen hatte. Nichtsdestotrotz war die Vorstellung, ihn möglicherweise ganz falsch behandelt zu haben, äußerst beunruhigend.

Wie geht man nun vor, wenn man bei einem Patienten mit verlagerter A. radialis eine Pulsdiagnose vornehmen möchte. Selbst wenn man sich vollkommen klar ist über die vorhandene Abweichung, wird es sehr schwer sein, die Diagnose auf den Puls zu stützen. Manche sagen, dass bei einseitiger Verlagerung die Positionen, die schwach oder gar nicht zu fühlen sind, so behandelt werden können, als ob sie sich in Leere befänden. In anderen Worten würde das bedeuten, dass bei Verlagerung der rechten Seite der Patient auf eine *Lungen*-Leere behandelt werden sollte. Hiermit soll der Puls in der zu schwachen Position gestärkt werden, bzw. er soll dort erscheinen, wo bisher kein Puls vorhanden war. Nach meiner Erfahrung funktioniert dieses Vorgehen nicht. Selbst wenn man versucht, auf Grundlage desselben Standards die normale mit der verlagerten Seite zu vergleichen, wird der Puls an der normalen Position der verlagerten Seite stets schwach, klein und dünn, wenn überhaupt, zu tasten sein, sodass kein aussagekräftiger Vergleich gezogen werden kann. Meiner Ansicht nach ist es in solchen Fällen am besten, andere Untersuchungsmethoden einzusetzen, um sich Klarheit über das Erkrankungsmuster zu verschaffen. Bauchdeckendiagnose und weitere palpatorisch zu erhe-

berde Befunde (mittels Meridianpalpation) sind hier ebenso von Bedeutung wie die Befragung, um die Symptomatik des Patienten in den richtigen Zusammenhang zu stellen.
Auch bei Verlagerung der Radialarterie kann die Pulsdiagnose ein wertvolles Instrument sein, um die Pulsqualität zu beurteilen, und um Unterschiede zwischen den Yin- und den Yang-Meridianen in den Positionen, die nicht verlagert sind, festzuhalten. Wenn man in den normalen Positionen eines Yin-Yang-Meridianpaares eindeutige Unterschiede palpiert, könnte man dies als primäres Störungsmuster ansehen und behandeln. Darüber hinaus gibt die Pulsqualität deutliche Hinweise auf den allgemeinen Zustand des Patienten, sodass die Pulse in jedem Fall sorgfältig zu untersuchen sind.

Bauchdeckendiagnose

Auch wenn die Bauchdeckendiagnose wie die Pulsdiagnose ein entscheidendes Element der palpatorischen Untersuchung in der japanischen Akupunktur darstellt, so genießt sie außerhalb der Meridiantherapie nicht die Beachtung, die sie eigentlich verdient. Mein Lehrer, der als Student bei *Yanagiya* gelernt hatte, pflegte zu sagen: „Die Erkrankung sitzt im Bauch;“ daher untersuchte er den Bauch stets sehr sorgfältig und behandelte auch abdominelle Punkte. In den Jahren, die ich bei ihm lernte, hielt er mich stets dazu an, das Abdomen zu untersuchen, und dort zu nadeln, wo ich Auffälligkeiten fände, d. h. also druckempfindliche oder verhärtete Areale zu nadeln. Damals hatte ich keine Ahnung, wie ich druckempfindliche oder verhärtete Punkte finden sollte, und es machte mir große Schwierigkeiten, die subtilen Unterschiede auf der Hautoberfläche mittels Palpation zu erkennen. Häufig kam ich mir mit der Bauchdeckendiagnose völlig verloren vor, das Abdomen erschien mir zu groß und gewissermaßen unauslotbar. Wenn mein Lehrer mich anwies, eine Nadel in den druckempfindlichen Punkt im Bereich KG 12 zu setzen oder das Gebiet um KG 9 sorgfältig zu untersuchen, konnte ich in einem begrenzten Gebiet so lange suchen, bis ich den auffälligsten Punkt gefunden hatte. Doch die Suche nach druckempfindlichen und verhärteten Stellen am ganzen Bauch erschien mir wie die sprichwörtliche Suche nach der Nadel im Heuhaufen. Besonders schwer fiel es mir, druckempfindliche Punkte zu lokalisieren.
Nach wie vor muss ich viel lernen auf dem Gebiet der Bauchdeckendiagnose. Schon vor langer Zeit habe ich mich dafür entschieden, dass jeder Tag auch ein Tag des Lernens sein sollte, sodass ich stets, wenn sich die Möglichkeit bietet, auch das Abdomen untersuche oder verschiedene Beiträge zu diesem Thema durchsehe. Ich bin mir nicht ganz klar darüber, ob es möglich ist, die Bauchdeckendiagnose in einfachen Worten darzustellen, doch ich werde mein Bestes tun, um dieses komplexe Thema so klar und einfach wie möglich zu präsentieren.

HISTORISCHER HINTERGRUND DER BAUCHDECKENDIAGNOSE

Anders als die übrigen Anteile der orientalischen Medizin ist die Bauchdeckendiagnose in China kaum entwickelt. Demgegenüber erfreute sie sich in Japan seit dem siebzehnten Jahrhundert zunehmender Beliebtheit. Damals begann ihre Entwicklung als einzigartiges und abgeschlossenes diagnostisches System. Bei meinem Besuch in China im Jahre 1978 sah ich niemanden, der das Abdomen untersuchte, ebensowenig bei einem Seminar über chinesische Akupunktur, das im Jahr 1980 von einem prominenten Akupunkteur aus Wuhan abgehalten wurde. Angesichts der Sorgfalt, mit der die Chinesen Form, Farbe und Belag der Zunge untersuchen, erscheint es fast so, als ob die Zungendiagnose in China den Platz der Bauchdeckendiagnose eingenommen hätte. Nur ganz wenige Veröffentlichungen aus China befassen sich mit der Bauchdeckendiagnose: Einige japanische Gelehrte meinen den Grund darin zu sehen, dass Chinesen ihren Bauch vielleicht weniger willig entblößen als Japaner. Ich kann es mir eigentlich kaum vorstellen, dass sich die Bauchdeckendiagnose in Japan weiter entwickelt hat, nur weil die Japaner eher gewillt sind, ihren Bauch zu zeigen, doch historisch gesehen ist es sicher richtig, dass in der japanischen Gesellschaft weniger Vorbehalte gegenüber dem Entblößen des Körpers bestanden.

Meiner Meinung nach war die treibende Kraft zur Entwicklung der Bauchdeckendiagnose die Rivalität unter den verschiedenen Schulen der sino-japanischen Kräutermedizin (*kampo*) im siebzehnten Jahrhundert. Zwar hatten Akupunkteure als erste die Bauchdeckendiagnose praktiziert, doch anders als die Kräutertherapeuten hatten sie kein durchgängiges System entwickelt, das bis zum heutigen Tage überdauert hätte. Die Bauchdeckendiagnose wurde sowohl in der Gosei-Schule, die sich auf die damals gängige chinesische Kräutermedizin stützte, als auch in der Koho-Schule, einer auf Japan begrenzten neoklassischen Bewegung, verwendet. In der Gosei-Schule wurde die Pulsdiagnose neben den anderen traditionellen Untersuchungsverfahren verwendet, um den Zustand der Organe und der Meridiane zu beurteilen, also im Grunde vergleichbar mit dem Vorgehen der Meridiantherapie. Die Koho-Schule dagegen schenkte den Meridianen keinerlei Beachtung, während den palpatorischen Befunden der Bauchdeckendiagnose der größte diagnostische Stellenwert eingeräumt wurde. Die Puristen der Koho-Schule untersuchten nicht einmal den Puls. *Yoshimasu* Todo, der in der Koho-Schule den größten Einfluss hatte, ist berühmt für seine Ausschließlichkeit, mit der er sich in der Diagnostik auf die Bauchdeckenbefunde stützte: „Das Abdomen ist die Quelle des Lebens, daher haben auch alle erdenklichen Krankheiten hier ihre Wurzel. Um eine Erkrankung zu diagnostizieren, muss immer das Abdomen untersucht werden.“ (*Yoshimasu*, 1752)

Nach *Otsuka Keisetsu*, dem bekanntesten Kräutertherapeuten unserer modernen Zeit, waren es nicht Kräutertherapeuten, sondern Akupunkteure, die damit begonnen hatten, Diagnostik und Therapie ausschließlich auf das Abdomen zu richten. Diese Hinwendung zur Bauchdeckendiagnose begann etwa gleichzeitig in der Koho-

Schule der Kräutertherapeuten und in der Mubun-Schule der Akupunkteure, die eine ganz spezielle Form der Akupunktur praktizierten. Die Begründer der Bauchdeckendiagnose können also genauso gut Akupunkteure der Mubun-Schule im siebzehnten Jahrhundert gewesen sein. Sie waren berühmt für ihre Dashin-Technik, bei der ein kleiner Hammer verwendet wurde, um die Nadeln ins Abdomen zu treiben. Unabhängig davon, welche Gruppe nun mit der Praxis der Bauchdeckendiagnostik in Japan begonnen hat, bleibt eines unwidersprochen: Die Bauchdeckendiagnose, wie sie in Japan von Kräutertherapeuten und Akupunkteuren praktiziert wird, ist ein einzigartiges System, das im Japan des beginnenden siebzehnten Jahrhunderts entstanden ist. Wir wollen unsere historische Untersuchung der Bauchdeckendiagnose mit einem kurzen Blick auf die Mubun-Schule beginnen.

Bauchdeckendiagnose in der Mubun-Schule: Im Jahre 1685 veröffentlichte ein Akupunkteur namens *Mubunsai* ein Buch mit dem Titel „Shindo Hiketsushu" (Zusammenstellung der Geheimnisse der Akupunktur), das sich deutlich abhebt von anderen Akupunkturlehrbüchern der damaligen Zeit. *Mubunsai* stellt fest, dass die Untersuchung und direkte Behandlung des Abdomens ausreiche, um neun von zehn Krankheiten zu heilen. *Mubunsai* unterteilte das Abdomen in ganz bestimmte Bereiche, von denen jedes einem Organ zugeordnet war. Das pathogene Qi konnte in diesen Arealen getastet werden, um dann auch direkt am Abdomen im betroffenen Areal behandelt zu werden. In der „Zusammenstellung der Geheimnisse der Akupunktur" wird die Beziehung zwischen der Symptomatik und abdominellen Befunden in den verschiedenen diagnostischen Arealen genauestens erläutert, doch Meridiane oder Akupunkturpunkte finden keine Erwähnung. Das diagnostische Areal des *Herzens* wird beispielsweise folgendermaßen beschrieben: „Der epigastrische Bereich, der normalerweise als Magengrube bezeichnet wird, ist als Domäne des *Herzens* bestimmt. Wenn sich das pathogene Qi in diesem (*Herz*)-Areal befindet, kommt es zu folgenden Erscheinungen: Schwindel, Ruhelosigkeit der Zunge, Kopfschmerzen, Schlaflosigkeit, Albträume, Herzklopfen und Brustschmerzen."

Jedes diagnostische Areal wird genauestens erläutert, indem abdominelle Befunde mit bestimmten Symptomen korreliert werden. Alle Symptome können durch die Nadelung des entsprechenden Areals am Abdomen behandelt werden. Andere Methoden der Diagnostik werden nicht erwähnt, aller Wahrscheinlichkeit nach wurden in der Mubun-Schule außer der Bauchdeckendiagnostik keine anderen diagnostischen Verfahren verwendet. Der historische Hintergrund, der zur Entwicklung dieser Methode führte, ist heute nicht mehr nachzuvollziehen, zumal da diese Schule, anders als die beliebte Sugiyama-Schule, nicht bis in unsere Zeit überlebt hat. Uns bleibt heute nur das Buch „Zusammenstellung der Geheimnisse der Akupunktur" als Beleg dafür, dass diese Schule tatsächlich existiert hat.

Auch wenn wir das Rätsel des Ursprunges und der Entwicklung der Mubun-Schule nicht weiter erörtern wollen, so ist es dennoch von Interesse, ein Diagramm aus diesem Buch zu studieren, das die diagnostischen Areale des Abdomens darstellt (Abb. 43). Bei näherem Hinsehen finden sich erstaunliche Ähnlichkeiten zur Bauchdeckendiagnose, wie sie auch in der heutigen Meridiantherapie verwendet wird.

Der bedeutendste Unterschied liegt sicherlich darin, dass die Bauchdeckendiagnose in der Meridiantherapie in erster Linie dazu verwendet wird, das Qi in den Yin-Meridianen zu beurteilen. Abgesehen von dieser grundsätzlichen Verschiedenheit ist das Schema an sich ziemlich ähnlich. Sicher ist, dass die Bauchdeckendiagnose, wie sie von der Mubun-Schule praktiziert wurde, sich lose am „Nan Jing“ orientierte. Vielleicht haben aus diesem Grund die in der heutigen Meridiantherapie verwendeten Methoden der Bauchdeckendiagnose so vieles gemeinsam mit den Methoden, die in dieser Schule gängig waren.

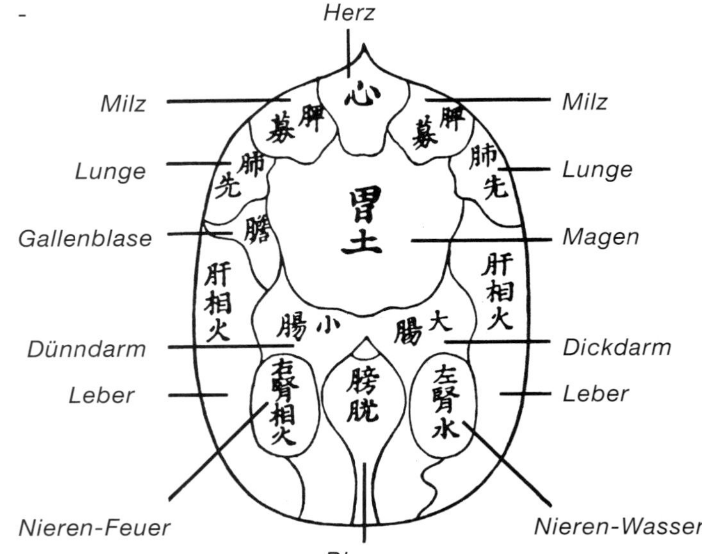

Abb. 43: *Die Areale der Bauchdecken-diagnostik in der Mubun-Schule*

Die Bauchdeckendiagnose im „Shinkyu Chohoki“ (Kostbare Aufzeichnung der Akupunktur): Die „Kostbare Aufzeichnung der Akupunktur“ wurde 1726, ungefähr 50 Jahre nach der „Zusammenstellung der Geheimnisse der Akupunktur“, von *Hongo Masatoyo* veröffentlicht. *Hongo* empfahl, anders als *Mubunsai*, nicht ausschließlich die Palpation des Abdomens. Dennoch wird aus seinem Werk deutlich, dass die Palpation des Abdomens auch in anderen Akupunkturschulen zu einem wichtigen Bestandteil der Diagnose geworden war. Die in der „Kostbaren Aufzeichnung der Akupunktur“ im Detail ausgeführte Methode der Bauchdeckendiagnose hat in vielerlei Hinsicht Ähnlichkeit mit der heute in der Meridiantherapie praktizierten Methode. Dies ist kein Zufall, da dieses Werk zu den wenigen in der Edo-Zeit veröffentlichten Akupunkturbüchern gehört, die auch heute noch von japanischen Therapeuten gelesen werden. Der Grund für seine anhaltende Beliebtheit liegt sicherlich in dem Einfluss des großen klassischen Akupunkteurs *Yagishita*, der die Begründer der Meridiantherapie inspiriert hatte. *Yagishita* hat die „Kostbaren Aufzeichnungen der Akupunktur“ wie eine Bibel der Akupunktur gelesen und verwendet, und es verging kein Tag, an dem er sie nicht zu Rate zog. Die Methode der Bauchdeckendiagnose, wie sie in der „Kostbaren Aufzeichnung der Akupunktur" vermittelt wird, ist sehr einfach und äußerst gradlinig:

„Wie man das Abdomen untersuchen und (das Bevorstehen von) Leben oder Tod voraussehen kann. Der Patient soll sich mit gestreckten Beinen und an den Oberschenkeln anliegenden Händen auf den Rücken legen. Nun legt man die Hand bei Männern unter die rechte, bei Frauen unter die linke Brust, wobei sich der Patient entspannen sollte. Nach fünf oder sechs Atemzügen gleitet man mit der Hand hinunter zum Punkt KG 13 und beginnt, sanft (in den Bauch) zu drücken, um (die Region) beidseits (der Mittellinie) zu untersuchen. Bei Männern prüft man zuerst die linke, bei Frauen zuerst die rechte Seite. Wenn der Patient den Druck als angenehm empfindet, so deutet dies auf eine Leere hin, wird durch den Druck Schmerz ausgelöst, handelt es sich um eine Fülle. Schmerzen bei leichtem Druck weisen darauf hin, dass sich das pathogene Qi außen befindet, Schmerzen bei starkem Druck deuten auf pathogenes Qi im Innern hin. Wenn sich der Bereich zwischen Nabel und den Rippen leer (schlaff) anfühlt, der Bereich unter dem Nabel dagegen voll und elastisch, so ist dies als gutes Zeichen im Sinne reichlich vorhandener *Nieren*-Essenz anzusehen. Straffheit oberhalb des Nabels und Leere unterhalb des Nabels weisen auf eine *Nieren*-Leere hin. Wer eine gleichmäßige Konsistenz des Abdomens ober- und unterhalb des Nabels hat, ist gesund. Wenn der Bauch jedoch stellenweise weich, an anderen Stellen hart ist, oder wenn er sich anfühlt, als ob man in einem mit zahlreichen Teilen gefüllten Beutel stochern würde, dann liegt sicherlich eine Krankheit vor, auch wenn der Patient keine Beschwerden hat. Wenn der M. rectus abdominis auf beiden Seiten starr ist, handelt es sich um eine Leere des normalen Qi. Um (das Bevorstehen von) Leben oder Tod beurteilen zu können, drückt man auf den Punkt KG 4 (der) drei cùn unterhalb des Nabels (gelegen ist). Wenn sich dieser Bereich leer anfühlt, und wenn die in der Mittellinie auf- und abwärts gerichtete Palpation mit dem Finger (ein Gefühl der) Hohlheit ergibt, so als ob der Finger in einen vertikal (verlaufenden) Graben rutsche, dann wird (der Patient) sterben."

In diesem Abschnitt findet sich zwar keine Erwähnung der diagnostischen Areale für einzelne Organe (mit Ausnahme der *Niere*), doch die Darstellung ist einfach und klar. Die Tatsache, dass diese Passage die einzige in *Hongos* Buch ist, in der die Bauchdeckendiagnose diskutiert wird, macht ganz deutlich, dass *Hongo* die Bauchdeckendiagnose nicht als einziges diagnostisches Mittel einsetzte. Um so interessanter ist es, dass *Hongo* vitale Informationen über Leben und Tod aus dem Bauchbefund abzulesen suchte. Traditionell wurden bestimmte Pulsqualitäten als Hinweise auf den bevorstehenden Tod interpretiert, doch der Versuch, eine derartige Festlegung auf den Bauchbefund zu stützen, entspricht eindeutig dem im „Nan Jing" („Klassiker der Schwierigkeiten") (Kapitel 66) formulierten Konzept, dass die Wurzel des Lebens im unteren Abdomen zu suchen sei:

„Das Pulsieren (wörtlich das sich bewegende Qi) zwischen den *Nieren* unterhalb des Nabels ist das Leben eines Menschen. Es ist die Wurzel der zwölf Meridiane. Daher wird es auch als die Quelle bezeichnet."

Die Bauchdeckendiagnose im „Nan Jing" („Klassiker der Schwierigkeiten"): Die Entwicklung der Bauchdeckendiagnose in der Meridiantherapie stützte sich ohne Zweifel auf den „Klassiker der Schwierigkeiten". Dieses Werk ist natürlich viel älter als die zuvor erwähnten japanischen Werke, und ein Verständnis der Art und Weise, wie die Bauchdeckendiagnose in diesem alt-chinesischen Klassiker der Akupunktur präsentiert wird, erscheint mir durchaus von Bedeutung. Im Kapitel 16 werden Befunde wie Pulsationen, Verhärtungen und Druckempfindlichkeit am Abdomen aufgeführt und zur Diagnose in Beziehung gesetzt. So werden beispielsweise Befunde, die einer Erkrankung der *Leber* zuzuordnen sind, folgendermaßen erläutert:

„Wenn man einen *Leber*-Puls fühlt, findet man als äußere Zeichen ein heikles Gemüt, eine grünliche Gesichtsfarbe und Reizbarkeit. Als inneres Zeichen ist da eine Pulsation links des Nabels, sie ist bei Druck entweder hart oder schmerzhaft. Bei dieser Erkrankung findet man Schwellungen der vier Gliedmaßen, Harntröpfeln, erschwerten Stuhlgang und Krämpfe in der (Waden)Muskulatur. Wer diese Symptome aufweist, hat eine *Leber*-Störung, wer sie nicht aufweist, hat keine."

Etwas verständlicher könnte dieser Absatz folgendermaßen umschrieben werden:

„Wenn der Patient einen saitenförmigen Puls hat, der als der pathologische Puls der *Leber* anzusehen ist, werden folgende äußeren Erscheinungen deutlich: heikles Gemüt, grünliche Gesichtsfarbe und eine Neigung zu Reizbarkeit und Zorn. Eine Manifestation im Körper ist die Pulsation links des Nabels, die man tasten kann und die bei Druck entweder hart oder schmerzhaft ist. Andere Symptome der *Leber*-Erkrankung sind Ödeme in den vier Extremitäten, Harntröpfeln, Verstopfung und Krämpfe der (Waden)muskulatur. Wenn ein Patient gemeinsam mit einem saitenförmigen Puls diese Symptome aufweist, kann man mit Sicherheit auf eine *Leber*-Erkrankung schließen. Wenn der Puls saitenförmig ist, aber keines dieser Symptome zu beobachten ist, dann besteht kein Problem mit der *Leber*."

Damit wird aber deutlich gemacht, dass ein pathologischer Puls von entsprechenden Symptomen begleitet sein muss, bevor eine bestimmte Diagnose gestellt werden kann. In diesem Kapitel aus dem „Klassiker der Schwierigkeiten" werden äußere Anzeichen, innere Anzeichen und Symptome, die mit der Pathologie eines jeden der fünf wichtigen (Yin-) Organe in Verbindung stehen, vorgestellt. An dieser Stelle möchte ich mich jedoch nicht mit der Gesamtheit dieser Informationen befassen, sondern ich möchte mich auf die abdominellen Zeichen oder die „inneren Anzeichen" der fünf Organe konzentrieren. Die Besprechung der anderen Symptome einer Organ-Störung bleibt dem Kapitel 4 vorbehalten.
Wie aus Abbildung 44 ersichtlich, handelt es sich um eine Störung der *Milz*, wenn direkt über dem Nabel eine Pulsation, Verhärtung oder druckempfindliche Stelle zu tasten ist. Wenn man einen derartigen Befund im Bereich von Ma 25 auf der linken Seite tastet, handelt es sich um eine Störung der *Leber*, auf der rechten um eine

Störung der *Lunge*. Sind diese Befunde bei KG 6 lokalisiert, handelt es sich um eine *Nieren*-Störung, im Bereich von KG 12 um eine *Herz*-Störung.
Wie bereits erwähnt, müssen diese Befunde jedoch durch einen entsprechenden pathologischen Puls bestätigt werden, bevor man sich auf eine endgültige Diagnose festlegen kann. In seinem Buch „Akupunktur mit der Meridiantherapie" hat *Okabe Sodo* die Beziehung zwischen Puls- und abdominellen Befunden im „Klassiker der Schwierigkeiten" diskutiert.

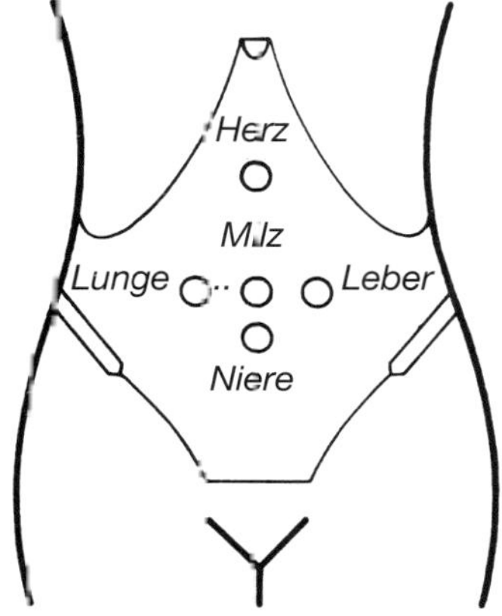

Abb. 44:
Areale der Bauchdeckendiagnostik: „Klassiker der Schwierigkeiten"

„Auf ein Muster kann man sich nur dann festlegen, wenn der Puls und die äußeren, in der Gesichtsfarbe sich widerspiegelnden Anzeichen und die Pulsation im Bereich des Nabels zueinander passen. Alle anderen Zeichen müssen diesen Pulsationen entsprechen, wenn sie als bedeutsam verwertet werden sollen. Es ist nicht richtig, eine Störung in einem Organ oder Meridian anzunehmen, nur weil man eine Pulsation am Abdomen festgestellt hat. Wenn der Puls beispielsweise saitenförmig ist, so müssen zusätzlich zur Pulsation links des Nabels auch die anderen Symptome wie heikles Gemüt, grünliche Gesichtsfarbe und Reizbarkeit zu finden sein. Eine Diagnose im Sinne einer *Leber*-Fülle oder einer *Leber*-Leere kann also nur gestellt werden, wenn all diese Symptome gleichzeitig zu finden sind. Eine isolierte Pulsation links des Nabels reicht nicht aus, um eine *Leber*-Störung zu diagnostizieren. Daher ist es auch eine Fehlannahme, die (im „Klassiker der Schwierigkeiten" aufgeführten) Areale mit einer Pulsation als diagnostische Areale für die Organe und Meridiane aufzufassen".

Dennoch ist das grundlegende Schema, wie es in der Meridiantherapie zur Bauchdeckendiagnose verwendet wird, gar nicht so weit entfernt von dem im „Klassiker der Schwierigkeiten" dargestellten. Der Unterschied liegt in der Tiefe der Palpation. In der Meridiantherapie ist hinsichtlich der Diagnostik der Befund einer Palpation in der Tiefe des Abdomens weniger bedeutungsvoll im Vergleich zu anderen Befunden im Sinne von Schlaffheit oder Spannung an der Oberfläche. Auch wenn Druckempfindlichkeit und Verhärtungen ebenfalls von Bedeutung sind, so spielen sie bei der Bestimmung des Musters gegenüber den Befunden an der Oberfläche eine untergeordnete Rolle. Unter den Therapeuten der Meridiantherapie besteht dahingehend Übereinstimmung, dass Pulsationen, Druckempfindlichkeiten und Verhärtungen nicht so eng mit dem Meridian-Qi verknüpft sind, das ja bei der Bestimmung des Störungsmusters das wichtigste Objekt der diagnostischen Beurteilung ist.

DER ANSATZ DER MERIDIANTHERAPIE IN DER BAUCHDECKENDIAGNOSE

Seit den Anfängen der Meridiantherapie vor ungefähr einem halben Jahrhundert hat eine beträchtliche Entwicklung und Verfeinerung der diagnostischen und therapeutischen Vorgehensweisen stattgefunden. Auch wenn die auf dem „Klassiker der Schwierigkeiten" fußenden Grundprinzipien der Meridiantherapie die gleichen geblieben sind, so hat sich doch eine Anzahl unterschiedlicher Ansätze herausgebildet. Nach wie vor verwenden alle Meridiantherapeuten die Sechs-Positionen-Pulsdiagnose als das primäre Mittel, um ein Störungsmuster zu bestimmen, doch weitere Details in Diagnostik und Therapie variieren durchaus. Ein Aspekt, der verschiedene Variationen durchgemacht hat, ist die Bauchdeckendiagnose, denn selbst von den Begründern der Meridiantherapie wurde ein leicht abweichendes Vorgehen praktiziert. Ein echter Konsens hinsichtlich des besten Vorgehens in der Bauchdeckendiagnose muss erst noch hergestellt werden, sodass wir zum jetzigen Zeitpunkt auf beträchtliche Unterschiede in der Praxis der Bauchdeckendiagnostik treffen. Dennoch gehen alle auf den gleichen Ursprung zurück, sodass die verschiedenen Ansätze mehr Gemeinsamkeiten als Unterschiede haben. Im Folgenden möchte ich zwei der gängigsten Ansätze der Bauchdeckendiagnose, wie sie in der Meridiantherapie praktiziert wird, darstellen. Den Anfang macht *Honmas* Ansatz, der ausführlich in dem Buch „Abhandlung über die Meridiantherapie" dargestellt wird.

Bauchdeckendiagnose nach Honmas „Abhandlung über die Meridiantherapie": Die „Abhandlung über die Meridiantherapie" von *Honma Shohaku* war das erste Lehrbuch der Meridiantherapie. Es enthält eine ausführliche Darstellung seines Ansatzes in der Bauchdeckendiagnostik, der heutzutage unter japanischen Akupunkteuren die weiteste Verbreitung gefunden hat. Mein eigenes Vorgehen in der Bauchdeckendiagnose ähnelt dem *Honmas* weitgehend, da ich in der Anfangszeit, als ich Meridiantherapie zu praktizieren begann, eben seinen Ansatz studiert hatte. In dem der Bauchdeckendiagnose gewidmeten Kapitel seiner „Abhandlung über die Meridiantherapie" wird *Honmas* Methode ausführlichst erläutert, sie soll hier nun zusammenfassend dargestellt werden (Abb. 45).

Um anormale Befunde am Abdomen erheben zu können, muss man sich natürlich erst einmal klar machen, wie eine normale Bauchdecke beschaffen ist. Beim Gesunden ist die Haut des Abdomens weich und von oben bis unten gleichmäßig

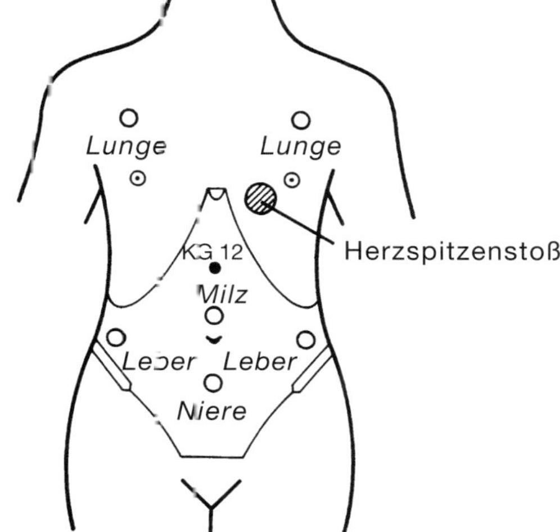

Abb. 45:
Areale der Bauchdecken-diagnose: „Abhandlung über die Meridiantherapie“

in der Konsistenz, die Bauchwand ist weich und elastisch wie ein Gummiball. Die Haut des Abdomens sollte einen gewissen Glanz haben und nicht zu trocken oder zu feucht sein. Die Oberfläche sollte etwas warm sein, wobei keine speziellen Bereiche von erhöhter oder erniedrigter Temperatur zu finden sein sollten. Ein gesundes Abdomen weist keine druckempfindlichen Punkte, Verhärtungen oder starken Pulsationen auf.

Das Standardvorgehen der Bauchdeckendiagnostik sieht folgendermaßen aus:

1. Bevor man zur Bauchdeckendiagnose schreitet, sollte man sich versichern, dass die Hände ausreichend warm sind.
2. Man sollte dem Patienten einige Zeit lassen, um sich zu entspannen. Der Therapeut sollte ruhig und gesammelt sein.
3. Der Therapeut stellt sich an die linke Seite des Patienten.
4. Der Patient liegt entspannt und mit ausgestreckten Knien auf der Behandlungsliege, die Hände liegen neben den Oberschenkeln. (Patienten, die die Untersuchung des Abdomens durch Ärzte gewöhnt sind, neigen dazu, die Knie etwas anzuwinkeln, doch hier handelt es sich nicht um eine Untersuchung innerer Organe, sodass die Knie also ganz gestreckt sein sollten.) Der gesamte Rumpf muss entblößt sein.
5. Wenn sich der Patient entspannt hat, beobachtet man die Atembewegungen von Thorax und Abdomen. Jegliche Bewegung über dem Herzen und ausgeprägte Asymmetrien von Thorax und Abdomen werden registriert.
6. Man beginnt mit der Palmarseite der Finger der rechten Hand zu palpieren, zuerst streicht man vorsichtig über den Bereich von Lu 1 in der Infraklavikulargrube. Manche Therapeuten benutzen auch ihre linke Hand, wenn sie der Ansicht sind, dass diese sensibler sei. Normalerweise bedient man sich in erster Linie der Fingerbeeren von Zeige-, Mittel- und Ringfinger. Der Zustand des *Lungen*-Meridians wird im oberen Thoraxbereich um den Punkt Lu 1

herum beurteilt. Wenn das *Lungen*-Qi im Überfluss vorhanden ist, findet man reichlich (Muskel)Fleisch in einer breiten oberen Thoraxregion, die sich insgesamt fest anfühlt. Bei Leere des *Lungen*-Qi ist die Haut in diesem Bereich trocken und das (Muskel)Fleisch weich, eventuell sind auch die obersten Rippen deutlich zu sehen oder zu fühlen.

7. Im nächsten Schritt wird das Abdomen in seiner Gesamtheit beurteilt, indem man entlang der Mittellinie nach unten streichend über Oberbauch, Nabel und Unterbauch abwärts fährt. (Ein schlechtes Zeichen ist es, wenn man in der Mittellinie, ausgehend von KG 15 bis nach KG 6, eine starke Pulsation fühlen kann. Hier ist besondere Vorsicht geboten, der Patient sollte unbedingt an einen Mediziner überwiesen werden.)
8. Der Zustand des *Herz*-Meridians wird im Epigastrium palpatorisch beurteilt. Der Bereich zwischen KG 15 und KG 12 sollte mit leichtem Druck untersucht werden. Er sollte weich und elastisch sein und keine Pulsation aufweisen. Bei deutlicher Pulsation in diesem Gebiet oder bei Verhärtung des Bereichs muss man von einer *Herz*-Qi-Leere ausgehen.
9. Der Zustand des *Milz*-Meridians wird im Bereich zwischen KG 12 und KG 9 beurteilt. *Milz* und *Magen* sind normal, wenn dieser Bereich elastisch, aber nicht hart ist. Bei *Milz*-Leere fühlt sich dieses Areal zu weich bzw. breiig an, oder wie ein mit Wasser gefüllter Plastikbeutel, oder der Patient ist in diesem Areal extrem kitzlig.
10. Der Zustand des *Nieren*-Meridians wird in dem den Punkt KG 6 umgebenden Areal beurteilt. Bei reichlichem *Nieren*-Qi ist dieses Areal elastisch und ragt leicht über das Niveau des übrigen Abdomens heraus. Bei Leere des *Nieren*-Qi ist der Bereich unterhalb des Nabels eingesunken oder kühl, oder man tastet in der Tiefe ein straff gespanntes Band. Auch eine starke Pulsation in diesem Bereich ist Anzeichen einer *Nieren*-Leere. Normal ist es jedoch, wenn man bei leichtem Druck eine leichte Pulsation fühlt. Diese leichte Pulsation wird im „Klassiker der Schwierigkeiten“ als „Pulsation zwischen den *Nieren*“ bezeichnet, sie wird als die Quelle der Lebenskraft angesehen. (Wenn dieser Bereich voller Kraft ist, wird man über reichlich Energie verfügen, doch wenn der Unterbauch eingesunken und kraftlos erscheint, wird es an Energie fehlen und man wird leicht ermüden. Dies ist auch der Grund dafür, warum in der Zen-Meditation so großer Wert darauf gelegt wird, seine Aufmerksamkeit auf den Unterbauch zu richten, dasselbe gilt für die meisten der traditionellen Heilverfahren).
11. Der Zustand des *Leber*-Meridians wird in der Flankenregion, also am seitlichen Abdomen vor dem Punkt Gb 26, beurteilt. Wenn keine Störungen im *Leber*-Meridian vorliegen, ist das Fleisch in der Flankenregion voll und weist einen guten Muskeltonus auf. Wenn sich die Flankenregion leer anfühlt und den ausreichenden Tonus vermissen lässt, muss man von einer *Leber*-Leere ausgehen. Nach traditioneller Ansicht ist das Fehlen des Muskeltonus im Bereich von Le 13, das ein Vorschieben des Fingers unter den Rippenbogen ermöglicht, ein Vorzeichen für einen drohenden Schlaganfall. Diese Beobachtung

wird äußerst dezidiert ausgeführt. Mit hoher Wahrscheinlichkeit wird ein Patient mit einer derartigen Veränderung innerhalb eines Jahres eine Lähmung auf der Seite erleiden, die anormal weich ist. Da es sich um das diagnostische Areal des *Leber*-Meridians handelt, ist die Schlaffheit dieses Bereichs im Sinne einer *Leber*-Leere zu deuten. Wenn man die *Leber*-Leere dieser Patienten behandelt, wird sich der Zustand dieses Bereichs verbessern.

Dies sind also die Einzelheiten der Bauchdeckendiagnose, wie sie von *Honma* ausgeführt worden waren. Als Minimalanforderung an ein gesundes Abdomen könnte man postulieren, dass das Epigastrium um KG 14 herum weich, und dass der Unterbauch um KG 6 herum fest sein sollte. Wenn das Epigastrium straff ist, findet man tendenziell eher einen weichen und eingesunkenen Unterbauch. Besondere Vorsicht ist bei der Palpation des Unterbauches einer schwangeren Frau geboten. In der Frühschwangerschaft kann der Foet als weiche bewegliche Masse, vergleichbar mit einem wassergefüllten Ballon im Unterbauch, getastet werden. Zu starker Druck auf den Unterbauch einer Schwangeren könnte deletäre Folgen haben. Bei Schwangeren oder bei Frauen in der Menstruation sollte man im Rahmen der Bauchdeckendiagnose jeglichen tiefen Druck am Unterbauch vermeiden. Die Haut des Abdomens sollte einen gesunden Glanz haben und angemessen warm sein. Das Aussehen und die oberflächliche Gewebsbeschaffenheit sind in der Bauchdeckendiagnose von größter Bedeutung. Anfänger, die in der sanften Bauchdeckendiagnose, wie sie von der Meridiantherapie bevorzugt wird, nicht geübt sind, werden in der Regel zu fest drücken. Vielleicht verwechseln sie die Bauchdeckendiagnose mit der Organpalpation der westlichen Medizin und versuchen, die Organe selbst zu ertasten. Wenn man von vorneherein zu stark drückt, wird der Patient in Abwehr die gesamte Muskulatur der Bauchwand anspannen. Bei der in der Meridiantherapie praktizierten Bauchdeckendiagnostik sollte die Hand leicht gewölbt sein, während man mit den Fingern sanft über das Abdomen streicht. Zu Anfang sollte das Abdomen nur ganz sanft an der Oberfläche palpiert werden, um den Zustand der Haut zu beurteilen und damit Leere- oder Fülle-Zustände des Qi zu erkennen. Nachdem man auf diese Weise die gesamte Oberfläche des Bauches untersucht hat, wird mit den Fingerspitzen leichter Druck ausgeübt, um dieselben Areale nun auf Druckempfindlichkeiten, Verhärtungen und Pulsationen zu untersuchen. Diese deutlicher fühlbaren Veränderungen weisen auf bereits seit längerem bestehende Fülle- oder Leere-Zustände des Qi hin. Auch klinische Zeichen, wie sie von der westlichen Medizin beschrieben werden, wie z. B. die Vergrößerung bestimmter Organe oder Abwehrspannungen, sollten in dieser Phase vermerkt werden. Patienten mit den Zeichen einer akuten abdominellen Erkrankung sind umgehend an einen Arzt weiterzuleiten.
Abschließend bleibt festzuhalten, dass man natürlich alle am Abdomen zu erhebenden Palpationsbefunde in Betracht ziehen sollte, dass die Meridiantherapie jedoch den größten Wert auf die Farbe, die Gewebsbeschaffenheit und die Elastizität der Haut legt.

Bauchdeckendiagnose nach Fukushima: *Fukushima Kodo* ist Leiter der größten Gruppierung von Meridiantherapeuten, die ursprünglich für Therapeuten mit eingeschränktem Sehvermögen begründet worden war. *Fukushima* selbst war der erste blinde Therapeut, der die Meridiantherapie beherrschte, er ist Verfasser zahlreicher Veröffentlichungen auf diesem Gebiet. Obwohl sein Ansatz in der Bauchdeckendiagnose demjenigen *Honmas* ähnelt, so gibt es doch einige Unterschiede. In seinem für Anfänger geschriebenen Werk „Meridiantherapie einfach gemacht", das 1979 veröffentlicht wurde, präsentiert *Fukushima* eine klare Darstellung seiner Methode der Bauchdeckendiagnose, die ich nun zusammenfassen möchte.

1. Das diagnostische Areal für den *Milz*-Meridian ist der den Nabel umgebende Bereich, von KG 7 unterhalb des Nabels bis KG 12 im Oberbauch.
2. Das diagnostische Areal für den *Herz*-Meridian befindet sich zwischen KG 13 und KG 15.
3. Das diagnostische Areal für den *Lungen*-Meridian ist das Hypochondrium direkt unterhalb von Gb 24 und Mi 16 auf der rechten Seite. Zum Vergleich wird auch das entsprechende Areal auf der linken Seite untersucht.
4. Das diagnostische Areal für den *Leber*-Meridian ist die linke Flankenregion unterhalb des Nabelniveaus zwischen Gb 26 und Gb 29. Wenn sich ausschließlich der *Leber*-Meridian in Leere befindet, wird die rechte Flankenregion die gleichen Zeichen der Leere aufweisen wie die linke.
5. Das diagnostische Areal für den *Nieren*-Meridian liegt zwischen KG 7 direkt unterhalb des Nabels und dem Oberrand der Symphyse. Manchmal dehnt sich eine Symptomatik des *Nieren*-Meridians auch über den gesamten Unterbauch aus (Abb. 46).

Man untersucht diese diagnostischen Areale, um festzustellen, welchen es an Glanz, Tonus und Elastizität fehlt, was als Hinweis auf eine Leere zu werten ist. Zur

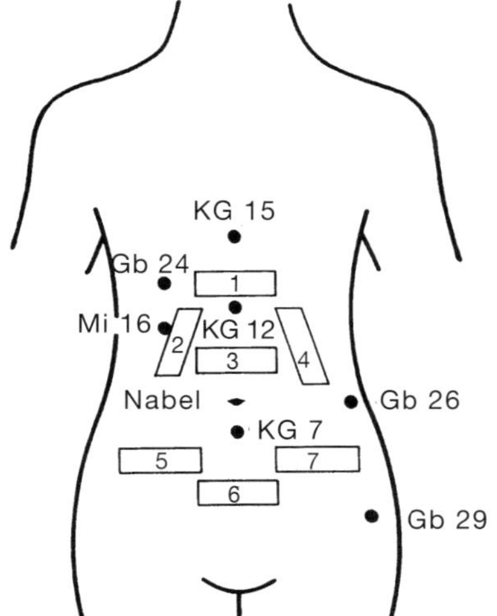

1. – diagnostisches Areal für das *Herz*
2. – diagnostisches Areal für die *Lunge*
3. – diagnostisches Areal für die *Milz*
4. – Vergleichsareal für die *Lunge*
5. – Vergleichsareal für die *Leber*
6. – diagnostisches Areal für die *Niere*
7. – diagnostisches Areal für die *Leber*

Abb. 46:
Areale der Bauchdeckendiagnose nach Fukushima Kodo

Bestimmung des Störungsmusters müssen die am Abdomen erhobenen Befunde zu deren der Sechs-Positionen-Pulsdiagnose in Beziehung gesetzt werden. Wenn man etwa in der Sechs-Positionen-Pulsdiagnose eine *Lungen*-Leere diagnostiziert hat, sollten Zeichen der Leere auch im diagnostischen Areal für den *Lungen*-Meridian zu finden sein, das Gleiche gilt für das diagnostische Areal des *Milz*-Meridians. Hat man nun ein *Lungen*-Leere-Muster diagnostiziert, besteht die Wurzel-Behandlung aus der Tonisierung von Lu 9. Dies sollte umgehend sowohl den Puls günstig beeinflussen (z. B. den Puls in der *Lungen*-Position verstärken) als auch den Befund des Abdomens im diagnostischen Areal für den *Lungen*-Meridian. Darüber hinaus sollte die Tonisierung von Mi 3 den Puls als auch den abdominellen Befund im Bereich des Nabels verbessern. Auf diese Weise kann man eine direkte Beziehung zwischen Puls und Abdomen herstellen. Bei dieser Art der Bauchdeckendiagnose sollte der Therapeut die Handfläche seiner rechten Hand auf den Nabel des Patienten legen. Das bedeutet aber, dass der Zeigefinger nahe am *Lungen*-Areal zu liegen kommt, und der kleine Finger am Vergleichsareal für die *Lunge*. Nun bewegt der Therapeut die Hand so über das Abdomen, dass er nacheinander das Areal der *Milz*, der *Leber* und der *Niere* palpieren kann. Was man in der Meridiantherapie bei der Bauchdeckendiagnose sucht, sind die Unterschiede im Qi, somit darf der Untersucher nicht zu fest drücken. Bei zu großem Druck wird es schwierig, kleinste Unterschiede wahrzunehmen. Die Hände sollten leicht über das Abdomen gleiten im Versuch, diese subtilen Differenzen zu ertasten.

Gegenüberstellung der verschiedenen Ansätze in der Bauchdeckendiagnose: Wie aus den obigen Ausführungen klar ersichtlich, gibt es keine eindeutige Regel bezüglich der Lokalisation der diagnostischen Areale des Abdomens. Dies dürfte kaum überraschen angesichts der Tatsache, dass es noch keine 50 Jahre her ist, seit die Praxis der Bauchdeckendiagnose mit dem Aufkommen der Meridiantherapie von japanischen Akupunkteuren wieder aufgenommen wurde. Eine Gegenüberstellung der Lokalisationen der diagnostischen Areale, wie sie von den drei verschiedenen Ansätzen zuvor beschrieben wurden, ist an dieser Stelle sicherlich sinnvoll. Die Unterschiede werden aus Tabelle 5 deutlich.

DIAGNOSTISCHES AREAL	Leber	Herz	Milz	Lunge	Niere
„Klassiker der Schwierigkeiten“	links des Nabels	oberhalb des Nabels	in der Zirkumferenz des Nabels	rechts des Nabels	unterhalb des Nabels
Honma	Flanken	KG 14	KG 12	Lu 1	unterhalb des Nabels
Fukushima	linkes, laterales Abdomen	KG 14	KG 12	rechtes Hypochondrium	unterhalb des Nabels

Tab. 5:
Vergleich der Areale der Bauchdeckendiagnose

Wie in der Tabelle gezeigt, sind die diagnostischen Areale für *Herz-*, *Milz-* und *Nieren*-Meridian in allen drei Ansätzen mehr oder weniger identisch. Für den *Leber*- und den *Lungen*-Meridian gibt es jedoch deutliche Abweichungen. Für den *Leber*-Meridian beziehen sich diese unterschiedlichen Angaben auf den Bereich von Ma 25 auf der linken Seite, die subkostale Region vor Gb 26 und die linke untere Flankenregion. Ich richte mich nach *Honmas* Angaben und überprüfe den Zustand des *Leber*-Meridians vor dem Punkt Gb 26 auf beiden Seiten. Zusätzlich drücke ich Ma 25 auf der linken Seite und auch die rechte subkostale Region (das rechte Hypochondrium), um weitere Hinweise auf eine Störung der *Leber* zu finden. Auch für den *Lungen*-Meridian sind die diagnostischen Areale nicht einheitlich, sie beziehen sich auf die Bereiche um Lu 1, um Ma 25 auf der rechten Seite und um das rechte Hypochondrium. Zwar können alle genannten Areale verwendet werden, ich persönlich finde die Zeichen einer *Lungen*-Störung meistens in der Infraklavikulargrube.
Wie bereits erwähnt, gibt es unter den Praktikern der Meridiantherapie keine definitive Vereinbarung hinsichtlich der Lokalisation der diagnostischen Areale am Abdomen. Bis zum Erscheinen von *Honmas* „Abhandlung über die Meridiantherapie" hatte sich in der Neuzeit vermutlich kaum einer der Praktiker der Meridiantherapie intensiver mit der Bauchdeckendiagnose befasst. Seit damals haben sich das Vorgehen und die Anwendung der Bauchdeckendiagnose beständig weiterentwickelt, und vielleicht ist die Zeit noch nicht reif, um sich diesbezüglich auf ein bestimmtes System festlegen zu können. Die Bedeutung, welche den Bauchdeckenbefunden beigemessen wird, hängt vom jeweiligen Therapeuten ab, doch in der Meridiantherapie werden diese Befunde vor allem dazu herangezogen, eine weitere Bestätigung für die Diagnose zu finden. Es gibt noch andere Systeme der Bauchdeckendiagnose, die eine etwas andere Ausrichtung haben. Eines dieser Systeme, das von Maruyama, einem allgemein bekannten Meridiantherapeuten, entwickelt wurde, möchte ich kurz darstellen. Ansätze wie dieser machen deutlich, dass es auch andere Möglichkeiten zur Anwendung der Bauchdeckendiagnose gibt. Mit gespannter Erwartung sehe ich den kommenden Forschungen und klinischen Arbeiten auf dem Gebiet der Bauchdeckendiagnose entgegen, durchgeführt von Akupunkteuren aller Richtungen, um diesen unschätzbaren traditionellen Ansatz auf ein neues Niveau zu heben.
***Maruyamas* Bauchdeckendiagnose zur Punktauswahl:** Eine ganz eigene Methode der Bauchdeckendiagnose wurde von *Maruyama Mamoru* entwickelt, einem Schüler von *Okabe Sodo. Maruyama* nutzte die Bauchdeckendiagnose sowohl zur Punktauswahl als auch zur Bestätigung seiner Diagnosen. Die Methode besteht aus einem ziemlich komplexen System der Palpation von druckempfindlichen Punkten am Abdomen, doch für Meridiantherapeuten ist sie hochinteressant, da sie aufgrund der Tatsache, dass sie sich weitgehend auf die Pulsdiagnose stützen, Schwierigkeiten haben, die Wirksamkeit ihrer Behandlungen objektiv nachzuweisen. *Maruyama* empfiehlt seine Methode als einen Ansatz, der auch von Patienten verstanden wird, und bei dem die Wirksamkeit ganz bestimmter Punkte bereits vor der Behandlung getestet werden kann. Im Folgen-

der werde ich Teile eines Artikels wiedergeben, den er über seine Methode geschrieben hat und der im „Journal of Japan Meridian Therapy Association" veröffentlicht wurde:

„Entscheidendes Kriterium für die Auswahl von Akupunkturpunkten im Rahmen der Wurzel-Behandlung ist das Muster. Das Muster beruht auf den Befunden der vier Untersuchungsmethoden, doch in der Meridiantherapie haben die Befunde der Pulsdiagnose das größte Gewicht. Wenn ich das Muster bestimmt habe, drücke ich spezielle diagnostische Punkte am Abdomen, um ihre Druckempfindlichkeit zu prüfen. Nachdem ich einen empfindlichen Punkt lokalisiert habe, drücke ich auf die essenziellen Punkte des betroffenen Meridians (siehe unten), und zwar auf derselben Seite wie die des druckempfindlichen Punktes. Auf diese Weise lokalisiere ich essenzielle Punkte, die die Druckempfindlichkeit am Abdomen lindern oder verstärken. Seine Wirksamkeit im Sinne der Linderung der Druckschmerzhaftigkeit gibt mir die Bestätigung, dass dieser essenzielle Punkt für die Behandlung geeignet ist. Mit dem Druck auf den wirksamen essenziellen Punkt kann man auch die Empfindlichkeit reduzieren, die beim Zwicken an empfindlichen Punkten im Verlauf zugeordneter Meridiane am Arm auftritt. Wenn ich auf diese Weise drei miteinander in Beziehung stehende Punkte am Abdomen, am Bein und am Arm gefunden habe, so habe ich hiermit gleichzeitig die Bestätigung, dass die Diagnose tatsächlich stimmt, und dass ich die wirksamsten Punkte für die Behandlung ausgesucht habe.

Folgende diagnostische Punkte am Abdomen werden von mir verwendet (Abb. 47):

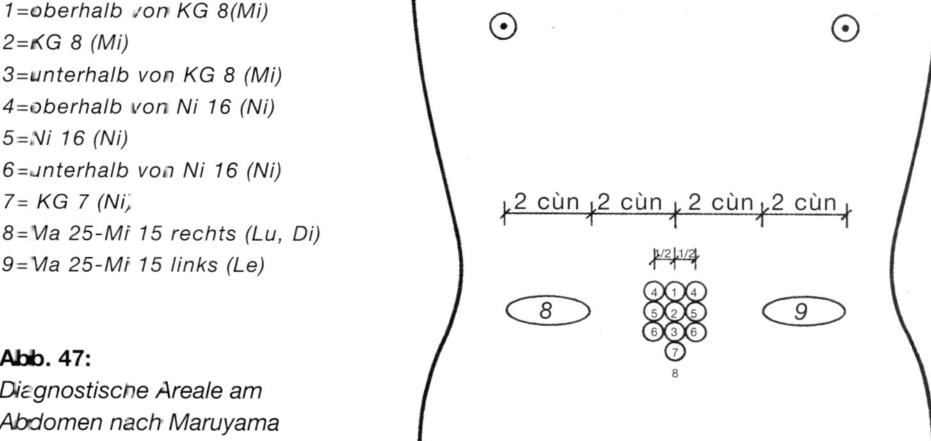

1=oberhalb von KG 8(Mi)
2=KG 8 (Mi)
3=unterhalb von KG 8 (Mi)
4=oberhalb von Ni 16 (Ni)
5=Ni 16 (Ni)
6=unterhalb von Ni 16 (Ni)
7= KG 7 (Ni)
8=Ma 25-Mi 15 rechts (Lu, Di)
9=Ma 25-Mi 15 links (Le)

Abb. 47:
Diagnostische Areale am Abdomen nach Maruyama Mamoru

1. Nummer 1, 2 und 3 sind die diagnostischen Punkte für den *Milz*-Meridian. Nummer 2 liegt direkt bei KG 8, der dem Nabel entspricht. Nummer 1 liegt direkt oberhalb und Nummer 3 direkt unterhalb des Nabels.
2. Nummer 4, 5, 6 und 7 sind die diagnostischen Punkte für *Nieren*- und *Blasen*-Meridian. Nummer 5 entspricht dem Punkt Ni 16 und liegt 0,5 cùn lateral des Nabels. Nummer 4

und 6 befinden sich 1 bis 1,5 cùn oberhalb bzw. unterhalb des Nabels. Manchmal findet sich die Druckschmerzhaftigkeit statt an den zuletzt erwähnten Punkten bei Nummer 7, der dem Punkt KG 7 entspricht.

3. Nummer 8 ist das diagnostische Areal für den *Lungen*- und den *Dickdarm*-Meridian. Das Areal befindet sich zwischen Ma 25 und Mi 16 auf der rechten Seite.
4. Nummer 9 ist das diagnostische Areal für den *Leber*-Meridian und befindet sich zwischen Ma 25 und Mi 16 auf der linken Seite. Das diagnostische Areal für den *Gallenblasen*-Meridian befindet sich bei Gb 26.

Nachdem man am Abdomen einen druckempfindlichen Punkt gefunden hat, welcher der nach der Sechs-Positionen-Pulstastung und anderen Methoden gestellten Diagnose entspricht, sucht man einen Punkt auf dem betroffenen Meridian, der die Druckempfindlichkeit reduziert oder beseitigt. Normalerweise wird man auf der gleichen Seite einen essenziellen Punkt auf dem betroffenen Meridian finden, der in der Lage ist, die Druckempfindlichkeit zu lindern, manchmal ist ein auf der Gegenseite liegender Punkt empfindlicher. Derjenige Punkt, der sich als am wirksamsten für die Linderung der Druckschmerzhaftigkeit an dem diagnostischen Punkt des Abdomens erwiesen hat, wird als wichtigster Tonisierungspunkt mit Akupunktur behandelt. Digitaler Druck auf diesen wirksamen, essenziellen Punkt wird auch die Empfindlichkeit gegenüber Kneifen an bestimmten Punkten auf zugeordneten Meridianen reduzieren. Der zugeordnete Punkt ist derjenige am Arm, wenn sich der in Leere befindliche Meridian am Bein befindet, bzw. derjenige am Bein, wenn sich der in Leere befindliche Meridian am Arm befindet. So könnte man bei Leere des *Nieren*-Meridians die Druckempfindlichkeit bei Ni 16 (diagnost. Areal für den *Nieren*-Meridian; Anm. des Übersetzers) durch Druckapplikation bei Ni 3 und Ni 7 (also essenzielle Punkte auf dem betroffenen *Nieren*-Meridian, der über das entsprechende Bauchdeckenareal ermittelt wurde; Anm. d. Übersetzers) reduzieren, wodurch gleichzeitig die Empfindlichkeit gegenüber Kneifen bei Lu 6 oder Lu 7 abnehmen würde. Diese Korrelation zwischen drei verschiedenen Punkten – dem diagnostischen Punkt am Abdomen, dem essenziellen Punkt auf dem zugehörigen Meridian, und dem Punkt, der eine erhöhte Empfindlichkeit gegenüber Kneifen aufweist – dient zur Bestätigung der eingangs gestellten Diagnose. Diese drei miteinander zusammenhängenden Punkte an Abdomen, Bein und Arm werden auf dem Meridian gesucht, der sich im Ungleichgewicht befindet, und auf dem ihm zugeordneten Meridian (Tab. 6).

Gestörter Meridian	Druckempfindlichkeit am Abdomen	Zugeordneter Meridian
Leber	diagnostischer Punkt der *Leber*	*Perikard*
Niere	diagnostischer Punkt der *Niere*	*Lunge*
Blase	diagnostischer Punkt der *Niere*	*Dickdarm*
Milz	diagnostischer Punkt der *Milz*	*Herz*
Lunge	diagnostischer Punkt der *Lunge*	*Milz*
Dickdarm	diagnostischer Punkt der *Lunge*	*Magen*
Gallenblase	diagnostischer Punkt der *Gallenblase*	*Dreifacher Erwärmer*

Tab. 6:
Diagnostische Punkte am Abdomen zur Punktauswahl nach Maruyama

Wenn man andererseits mittels der Pulsuntersuchung den Verdacht auf eine *Leber*-Leere geäußert und sich Ma 25 auf der linken Seite als druckschmerzhaft herausgestellt hat, wird digitaler Druck bei Le 3 oder Le 4 normalerweise diese Druckempfindlichkeit lindern. Gleichzeitig wird dadurch die erhöhte Empfindlichkeit gegenüber Kneifen bei Pe 4 gelindert, dem Akutpunkt des *Perikard*-Meridians, der in Fällen der *Leber*-Leere relativ häufig deutlich empfindlich ist.

Dieses interessante System der Bauchdeckendiagnostik ist durch die Verwendung druckempfindlicher Punkte charakterisiert, um den wirksamsten Behandlungspunkt auf dem zugehörigen Meridian zu identifizieren. Der Unterschied zu den zuvor dargestellten Ansätzen besteht darin, dass nicht zusätzliche Informationen zur Bestimmung des Musters gesucht werden, vielmehr kommt *Maruyamas* Methode zur Anwendung, wenn man sich über das Muster bereits weitgehend im Klaren ist. Die Palpation von druckempfindlichen Punkten am Abdomen und die darauf folgende Lokalisation distaler Punkte, über die diese Druckempfindlichkeit gelindert werden kann, dient allerdings zur Bestätigung der Diagnose. Der Erfinder der Ionenpumpenkabel, *Dr. Manaka Yoshio*, hat ein (weiteres) System der Bauchdeckendiagnostik zur Behandlung der außerordentlichen Meridiane entwickelt, das gleichermaßen auf der Palpation druckempfindlicher Punkte beruht. Auch außerhalb der Meridiantherapie gibt es somit Therapeuten, die mit *Maruyamas* Ansatz vergleichbare Methoden der Bauchdeckendiagnostik anwenden. Ich selbst bediene mich nur selten *Maruyamas* Methode, doch bei genauerer Betrachtung seines Vorgehens wird einem ein entscheidender Punkt der abdominalen Befunderhebung und Behandlung klar: Wenn eine angemessene Behandlung erfolgt, wird sich auch der Zustand des Abdomens bessern. Im ersten Stadium der Behandlung kommt es darauf an, umgehende und reproduzierbare Veränderungen der abdominellen Befunde und des Pulses zu erzielen. In anderen Worten bedeutet dies, dass die über Puls- und abdominelle Untersuchung gefundenen Anzeichen einer Störung zumindest bis zu einem gewissen Maße korrigiert sein müssen, bevor man eine Wurzel-Behandlung, die auf die Wiederherstellung des Gleichgewichtes unter den Meridianen ausgerichtet ist, als vollständig bezeichnen darf.

Alarmpunkte in der Bauchdeckendiagnostik: Ein Abschluss dieses Kapitels über die Bauchdeckendiagnose ist nicht denkbar, ohne das Thema der Alarmpunkte (*bo/mù*) gestreift zu haben, schließlich sind sie die ältesten diagnostischen Punkte am Abdomen. Mit der Ausnahme von Lu 1 sind alle Alarmpunkte am Abdomen gelegen. Für die Beurteilung des Zustandes der zugeordneten Meridiane liefern auffällige Befunde an den Alarmpunkten wertvolle Hinweise, so z. B. bei erhöhter Druckempfindlichkeit, Verhärtung, Vertiefung, verminderter Elastizität und erhöhter Kneifempfindlichkeit. Das Problem der diagnostischen Verwendung von Alarmpunkten liegt in ihrer komplexen Verteilung und auch in der engen Nachbarschaft einiger Alarmpunkte. So liegen beispielsweise KG 3, KG 4 und KG 5, die Alarmpunkte des *Blasen-*, *Dünndarm-* und *Dreifachen-Erwärmer*-Meridians alle dicht beieinander auf dem Konzeptionsgefäß. Traditionell wurden diese Punkte nicht, wie heute in der Meridiantherapie üblich, zu diagnostischen Zwecken verwendet. Die Bedeutung der Alarmpunkte und der Zustimmungspunkte (*yu/shù*) wird im „Klassiker der Schwierigkeiten" folgendermaßen erläutert:

„Yin-Erkrankungen gehen zum Yang(-Aspekt) und Yang-Erkrankungen gehen zum Yin(-Aspekt). Deshalb befinden sich die Alarmpunkte am Yin(-Aspekt) und die Zustimmungspunkte am Yang(-Aspekt)."

Somit besteht zwischen Yin- und Yang-Aspekt eine überkreuzte Beziehung. Yang-Erkrankungen oder Symptome manifestieren sich an der Körpervorderseite oder am Abdomen. Folgt man diesen Ausführungen, stehen die Alarmpunkte, die sich am Abdomen befinden, mit Yang-Erkrankungen in Zusammenhang. Yang-Erkrankungen manifestieren sich normalerweise in Störungen der Yang-Meridiane. Wenn die Alarmpunkte also tatsächlich eher den Yang-Meridianen zugeordnet sind, sind sie zur Beurteilung von Leere-Zuständen der Yin-Meridiane nicht besonders geeignet, doch gerade sie sind ja das Hauptziel der Meridiantherapie. Zwar sind auffällige Befunde wie Druckempfindlichkeit oder Verhärtungen an bestimmten Alarmpunkten für die symptomatische Behandlung durchaus von Bedeutung, nachdem bereits eine Diagnose gestellt wurde; für die Diagnose an sich sind sie nicht richtungsweisend. Auffällige Befunde an den Alarmpunkten sind nichtsdestotrotz hilfreich für die Punktauswahl, oder auch als Indikatoren für eine korrekte Behandlung. In diesem Sinne könnte die Verwendung der Alarmpunkte durchaus mit der der diagnostischen Punkte nach *Maruyama* verglichen werden.

MERIDIANPALPATION

Die Meridianpalpation ist als letzter Schritt der palpatorischen Untersuchung von Bedeutung. Sie ist zu unterscheiden von der Palpation zur Punktlokalisation. Zwar haben beide durchaus Beziehungen zueinander, dennoch handelt es sich um zwei voneinander abzugrenzende Schritte. Die sorgfältige Palpation des betroffenen Meridians zur Punktlokalisation ist unerlässlich, doch vor der Punktlokalisation hat die Palpation der Meridiane im Sinne der Bestätigung der bis hierhin formulierten Diagnose zu stehen. Die Bedeutung der Meridianpalpation liegt darin, als letzter Schritt der palpatorischen Untersuchung die Auswirkungen der Gleichgewichtsstörung des Qi auf die distalen Anteile der Meridiane zu verifizieren. Bei der Meridianpalpation findet man nicht selten Abweichungen, die direkte Auswirkungen haben auf die nachfolgende Punkteauswahl. Eine exaktere Palpation zur Punktlokalisation erfolgt dann direkt vor dem Einstechen der Nadel; dieser allerletzte Schritt stützt sich zum Teil auf Informationen, die bei der orientierenden Meridianpalpation gesammelt wurden. Ich für meine Person nehme die Meridianpalpation

dann vor, wenn ich das Störungsmuster anhand der vier Untersuchungsmethoden, in erster Linie aber über Puls- und Bauchdeckendiagnose, bereits bestimmt habe. Wenn ich beispielsweise in der Sechs-Positionen-Pulsdiagnose eine Schwäche der *Lungen*- und der *Milz*-Position (als Zeichen einer *Lungen*-Leere) festgestellt habe, und wenn auch die Befunde der Bauchdeckenuntersuchung diesen Eindruck zu bestätigen scheinen, beginne ich die Meridianpalpation, indem ich mit der Hand über den Verlauf des *Lungen*-Meridians am Arm streiche. Beidseits untersuche ich den *Lungen*-Meridian nach unüblichen Vertiefungen, Vorwölbungen, und auf Wärme oder Kälte. Dann drücke und untersuche ich entscheidende Punkte wie den Akutpunkt (Lu 6), den Passagepunkt (Lu 7) und den Quellpunkt (Lu 9) auf Druckschmerzhaftigkeit oder Verhärtungen. Nachdem ich den *Lungen*-Meridian an beiden Armen untersucht habe, wende ich mich auf gleiche Weise dem Verlauf des *Milz*-Meridians am Bein zu. Während der Meridianpalpation untersuche ich gleichzeitig die umgebende Haut auf optisch wahrnehmbare Veränderungen, die mir Hinweise darauf geben können, ob sich der betreffende Meridian im Vergleich mit benachbarten Meridianen eher in Fülle oder in Leere befindet. Bei der Meridianpalpation finde ich stets einige Abweichungen oder Hinweise auf Störungen im betroffenen Meridian bzw. in dem ihm zugeordneten Meridian, die meine Diagnose bestätigen. In der Praxis findet man jedoch nur selten eindeutige Störungszeichen wie deutliche Vertiefungen oder Vorwölbungen über die gesamte Länge des Meridians. In der Regel wird man nur kleine Bereiche, oder einige Punkte, finden, die Abweichungen zeigen. In der Tat ist die Meridianpalpation viel schwieriger, als es auf den ersten Blick erscheinen mag, denn sie erfordert große Erfahrung und eine ausgefeilte Palpationstechnik, um derartig subtile Veränderungen in einem so großen Gebiet zu lokalisieren.
Eine weitere Technik der Meridianpalpation, die unter dem Begriff der „Kneifdiagnose" bekannt ist, besteht darin, die Haut entlang dem gesamten Meridianverlauf oder über bestimmten Punkten leicht zwischen zwei Fingern anzuheben und zu kneifen. Diese Technik war bereits zuvor in Verbindung mit *Maruyamas* Ansatz der Bauchdeckendiagnostik erwähnt worden. Nach *Maruyama* wird ein druckempfindlicher Punkt auf dem betroffenen Meridian gesucht, der eine erhöhte Empfindlichkeit an zugehörigen abdominellen Punkten lindert und gleichzeitig die gesteigerte Sensibilität an distalen Punkten eines zugeordneten Meridians gegenüber kneifender Palpation reduziert. Wenn ein Meridian von einer Störung betroffen ist, findet man am zugeordneten Meridian häufig eine deutlich erhöhte Sensibilität gegenüber der kneifenden Palpation. Manchmal ist ein bestimmter Punkt, verglichen mit benachbarten Punkten, überraschend empfindlich. Abgesehen von der erniedrigten Schmerzschwelle an ganz umschriebenen Stellen der Haut kann man mit dem Kneifen auch eng begrenzte Abweichungen in der Gewebsbeschaffenheit der Haut entdecken. Therapeuten, die sehr geschickt in der Diagnose mittels Kneifen sind, können Veränderungen im Meridianverlauf rasch und zielgerichtet aufspüren. Auch ich verwende diese Palpationstechnik, doch manchmal erstreckt sich der Bereich der gesteigerten Kneifempfindlichkeit auf ein Areal, das mehrere Meridianverläufe

überschreitet, sodass die Entscheidung, welche Meridianstörung nun für die Reaktion verantwortlich ist, schwer fällt. Teilweise erhebt man bei der Meridianpalpation auch Befunde, die zu dem bis hierhin diagnostizierten Muster nicht richtig zu passen scheinen oder ihm vollkommen widersprechen. In diesen Fällen ist den Befunden aus der Puls- und Bauchdeckendiagnose der Vorrang zu geben. Mit zunehmender Erfahrung wird man jedoch in der Lage sein, aus der Fülle der Informationen die wesentlichen herauszufiltern, um sich nicht unnötig lange über jedem kleinen Befund aufzuhalten.

SCHLÜSSELWÖRTER

Betrachten: Hier werden Störungen der Meridiane nach der Gesichtsfärbung des Patienten beurteilt.

- Patienten, deren Haut noch einen Glanz aufweist, sind leicht zu behandeln, bei fehlendem Glanz der Haut wird sich die Behandlung schwierig gestalten.
- Zur Beurteilung der Haut eignen sich die Stirne und die Innenseite der Unterarme am besten.

Hören und Riechen: Störungen der Meridiane werden hier anhand von Tönen und Gerüchen, die der Patient von sich gibt, beurteilt:

- Eine Stimme mit Befehlston deutet auf eine Störung des *Leber*-Meridians hin.
- Überschwänglichkeit kann im Sinne einer Störung des *Herz*-Meridians gedeutet werden.
- Unvermitteltes Summen oder Singen ist als Hinweis auf eine Störung des *Milz*-Meridians zu werten.
- Eine quengelige Stimme oder ständiges Klagen deuten auf eine Störung des *Lungen*-Meridians hin.
- Eine ächzende Stimme deutet auf eine Störung des *Nieren*-Meridians hin.

Befragung: Hier werden Störungen der Meridiane durch Erfragen bevorzugter Geschmacksrichtungen und der Symptomatik des Patienten beurteilt:

- Wer Saures bevorzugt, neigt zu Störungen des *Leber*-Meridians.
- Wer Bitteres bevorzugt, neigt zu Störungen des *Herz*-Meridians.
- Wer Süßes bevorzugt, neigt zu Störungen des *Milz*-Meridians.
- Wer Scharfes bevorzugt, neigt zu Störungen des *Lungen*-Meridians.
- Wer Salziges bevorzugt, neigt zu Störungen des *Nieren*-Meridians.

Palpatorische Untersuchung: Pulsdiagnose, Bauchdeckendiagnose und Meridianpalpation.

PULSDIAGNOSE

➤ *Allgemeines*

- Man sollte sich sowohl über den allgemeinen Zustand des Patienten als auch über Störungsmuster des Qi in den Meridianen Klarheit verschaffen.
- Die sechs Pulspositionen sind die distale, mittlere und proximale Position am rechten und am linken Arm.
- Der Puls wird auf drei Ebenen getastet: oberflächlich, mittel und tief.
- Im ersten Schritt beurteilt man das *Magen*-Qi auf der mittleren Ebene, also dort, wo der Puls in allen Positioen am stärksten zu fühlen ist.
- Das Gleichgewicht unter den Yang-Meridianen wird auf der oberflächlichen Ebene palpatorisch beurteilt, wobei man die Finger bis kurz vor den Punkt, an dem kein Puls mehr zu fühlen wäre, anhebt.
- Das Gleichgewicht unter den Yin-Meridianen wird auf der tiefen Ebene palpatorisch beurteilt, hier wird mit den Fingern zunehmender Druck bis kurz vor den Punkt ausgeübt, an dem der Puls schwächer wird und verschwinden würde.
- Die Spitzen der drei palpierenden Finger müssen im rechten Winkel auf die Arterie aufgesetzt werden.
- Um den Druck der drei Finger auf die Arterie zu erhöhen, wird zunehmender Druck mit dem Daumen (oder dem Daumenballen) ausgeübt. Der Daumen wird normalerweise bei 3E 4 aufgesetzt, doch er kann auch weiter radial platziert werden, wenn dies bequemer erscheint.
- Wenn die Pulse kaum zu differenzieren sind, sollte man erneut am sitzenden Patienten untersuchen, oder aber eine Nadel oberflächlich am Abdomen, am Kopf oder bei Lu 9 einsetzen.
- Man sollte sich nicht zu lange mit der Pulspalpation aufhalten.

➤ *Die Sechs-Positionen-Pulsdiagnostik*

- Es gibt verschiedene Methoden, wie die Sechs-Positionen-Pulsdiagnose praktisch ausgeführt wird. Der direkteste Zugang ist die gleichzeitige Palpation aller sechs Positionen. Bei einer weiteren gängigen Methode wird nur ein Handgelenk zur Zeit palpiert. Eine einfachere Methode ist der Vergleich der gleichen Positionen auf beiden Seiten mit nur einem Finger auf jeder Seite.
- Ein Weg zum Erlernen der Sechs-Positionen-Pulsdiagnose besteht darin, sich zu Beginn ausschließlich auf die Bestimmung des Yin-Meridians zu konzentrieren, der die ausgeprägteste Leere aufweist. Wenn man dies beherrscht, kann man darangehen, den Yin-Meridian mit der ausgeprägtesten Fülle zu bestimmen, danach kann man sich an die Beurteilung von Fülle und Leere in den Yang-Meridianen wagen.
- Eine vereinfachte Methode zur Bestimmung des sich in Leere befindlichen Yin-Meridians besteht darin, die nach dem Kontrollzyklus der fünf Wandlungsphasen zueinander in Beziehung stehenden Positionen miteinander zu vergleichen: 1. Man vergleicht die *Herz*- (linke distale) und die *Lungen*- (rechte

distale) Position miteinander. 2. Man vergleicht die *Lungen*- (rechte distale) und die *Leber*- (linke mittlere) Position miteinander. 3. Man vergleicht die *Leber*- (linke mittlere) und die *Milz*- (rechte mittlere) Position miteinander. 4. Man vergleicht die *Milz*- (rechte mittlere) und die *Nieren*- (linke proximale) Position miteinander. 5. Man vergleicht die *Nieren*- (linke proximale) und die *Perikard*- (rechte proximale) Position miteinander.

- Um die Pulspalpation auf der oberflächlichen Ebene zu beherrschen, sollte man sich zuerst die Palpation der Yang-Meridian-Fülle aneignen. Störungen der Yang-Meridiane haben eine direkte Beziehung zur Symptomatik des Patienten.
- Bei einem deutlichen Unterschied in der Pulsstärke der oberfächlichen und der tiefen Ebene miteinander gepaarter Yin- und Yang-Meridiane kann man davon ausgehen, dass dieses Meridianpaar von der ausgeprägtesten Störung des Gleichgewichtes betroffen ist. Eine Yin-Meridian-Leere in Verbindung mit einer Fülle in dem zugeordneten Yang-Meridian ist in der Regel relativ leicht zu therapieren.

➤ *Technisches Vorgehen*

Wenn man die Pulse beim liegenden Patienten an beiden Händen gleichzeitig untersucht, sollten die Oberarme des Patienten auf der Unterlage ruhen, die Handgelenke liegen in Nabelnähe auf dem Bauch. Der Untersucher muss sich über den Patienten beugen und seinen linken Ellbogen zur Gegenseite hinüberstrecken.

- Der Untersucher sollte sich Rechenschaft darüber ablegen, welche seiner Finger am empfindlichsten sind, und er muss einen Weg finden, stets auf beiden Seiten den gleichen Druck aufzuwenden.
- Zur Palpation subtiler Unterschiede, die dennoch von Belang für die Diagnose sind, sollten die beiden sensibelsten Finger benutzt werden.
- Um die Pulsdiagnose wirklich zu beherrschen, muss man sie täglich praktizieren, bei jedem Patienten müssen die Pulse vor und nach der Behandlung untersucht werden. Darüber hinaus sollte man bestrebt sein, gemeinsam mit Experten weitere Studien zu betreiben.

➤ *Pulsqualitäten. Es gibt vierundzwanzig Pulsqualitäten:*

- Sechs davon sind die bekannten, grundlegenden Qualitäten: oberflächlich und tief, langsam und schnell, leer und voll. Zu Beginn sollte man sich lediglich auf diese sechs Basisqualitäten konzentrieren, um dann die zusätzlichen Pulsqualitäten eine nach der anderen hinzuzulernen.
- Der oberflächliche Puls ist ganz an der Hautoberfläche zu tasten, indem man die Finger ganz leicht auf die Arterie aufsetzt. Er steht für Wind, die angemessene Nadelungstechnik ist die oberflächliche Nadelung.
- Der tiefe Puls kann nur in der tiefen Ebene getastet werden, er weist auf Feuchtigkeit hin. Die angemessene Nadelungstechnik ist die tiefe Nadelung.

- Der langsame Puls schlägt weniger als viermal pro Atemzug. Er deutet auf Kälte hin, die angemessene Nadelungstechnik ist das Belassen der Nadel.
- Der schnelle Puls schlägt mehr als fünfmal pro Minute. Er weist auf einen Hitze-Zustand hin, die Nadel sollte eingestochen und rasch wieder entfernt werden.
- Der leere Puls ist weich und ohne Kraft. Hier sollten tonisierende Techniken zur Anwendung kommen.
- Der volle Puls ist breit und kräftig. Hier sollten dispergierende Techniken zur Anwendung kommen.
- Jahreszeitlich abhängige Pulse sind der saitenförmige Puls im Frühling, der überflutende Puls im Sommer, der oberflächliche Puls im Herbst und der tiefe Puls im Winter. Ein gesunder Puls sollte stets eine Spur des passenden jahreszeitlichen Pulses aufweisen.

BAUCHDECKENDIAGNOSE

- Zuerst muss man sich Klarheit darüber verschaffen, wie das Abdomen eines gesunden Menschen aussieht: weich, aber elastisch ohne druckschmerzhafte Punkte, Verhärtungen oder Pulsationen.
- Zur Bauchdeckendiagnostik muss der Patient mit gestrecken Beinen flach auf dem Rücken liegen.
- Der Untersucher sollte auf der linken Seite des Patienten stehen und ihm genug Zeit lassen, sich zu enspannen, bevor mit der Palpation des Abdomens begonnen wird. Die Hände des Untersuchers müssen ausreichend warm sein.
- Zuerst sollte man die Atembewegungen von Thorax und Abdomen beobachten.
- Der Zustand der *Lunge* wird im Bereich des Punktes Lu 1 in der Infraklavikulargrube beurteilt.
- Der Zustand des *Herzens* wird im Bereich des Punktes KG 14 im Epigastrium beurteilt.
- Der Zustand der *Milz* wird in dem Bereich zwischen KG 12 und dem Nabel beurteilt.
- Der Zustand der *Niere* wird im Bereich des Punktes KG 6 am Unterbauch beurteilt.
- Der Zustand der *Leber* wird im Bereich zwischen Mi 15 und Gb 26 in der Flankenregion beurteilt.

MERIDIANPALPATION

- Der Zustand der Meridiane wird durch Streichen, Drücken und leichtes Kneifen entlang des Meridianverlaufes beurteilt.

4

Die Identifizierung des Störungsmusters

Zur Identifizierung des Störungsmusters müssen stets mehrere Faktoren in Betracht gezogen werden, zumal das Muster direkten Einfluss auf die vorzunehmende Behandlung hat. Obwohl in der Meridiantherapie die in Puls- und Abdomenpalpation erhobenen Befunde den höchsten Stellenwert haben, müssen auch alle anderen Erkenntnisse, die mittels der vier Untersuchungen gewonnen werden, mit einbezogen werden. Besonders nützlich sind diejenigen Informationen, die durch die auf die aktuelle Symptomatik gerichtete Befragung gewonnen werden, da die pathologischen Manifestationen nach traditioneller Sichtweise direkte Bezüge zu einzelnen Meridianen und Organen haben. Die Vertrautheit mit der Symptomatologie der Organe und der Meridiane erleichtert somit auch die Identifizierung des Störungsmusters. Wenn sich das Muster allein aus Puls- und Abdomenbefund erschließen lässt, erübrigt es sich möglicherweise, die Klagen des Patienten über seine Beschwerden anzuhören, doch nicht immer ergibt sich aus der palpatorischen Untersuchung ein ausreichend klares Bild. Die besten Ergebnisse wird man sicherlich dann erzielen, wenn man das Störungsmuster bestimmt, um danach aus möglichst vielen Blickwinkeln Bestätigungen für seine Diagnose zu suchen.

In manchen Fällen ist der Puls so schwach, dass eine Festlegung auf Leere und Fülle bestimmter Meridiane schwer fällt. Scheinbar sind hier alle Positionen leer. Wenn nun ein solcher Patient auch noch über Appetitverlust klagt und die Nahrung nicht bei sich behalten kann, würde ich ihn auf eine *Milz*-Leere behandeln. In den meisten Fällen wird eine rasche Besserung eintreten. Die Symptome Appetitlosigkeit und Unfähigkeit, die Nahrung zu verwerten, deuten auf eine Schwäche bzw. Leere des Qi in der *Milz* und im *Milz*-Meridian hin. Dies wäre ein Beispiel für die unmittelbare Anwendung der Symptomatologie der Organe und Meridiane im Sinne der Identifizierung des Störungsmusters und der Festlegung der Behandlungsmethode. Sicherlich ist es besser, wenn man die Symptomatologie verwendet, um mittels Puls- und Abdomenpalpation erhobene Befunde zu bestätigen, doch wenn das Ergebnis der palpatorischen Untersuchung unklar ist, kann man auch ausschließlich aufgrund der Kenntnis des Symptombildes ein wirksames Behandlungskonzept erstellen.

DIE SYMPTOMATOLOGIE DER ORGANE UND MERIDIANE

Die in den Klassikern der Akupunktur überlieferte Symptomatologie der Organe und Meridiane war entwickelt worden aus der Erfahrung über die pathologischen Manifestationen und die Störungen des Qi in begrenzten Arealen des Körpers und im gesamten Körper. Die klassische Symptomatologie besteht aus Symptomgruppierungen, die Störungen in bestimmten Organen und Meridianen zugeordnet sind, wobei jedes (bzw. jeder) dieser Organe bzw. Meridiane Beziehungen zu ganz bestimmten Bereichen des Körpers hat. Obwohl es keine definitive Liste von Symptomen gibt, so vermitteln uns die Klassiker doch eine Idee hinsichtlich der häufigsten Zuordnung bestimmter Symptomgruppierungen zu bestimmten Organen und Meridianen. Mit der Symptomatologie der fünf Yin-Organe wollen wir einen Blick auf die Symptomgruppierungen werfen, wie sie in den frühesten klassischen Werken zusammengestellt worden waren.

Die Symptomatologie der fünf Yin-Organe

Mit der Zuordnung von Symptomgruppen zu den fünf Yin-Organen wurde eine erste, einfache Kategorisierung der pathologischen Manifestationen vorgenommen. Für die Meridiantherapie hat sich dieses Vorgehen als besonders hilfreich erwiesen, da es bei dieser speziellen Richtung der Akupunktur darum geht, ein grundlegendes Störungsmuster zu bestimmen, das in der Begrifflichkeit der Leere eines Yin-Organes oder Meridianes zu fassen ist. In der Tat handelt es sich hier um eine sehr hilfreiche Faustregel, zumal da man es in den Klassikern häufig unterlassen hat, eine Spezifizierung im Sinne von Leere oder Fülle des betroffenen Organes vorzunehmen.

Mit der Symptomatologie der Yin-Organe geht man implizit von einer Pathologie des Yin-Aspektes aus. Nach der Li-Zhu-Schule der chinesischen Medizin neigt das Yin stets zur Leere, das Yang dagegen zur Fülle. Diese Schule gründet sich auf die Lehrer von *Li Dong-Yuan* (1180–1228) und seines Schülers *Zhu Zhen-Xiang* (1281–1358). Sie hatten die damals in China gängige Lehrmeinung, deren wichtigste therapeutische Strategie das Kühlen des Feuers gewesen war, einer kritischen Überprüfung unterzogen. Die Li-Zhu-Schule betrachtete die *Milz* und den *Magen* als die wichtigsten Organe und legte in der Behandlung großen Wert auf das Wärmen des mittleren Erwärmers. Während der Yuan-Dynastie gewann diese Schule zunehmend an Ansehen und hat seither sowohl in China als auch in Japan großen Einfluss ausgeübt.
Der Erkenntnis der Meridiantherapie, dass das Yin stets zur Leere und das Yang stets zur Fülle neige, kann also dahingehend interpretiert werden, dass die Yin-Organe und -Meridiane eine gewisse Neigung zur Leere haben, während die Yang-Organe und -Meridiane eher Fülle-Zustände entwickeln. Da die Symptomatologie der fünf Yin-Organe für die Bestätigung einer in den Yin-Meridianen diagnostizierten Pathologie von erheblicher Bedeutung ist, habe ich im Folgenden die Symptome aufgelistet, wie sie in Kapitel 20 des „Su Wen“ aufgeführt sind, gefolgt von der Darstellung in Kapitel 16 des „Nan Jing“.

SYMPTOMATOLOGIE DER LEBER

„Bei einer Erkrankung der *Leber* hat der Patient Schmerzen in der Flankenregion, die bis in den Unterbauch ausstrahlen, zudem ist er leicht reizbar. Bei Leere (der *Leber*) sieht der Patient verschwommen, zudem kann er nur schlecht hören. Manche entwickeln eine Angst, als ob sie sich fürchten müssten, gefangen genommen zu werden. Wenn das Qi (der *Leber*) heftig nach oben steigt, kommt es zu Kopfschmerzen, Verlust des Hörvermögens und Schwellungen an den Wangen.“ („Su Wen“)

„Wenn ein *Leber*-(saitenförmiger) Puls zu tasten ist, kommen als äußere Zeichen Überempfindlichkeit, eine grünliche Gesichtsfärbung und erhöhte Reizbarkeit hinzu. Als inneres Zeichen findet sich eine Pulsation links des Nabels mit Verhärtung oder Druckschmerzhaftigkeit dieses Areals. Bei dieser Erkrankung sind die vier Gliedmaßen geschwollen und der Patient leidet an Oligurie, Obstipation und Wadenkrämpfen. Diejenigen, die diese Zeichen aufweisen, haben eine *Leber*-Erkrankung, diejenigen, die sie nicht aufweisen, haben keine“. („Nan Jing“)

SYMPTOMATOLOGIE DES HERZENS

„Bei einer *Herz*-Erkrankung treten Schmerzen im Zentrum der Brust, Völlegefühl im Hypochondrium und Flankenschmerzen auf. Der Brustkorb, der obere Anteil des Rückens und der Bereich zwischen den Schulterblättern sind ebenfalls schmerzhaft, das Gleiche gilt für den mittleren Anteil des Armes. Bei Leere (des *Herzens*) empfindet der Patient Brustkorb und

Abdomen wie aufgebläht, und die Schmerzen in den Flanken strahlen bis in den unteren Anteil des Rückens aus." („Su Wen")

„Wenn ein *Herz*-(überflutender) Puls zu fühlen ist, kommen als äußere Zeichen gerötetes Gesicht, trockener Mund und eine Neigung zum Lachen hinzu. Als inneres Zeichen findet sich eine Pulsation oberhalb des Nabels, wobei diese Region auch verhärtet und druckschmerzhaft ist. Bei dieser Erkrankung kommt es zu Unruhe des Herzens, Herzschmerzen, Hitzegefühl in den Handflächen und unproduktivem Erbrechen. Diejenigen, die diese Zeichen aufweisen, haben eine *Herz*-Erkrankung, diejenigen ohne diese (Zeichen) haben keine." („Nan Jing")

SYMPTOMATOLOGIE DER MILZ

„Bei einer *Milz*-Erkrankung leidet der Patient an Schweregefühl im Körper, er neigt zu vermehrtem Hunger, die Muskulatur ist atrophisch und den Beinen fehlt es an Kraft. Beim Gehen hat er Probleme, die Füße zu heben, es kommt zu Krämpfen und Spasmen, die Fußsohlen schmerzen. Bei (*Milz*-)Leere klagt der Patient über Völlegefühl im Abdomen, Blähungen und losen Stuhl mit Anteilen unverdauter Nahrung." („Su Wen")

„Wenn ein *Milz*-(behäbiger) Puls zu fühlen ist, finden sich als äußere Zeichen eine gelbliche Verfärbung des Gesichts, Aufstoßen, die Neigung zum Grübeln und eine gesteigerte Freude am Essen. Als inneres Zeichen findet sich eine Pulsation oberhalb des Nabels, wobei dieser Bereich verhärtet oder druckschmerzhaft ist. Bei dieser Erkrankung ist das Abdomen gespannt und erscheint übervoll, die Nahrung wird nicht richtig verdaut, der Patient klagt über Schweregefühl im Körper, Gelenkschmerzen, Abgeschlagenheit und Lethargie, er hat das Bedürfnis, sich hinzulegen und ist nicht mehr in der Lage, die Gliedmaßen dicht an den Körper heranzuziehen. Diejenigen mit diesen Zeichen haben eine *Milz*-Erkrankung, diejenigen ohne (diese Zeichen) haben keine." („Nan Jing")

SYMPTOMATOLOGIE DER LUNGE

„Bei einer *Lungen*-Erkrankung keucht und hustet der Patient, das Qi steigt heftig nach oben (zum Kopf), im Bereich des Schultergürtels treten Schmerzen auf. Der Patient schwitzt und klagt über Schmerzen von der Genitalregion über das Gesäß bis hinunter zu den Füßen. Bei (*Lungen*-)Leere finden sich flache Atmung und Kurzatmigkeit, Verlust des Hörvermögens und trockener Hals." („Su Wen")

„Wenn man einen *Lungen*-(oberflächlichen) Puls fühlt, finden sich als äußere Zeichen eine weißliche Gesichtsverfärbung, eine Neigung zum Niesen, Melancholie und Freudlosigkeit, zudem hat der Patient das Bedürfnis, zu weinen. Als inneres Zeichen findet sich eine Pulsation rechts des Nabels, wobei dieser Bereich entweder verhärtet oder druckschmerzhaft ist. Bei dieser Erkrankung kommt es zu Kurzatmigkeit, Husten, Keuchen und Zittern infolge von

Fieber und Frösteln. Diejenigen, die diese Zeichen aufweisen, haben eine *Lungen*-Erkrankung, diejenigen ohne diese (Zeichen) haben keine.“ („Nan Jing“)

SYMPTOMATOLOGIE DER NIERE

„Bei einer *Nieren*-Erkrankung ist das Abdomen aufgedunsen und die Knöchel sind geschwollen. Der Patient hustet und keucht und klagt über Schweregefühl im Körper, Nachtschweiß und eine Abneigung gegen Wind. Bei (*Nieren*-)Leere treten Schmerzen im Brustkorb sowie in Ober- und Unterbauch auf. Die Gliedmaßen sind kalt, die betroffene Person ist nicht in der Lage, Freude zu empfinden.“ („Su Wen“)

„Wenn man einen *Nieren*-(tiefen) Puls tastet, finden sich als äußere Zeichen eine schwärzliche Verfärbung des Gesichts, eine Neigung zu Ängstlichkeit und zu häufigem Gähnen. Als inneres Zeichen findet sich eine Pulsation unterhalb des Nabels, wobei dieser Bereich entweder verhärtet oder druckschmerzhaft ist. Bei dieser Erkrankung kommt es zu heftig aufsteigendem Qi (zum Kopf), Spannungsgefühl und Schmerzen im Unterbauch, Durchfall mit einem Gefühl der Schwere in den Därmen, und zu Kältegefühl und einer Empfindung des Aufruhrs in der unteren Extremität. Diejenigen mit diesen (Zeichen) haben eine *Nieren*-Erkrankung, diejenigen ohne (diese Zeichen) haben keine.“ („Nan Jing“)

Die Symptomatologie der sechs Yang-Organe

Über die Symptomatologie der sechs Yang-Organe steht in den Klassikern weit weniger geschrieben als über die der fünf Yin-Organe oder der zwölf Meridiane. Vielleicht liegt die Ursache für den Mangel an Informationen über Störungsmuster der Yang-Organe darin, dass sich Symptome der Yang-Organe meistens in den Meridianen manifestieren. Somit könnte man sagen, dass die Symptomatologie der Yang-Organe im Grunde derjenigen der Yang-Meridiane entspricht. Die Symptome der Yang-Organe, wie sie im Kapitel 4 des „Ling Shu“ aufgeführt sind, sollen im Folgenden dargestellt werden. Beim Durchgehen dieser Liste wird deutlich, dass hier Symptome der Meridiane mit solchen der Organe vermischt wurden. Außerdem fällt auf, dass die meisten der Symptome, die mit den Yang-Organen in Zusammenhang stehen, Ähnlichkeit haben mit den Erkrankungen dieser Organe, wie sie in der westlichen Medizin bekannt sind.

SYMPTOMATOLOGIE DES DICKDARMS

„Bei einer Erkrankung des *Dickdarms* schmerzen die Därme, als ob hineingeschnitten würde, zudem hört man das Geräusch von Wasser (Gluckern). Bei winterlicher Kälte-Exposition kommt es zu Durchfall und Schmerzen im Bereich des Nabels, außerdem fällt es schwer, für längere Zeit zu stehen. Die (mit dem *Dickdarm* in Zusammenhang stehenden) Symptome ähneln denen des *Magens*."

SYMPTOMATOLOGIE DES MAGENS

„Bei einer Erkrankung des *Magens* ist das Abdomen gespannt, die zwischen Magen und Herzen auftretenden Schmerzen können sich bis ins Hypochondrium ausbreiten. Die Kommunikation zwischen Kehle und Diaphragma geht verloren, sodass Essen und Trinken nicht mehr abwärts wandern."

SYMPTOMATOLOGIE DES DÜNNDARMS

„Bei einer Erkrankung des *Dünndarms* treten Schmerzen im Unterbauch auf, außerdem Schmerzen, die sich von der Lendenwirbelsäule bis zum Skrotum ausbreiten, beim Wasserlassen oder beim Stuhlgang kommt es zu kolikartigen Schmerzen. Manchmal kommt es zu einem Hitzegefühl vor dem Ohr, andererseits kann diese Region auch sehr kalt sein, der obere Anteil der Schulter kann sich heiß anfühlen, begleitet von einem Hitzegefühl zwischen Kleinfinger und Ringfinger. Auch eine Vertiefung im Meridianverlauf ist ein weiteres Zeichen (für eine Erkrankung des *Dünndarms*)."

SYMPTOMATOLOGIE DES DREIFACHEN ERWÄRMERS

„Bei Erkrankungen des Dreifachen Erwärmers ist das Abdomen durch Gasansammlung gespannt, der Unterbauch ist sehr hart. Der Patient kann nicht Wasser lassen und hat größte Schmerzen, zudem finden sich (Flüssigkeits)Ansammlungen, die zur Ödembildung führen."

SYMPTOMATOLOGIE DER BLASE

„Bei einer Erkrankung der *Blase* ist der Unterbauch zuerst geschwollen und schmerzhaft, und selbst wenn bei Druck mit der Hand Harndrang vorhanden ist, so ist man nicht in der Lage, Wasser zu lassen. Die Schultern werden heiß oder es findet sich eine Vertiefung im Meridianverlauf. Außerdem findet man entweder Hitze oder eine Vertiefung entlang dem Hinterrand der Fibula und dem lateralen Rand der kleinen Zehe."

SYMPTOMATOLOGIE DER GALLENBLASE

„Bei einer Erkrankung der Gallenblase beobachtet man Seufzen, bitteren Mundgeschmack und die Regurgitation von Gallenflüssigkeit. Im Epigastrium verspürt man ein Pochen, manche entwickeln ein Gefühl der Angst, so als ob man versuchen würde, sie gefangen zu nehmen. Dazu kommt das Gefühl, als ob etwas im Hals festsitze, sodass man ab und zu abhusten muss.'

Die Symptomatologie der zwölf Meridiane

Vergleicht man die Symptomatologie der Organe und der zugehörigen Meridiane miteinander, so kommen Zweifel auf, ob in den Klassikern überhaupt klar zwischen den Symptomen der Organe und denen der Meridiane unterschieden wurde. Da ein Organ und ein Meridian gleichen Namens so eng miteinander verknüpft sind, erscheint eine gewisse Überschneidung beider Symptomatologien nur natürlich. Die Symptomatologie der Meridiane bedient sich häufig der Klassifizierung nach Leere oder Fülle. So werden beispielsweise in modernen japanischen Texten folgende Symptome für eine *Lungen*-Meridian-Leere aufgelistet: flache Atmung oder Atemschwierigkeiten, Trockenheit im Hals, Kälte oder Taubheit von Händen und Füßen, Schmerzen oder Gefühllosigkeit der Haut (*Honma*, 1949); Frösteln, kalte und/oder taube Hände und Füße, Dyspnoe, Trockenheit im Hals, Schmerzen in der Haut (*Araki*, 1982).
Nun könnte man fragen, warum gerade diese Symptome zu einer Leere des *Lungen*-Meridians gehören sollen. Sind sie als ausschließlich und unveränderbar anzusehen, oder können andere Symptome hinzutreten? Viele Meridiantherapeuten verwenden diese Symptomgruppierungen als Leitlinie zur Identifizierung des Störungsmusters, doch woher wissen wir, dass sie tatsächlich richtig sind? Zur Beantwortung dieser Frage erscheint es sinnvoll, bis zu den Ursprüngen der Symptomklassifizierung nach den Meridianen zurückzugehen, und sich so Klarheit darüber zu verschaffen, wie die frühen Akupunkteure die Symptomatologie der Meridiane verstanden haben. Im Kapitel 10 des „Ling Shu" findet sich eine vollständige Liste der Symptomatologie der Meridiane. Diese Liste hat einen besonderen Bekanntheitsgrad erlangt, da sie tausend Jahre später in dem Werk „Ausführliche Darstellung der Vierzehn Meridiane" wieder aufgenommen wurde. Alle späteren Klassifizierungen der Meridiansymptomatologien gehen möglicherweise auf das erstgenannte Werk zurück, sodass es sicherlich eine genauere Untersuchung verdient.
Vor einigen Jahren wurde in China eine Aufsehen erregende Entdeckung gemacht, die etwas Licht in das Dunkel der Ursprünge der Meridiansymptomatologie werfen kann. 1973 wurden bei Ma Wang Tui in der Provinz Hunan medizinische Manuskripte aus der Han-Dynastie ausgegraben, die damit vor dem „Inneren Klassiker des gelben Kaisers" zu datieren sind. Die Manuskripte, die auf Stoffstreifen aus Seide geschrieben sind, wurden 168 v. Chr. vergraben, und man geht davon aus, dass sie medizinische Konzepte widerspiegeln, die zumindest ein Jahrhundert vor dieser Zeit im Gebrauch waren. Bis zur Entdeckung dieser Schriften hatte man das „Huang Di Nei Jing" („Innerer Klassiker des Gelben Kaisers") für das älteste existierende Werk der chinesischen Medizin gehalten, doch mit den Manuskripten

aus Ma Wang Tui wird uns Einblick in die Entstehungszeit der chinesischen Medizin einige Jahrhunderte vor Erscheinen dieses Klassikers gewährt. Sie versetzten uns in die Lage, den Entwicklungsprozess der Konzepte der chinesischen Medizin nachzuverfolgen.

Die in den medizinischen Schriften von Ma Wang Tui präsentierten Ideen ähneln im Großen und Ganzen denen späterer Texte, doch es gibt auch klare Unterschiede. In den Manuskripten werden nur elf Meridiane erwähnt, der *Perikard*-Meridian fehlt. Außerdem gehen alle Meridiane vom *Herzen* aus, anstatt, wie später, ein untereinander verknüpftes System der Zirkulation des Qi zu bilden.

Auch zur Rekonstruktion der Geschichte der chinesischen Medizin sind die medizinischen Manuskripte von Ma Wang Tui von herausragender Bedeutung, da sie Begriffe verständlich machen, die in späteren Texten gleichermaßen verwendet werden und bis dahin nicht gedeutet werden konnten. So findet sich beispielsweise in dem unten zitierten Abschnitt aus dem Kapitel 10 des „Ling Shu" wiederholt die Sätze „wenn er gestört ist, kommt es zur Krankheit" (*shì dòng zé bìng*) und „wenn dies zur Krankheit führt" (*suo sheng bìng*), und zwar jeweils im Zusammenhang mit der Symptomatologie der Meridiane. Diese Sätze waren kaum zu deuten, bis mit der Entdeckung der Manuskripte aus Ma Wang Tui ihre Bedeutung erhellt werden konnte:

„ ‚Wenn er gestört ist, kommt es zur Krankheit' bezieht sich auf anormale Zustände, die auftreten, wenn der (das) Meridian (-Qi) gestört ist, wobei das Fortschreiten dieser Störung durch die Behandlung des beteiligten Meridians aufzuhalten ist... ‚wenn dies zur Krankheit führt' bezieht sich auf Zustände, bei denen die Störung (des Qi) in den Meridianen über einen bestimmten Punkt hinausgeht (und die Organe in Mitleidenschaft zieht)." (*Kuwahara*, 1976)

Unabhängig davon, ob die Meridianpathologie aus einer äußeren Störung oder durch eine aus dem Innern stammende Erkrankung entstanden ist, manifestieren sich stets Symptome, die in Beziehung zum betroffenen Meridian stehen. Die Symptome werden zwar als den Meridianen zugehörig aufgeführt, doch den Organen zugehörige Symptome sind stets mit eingeschlossen, da der Meridian eine innere Verbindung zu einem Organpaar hat. Um zu einem besseren Verständnis zu gelangen, wie sich die Symptomatologie der Organe und der Meridiane entwickelt hat, wollen wir die Symptomatologie der Meridiane, wie sie im „Ling Shu" dargestellt ist, derjenigen aus den Manuskripten von Ma Wang Tui gegenüberstellen. Deshalb möchte ich die Symptomatologie für jeden Meridian aus beiden Quellen zitieren und ergänzend meinen eigenen Kommentar hinzufügen.

Unter den medizinischen Manuskripten von Ma Wang Tui gibt es drei Teile, die sich detailliert mit dem Verlauf der Meridiane und ihrer Symptomatologie befassen. Diese Teile hat man mit „Klassiker der Moxibustion der Elf Meridiane von Armen und Beinen", „Klassiker der Moxibustion der Elf Yin- und Yang-Meridiane" und „Behandlung der zweiundfünfzig Krankheiten" betitelt. Aus diesen Texten soll die Symptomatologie der Meridiane, wie sie im „Klassiker der Moxibustion der Elf Yin-

und Yang-Meridiane“ (im Folgenden als „Klassiker der Moxibustion“ bezeichnet) dargestellt wird, der Darstellung im Kapitel 10 des „Ling Shu“ gegenübergestellt werden. Abschnitte über die Symptomatologie der Meridiane, die im „Ling Shu“, aber nicht im „Klassiker der Moxibustion“ zu finden sind, werden unterstrichen gedruckt, um den Vergleich zu erleichtern. Darüber hinaus wurden einige Passagen aus dem „Klassiker der Moxibustion“, die aufgrund des hohen Alters der Seidenmanuskripte nicht eindeutig lesbar sind, durch Klammern gekennzeichnet (...).

SYMPTOMATOLOGIE DES LUNGEN-MERIDIANS

„Klassiker der Moxibustion“: Arm-Tai-Yin-Meridian

„Wenn er gestört ist, kommt es zur Krankheit, es finden sich Herzklopfen, Herzschmerzen und Schmerzen in der Supraklavikulargrube. In extremen Fällen verschränkt der Patient die Arme über der Brust und zittert heftig. Dies wird als Erschöpfung (oder Kollaps – *júe*) der Arme bezeichnet. Dies sind Erkrankungen, die über den Tai-Yin-Meridian des Armes behandelt werden können. Wenn dies zur Krankheit führt, gibt es folgende fünf Krankheiten: Thoraxschmerzen, Magenschmerzen, Herzschmerzen, Schmerzen in den vier Gliedmaßen und Qi-Stagnation.“

„Ling Shu“: Arm-Tai-Yin-(*Lungen*-)Meridian:

„Wenn er gestört ist, kommt es zur Krankheit, es finden sich <u>Spannung und Fülle der Lungen, Keuchen und Husten, und</u> Schmerzen in der Supraklavikulargrube. In extremen Fällen kreuzt der Patient die Arme über der Brust und sieht verschwommen. Dies wird als Erschöpfung der Arme bezeichnet. Wenn das, was die *Lunge* kontrolliert, zur Krankheit führt, findet man <u>Hitze im Gesicht, Keuchen und Husten, Trockenheit im Hals, Reizbarkeit und Fülle im Brustkorb, Schmerzen am lateralen Aspekt des Armes,</u> Erschöpfung, <u>und Hitze in den Handflächen.</u> Bei Fülle des Qi finden sich <u>Schmerzen in den Schultern und im Bereich zwischen den Schulterblättern, Wind-Kälte bedingtes Schwitzen, bei Wind-Angriff kommt es zu häufigem Wasserlassen und zu Gähnen.</u> Bei Leere des Qi finden sich <u>Schmerzen und Kälte in den Schultern und im Bereich zwischen den Schulterblättern, Kurzatmigkeit und Unfähigkeit, tief durchzuatmen, und Verfärbung des Urins.</u>

Kommentar des Autors:

Es fällt schwer, alle Symptome jedes einzelnen Meridians nur durch das Lesen der Auflistungen zu erlernen. Als ich selbst begonnen hatte, die Symptomatologie der Meridiane zu erlernen, hatte ich die Lokalisation aller Symptome in eine Abbildung des Körpers eingezeichnet und sie mit einfachen Anmerkungen versehen, um leichter nachschauen zu können. Ein Bild spricht den optischen Sinn an und erleichtert es, die verschiedenen, den einzelnen Meridianen zugeordneten Symp-

tome im Gedächtnis zu behalten. Ein anderer Weg ist die Verwendung von Tabellen, mit deren Hilfe man das Material auch im Geiste besser ordnen und damit besser behalten kann. Im gesamten folgenden Abschnitt sollen die den Meridianen zugeordneten Symptome in Tabellenform mit der entsprechenden Lokalisation dargestellt werden, um das Auswendiglernen zu erleichtern (Tab. 7).
Schmerzen, Taubheit und Kälte im Arm sind Symptome im Verlauf des *Lungen*-Meridians. Hitze in den Handflächen findet man nicht nur in Verbindung mit dem *Lungen*-Meridian, sondern auch im Zusammenhang mit dem *Herz*- und dem *Perikard*-Meridian. Bei innerer Hitze im Rahmen von Erkältungen oder Lungenerkrankungen (wie z. B. Lungentuberkulose) empfinden die Patienten die Handflächen und Fußsohlen häufig als unangenehm warm. Nicht selten liegt bei diesen Patienten eine Leere des *Lungen*-Meridians vor. Schmerzen in der Supraklavikulargrube stehen in Beziehung zu Halswirbelsäulenproblemen, Zervikobrachialgien und ‚Thoragic-Outlet-Syndrom'. Druckschmerzhaftigkeit und Verhärtungen in der Supraklavikulargrube stehen häufig mit Störungen des *Lungen*-Meridians in Zusammenhang.
Zu den der *Lunge* als Organ zugeordneten Symptomen gehören Keuchen, Husten und Spannung und Unbehagen im Brustkorb. Kurzatmigkeit und die Unfähigkeit, tief durchzuatmen, sind gleichermaßen übliche Beschwerden, zudem klagen Patienten mit *Lungen*-Störungen häufig darüber, dass sie von Zeit zu Zeit kurz innehalten müssen, weil ihnen der Atem stockt. Im „Klassiker der Moxibustion" sind darüber hinaus organbezogene Symptome des Brustkorbes, des Herzens und Magenschmerzen aufgeführt, die im „Ling Shu" nicht zu finden sind, jedoch auch ihre Berechtigung zu haben scheinen.

Lokalisation	Symptome
Allgemein	Gähnen
Kopf	einschießende Röte
Hals	Trockenheit
Rücken, oberer Anteil	Schwitzen bei Wind-Kälte-Exposition Schmerzen und Kältegefühl
Obere Körperhälfte	Hitze in den Handflächen Schmerzen am anterolateralen Aspekt des Armes Schmerzen an den Schultern und zwischen den Schulterblättern Neigung, wegen des Frierens die Arme um den Körper zu schlingen
Lunge	Kurzatmigkeit, Unfähigkeit tief durchzuatmen Keuchen und Husten
Brustkorb	Spannung und Fülle des Brustkorbes Reizbarkeit
Urogenitaltrakt	Häufiges Wasserlassen Urinverfärbung

Tab. 7:
Die Symptomatologie des Lungen-Meridians

Schmerzen und Kälte in den Schultern und zwischen den Schulterblättern sind gängige Symptome einer *Lungen*-Störung. Wenn der Puls eine *Lungen*-Leere zeigt und sich gleichzeitig eine deutlich erhöhte Spannung am mittleren Rand der Skapula findet, kann man mit ziemlicher Sicherheit von einer *Lungen*-Leere ausgehen. Nicht selten behandle ich relativ plötzlich auftretende Veränderungen in der Frequenz des Wasserlassens im Sinne einer *Lungen*-Störung. Schwitzen nach Wind- oder Kälteexposition ist ein gängiges Symptom im Rahmen einer Erkältung oder einer Grippe. Hitze im Kopf findet sich gleichermaßen häufig bei *Lungen*-Störungen. Andere, bei Patienten mit *Lungen*-Störungen von mir beobachtete Symptome sind Halsschmerzen, Hämorrhoiden, Unterbauchschmerzen, Schmerzen in der Ileozoekalregion und Hauterkrankungen.

SYMPTOMATOLOGIE DES DICKDARM-MERIDIANS

„Klassiker der Moxibustion": Zahn-Meridian

„Wenn er gestört ist, kommt es zur Krankheit, es finden sich Zahnschmerzen und Schwellungen der Wangen. Dies sind Krankheiten, die über den Zahn-Meridian behandelt werden können. Wenn dies zur Krankheit führt, findet man die fünf Krankheiten Zahnschmerzen, Schwellungen der Wangen, gelblich verfärbte Augen, Mundtrockenheit und Schmerzen im Oberarm.

„Ling Shu": Arm-Yang-Ming-(Dickdarm-)Meridian

„Wenn er gestört ist, kommt es zur Krankheit, es finden sich Zahnschmerzen und Schwellungen der Wangen. Wenn das, was die dünnen Flüssigkeiten kontrolliert, zur Krankheit führt, findet man gelblich verfärbte Augen, Mundtrockenheit, Nasenbluten, Schmerzen und Schwellungen im Hals, Schmerzen am Oberarm vor der Schulter, und eine schmerzbedingte Unfähigkeit, den Zeigefinger zu gebrauchen. Bei Fülle des Qi finden sich Hitze und Schwellungen entlang des Meridianverlaufes. Bei Leere des Qi zittert der Patient heftigst und ist nicht mehr in der Lage, sich aufzuwärmen."

Kommentar des Autors:

Zu den Symptomen, die sich im Verlaufe des *Dickdarm*-Meridians manifestieren, gehören Schmerzen und Schwellungen im Meridianverlauf und, ganz offensichtlich, die Unfähigkeit, den Zeigefinger zu gebrauchen, da der Meridian ja an der Zeigefingerspitze beginnt. Die Verwendung der Bezeichnung ‚Zahn-Meridian' im „Moxibustionsklassiker" lässt vermuten, dass der *Dickdarm*-Meridian in alten Zeiten der wichtigste Meridian war, der zur Behandlung von Zahnschmerzen eingesetzt wurde. Auch Nasenbluten wird dem Dickdarm-Meridian zugeordnet, ebenso wie andere Probleme im Bereich der Nase, so auch die verlegte Nase. Schmerzen und Schwellungen im Hals werden häufig mit Störungen des *Dickdarm*-Meridians in Zusammenhang gebracht. Heftiges Zittern und die Unfähigkeit, sich wieder aufzuwärmen, sind gängige Begleiterscheinungen bei Halsschmerzen im Rahmen einer Tonsillitis. Ich selbst habe in Verbindung mit Störungen des *Dickdarms* keine gelblichen Verfärbungen der Augen beobachten können (Tab. 8).

Lokalisation	Symptome
Allgemein	heftiges Zittern und Unfähigkeit, sich wieder aufzuwärmen
Kopf	Zahnschmerzen Nasenbluten und verstopfte Nase gelblich verfärbte Augen Mundtrockenheit
Hals	Schmerzen und Schwellungen im Hals
Obere Extremität	vorderer Anteil der Schulter und des Armes Hitze und Schwellung entlang des Meridianverlaufes Schmerzen und Funktionsverlust des Zeigefingers

Tab. 8:
Symptomatologie des Dickdarm-Meridians

SYMPTOMATOLOGIE DES MAGEN-MERIDIANS

„Klassiker der Moxibustion": Yang-Ming-Meridian

„Wenn er gestört ist, kommt es zur Krankheit, es finden sich Frösteln, als ob man mit Wasser übergossen worden wäre, häufiges Sich-Strecken und Gähnen, das Gesicht ist aschfarben und geschwollen. Wenn die Erkrankung ein bestimmtes Maß erreicht, (beeinflusst sie das Verhalten und) führt zur Abneigung gegen Menschen und Feuer, das Geräusch von Wasser verursacht Angst und Schrecken. Die Angst führt dazu, dass man sich allein in sein Haus zurückzieht und Tür und Fenster verschließt. In extremen Fällen klettert man auf einen erhöhten Platz und beginnt zu singen, oder seine Kleider abzuwerfen und herumzurennen. Dies wird als Erschöpfung der Oberschenkel bezeichnet. Dies sind Erkrankungen, die über den Yang-Ming-Meridian behandelt werden können. Wenn dies zur Krankheit führt, findet man die zehn Krankheiten: Gesichtsschmerzen, verlegte Nase, Schmerzen im Unterkiefer und in der lateralen Zervikalregion, Schmerzen in den Brüsten, Herzschmerzen, Schmerzen in der Flankenregion, Ödeme im oberen Anteil des Abdomens, Schmerzen im Darm, Steifigkeit der Kniegelenke und auf dem Fußrücken."

„Ling Shu": Bein-Yang-Ming-(*Magen*-)Meridian

„Wenn er gestört ist, kommt es zur Krankheit und es finden sich Frösteln des Körpers, als ob man mit Wasser übergossen worden wäre, häufiges Sich-Strecken und Gähnen und ein aschfarbenes Gesicht. Wenn die Erkrankung ein gewisses Ausmaß erreicht, (beeinflusst sie das Verhalten) und führt zur Abneigung gegen Menschen und Feuer, das Geräusch von

Wasser verursacht Angst und Schrecken, und das Herz schlägt wie rasend. Die Angst führt dazu, dass man sich allein in einen Raum zurückzieht und Tür und Fenster verschließt. In extremen Fällen klettert man auf einen erhöhten Platz und beginnt zu singen, oder man wirft seine Kleider von sich und rennt herum. Der Bauch ist gebläht und gespannt. Man bezeichnet dies als Erschöpfung der Oberschenkel. Wenn das, was das Blut kontrolliert, zur Krankheit führt, finden sich manische und malariaartige Störungen, Wärme-Erkrankungen, Schwitzen, Nasenbluten, verlegte Nase, Seitabweichung des Mundes (Fazialisparese), Hautläsionen im Mundbereich, Schmerzen und Schwellungen im Hals und in der Zervikalregion, Aszites, Schmerzen und Schwellungen der Knie, vom vorderen Thorax bis in die Leistengegend und entlang dem Oberschenkel über den lateralen Anteil des Schienbeins bis in den Fußrücken ausstrahlende Schmerzen. Man ist nicht in der Lage, die mittlere Zehe zu benutzen. Bei Fülle (des Qi) ist die Verdauung beschleunigt, sodass man ständig Hunger hat, der Urin wird gelb. Bei Leere (des Qi) wird der anteriore Aspekt des Körpers sehr kalt, was Zittern hervorruft, wenn Kälte in den Magen eindringt, kommt es zu Fülle und Spannung.“

Lokalisation	Symptome
Allgemein	Manie Frösteln am ganzen Körper aschfarbenes Gesicht Gähnen exzessives Schwitzen Wechsel zwischen Fiebern und Frösteln
Kopf	Ausschläge im Mundbereich Nasenbluten und verstopfte Nase Fazialisparese
Hals (Rachen)	schmerzhafte Schwellung
Hals	Schwellungen
Brüste	Schmerzen
Abdomen	Hitze- oder Kältegefühl beschleunigte Verdauung mit beständigem Hunger Spannung Schmerzen Blähungen Aszites
Urogenitaltrakt	gelber Urin
Untere Extremität	Schmerzen im vorderen Anteil des Oberschenkels Schmerzen und Schwellungen in den Knien Schmerzen des lateralen Schienbeins Funktionsstörung der mittleren Zehe

Tab. 9:
Symptomatologie des Magen-Meridians

Kommentar des Autors:

Zu den entlang des Verlaufes des *Magen*-Meridians auftretenden Symptomen gehören Nasenbluten, verlegte Nase, Seitabweichung des Mundes bei Fazialisparese, Geschwüre im Mundbereich und Schmerzen in den Brüsten und den Knien. Häufig treten auch Schmerzen und Schwellungen im Hals und außen am Hals auf, da der *Magen*-Meridian den vorderen Anteil des M. sternocleidomastoideus in der Nähe des Punktes Ma 9 kreuzt (Tab. 9).
Zum Organ *Magen* gehörende Symptome sind gespanntes Abdomen, Blähungen und Aszites. Das Symptom der beschleunigten Verdauung und des beständigen Hungers sieht man auch beim Diabetes; bei Diabetikern befindet sich das *Magen*-Qi häufig in Fülle, ihr Urin nimmt eine dunkelgelbe Färbung an. Der Abschnitt über die psychischen Symptome wie das auf einen erhöhten Platz Klettern, Singen, Kleiderabwerfen und Herumrennen hat Berühmtheit erlangt und fällt vollkommen aus den übrigen Symptomen, die weitgehend körperlicher Natur sind, heraus. Die beiden Extreme Angst und Rückzug auf der einen Seite, und dann Exhibitionismus auf der anderen Seite sind Charakteristika einer schweren manisch-depressiven Erkrankung. Der „Klassiker der Moxibustion" führt darüber hinaus noch Gesichtsschmerzen, hier besonders im Stirnbereich, auf. Frontale Kopfschmerzen sind ein wichtiges Symptom, an das man stets bei Störungen des *Magens* denken sollte.

SYMPTOMATOLOGIE DES MILZ-MERIDIANS

„Klassiker der Moxibustion": Tai-Yin-Meridian

„Wenn er gestört ist, kommt es zur Krankheit und das Qi steigt auf und gelangt zum *Herzen*, das Abdomen wird gespannt und der Patient muss häufig aufstoßen. Nahrungsaufnahme verursacht Übelkeit, doch das Abgehen von Winden oder Stuhlgang bringen erhebliche Erleichterung. Dies sind Erkrankungen, die über den Tai-Yin-Meridian (des Beines) behandelt werden können. Wenn dies zur Krankheit führt, findet man die zehn Erkrankungen... und Unruhegefühl im Brustkorb (Anmerkung des Übersetzers: chinesisch *xín fán*, es geht hier um unbestimmte Beschwerden und Unruhe in der Herzgegend), die zum Tode führen; Herzschmerzen und gespanntes Abdomen, die zum Tode führen; die drei Symptome: Unfähigkeit zu essen, Schlaflosigkeit und das beständige Bedürfnis zu gähnen, die alle zum Tode führen; wässrige Diarrhöen, die zum Tode führen; und Ödeme und Oligurie, die gemeinsam zum Tode führen."

„Ling Shu": Bein-Tai-Yin-(*Milz*-)Meridian

„Wenn er gestört ist, kommt es zur Krankheit und die Zungenwurzel wird steif, Nahrungsaufnahme verursacht Übelkeit, und es finden sich Magenschmerzen. Gleichermaßen wird das Abdomen gespannt und der Patient muss häufig aufstoßen. Abgehen von Winden oder Stuhlgang bringen große Erleichterung. Der gesamte Körper fühlt sich schwer an. Wenn das, was die *Milz* kontrolliert, zur Erkrankung führt, finden sich Schmerzen an der Zungenwurzel, Unfähigkeit, den Körper zu bewegen, Unfähigkeit, die Nahrung bei sich zu behalten, Unruhegefühl im Brustkorb, stechende Schmerzen im Epigastrium, Diarrhö mit Schleim- und Blutbeimengung, Oligurie, Gelbsucht und Schlaflosigkeit. Wenn man gezwungen ist, zu stehen, schwillt der mediale Aspekt des Oberschenkels und der Knie an, (dieser Bereich der Beine) wird kalt und taub, und die große Zehe kann nicht gebraucht werden."

Kommentar des Autors:

Die Symptome, die entlang des Verlaufes des *Milz*-Meridians auftreten, sind Schmerzen, Schwellung und Abkühlen des medialen Aspektes der Beine vom Oberschenkel bis hinunter zu den Zehen, und Schmerzen in der Zungenwurzel. Zu den dem Organ *Milz* zuzuordnenden Symptomen gehören Übelkeit nach dem Essen, Magenschmerzen, gespanntes Abdomen, Aufstoßen und die Unfähigkeit, das Essen bei sich zu behalten (Speiseröhrenkrämpfe). Die Symptome des Unruhegefühls im Brustkorb und stechender Schmerzen im Epigastrium kommen sowohl bei Störungen des *Herzens* als auch bei solchen des oberen Gastrointestinaltraktes vor. Diarrhöen sind ein häufiges Symptom im Zusammenhang mit Störungen der *Milz*, die Linderung nach dem Abgehen von Gasen oder Stuhlgang ist ebenfalls ein klassisches Symptom einer *Milz*-Störung. Zu den unspezifischen Symptomen gehören Schweregefühl im Körper, was bei Patienten mit Störungen im Bereich des *Milz*-Meridians häufig mit Schwäche und Gelenkschmerzen vergesellschaftet ist. Schlaflosigkeit gehört bei diesen Patienten ebenso zu den gängigen Symptomen (Tab. 10).

Lokalisation	Symptome
Allgemein	Schweregefühl am ganzen Körper Schlaflosigkeit Gelbsucht
Mund	schmerzende und steife Zunge
Brustkorb	Empfindlichkeit
Abdomen	epigastrische Schmerzen (evt. akut) Schwierigkeiten beim Herunterschlucken der Nahrung Aufstoßen Übelkeit und Erbrechen sofort nach der Nahrungsaufnahme Spannung
Darm	Diarrhö Erleichterung durch Abgang von Winden oder Stuhlgang
Urogenitaltrakt	Oligurie
Untere Extremität	Schwellung am medialen Aspekt von Oberschenkel und Knie Funktionsstörung der großen Zehe

Tab. 10:
Symptomatologie des Milz-Meridians

SYMPTOMATOLOGIE DES HERZ-MERIDIANS

„Klassiker der Moxibustion“: Arm-Shao-Yin-Meridian

„Wenn er gestört ist, kommt es zur Krankheit und es finden sich Herzschmerzen und Durst mit dem Verlangen, zu trinken. Man nennt dies die Erschöpfung des Armes. Dies sind Erkrankungen, die über den Shao-Yin-Meridian des Armes zu behandeln sind. Wenn dies zur Krankheit führt, kommt es zu der einen Krankheit der Schmerzen in der Flankenregion“.

„Ling Shu“: Arm-Shao-Yin-(*Herz*-)Meridian

„Wenn er gestört ist, kommt es zur Krankheit, und es finden sich Trockenheit im Hals, Herzschmerzen und Durst mit dem Verlangen zu trinken. Man nennt dies die Erschöpfung des Armes. Wenn das, was das *Herz* kontrolliert, zur Krankheit führt, finden sich gelblich verfärbte Augen, Schmerzen in der Flankenregion, Schmerzen am posteromedialen Aspekt des Armes, und Hitze und Schmerzen in den Handflächen.

Kommentar des Autors:

Zu den Symptomen im Verlauf des *Herz*-Meridians gehören Schmerzen, die in den Arm ausstrahlen, und Hitze und Schmerzen in den Handflächen. Hitze in den Handflächen ist auch bei Störungen der *Lunge* zu beobachten, doch im Falle des *Herzens* wird dieses Symptom, wie oben angegeben, von Schmerzen begleitet. Man kann jedoch nicht allein auf der Basis dieses einen Symptomes zwischen *Lungen*- und *Herz*-Störungen unterscheiden. Durst mit dem Verlangen zu trinken ist ein Fülle-Hitze-Symptom, was den Schluss nahelegt, dass die Hitze in den Handflächen durch eine Störung des *Herzens*, und nicht der *Lunge*, entstanden ist. Schmerzen in der Flankenregion beziehen sich hier möglicherweise auf Schmerzen zwischen Hypochondrium und Axillabereich. Gelblich verfärbte Augen würden auf ein Problem mit den Eingeweiden hinweisen, doch mit Störungen des *Herzens* sind sie nicht notwendig verknüpft (Tab. 11).

Lokalisation	Symptome
Allgemein	Durst mit dem Verlangen zu trinken
Kopf	gelblich verfärbte Augen
Hals	Trockenheit
Brustkorb	Herzschmerzen
Obere Extremität	Schmerzen im posteromedialen Anteil des Armes Wärmegefühl und Schmerzen in den Handflächen

Tab. 11:
Symptomatologie des Herz-Meridians

SYMPTOMATOLOGIE DES DÜNNDARM-MERIDIANS

„Klassiker der Moxibustion": Schulter-Meridian

„Wenn er gestört ist, kommt es zur Krankheit und es finden sich Halsschmerzen, Schwellung der Submandibularregion und Unfähigkeit, den Kopf zu wenden, um nach hinten zu schauen, darüber hinaus heftige Schmerzen in Schulter und Arm, als ob er gebrochen wäre. Dies sind Erkrankungen, die über den Schulter-Meridian behandelt werden können. Wenn dies zur Krankheit führt, finden sich die vier Krankheiten: Nackenschmerzen, Schmerzen und Schwellungen im Hals, Ellbogenschmerzen und Schmerzen im Unterarm."

„Ling Shu" Arm-Tai-Yang-(*Dünndarm*-)Meridian

„Wenn er gestört ist, kommt es zur Krankheit und es finden sich Halsschmerzen, Schwellungen in der Submandibularregion und Unfähigkeit, den Kopf zu wenden, um nach hinten zu schauen, darüber hinaus heftige Schmerzen in Schulter und Arm, als ob er gebrochen wäre. Wenn das, was die dicken Flüssigkeiten kontrolliert, zur Krankheit führt, kommt es zum Verlust des Hörvermögens, gelblich verfärbten Augen, Schwellungen der Wangen, Schmerzen, die von der Submandibularregion über Nacken und Schultern in den posterolateralen Aspekt von Oberarm, Ellbogen und Unterarm ausstrahlen."

Kommentar des Autors:

Fast alle aufgeführten Symptome betreffen den Verlauf des *Dünndarm*-Meridians. (Dies war gleichermaßen beim *Dickdarm*-Meridian der Fall.)

Die Bezeichnung Schulter-Meridian aus dem „Klassiker der Moxibustion" scheint somit treffender zu sein als der Begriff *Dünndarm*-Meridian. Auf jeden Fall sind Verlust des Hörvermögens, Halsschmerzen und die Unfähigkeit, den Kopf zu drehen, um nach hinten schauen zu können (durch Nackenschmerzen bedingt) die Leitsymptome, die den Schluss auf eine Beteiligung des *Dünndarm*-Meridians nahelegen (Tab. 12).

Lokalisation	Symptome
Kopf	gelblich verfärbte Augen Verlust des Hörvermögens
Nacken und Hals (Rachen)	Schwellungen unterhalb des Unterkiefers Halsschmerzen Schwierigkeit, den Kopf zu drehen
Obere Extremität	posteriore Schulterschmerzen posterolaterale Schmerzen in Ober- und Unterarm

Tab. 12:
Symptomatologie des Dünndarm-Meridians

SYMPTOMATOLOGIE DES BLASEN-MERIDIANS

„Klassiker der Moxibustion“: Tai-Yang-Meridian

„Wenn er gestört ist, kommt es zur Krankheit und es finden sich durchdringende Kopfschmerzen, Wirbelsäulenschmerzen, Schmerzen im Bereich der Lendenwirbelsäule, so als ob sie gebrochen wäre, Bewegungsunfähigkeit im Hüftgelenk, Straffheit in der Kniekehle, und Schmerzen im M. gastrocnemius, als ob er gerissen wäre. Man nennt dies die Erschöpfung des Sprunggelenkes. Dies sind die Erkrankungen, die über den Tai-Yang-Meridian zu behandeln sind. Wenn dies zur Krankheit führt, kommt es zu den zwölf Erkrankungen: Kopfschmerzen, Verlust des Hörvermögens, ein Gefühl, als ob die Ohren verstopft seien, Schmerzen in der Okzipitalregion, malariaartige Störungen, Schmerzen im oberen Anteil des Rückens, Schmerzen in der Lendenwirbelsäulenregion, gluteale Schmerzen, Hämorrhoiden, Schmerzen an der Rückseite des Oberschenkels, Schmerzen im M. gastrocnemius und schmerzhafte Obstruktion der kleinen Zehe.“

„Ling Shu“: Bein-Tai-Yang-(*Blasen-*)Meridian

„Wenn er gestört ist, kommt es zur Krankheit und es finden sich durchdringende Kopfschmerzen, Augenschmerzen, als ob die Augen aus den Höhlen treten wollten, Schmerzen im Nacken, als wenn daran gezogen würde, Wirbelsäulenschmerzen, Schmerzen im Bereich der Lendenwirbelsäule, als ob sie gebrochen wäre, Unfähigkeit, das Bein im Hüftgelenk zu beugen, Straffheit in der Kniekehle und Schmerzen im M. gastrocnemius, als ob er gerissen wäre. Man nennt dies die Erschöpfung des Sprunggelenks. Wenn, das, was die Sehnen kontrolliert, zur Krankheit führt, kommt es zu Hämorrhoiden, geistiger Verwirrung mit malariaartigen Störungen (Anmerkung des Übersetzers: Hier geht es in erster Linie um an- und abschwellendes Fieber!) Epilepsie, Scheitelkopfschmerzen, okzipitalen Kopfschmerzen, Gelbverfärbung der Augen, gesteigertem Tränenfluss, Nasenbluten, Nackenschmerzen, Schmerzen im oberen und unteren Anteil des Rückens, in der Glutealregion, in der Kniekehle, am Schienbein und am Fuß. Die kleine Zehe kann nicht gebraucht werden.“

Kommentar des Autors:

Alle oben genannten Symptome sind dem Verlauf des *Blasen*-Meridians zuzuordnen, mit Ausnahme der gelblich verfärbten Augen, der malariaartigen Störungen und der Epilepsie. Wie bei den meisten der anderen Yang-Meridiane sind keine Organ-Symptome mit einbezogen. Da der *Blasen*-Meridian einen so ausgedehnten Verlauf nimmt, gibt es natürlich auch eine Vielzahl verschiedenster Symptome. Die wichtigsten sind sicherlich okzipitale Kopfschmerzen, über den Nacken ziehende Schmerzen, Schmerzen in der Wirbelsäule, Schmerzen im Bereich der Lendenwirbelsäule, Hämorrhoiden, Schmerzen im Gesäß und in der unteren Extremität (Ischialgie), Nasenbluten, verlegte Nase und gesteigerter Tränenfluss (Tab. 13).

Lokalisation	Symptome
Allgemein	Wechsel von Fieber und Frösteln Manie-Rückzug
Kopf und Nacken	Scheitelkopfschmerzen bohrende Kopfschmerzen okzipitale Kopfschmerzen Nackensteifigkeit Spannungsgefühl im Bereich der Augenhöhle gelblich verfärbte Augen Augentränen Nasenbluten
Rücken	Wirbelsäulenschmerzen thorakale Schmerzen lumbale Schmerzen
Hüfte und Becken	glutaeale Schmerzen Unfähigkeit, das Hüftgelenk zu beugen Hämorrhoiden
Untere Extremität	Spannung und Schmerzen in der Kniekehle Wadenschmerzen Funktionsstörung der kleinen Zehe

Tab. 13:
Symptomatologie des Blasen-Meridians

SYMPTOMATOLOGIE DES NIEREN-MERIDIANS

„Klassiker der Moxibustion“: Shao-Yin-Meridian

„Wenn er gestört ist, kommt es zur Krankheit, die Stimme wird rau und es kommt zu Keuchen (der Atmung). Wenn man vom Sitzen aufsteht, kommt es zu Verschwommensehen, oder man sieht gar nichts mehr. Dazu kommen Unruhe, Auszehrung, Energielosigkeit, Reizbarkeit und die Angst, gefangen genommen zu werden. Außerdem finden sich Anorexie, Bluthusten, das Gesicht wird aschfarben. Man nennt dies die Erschöpfung der Knochen. Dies sind die Krankheiten, die über den Shao-Yin-Meridian behandelt werden können. Wenn dies zur Krankheit führt, kommt es zu den zehn Erkrankungen: rissige Zunge, trockener Hals, Hitze im Kopf, Nahrung, die im Hals stecken bleibt, Halsschmerzen, zunehmende Abmagerung, der (dauernde) Wunsch, sich hinzulegen, Husten und Stimmverlust.“

„Ling Shu“: Bein-Shao-Yin-(Nieren-)Meridian

„Wenn er gestört ist, kommt es zur Krankheit mit Hunger ohne echtes Verlangen zu essen, das Gesicht ist schwärzlich verfärbt. Weiterhin finden sich Husten und Bluthusten, die

Stimme wird rau, die Atmung geht keuchend, beim Aufstehen nach dem Sitzen tritt Verschwommensehen oder vollkommener Sehverlust auf. Zudem ist man unruhig, als ob man hungern würde. Bei Mangel an Qi wird der Patient zunehmend besorgt und entwickelt das Gefühl, dass man ihn gefangensetzen wolle. Dies wird als Erschöpfung der Knochen bezeichnet. Wenn das, was die *Niere* kontrolliert, zur Krankheit führt, kommt es zu Hitze im Mund, trockener Zunge, Schwellung im Hals, Hitze im Kopf, Tockenheit und Schmerzen im Hals, Reizbarkeit im Brustkorb, Herzschmerzen, Gelbsucht, wässrigen Durchfällen, Wirbelsäulenschmerzen, Schmerzen, die über den posteromedialen Aspekt des Oberschenkels ausstrahlen, Taubheit und Kälte (der unteren Extremität), man hat das Bedürfnis, sich hinzulegen, dazu kommen Hitze und Schmerzen in den Fußsohlen."

Kommentar des Autors:

Zur Symptomatologie des *Nieren*-Meridians gehören zahlreiche Symptome, die auch bei anderen Meridianen zu finden sind, doch es gibt einige Unterschiede. Hunger ohne echtes Bedürfnis zu essen ist nicht genau dasselbe wie die im Rahmen der Störungen des *Milz*-Meridians erwähnte Anorexie, bei der es sich in erster Linie um eine gestörte Verwertung handelt. Auch die Diarrhö ist den Störungen von *Milz* und *Niere* gemeinsam. Keuchen oder Asthma tauchen sowohl bei Störungen des *Lungen*- als auch des *Nieren*-Meridians auf. Wenn sich Blutbeimengungen im Sputum finden, sollte der *Nieren*-Meridian behandelt werden. Hitze in den Fußsohlen ist ein Zeichen innerer Hitze und steht im Gegensatz zu den kalten Gliedmaßen, die ebenfalls durch eine Störung des *Nieren*-Meridians bedingt sein können. In schweren Fällen können innere Hitze und äußere Kälte zur gleichen Zeit nebeneinander bestehen. Menschen mit einer schwärzlichen Gesichtsverfärbung leiden häufig an einer Störung des *Nieren*-Meridians. Die Neigung zur ins Gesicht einschießenden Röte, das Bedürfnis, sich hinzulegen, und der beim Aufstehen auftretende Schwindel sind typische Erscheinungen bei Patienten mit niedrigem Blutdruck. Menschen mit einer Nieren-Leere neigen zum niedrigen Blutdruck. Hinsichtlich der psychischen Symptomatik beschreibt die wahnhafte Angst, gefangen genommen zu werden, durchaus passend die von *Nieren*-Leere-Patienten erlebte Phobie. Die meisten Patienten mit *Nieren*-Leere präsentieren bis zu einem gewissen Maße psychische Symptome wie Unruhe, Reizbarkeit und Besorgnis. Zudem fehlt es ihnen an Bestimmtheit und an Energie, sie ermüden leicht und sind auch in ihrer Libido reduziert. Begleitend kommen Kältegefühl unterhalb der Taille, Straffheit des Unterbauchs, Schwindelneigung beim Aufstehen und Tinnitus hinzu.
Im „Klassiker der Moxibustion" wird Husten anstatt Keuchen aufgeführt. Weitere Symptome, die im „Ling Shu" nicht auftauchen, sind die im Hals steckenbleibende Nahrung (eher bei älteren Menschen) und die zunehmende Abmagerung (Tab. 14).

Lokalisation	Symptome
Allgemein	Schwindel und Verschwommensehen beim Aufstehen Unruhe Paranoia Gelbsucht Hungergefühl ohne echtes Bedürfnis zu essen
Kopf	einschießende Röte dunkle Gesichtsverfärbung
Mund und Hals	trockene Zunge Hitze im Mund Trockenheit und Schmerzen im Hals Heiserkeit
Brustkorb	Keuchen Husten Bluthusten Herzschmerzen Empfindlichkeit
Abdomen	wässrige Diarrhö
Lendenwirbelsäulenbereich u. Hüfte	Schmerzen im posteromedialen Anteil des Oberschenkels Schmerzen im Lendenwirbelsäulenbereich
Untere Extremität	Schmerzen und Kälte des medialen Aspektes von Ober- und Unterschenkel Schmerzen und Hitze in den Fußsohlen

Tab. 14:
Symptomatologie des Nieren-Meridians

SYMPTOMATOLOGIE DES PERIKARD-MERIDIANS

„Ling Shu“: Arm-Jue-Yin-(*Perikard*-)Meridian

„Wenn er gestört ist, kommt es zur Krankheit, es finden sich Hitze in den Handflächen, Spasmen in Ellbogen und Unterarm und Schwellungen in der Achsel. In extremen Fällen kommt es zu Völlegefühl im Brustkorb und im Flankenbereich und zu starkem Herzklopfen. Das Gesicht ist gerötet, und der Patient lacht unaufhörlich. Wenn das, was die Gefäße kontrolliert, zur Krankheit führt, kommt es zu Unruhegefühl im Brustkorb, Herzschmerzen und Hitze in den Handflächen.

Kommentar des Autors:

Der *Perikard*-Meridian ist der einzige von den zwölf Hauptmeridianen, der keine Erwähnung im „Klassiker der Moxibustion“ findet. Daraus wird deutlich, dass sich das Konzept der Meridiane im Laufe der Zeit weiterentwickelt hat, und dass das Konzept der Zirkulation des Qi durch die zwölf Meridiane erst später entstanden ist. Hitze in den Handflächen und Schwellungen in der Achsel sind Symptome, die den Meridianverlauf betreffen. Zu den dem Organ *Perikard* zugeordneten Symptomen gehören Unruhegefühl im Brustkorb, Herzschmerzen und die Spannung in Brustkorb und Flankenregion. Auch Schluckauf wird zu den Störungen des *Perikard*-Meridians gerechnet, aber auch zu denjenigen des *Milz*-Meridians. Unaufhörliches Lachen wird normalerweise auf einen Exzess des *Herz*-Feuers zurückgeführt, doch aus irgendeinem Grunde wird es hier auch mit dem *Perikard* in Verbindung gebracht (Tab. 15).

Lokalisation	Symptome
Allgemein	unaufhörliches Lachen
Kopf	gelbliche Verfärbung der Augen Gesichtsrötung
Brustkorb	Herzschmerzen Empfindlichkeit starkes Herzklopfen Spannung von Brustkorb und Flanken (unterhalb der Rippen)
Obere Extremität	Schwellungen in der Achsel Schmerzen im anterioren Anteil von Ellbogen und Unterarm Hitze in den Handflächen

Tab. 15:
Symptomatologie des Perikard-Meridians

SYMPTOMATOLOGIE DES DREIFACHEN-ERWÄRMER-MERIDIANS

„Klassiker der Moxibustion“: Ohr-Meridian

„Wenn er gestört ist, kommt es zur Krankheit und es finden sich Gehörverlust oder ein Gefühl, als ob das Ohr blockiert sei, und Schwellungen im Hals. Dies sind die Krankheiten, die über den Ohr-Meridian behandelt werden können. Wenn dies zur Krankheit führt, finden sich die drei Erkrankungen: Schmerzen am äußeren Augenwinkel, Schmerzen in den Wangen und Gehörverlust.“

„Ling Shu“: Bein-Shao-Yang-(*Dreifacher-Erwärmer-*)Meridian

„Wenn er gestört ist, kommt es zur Krankheit und es finden sich Gehörverlust oder ein Gefühl, als ob das Ohr blockiert wäre, außerdem Schwellungen und Schmerzen im Hals. Wenn das, was das Qi kontrolliert, zur Krankheit führt, finden sich Schwitzen, Schmerzen am äußeren Augenwinkel und in den Wangen, vom Bereich hinter dem Ohr bis hinunter zur Rückseite von Schulter und Oberarm ziehende Schmerzen, ebenso Schmerzen an Ellbogen und Unterarm, zudem kann der Ringfinger nicht benutzt werden.“

Kommentar des Autors:

Außer dem Schwitzen betreffen alle Symptome den Verlauf des *Dreifachen-Erwärmer*-Meridians Die wichtigsten Symptome sind Schmerzen im Ohr, Tinnitus, Gehörverlust und über den posterioren Aspekt des Armes ausstrahlende Schmerzen. Hierdurch wird auch verständlich, warum dieser Meridian der Ohr-Meridian genannt wurde (Tab. 16).

Lokalisation	Symptome
Allgemein	exzessives Schwitzen
Kopf	retroaurikuläre Schmerzen Schmerzen am äußeren Augenwinkel Wangenschmerzen Gehörverlust Tinnitus
Hals	Schmerzen und Schwellungen im Hals
Obere Extremität	posteriore Schulterschmerzen posteriore Schmerzen an Arm, Ellbogen und Unterarm Funktionsstörung des Ringfingers

Tab. 16:
Symptomatologie des Dreifachen-Erwärmer-Meridians

SYMPTOMATOLOGIE DES GALLENBLASEN-MERIDIANS

„Klassiker der Moxibustion": Shao-Yang-Meridian

„Wenn er gestört ist, finden sich Herzschmerzen und Schmerzen im Flankenbereich, außerdem kann derjenige sich im Bett nicht umdrehen. In extremen Fällen mangelt es der Haut an Öl und der Fuß weicht in Auswärtsdrehung ab. Man nennt dies die Erschöpfung des Yang. Dies sind die Erkrankungen, die über den Shao-Yang-Meridian zu behandeln sind. Wenn es zur Krankheit kommt, finden sich die zwölf Krankheiten:..., Schmerzen in Kopf, Nacken und Flankenbereich, malariaartige Störungen, Schwitzen, Schmerzen in allen Gelenken, Schmerzen des lateralen Aspektes des Hüftgelenkes, ...Schmerzen, Schmerzen entlang des lateralen Aspektes von Oberschenkel und Knie, Frösteln und Zittern und schmerzhafte Obstruktion der mittleren Zehe.

„Ling Shu": Bein-Shao-Yang-(*Gallenblasen*-)Meridian

Wenn er gestört ist, kommt es zur Krankheit und es finden sich bitterer Mundgeschmack, unaufhörliches Seufzen, Herzschmerzen und Schmerzen in der Flankenregion, die es dem Betroffenen unmöglich machen, sich im Bett umzudrehen. In extremen Fällen wird das Gesicht stumpf, als ob es mit Staub bedeckt wäre, dem Körper fehlt das Öl der Haut, der Fuß wird heiß und dreht sich nach außen. Man bezeichnet dies als die Erschöpfung des Yang.

Wenn das, was die Knochen kontrolliert, zur Krankheit führt, finden sich Kopfschmerzen, Schmerzen am äußeren Augenwinkel und in der Submaxillarregion, Schmerzen und Schwellung in der Supraklavikulargrube, Schwellungen der Axilla, Skrofeln, Schwitzen, Frösteln und Zittern, malariaartige Störungen und von der Flanke entlang des lateralen Aspektes von Oberschenkel und Knie bis zum lateralen Malleolus ausstrahlende Schmerzen. Dazu kommen Schmerzen in allen Gelenken, außerdem kann die vierte Zehe nicht gebraucht werden.

Kommentar des Autors:

Kopfschmerzen gehören zu den Symptomen im Verlauf des *Gallenblasen*-Meridians. Hier geht es um temporale Kopfschmerzen im Meridianverlauf zwischen den Punkten Gb 4 und Gb 20. Bei seitlichen Schmerzen hat man Probleme mit Drehungen in der Wirbelsäule, sodass es schwerfällt, sich umzudrehen. Schmerzen und Schwellungen im Nacken, in der Axilla, in der Supraklavikulargrube gehören ebenso wie Skrofeln in diesem Bereich zum Verlauf des *Gallenblasen*-Meridians. Bitterer Mundgeschmack ist ein dem Organ *Gallenblase* zugeordnetes Symptom. Weitere allgemeine Symptome sind unaufhörliches Seufzen, stumpfe Gesichtsfärbung und trockene Haut. Diese Symptome sind häufig bei Patienten mit Störungen der *Gallenblase* zu beobachten (Tab. 17).

Lokalisation	Symptome
Allgemein	exzessives Schwitzen Frösteln und Zittern stumpfe Gesichtsfärbung wiederholtes Seufzen
Haut	„fehlendes Öl“
Kopf	Kopfschmerzen Schmerzen am äußeren Augenwinkel bitterer Mundgeschmack
Hals	submandibuläre Schmerzen Skrofeln
Brustkorb	Schmerzen u. Schwellungen in der Supraklavikulargrube Schwellungen in der Achsel Thoraxschmerzen Schmerzen im Hypochondrium
Rumpf	Probleme beim Drehen
Untere Extremität	Hüftschmerzen laterale Knieschmerzen anterolaterale Knöchelschmerzen Auswärtsdrehung des Fußes Fehlfunktion der vierten Zehe

Tab. 17:
Symptomatologie des Gallenblasen-Meridians

SYMPTOMATOLOGIE DES LEBER-MERIDIANS

„Klassiker der Moxibustion“: Bein-Jue-Yin-Meridian

„Wenn er gestört ist, kommt es zur Krankheit und es finden sich Schwellungen und Schmerzen des Skrotums und der Leiste beim Mann und Schwellungen des Unterbauches bei der Frau. Dazu kommen Schmerzen im Lendenwirbelsäulenbereich und die Unfähigkeit, sich rückwärts zu beugen. In extremen Fällen kommt es zu Trockenheit im Hals und Faltenbildung der Gesichtshaut. Dies sind die Erkrankungen, die mit dem Fuß-Jue-Yin-Meridian behandelt werden können. Wenn dies zur Krankheit führt, kommt es zum Durchdringen der Hitze, Oligurie, Schwellungen des Skrotums und einseitigen Leistenschmerzen. Wenn es... und Unruhegefühl im Brustkorb, steht der Tod bevor. Eine Heilung ist dann unmöglich. Wenn eine Erkrankung des Yang-Meridians (*Gallenblasen*-Meridian) gemeinsam (mit diesen Symptomen) auftritt, ist eine Behandlung möglich.“

„Ling Shu“: Bein-Jue-Yin-(*Leber*-)Meridian

„Wenn er gestört ist, kommt es zur Erkrankung und es finden sich Schmerzen im Lendenwirbelsäulenbereich und die Unfähigkeit, sich nach vorne oder nach hinten zu beugen. Dazu kommen Schwellungen des Skrotums und Leistenschmerzen bei Männern, und Schwellungen des Unterbauches bei Frauen. In extremen Fällen trocknet der Hals aus und das Gesicht erscheint stumpf, als ob es staubbedeckt wäre. Wenn das, was die *Leber* kontrolliert, zur Krankheit führt, kommt es zu Spannungen im Brustkorb, Erbrechen, Durchfall mit Anteilen unverdauter Nahrung, Leistenhernien und Oligurie oder Harntröpfeln.“

Kommentar des Autors:

Die mit dem Verlauf des *Leber*-Meridians in Zusammenhang stehenden Symptome sind Schwellungen im Unterbauch oder den Geschlechtsorganen, begleitet von stechenden Bauchschmerzen oder Schmerzen beim Wasserlassen. Es handelt sich hier um gängige Symptome im Rahmen von Erkrankungen des Urogenitalsystems, wie z. B. Infektionen der ableitenden Harnwege oder Prostatitis. Erkrankungen des Urogenitalsystems stehen häufig mit Störungen der *Leber* in Zusammenhang. Schmerzen im Bereich der Lendenwirbelsäule mit Bewegungseinschränkungen im Sinne der Beugung oder Streckung der Wirbelsäule stehen ebenfalls in Bezug zu Störungen der *Leber*. Dieser Typ lumbaler Beschwerden entsteht infolge von plötzlichen muskulären Beanspruchungen und Spasmen in der Lumbalregion, in der Regel werden sie als „Verrenkungen des Rückens“ bezeichnet.
Zu den Symptomen des Organes *Leber* gehören die Spannung im Brustkorb, Erbrechen und Durchfälle mit Anteilen unverdauter Nahrung. Diese Symptome wurden erst später hinzugefügt, und es fällt schwer, hier zu beurteilen, ob nicht Symptome anderer Meridiane mit einbezogen wurden. Das stumpfe, glanzlose Gesicht gehört zu den Allgemeinsymptomen, die sowohl bei Störungen der *Leber*

als auch solchen der *Gallenblase* zu beobachten sind. Andere wichtige Symptome einer *Leber*-Störung sind oben nicht aufgeführt, so z. B. Augenerkrankungen, Verschwommensehen, Schwindel, Schweregefühl im Kopf, Knieschmerzen, juckende Hauterkrankungen wie Urtikaria und Völlegefühl mit Spannung des Hypochondriums. Auch einige wichtige psychische Symptome der *Leber*-Störungen sind oben nicht aufgeführt, so etwa die Reizbarkeit und die Besorgtheit (Tab. 18).

Lokalisation	Symptome
Allgemein	Fehlen von Glanz und Farbe im Gesicht
Hals	Trockenheit
Brustkorb	Völlegefühl
Oberbauch	Erbrechen
Unterbauch	Durchfälle mit Bestandteilen unverdauter Nahrung Leistenhernien Schwellungen (bei der Frau)
Urogenitaltrakt	Oligurie oder Harntröpfeln
Lendenwirbelsäulenbereich	Bewegungseinschränkung (Beugung)

Tab. 18:
Symptomatologie des Leber-Meridians

SYMPTOMATOLOGIE VERSCHIEDENER KÖRPERREGIONEN

Eine Methode, um sich die Bedeutung verschiedener symptomatischer Manifestationen zu eigen zu machen, ist die Einteilung der Symptome nach den betroffenen Regionen des Körpers. Im Beispiel des Kopfes hätten wir etwa Kopfschmerzen, Schweregefühl des Kopfes, Hitze(gefühl) im Kopf und Schwindel. Wenn wir nun unser Augenmerk auf eines dieser Symptome richten – z. B. Kopfschmerzen – dann sind wiederum verschiedene Formen zu beobachten, wie etwa frontale, temporale, okzipitale und Scheitelkopfschmerzen. Entscheidend ist hier die Zuordnung der Symptome zu bestimmten Meridianen, sodass man jedes einzelne Symptom als Hinweis auf das Störungsmuster, andererseits zur Identifizierung des zu behandelnden Meridianes benutzen kann.
Die Zuordnung der Symptome zum Störungsmuster und zur Behandlung ist eine Kunst, die durch Erfahrung erworben wird, doch für den Anfänger gibt es immerhin einige wegweisende Richtlinien. Zahlreiche Lehrbücher stehen hier zur Verfügung, die eine detaillierte Klassifizierung der Symptome in Abhängigkeit von der betroffenen Region des Körpers vornehmen. Das Studium dieser Werke ist sicherlich ein sinnvoller Weg, um relativ ähnliche Symptome voneinander abgrenzen zu lernen, und um das betroffene Organ und den betroffenen Meridian identifizieren zu können. Eine kurze und prägnante Darstellung findet sich zum Beispiel im „Diskurs über die Meridiantherapie" von *Honma*. Im Folgenden soll eine kurze Zusammenfassung versucht werden.

Symptome des Kopfes

Der Kopf wird auch als der Treffpunkt des Yang bezeichnet, da alle von Händen und Füßen ausgehenden Meridiane den Kopf mit einbeziehen. Im Bereich des Kopfes ist das Yang-Qi also sehr aktiv, somit ist er auch der Teil des Körpers, der gegenüber Kälte am widerstandsfähigsten ist. Bei Störungen neigt der Kopf zur Überhitzung, Linderung erfolgt meistens durch Kühlung. Darüber hinaus manifestieren sich im bzw. am Kopf der Geist und die fünf Sinnesorgane, welche den fünf Yin-Organen zugeordnet sind. Über diesen Zusammenhang gelangt auch das Yin-Qi zum Kopf, um dort mit dem Yang-Qi zu kommunizieren.
Kopfschmerzen können entweder durch äußere pathogene Einflüsse oder durch die Leere von Qi oder Blut hervorgerufen werden. Kopfschmerzen, die durch äußere pathogene Einflüsse hervorgerufen werden, zählen zu den Yang-Störungen, die durch Leere von Qi oder Blut bedingten Kopfschmerzen werden zu den Yin-Störungen gerechnet. Andere Kopfschmerzen, die durch einen pathologischen intrakraniellen Prozess wie zum Beispiel eine Meningitis verursacht sind, werden als echte Kopfschmerzen bezeichnet, dieser Kopfschmerztyp ist natürlich nicht mit Akupunktur zu behandeln.
Migränekopfschmerzen können sowohl durch äußere pathogene Einflüsse als auch durch Qi- oder Blut-Leere bedingt sein. In der Regel wird der Puls eine Fülle des *Leber-*, *Gallenblasen-* oder *Dreifachen-Erwärmer*-Meridians widerspiegeln. Frontale Kopfschmerzen sind häufig auf eine Fülle im *Magen-* und/oder *Dickdarm*-Meridian zurückzuführen, während für okzipitale Kopfschmerzen meistens eine Fülle im *Blasen-* oder *Gallenblasen*-Meridian verantwortlich zu machen ist. Zur Erstellung eines angemessenen Behandlungskonzeptes ist stets der Puls in Verbindung mit weiteren diagnostischen Befunden einzubeziehen.
Schwindel inklusive des echten Drehschwindels kann verschiedenste Ursachen haben, doch meistens besteht ein Zusammenhang zum *Leber*-Meridian. Störungen dieses Meridians müssen somit in jedem Falle in Betracht gezogen werden. Schwindel, der beim Stehen auftritt, ist meistens dem *Nieren*-Meridian zuzuordnen. Die Blut-Stase ist eine weitere wichtige Ursache des Schwindels, wobei hier zahlreiche Meridiane betroffen sein können.

Symptome des Gesichts

Alle Yang-Meridiane laufen im Gesicht zusammen. Als Teil des Kopfes wird das Gesicht gleicherweise vom Yang-Qi dominiert. Von den Yang-Meridianen hat der *Magen*-Meridian die engste Beziehung zum Gesicht. Somit können Hitze-Empfindungen im Gesicht auf Hitze im *Magen* zurückgeführt werden; andererseits weist die Kühle des Gesichts auf eine Leere des *Magen*-Qi hin. Symptome, die sich im Gesicht manifestieren, stehen in der Regel zu den Yang-Ming-Meridianen (*Magen* und *Dickdarm*) in Beziehung, woraus sich auch die häufige Verwendung der Punkte Di 4 und Ma 36 bei Hautausschlägen im Gesicht erklärt. Jedes der fünf Sinnesorgane des Gesichts ist einem der fünf Yin-Organe zugeordnet und wird als dessen ‚Öffner' bezeichnet.

Symptome der Augen

Es heißt, dass sich ‚die vielen Meridiane auf die eine oder andere Weise an den Augen treffen', das heißt, alle Meridiane stehen irgendwie mit den Augen in Verbindung. Doch da die Augen der ‚Öffner' der *Leber* sind, sollte bei einer Erkrankung der Augen in erster Linie dieses Organ in Betracht gezogen werden. Bei Fülle des *Leber*-Meridians sind die Augen gereizt oder gerötet, oder aber man beobachtet ein ungewöhnliches Glänzen in den Augen des Patienten. Bei Leere des *Leber*-Meridians verschlechtert sich das Sehvermögen in der Regel. Verschiedene Anteile des Auges sollen den Zustand der verschiedenen Yin-Organe widerspiegeln. Die Iris steht für die *Leber*, der innere und der äußere Augenwinkel für das *Herz*, das Oberlid für die *Milz*, das Unterlid für den *Magen*, die Skleren für die *Lunge* und die Pupille für die *Niere*.

Symptome der Ohren

Die Ohren gelten als ‚Öffner' der *Niere*, das *Nieren*-Qi beherrscht die Ohren. Aufgrund ihres Verlaufes haben zudem folgende Meridiane eine enge Beziehung zu den Ohren: *Dreifacher Erwärmer, Dünndarm* und *Gallenblase*. Da die *Niere* für die Ohren zuständig ist, beeinflussen Fülle- und Leere-Zustände des *Nieren*-Meridians die Funktion der Ohren. Wenn der *Nieren*-Meridian von Wind-Hitze betroffen ist, schwellen die Ohren schmerzhaft an und eitern möglicherweise sogar. Wenn diese Symptomatik von hohem Fieber, Flankenschmerzen und bitterem Geschmack im Mund begleitet ist, ist Wind-Hitze im *Gallenblasen*-Meridian die wahrscheinlichste Ursache. Die Abnahme oder der Verlust des Hörvermögens ist in der Regel auf eine *Nieren*-Leere zurückzuführen, dies gilt insbesondere für chronische Fälle. Auch Tinnitus ist häufig durch eine Leere des *Nieren*-Meridians bedingt, doch Leere-Zustände anderer Meridiane können im Rahmen einer allgemeinen Qi- und Blut-Leere gleichermaßen an der Entstehung dieses Symptoms beteiligt sein. Störungen im Bereich des Ohres sind über die Behandlung der Leere- oder Fülle-Zustände der zugeordneten Meridiane zu behandeln.

Symptome der Nase

Die Nase ist der ‚Öffner' der *Lunge*, das *Lungen*-Qi beherrscht die Nase. Da die Nase das Tor für die *Lunge* und die Atmung darstellt, liegt es auf der Hand, dass sich Störungen der *Lunge* im Bereich der Nase manifestieren. Neben der *Lunge* sind auch *Dickdarm*- und *Magen*-Meridian der Nase zugeordnet. Beim Angriff eines äußeren pathogenen Einflusses auf die *Lunge* kommt es zu Nasenlaufen bzw. Verlegung der Nase mit entsprechenden Beschwerden. Nasenpolypen und Papillome sind Ausdruck einer *Lungen*-Hitze. Nasenbluten wird häufig durch Hitze-Stagnation im *Magen*- oder im *Dickdarm*-Meridian hervorgerufen.

Symptome im Bereich von Mund, Lippen und Zunge

Der Mund ist der ‚Öffner' der *Milz*, das Qi der *Milz* manifestiert sich an den Lippen. Die Gesundheit der Verdauungsorgane spiegelt sich somit im Bereich des Mundes wider. In vielen Fällen sind Mundtrockenheit und Mundgeruch durch Hitze in *Milz* und *Magen* bedingt. *Leber*-Hitze bedingt einen säuerlichen Geschmack im Mund. Hitze in der *Milz* manifestiert sich eher in süßlichem Geschmack, *Herz*-Hitze in verbranntem, *Gallenblasen*-Hitze in bitterem, und *Lungen*-Hitze in scharfem Geschmack im Mund. Die Lippen spiegeln die Gesundheit von *Milz* und *Magen* wider. Trockene, rissige oder wunde Lippen deuten auf Hitze im *Milz*- oder *Magen*-Meridian hin.
Die Zunge ist der ‚Öffner' des *Herzens*. Innere Äste von *Herz*-, *Milz*- und *Nieren*-Meridian reichen bis in die Zunge hinauf. Eine geschwollene Zunge weist auf Wind-Hitze in *Herz* oder *Milz* hin. Feuchte Hitze in der *Milz* produziert einen dicken, schmierigen Belag auf der Zunge.

Symptome der Zähne

Traditionell werden die Zähne als Produkt aus dem Überschuss des *Nieren*-Qi bezeichnet. Der Verlauf des *Dickdarm*-Meridians stellt eine Verbindung zu den Zähnen des Unterkiefers, der des *Magen*-Meridianes zu denen des Oberkiefers her. Andererseits steht der *Magen*-Meridian mit dem Zahnfleisch des Unterkiefers, der *Dickdarm*-Meridian mit dem des Oberkiefers in Beziehung. Schmerzhafte Schwellungen des Zahnfleisches werden durch Wind-Hitze entweder im *Dickdarm*- oder im *Magen*-Meridian hervorgerufen. Für Lockerung und Ausfallen der Zähne wird die Leere des *Nieren*-Qi verantwortlich gemacht.

Symptome des Halses (Rachen und obere Luftwege)

Die Trachea wird vom *Lungen*-Qi beherrscht, somit steht jegliches Symptom der oberen Atemwege mit dem *Lungen*-Meridian in Beziehung. Schmerzhafte Schwellungen im Rachen (Tonsillitiden) sind in der Regel auf Störungen des *Lungen*- oder *Dickdarm*-Meridians zurückzuführen, therapeutisch sollten daher auch die Punkte dieser Meridiane wirksam sein.

Symptome von Nacken und Schultern

Zahlreiche Meridiane ziehen durch die Hals-, Nacken- und Schulterregion: *Blasen-, Gallenblasen-, Dünndarm-, Dickdarm-* und *Dreifacher Erwärmer*-Meridian. Schmerzhafte Versteifungen von Nacken und Schultern können die Folge einer Qi-Stagnation in jedem dieser Meridiane sein, die Behandlung sollte darauf ausgerichtet sein, den Fluss des Qi in den betroffenen Meridianen zu erleichtern. Ein Therapeut, der in der Lage ist, Schulterverspannungen bei jedem Patienten erfolgreich zu lindern, darf sich zu Recht als Experte bezeichnen! Vom Nacken in die Schulter ausstrahlende Schmerzen werden durch eine Qi-Blockade im Meridianverlauf hervorgerufen. Obwohl man hier mit starker (ableitender) Stimulation an reaktiven Punkten durchaus Erfolge erzielen kann, so sollte diese Technik doch auf Patienten mit Yang-Konstitution beschränkt bleiben.

Symptome des Rückens

Die Wirbelsäule wird vom *Blasen*-Meridian und vom *Konzeptionsgefäß* reguliert, darüber hinaus gibt es Punkte, die Beziehungen zu den anderen Organen und Meridianen haben, abhängig vom Segment der Wirbelsäule, in dem sie gelegen sind. Auch der *Nieren*-Meridian hat eine enge Beziehung zur Lendenwirbelsäule und zum Os sacrum. Die Lumbalgie ist, ähnlich wie die Nacken- und Schulterverspannung, ein weit verbreitetes Krankheitsbild. Zahlreiche Faktoren können zur Schmerzentstehung im Lendenwirbelsäulenbereich beitragen, die häufigsten sind jedoch Ermüdung oder Überlastung des muskuloskelettalen Systems. Solche Ermüdungs- und Überlastungserscheinungen sind nicht selten die Folge einer langanhaltenden Exposition gegenüber äußeren pathogenen Einflüssen (wie Wind, Kälte und/oder Feuchtigkeit) oder aber einer Leere des *Leber-* und des *Nieren*-Meridians.

Das Symptombild der Lumbalgie variiert in Abhängigkeit vom betroffenen Meridian. Wenn *Nieren-* und *Blasen*-Meridian beteiligt sind, klagt der Patient über chronische, dumpfe Schmerzen mit Kältegefühl in Lumbalregion, Hüften und unterer Extremität. Bei Beteiligung von *Leber-* und *Gallenblasen*-Meridian zieht der (akute oder chronische) Schmerz über die Flanken in den lateralen Oberschenkel. Eine Beteiligung von *Lungen-* und *Dickdarm*-Meridian deutet darauf hin, dass eine Wind-Exposition stattgefunden hat, die sich in plötzlich einsetzenden und stark veränderlichen Schmerzen manifestiert. Manchmal können Schmerzen im Lendenwirbelsäulenbereich ihre Ursache auch in *Magen*-Hitze haben, typisch sind hierbei Fieber und unstillbarer Appetit. Der Zusammenhang zwischen den Schmerzen bzw. der Störung im Bereich des Rückens und den betroffenen Meridianen wird anhand der sorgfältigen Untersuchung von Puls und Abdomen hergestellt.

Symptome des Brustkorbes

Der Brustkorb beherbergt das *Herz* und die *Lunge*, die vom thorakalen Qi beherrscht werden. Darüber hinaus wandert die Nahrung durch den Brustkorb hindurch, sodass sich Probleme des oberen Verdauungstraktes häufig in Symptomen des Brustkorbes manifestieren. Thorakale Schmerzen im Sinne der traditionellen orientalischen Medizin können sich daher auf stechende Schmerzen sowohl im Epigastrium als auch im Brustkorb selbst beziehen. Somit gehören spastische Magenbeschwerden und Ulkusschmerzen ebenso in diesen Bereich wie pektanginöse Beschwerden, die traditionell als ‚echte' *Herz*-Schmerzen bezeichnet werden. Das Symptom der Spannung bzw. des Spannungsgefühls im Brustkorb findet sich häufig bei Störungen der Meridiane *Perikard, Lunge, Leber* und *Gallenblase*. Herzklopfen oder das Symptom des ‚Unruhegefühls im Brustkorb' stehen in der Regel mit Störungen des *Herzens*, des *Perikards*, der *Milz* oder der *Niere* in Zusammenhang. Herzklopfen infolge einer Yin-Leere wird von Mundtrockenheit und Hitzegefühl im Brustkorb und den Handflächen begleitet.

Symptome der Brüste

Im Körper der Frau dominiert das Yin-Qi, und da das Yin-Qi aufsteigt, wird der Brustkorb ausgefüllt, während die Genitalien zurückgezogen bleiben. Bei Männern dagegen ist das Yang-Qi dominant, und da das Yang-Qi absteigt, bleibt die Brust flach, während die Genitalien hervortreten. Probleme der Brüste werden zu den gynäkologischen Störungen gerechnet. Die Brustdrüsen werden vom *Milz*- und *Magen*-Qi kontrolliert. Unzureichende Milchproduktion nach einer Geburt kann die Folge einer Qi- und Blut-Leere, aber auch einer Qi- und Blut-Fülle, sein. In beiden Fällen sind Störungen des *Milz*- und des *Magen*-Meridians zu behandeln. Mastitiden werden häufig durch äußere pathogene Einflüsse bedingt, wobei der Kampf zwischen dem normalen und dem pathogenen Qi Hitze erzeugt, die für die Entzündungsreaktion verantwortlich ist. Fülle in *Magen*, *Dickdarm* oder *Gallenblase* sollte dispergierend behandelt werden.

Symptome des Hypochondriums

Das Hypochondrium wird von *Leber*- und *Gallenblasen*-Meridian beherrscht, die gemeinsam mit dem *Milz*-Meridian durch diese Region verlaufen. Schmerzen im Hypochondrium werden sowohl mit Yin- als auch mit Yang-Störungen in Zusammenhang gebracht, doch in beiden Fällen sollte man eine Beteiligung von *Leber* und *Gallenblase* in Betracht ziehen. Durch Pleuritiden und Interkostalneuralgien bedingte Schmerzen beziehen häufig den Brustkorb und das Hypochondrium mit ein. Wenn sie durch den Angriff eines äußeren pathogenen Faktors bedingt sind, wird sich eine akute Yang-Störung entwickeln, sind sie jedoch durch eine Leere bedingt, wird sich eine Störung vom Yin-Typ entwickeln. Bei Störungen des Yang-Typs handelt es sich nicht selten um eine zu Grunde liegende *Lungen*-Leere in Verbindung mit einer *Gallenblasen*-Fülle.

Symptome des Abdomens

Es liegt auf der Hand, dass alle Organe und Meridiane Beziehung zum Abdomen haben, da die Quelle allen Qi im unteren Abdomen gelegen ist. Wie bereits erwähnt, ist die Gewebsbeschaffenheit der Bauchwand von größter diagnostischer Relevanz. Da alle Organe und Meridiane mit dem Abdomen in Verbindung stehen, können abdominelle Schmerzen unterschiedlichste Ursachen haben. Zusammen mit dem Puls müssen Lokalisation und Qualität der Schmerzen beurteilt werden, um den gestörten Meridian zu identifizieren. Bei lang anhaltenden Qi- und *Blut*-Stagnationen werden sich Verklumpungen oder Knoten in einem der fünf Yin-Organe entwickeln. Je nach dem Yin-Organ, dem sie zuzuordnen sind, zeigen diese Verklumpungen bestimmte Charakteristika. Diejenigen, welche der *Leber* zuzuordnen sind, befinden sich in der linken Flankenregion und werden von beidseitigen Flankenschmerzen, die bis in den Unterbauch ausstrahlen, begleitet. Diejenigen, die dem *Herzen* zuzuordnen sind, erscheinen oberhalb des Nabels und werden häufig von thorakalen Schmerzen und Hitzegefühl im Oberbauch begleitet. Diejenigen, die der *Milz* zuzuordnen sind, finden sich direkt oberhalb des Nabels und sind mit Spannung des Abdomens und Beschwerden nach dem Essen verknüpft. Diejenigen, die der *Lunge* zuzuordnen sind, befinden sich in der rechten Flankenregion, die Haut ist hierbei kühl und trocken. Diejenigen, die der *Niere* zuzuordnen sind, entwickeln sich unterhalb des Nabels. Häufig gehen sie mit stechenden Schmerzen einher, die nach oben bis in den Brustkorb ausstrahlen. Derartige Attacken treten in der Regel bei leerem Magen auf. Aszites steht meistens mit Störungen des *Nieren*-Meridians in Zusammenhang, während ein gespanntes Abdomen infolge von Gasansammlungen auf Störungen im *Milz*-Meridian zurückzuführen ist.

Symptome der Extremitäten

Die Extremitäten werden traditionell dem *Dreifachen Erwärmer* zugeordnet, außerdem heißt es, dass sie vom *Magen* regiert werden. Dies erklärt sich daraus, dass die bei Extremitätenbewegung im Körper entstehende Hitze die Verdauung fördert. Diese Erkenntnis ist durchaus von praktischer Bedeutung, so wird beispielsweise selbst bei einem bettlägerigen Patienten die bloße übende Bewegung von Händen und Füßen in der Lage sein, Appetit und Verdauung anzuregen und so den Genesungsprozess zu fördern. Da Arme und Beine in erster Linie für jegliche körperliche

Bewegung zuständig sind, unterliegen sie einer entsprechend breiten Palette verschiedenster Probleme. Die häufigste Störung sind Schmerzen, doch ebenso können Taubheitsgefühl und Schwellungen die Beweglichkeit beeinträchtigen, wobei langanhaltende Lähmungen letztlich in die Atrophie münden. Schmerzen sind ebenso wie Taubheitsgefühl und Parästhesien die Folge einer Blockierung in der Zirkulation von Qi und Blut. Lähmungen können durch einen Schlaganfall bedingt sein. (Anmerkung des Übersetzers: im Original, wind-stroke, also wörtlich übersetzt ‚Wind-Schlag'.)

Symptome der Genitalregion

Gemeinsam mit dem *Lenker-* und dem *Konzeptionsgefäß* hat der *Leber*-Meridian die engste Beziehung zu den Genitalien. Nach traditioneller Sichtweise werden die äußeren Genitalien vom *Leber*-Meridian regiert, während die inneren Reproduktionsorgane dem *Nieren*-Meridian zugeordnet werden. Zu den Problemen der Geschlechtsorgane des Mannes zählen Impotenz, Priapismus und Sensibilitätsstörungen des Penis. Als therapeutischer Ansatz stehen hier die Behandlung des *Nieren-* und des *Leber*-Meridians und die Wiederherstellung der Zirkulation des Yang-Qi im Vordergrund. Die Erektion steht unter der Kontrolle der *Leber*, somit wären bei Erektionsstörungen *Leber-* und *Gallenblasen*-Meridian zu behandeln.
Bei dem *Leber*-Meridian zuzuordnenden Hernienschmerzen handelt es sich um stechende Unterbauchschmerzen, die ins Genitale ausstrahlen. Dazu gehört auch die Leistenhernie, die durch stechende und ziehende Schmerzen mit Ausstrahlung ins Genitale charakterisiert ist. In der traditionellen orientalischen Medizin wird der Begriff der Hernienschmerzen jedoch umfassender gebraucht, er erstreckt sich von Prostatabeschwerden des Mannes bis zu verschiedensten gynäkologischen Störungen mit Unterbauchschmerzen, so z. B. Zystitiden.
Der Anus befindet sich am Ende des *Dickdarmes*, der über die Yin-Yang-Beziehung dem *Lungen*-Meridian zugeordnet ist. Auch der *Blasen*-Meridian und das *Lenkergefäß* sind aufgrund ihres Verlaufes mit dem Anus verbunden. Für den Analprolaps wird in der Regel eine Leere des *Lungen-* und des *Nieren*-Meridianes verantwortlich gemacht. Somit lässt sich diese Störung am besten über Punkte von *Lungen-*, *Nieren-* und *Dickdarm*-Meridian behandeln, mit einzubeziehen sind Punkte des *Lenkergefäßes*. Hämorrhoiden werden im Allgemeinen auf Hitze in *Dünndarm* oder *Dickdarm* zurückgeführt, wobei jeder Fall für sich zu betrachten ist. Häufig findet man hierbei auch eine Störung sowohl des *Lungen-* als auch des *Dickdarm*-Meridians. In diesem Falle muss die zuletztgenannte Störung zuerst behandelt werden, bevor man die Hämorrhoiden symptomatisch angeht.

ANWENDUNG DER SYMPTOMATOLOGIE ZUR IDENTIFIZIERUNG DES STÖRUNGSMUSTERS

Zu jedem Organ und jedem Meridian gehören ganz bestimmte Symptome. Bei einer Störung in einem bestimmten Organ oder Meridian sind die zugehörigen Symptome manchmal vorhanden, manchmal aber auch nicht. Darüber hinaus gibt es nicht einmal eine Garantie dafür, dass nur die zu einem Organ oder Meridian gehörigen Symptome auftreten. Der Patient muss genauestens nach jedem einzelnen Symptom befragt werden, um sich darüber Klarheit zu verschaffen, welche Organ- oder Meridianstörung hier vorliegt. Um das Störungsmuster identifizieren zu können, müssen alle Symptome einem Organ oder Meridian zugeordnet werden. Die Richtigkeit dieser Zuordnung muss dann mithilfe anderer Untersuchungsmethoden, insbesondere der Palpation von Puls und Abdomen, bestätigt werden.

„Wenn der Körper Krankheiten (Symptome) aufweist, und wenn der Puls frei von Krankheit ist, wird (der Patient) leben. Wenn der Puls Krankheit zeigt und wenn der Körper frei von Krankheiten (Symptomen) ist, wird (der Patient) sterben." (Nan Jing, Kapitel 11)

Wenn die Symptome und die palpatorisch erhobenen Befunde miteinander übereinstimmen, gibt es keine Probleme. Wenn beispielsweise bei einem Patienten mit einer Lumbalgie ein *Leber*-Leere-Puls zu tasten ist, wird sein Zustand leicht zu behandeln sein. Wenn jedoch die Symptome und der Puls nicht zueinander passen, muss als Erstes die palpatorische Untersuchung wiederholt werden, um festzustellen, ob hier nicht ein Fehler unterlaufen sein könnte. Bleibt die Diskrepanz auch nach wiederholter Untersuchung bestehen, so muss man davon ausgehen, dass die symptomatischen Manifestationen nicht mit dem Störungsmuster übereinstimmen. Die Fälle mit einer ausgeprägten Diskrepanz zwischen Symptomatik und Palpationsbefunden sind in der Regel schwierig zu behandeln. Je enger die Symptome und die palpatorischen Befunde miteinander korrelieren, desto besser wird der Patient auf die Behandlung ansprechen.
Eine Methode, sich mit dem Zusammenhang zwischen Symptombild und Störungsmuster besser vertraut zu machen, besteht darin, zu raten, was dem Patienten fehlt. Man beginnt mit der Untersuchung des Patienten, ohne ihn zuvor nach seinen Beschwerden zu befragen. Dann versucht man aufgrund der Befunde der Bauchdecken- und Pulsdiagnostik gezielt die Beschwerden des Patienten zu erraten. Erst zum Schluss wird man den Patienten befragen, um festzustellen, ob die Symptome des Patienten zu dem zuvor bestimmten Störungsmuster passen. Wenn man richtig geraten hat, darf man seinen diagnostischen Fähigkeiten zunehmend vertrauen. Im anderen Falle bietet sich einem die Gelegenheit, über die Gründe für die falsch gestellte Diagnose nachzudenken. Nachdem man mit der Methode, die Symptome des Patienten lediglich aufgrund der Puls- und Abdomenuntersuchung zu erraten, sicherer geworden ist, kann man den Patienten gezielt nach bestimmten Symptomen fragen, bevor dieser von sich aus darüber

berichtet. So würde man einen Patienten nach Verdauungsproblemen fragen, wenn man eine *Milz*-Leere diagnostiziert hat. Bald wird man in der Lage sein, mit einiger Sicherheit den Patienten mit der Frage „Sie haben Schwierigkeiten mit dem *Magen*, nicht wahr?" anzusprechen. In der Regel wird man richtig liegen, doch von Zeit zu Zeit wird man auch weit am Ziel vorbeischießen. Selbst wenn der Patient keine Verdauungsprobleme hat, so kann sich seine *Milz*-Störung doch in anderen Symptomen manifestieren, wie z. B. Schmerzen in den Knien oder der großen Zehe, Arthritiden oder gynäkologischen Problemen. Mit zunehmender klinischer Erfahrung bin ich immer wieder auf eine Reihe von Erkrankungen und Befunden gestoßen, die ich nun ganz bestimmten Meridian-Störungsmustern zuordne. Meistens handelt es sich hier um die grundlegenden vier Störungsmuster der Leere der Yin-Meridiane. Diese Befunde sollten nicht alleine zur Identifizierung eines bestimmten Musters herangezogen werden, sondern eher zur Bestätigung eines Musters, das man mittels der Bauchdecken- und Pulsuntersuchung diagnostiziert hat.

Leber-Meridian-Leere

- Anamnese: Lebererkrankung, Schweregefühl im Kopf, Augenprobleme, Lumbalgien, Schmerzen in der Hüfte oder den Kniegelenken, Schmerzen entlang des medialen Aspektes des Beines, Erkrankungen des Urogenitaltraktes.
- Untersuchungsbefunde: Empfindlichkeit oder Verhärtungen am medialen Aspekt des Knies; Schmerzen, Verspannung oder Empfindlichkeit unter dem rechten Rippenbogen; Empfindlichkeit oder Verhärtung bei LG 20, LG 22, KG 4, Mi 6, Le 8.

Milz-Meridian-Leere

- Anamnese: Verdauungsprobleme, Arthritis, gynäkologische Störungen, Schlaflosigkeit.
- Untersuchungsbefunde: dicker, schmieriger Zungenbelag; Unbehagen oder ausgeprägte „Kitzligkeit" bei Untersuchung des Abdomens; Empfindlichkeit oder Verhärtung bei KG 12, KG 14, Le 13, Mi 8.

Lungen-Meridian-Leere

- Anamnese: Probleme der Atmung wie Keuchen oder Husten, Halsschmerzen, Hitzegefühl im Kopf, Verspannung in der oberen Interskapularregion, Schulterschmerzen, Taubheitsgefühl in den Armen, Hämorrhoiden, kalte Hände und Füße.
- Untersuchungsbefunde: Schmerzen, Verspannung oder Einschränkung der Beweglichkeit von Nacken und Schultern; Empfindlichkeit oder Verhärtung bei Gb 20, Gb 21, Bl 13, Bl 43, LG 12, Lu 5.

Nieren-Meridian-Leere

- Anamnese: Nierenerkrankungen, Hypotonie, Schwindel beim Aufstehen, Verlust des Hörvermögens, Nachlassen der Libido, Kältegefühl um die Taille herum.

➤ Untersuchungsbefunde: Klopfempfindlichkeit bei Bl 23 und Bl 52; Empfindlichkeit oder Verhärtung bei KG 7, KG 9, Dü 19, Ni 7.

Im Grunde besteht natürlich keinerlei Notwendigkeit, die Beschwerden eines Patienten zu erraten, da man ihn ja befragen kann, um sämtliche wichtigen Informationen zu bekommen, nichtsdestoweniger kann man so seine palpatorischen Fähigkeiten und Kenntnisse der Symptomatologie überprüfen. Zudem bewahrt es den Therapeuten davor, einen Patienten mit einer vorgefassten Meinung, welches Störungsmuster er mit größter Wahrscheinlichkeit finden würde, zu untersuchen. Eine derartige Voreingenommenheit wird notwendig das Ergebnis der weiteren Untersuchungen beeinflussen. Wenn der Patient über Rückenschmerzen im Lumbalbereich klagt, gehen wir automatisch davon aus, dass es sich um eine *Leber-* oder *Nieren*-Störung handelt, sodass wir von vorneherein in einem dieser Meridiane danach suchen werden. Durch diese ausgeprägte Voreingenommenheit wird die Untersuchung in eine bestimmte Richtung gelenkt, häufig spiegelt sie lediglich unsere Erwartungen wider. Wenn man sich mit der Befragung des Patienten bis zum Abschluss der Untersuchung zurückhält, ist eine derartige Voreingenommenheit auszuschließen. Dieser Zugang scheint zwar etwas von hinten aufgezäumt zu sein, doch er hat sicherlich seine Vorteile.
Bisher hatte ich die den Meridianen, Organen und Körperarealen zugeordneten Symptome aufgelistet. Dabei sind wir davon ausgegangen, dass die Zuordnung bestimmter Symptome zu Störungsmustern bestimmter Organe und Meridiane, wie sie aus den Klassikern überliefert ist, richtig ist. Wir können nur hoffen, dass sich kein Irrtum in diese Grundannahme eingeschlichen hat. So hatte mich einer der Herausgeber gefragt, warum ich die Symptome Husten, Keuchen und Hitzegefühl im Gesicht als dem *Lungen*-Meridian zugeordnet beschreibe. Ich war wie getroffen von dieser Frage. Die beschriebene Symptomatik beruht auf Kapitel 10 des „Ling Shu", und wenn nun jemand beginnt, die Gültigkeit der Klassiker in Frage zu stellen, so bin ich weitgehend ratlos. Doch erst vor kurzem haben einige Gelehrte eben solche Fragen gestellt:

„Symptome der Organe und Symptome der Meridiane werden durcheinander geworfen. (Ich bin mir sicher), dass Akupunkteure diese Informationen aufgrund ihrer eigenen Erfahrungen nützen können, doch diese (Symptomatologie) ist bisher noch nicht so weit entwickelt worden, als dass sie als vollkommen konsistentes und logisches System aufgefasst werden kann." (*Toyota*, 1970)

„Liegt das Kapitel 10 des ‚Ling Shu' wirklich in abgeschlossener Form vor? Wenn wir uns noch einmal die Symptomatologie der Meridiane vornehmen, die Anordnung der Qi-Zirkulation durch die Meridiane, die Verlaufsrichtung der Meridiane und ihre Beziehungen zu den Organen (wie sie in diesem Kapitel dargestellt werden), dann erscheint es notwendig, das vorgestellte Material einer kritischen Untersuchung zu unterziehen." (*Shimada*, 1980)

Aufgrund meiner eigenen klinischen Erfahrung bin ich überzeugt davon, dass die im Kapitel 10 des „Ling Shu“ aufgelisteten Symptome in den meisten Fällen zutreffen. Ich hoffe, dass irgendwann eine modernere Fassung der Symptomatologie geschrieben werden wird, die sich auf die Erfahrungen und den Konsens prominenter Therapeuten unserer Zeit stützen kann.

Es stellt sich hier die Frage, wie die in den Klassikern überlieferte Symptomatologie ursprünglich erstellt wurde? Nach *Fujiki Toshiro*, dem Autor von „Gedanken zur Entstehung der Akupunkturmedizin“, wurden die Symptome der Meridiane und die der Organe unabhängig voneinander entwickelt und dann in der Zeit, als das „Ling Shu“ geschrieben wurde, miteinander vermischt. Vielleicht wurden in der Vergangenheit mündlich überlieferte Kenntnisse gemeinsam mit den Erfahrungen der Therapeuten dieser Zeit festgehalten. Am ehesten lässt sich dieses Werk als eine umfassende Sammlung des damals vorhandenen empirischen Wissens verstehen. Mit Sicherheit wurde Vieles im Laufe der Geschichte hinzugefügt oder überarbeitet, was unter anderem durch die Abweichungen der Symptomatologien, wie sie in den „Ma-Wang-Tui-Manuskripten“ überliefert sind, von denen des „Ling Shu“ belegt wird. Auch wenn der Informationsgehalt vielleicht nicht vollständig ist, so ist er dennoch verwertbar. Das gesamte System der Akupunktur einschließlich der Meridiane und Punkte basiert auf im Laufe tausender von Jahren gesammelten Erfahrungen. Nach *Fujiki* wurde die Symptomatologie der Meridiane jedoch seit der Verfassung des „Ling Shu“ keiner bedeutenderen Revision unterzogen, noch wurde sie entscheidend weiterentwickelt. Wenn das richtig ist, so würde das bedeuten, dass eine Neubewertung der Symptomatologie der Meridiane im Grunde erst seit ungefähr fünfzig Jahren, also seit die Bewegung der Meridiantherapie ins Leben gerufen wurde, verfolgt wird.

Neben der Symptomatologie der Meridiane gibt es natürlich noch eine Reihe weiterer Annahmen, die dem klassischen Ansatz, auf den sich die Meridiantherapie beruft, zu Grunde liegen, und auch diese müssten eigentlich einer sorgfältigen Neubewertung unterzogen werden. Keinesfalls soll die Meridiantherapie als ein in allen Teilen perfektes System angesehen werden. Nichtsdestotrotz kenne ich kein anderes System, dessen diagnostische und therapeutische Prinzipien eine derartige Konsistenz und Wirksamkeit wie die der Meridiantherapie aufweisen kann. Zudem handelt es sich um ein therapeutisches System, das fest in den Grundprinzipien der orientalischen Medizin verwurzelt ist. Somit fühle ich mich auch uneingeschränkt zu der Behauptung berechtigt, dass die Meridiantherapie die Essenz der klassischen Akupunktur wirklich erfasst hat.

DIE IDENTIFIZIERUNG DES STÖRUNGSMUSTERS

Oberstes Ziel der Meridiantherapie ist die Identifizierung des Musters der Qi-Störung in den Meridianen und die Wiederherstellung des gestörten Gleichgewichts. Das Störungsmuster wird anhand der Informationen bestimmt, die mittels der vier Untersuchungsmethoden gesammelt werden. Hierzu gehören auch die Analyse der Ätiologie und der Symptomatologie und die sorgfältige Inspektion und Untersuchung zugehöriger Akupunkturpunkte. Bevor wir den Gedankengang weiterverfolgen, sollten wir uns damit befassen, was eigentlich mit dem Begriff des ‚Musters' gemeint ist. In dem Sinne, wie er in der Meridiantherapie verwendet wird, handelt es sich um ein einzigartiges Konzept, das gar nicht so leicht zu erklären ist. Das Schriftzeichen für Muster, *sho* im Japanischen und *zhèng* in Mandarin-Chinesisch, steht für ‚Beweis'. Obwohl dieses Wort in Werken des Altertums auftaucht, ist es in den frühen medizinischen Werken wie etwa dem „Nan Jing" nicht zu finden. Die Begründer der Meridiantherapie benutzten das Wort *sho* zur Bezeichnung des Musters der Gleichgewichtsstörung des Qi in den Meridianen. Wir wollen einmal einen Blick darauf werfen, wie die frühen Praktiker der Meridiantherapie diesen Begriff erklärt haben.

„Die Zeichen und Symptome sind die Manifestationen, das grundlegende Muster ist die Wurzel. Diese stehen nicht in einer Ursache-Wirkungsbeziehung zueinander." (*Takeyama*, 1965)

„Was den Ursprung (des Begriffs) angeht, so bin ich der Meinung, dass die Muster aus Gruppen von Störungen entwickelt wurden, die mit einer bestimmten Methode behandelt werden konnten. Somit sind sie der ‚Beweis' dafür, dass mit der Durchführung einer bestimmten Behandlung ein gegebener Zustand zu behandeln ist. Nach meiner Ansicht wird das Muster also (durch die Wirksamkeit der Behandlung) bewiesen." (*Maruyama*, 1961)

Diese Erklärungen sind zwar hilfreich, aber nicht hinreichend. Außer der Meridiantherapie gibt es noch viele andere Therapieformen, bei denen bestimmte Behandlungen für bestimmte Zustände empfohlen werden.

„Das Muster ist das Hauptziel einer Behandlung, es wird aus den Zeichen und Symptomen abgeleitet." (*Honma*, 1949)

„Das Muster steht weder für eine spezielle Erkrankung, noch ist es eine Bezeichnung für ein bestimmtes Syndrom. Es steht für die Essenz einer pathologischen Störung und bezeichnet das Ziel der Behandlung." (*Fukushima*, 1971)

„Das Muster ist der ‚Beleg', d. h. der Beweis oder die Bestätigung. Es ist der Beweis, der sich aus den vier Untersuchungsmethoden des Betrachtens, Hörens, Fragens und Tastens ergibt und bestimmt, welche Behandlung für die vorliegende Symptomatik indiziert ist. Darüber hinaus bezeichnet das Muster eine Gruppe von Symptomen, die sich aus der Vielzahl der präsentierten Symptome zusammensetzt, wie z. B. Kopfschmerzen, Fieber, Frösteln, Durchfall, Verstopfung, Schmerzen, Erbrechen, Schlaflosigkeit oder Schultersteife. Die Symptome werden nach bestimmten Regeln und Prinzipien extrapoliert, um das Behandlungsziel zu formulieren. Somit ist das Muster etwas, was sofort in eine aktuelle Behandlung übertragen werden kann." (*Okabe*, 1974)

Diese Erläuterungen bringen uns zwar der Bedeutung des Begriffes ‚Muster', wie er in der Meridiantherapie verwendet wird, etwas näher, doch nach wie vor bleibt Erklärungsbedarf. Gestützt auf die obigen Erläuterungen können wir Folgendes über den Begriff ‚Muster', wie er in der Meridiantherapie verwendet wird, festhalten:

- Es handelt sich nicht nur um eine Gruppe von Symptomen oder um ein Syndrom.
- Es handelt sich nicht um den Namen für eine bestimmte Erkrankung.
- Es steht für die Wurzel einer pathologischen Störung.
- Es wird aus den vier Untersuchungen abgeleitet.
- Es steht für das Behandlungsziel und weist eindeutig darauf hin, was bei der Behandlung zu tun ist.

„Jedes einzelne Zeichen und jedes einzelne Symptom steht mit den Meridianen in Zusammenhang, und vor dem Hintergrund der fünf Wandlungsphasen bestimmt man die Beziehungen von Leere und Fülle innerhalb der fünf Meridiane, um (die Störung) im Sinne eines grundlegenden Musters zu erfassen. Jedes einzelne Symptom steht in Beziehung zu den Meridianen, und jedes ist bestimmten Störungen der Meridiane zugeordnet. Eine Behandlung kann nicht erfolgreich sein, wenn sie sich nur an jedes einzelne Symptom für sich richtet. Man muss die Zeichen und Symptome in ihrer Beziehung zu den Meridianen erfassen. Aus diesem Grunde sagen wir (die Meridiantherapie praktizieren), dass es keine pathologische Störung gibt die außerhalb der Grenzen der vierzehn Meridiane liegt." (*Takeyama*, 1944)

Wenn wir uns diese Sichtweise zu eigen machen, können wir unserer Definition des Begriffes ‚Muster', wie er in der Meridiantherapie Verwendung findet, folgende Charakteristika hinzufügen:

- Es beruht auf der Beziehung der Symptome zu Störungen des Gleichgewichtes der Meridiane.
- Die Symptomatologie der Organe und Meridiane wird zur Bestimmung des Musters herangezogen.

In die Diskussion des Begriffes ‚Muster' wird in einigen Akupunkturbüchern der Musterbegriff, wie er sich aus der Kräutermedizin (*kampo*) herleitet, hineinverwoben, doch dieser sollte nicht mit dem Muster der Meridiantherapie verwechselt werden. Die Muster der Kräutermedizin wurden im sechzehnten Jahrhundert von der Koho-Schule der Kräutertherapeuten entwickelt, die sich einer ganz speziellen Form der Bauchdeckendiagnose bedienten. Sie werden ausschließlich zur Auswahl bestimmter Kräuterrezepturen verwendet. Die Muster der Meridiantherapie wurden unter Verwendung des Fünf-Wandlungsphasen-Systems, wie es im „Nan Jing" beschrieben wird, erst in diesem Jahrhundert entwickelt. Die Muster, um die es uns hier geht, sollen Hinweise darauf geben, wie die Meridiane mit Akupunktur

unter Zuhilfenahme der Methoden des Tonisierens und Dispergierens ins Gleichgewicht gebracht werden können.
Die vier Basismuster der Meridiantherapie sind der einfachste Ausdruck häufiger und grundlegender Störungen des Gleichgewichtes der Meridiane, die alle mit einer Leere des Qi einhergehen. Irgendeines dieser Basismuster lässt sich auf jede in der klinischen Praxis auftretende Situation anwenden. Die vier Basismuster sind *Leber*-Leere, *Milz*-Leere, *Lungen*-Leere und *Nieren*-Leere. Jedes dieser vier Basismuster steht für eine Leere in einem Yin-Meridian, die aus einer Leere des Qi in dem zugeordneten Yin-Organ herrührt. Der Meridiantherapie liegt die Annahme zu Grunde, dass alle Störungen des Gleichgewichtes, unabhängig von ihrer Komplexität, usprünglich mit einer Leere in irgendeinem Yin-Organ angefangen haben, die sich in dem zugeordneten Meridian widerspiegelt. Somit geht man davon aus, dass sozusagen an der Wurzel einer Störung eine Qi-Leere in einem Yin-Organ und Meridian liegen muss. Das *Herz* wird als das Yin-Organ mit den ausgeprägtesten Yang-Eigenschaften angesehen; daher nimmt man an, dass es eher für Fülle- als für Leere-Störungen anfällig ist. Somit wird die *Herz*-Leere auch nicht zu den Basismustern der Meridiantherapie gerechnet; eine *Herz*-Leere gilt als nicht behandelbar, da sie einem Krankheitsstadium entspricht, das dem Tode unmittelbar vorangeht.
Um im Sinne der Meridiantherapie zu behandeln, muss man das Basismuster bestimmen, d. h. man muss zur Diagnose einer Leere gelangen, die ein einziges Organ beziehungsweise einen einzigen Meridian betrifft. Natürlich wird man auch anderen Mustern von größerer Komplexität mit Störungen mehrerer Organe und Meridiane begegnen. Doch auch diese Muster lassen sich stets in Begriffen eines grundlegenderen Störungsmusters fassen, das zu den vier Basismustern zählt. Auch wenn man davon ausgeht, dass auf der tiefsten Ebene oder an der Wurzel einer Störung immer eines der vier grundlegenden Leere-Muster zu finden ist, so wird dieses nicht unbedingt der Hauptangriffspunkt der Behandlung sein. Eine Leere des Qi in einem Yin-Organ kann sich entweder als Yin-Meridian-Leere manifestieren, wobei der Patient dann an einer Yin-Störung leidet, oder aber in einer Yang-Meridian-Fülle, hier leidet der Patient an einer Yang-Störung. Fülle-Muster werden bei akuten Störungen vorherrschen, während Leere-Muster in der Regel eher bei chronischen Störungen zu Tage treten. Somit kann in einem bestimmten Stadium der Behandlung das therapeutisch anzugehende „primäre Muster" (bzw. die wichtigste Störung) entweder ein Fülle- oder ein Leere-Muster sein.

„(Bezüglich der Frage,) welche (Störung der Meridiane) als das primäre Muster anzusehen ist, gilt die Regel, dass, solange noch keine Zeichen einer Leere zu beobachten sind, das Yang-Muster oder der sich in Fülle befindliche Yang-Meridian als das primäre Muster zu betrachten ist." (*Honma*, 1949)

In der Meridiantherapie wird der Prozess der Diagnosestellung auch als Bestimmung des primären Musters bezeichnet, im Laufe dieses Prozesses werden die sich am deutlichsten in Leere oder Fülle befindlichen Meridiane bestimmt, was zu einer Auswahl von Punkten führt, mit denen man das Qi in den gestörten Meridianen ins Gleichgewicht zu bringen sucht. Die Punkte für die Wurzel-Behandlung folgen fast automatisch dem einmal identifizierten primären Muster. Aus diesem Grund wird die Meridiantherapie auch als die „Behandlung nach dem Muster" (*zuisho ryoho/suí zhèng liăo fă*) bezeichnet. Die mit den vier Untersuchungsmethoden erhobenen Befunde, besonders jedoch die aus der Untersuchung des Pulses und des Abdomens gewonnenen, werden in der Meridiantherapie sorgfältig ausgewertet, um das Muster, das als die Wurzel einer Störung anzusprechen ist, zu identifizieren.

Bei der Identifizierung des Basismusters kann es sich tatsächlich um den schwierigsten Teil der Meridiantherapie handeln. Sie erfordert Wissen und Erfahrung, um die zahlreichen Befunde – die sich zudem häufig zu widersprechen scheinen – ordnen und das grundlegende Störungsmuster identifizieren zu können. Wenn das Muster richtig bestimmt ist, wird sich der Zustand des Patienten bessern, selbst wenn die Behandlung nicht mit der optimalen Geschicklichkeit vorgenommen wird. Wenn man jedoch von einem falschen Muster ausgeht, wird man auch bei höchster Geschicklichkeit in der Nadelungstechnik keine Verbesserung erzielen können. Entscheidend ist also die richtige Bestimmung des primären Musters.

Obwohl es noch weitere, komplexere Störungsmuster der Meridiane geben mag, bei denen Fülle und Leere miteinander verflochten sein können, muss man sich zu Anfang lediglich mit dem Basismuster befassen. In der Meridiantherapie wird die Angelegenheit durch die Auswahl unter vier Basismustern der Yin-Meridian-Leere deutlich vereinfacht. Ich möchte daher den Prozess der Bestimmung des Basismusters so erläutern, dass der Schwerpunkt auf den Leere-Zuständen der Yin-Meridiane liegt.

SCHRITTWEISES VORGEHEN ZUR BESTIMMUNG DES STÖRUNGSMUSTERS

Leere oder Fülle

An erster und wichtigster Stelle steht die Entscheidung darüber, ob sich der Patient allgemein in Leere oder in Fülle befindet, d. h. es gilt zu entscheiden, ob in einer gegebenen Situation die Aspekte der Fülle oder der Leere überwiegen. Im Falle einer generellen Leere sollte die Behandlung hauptsächlich tonisierend sein, bei genereller Fülle sollte dagegen vor allem dispergierend behandelt werden. Auch wenn zur Festlegung auf eine generelle Leere oder Fülle eines Patienten alle Befunde aus den vier Untersuchungen in Betracht gezogen werden müssen, so stehen hier doch die Befunde, die man mittels der Betrachtung, der Pulspalpation und der Bauchdeckendiagnose ermittelt, im Vordergrund.

- Betrachtung: Wie steht es um den Geist des Patienten? Hat die Haut einen gesunden Tonus? Erscheint der Patient allgemein vital?
- Puls: Die Pulsqualität ist für die Beurteilung der allgemeinen Vitalität von Belang. Man muss sich Klarheit darüber verschaffen, ob die Pulsqualität allge-

mein auf Leere oder Fülle hinweist. Wenn der Puls schwach und leer ist, sollte in der Behandlung die Tonisierung betont werden. Wenn der Puls kräftig und voll ist, sollte man das Dispergieren betonen, doch das Vorhandensein eines Fülle-Zustandes sollte durch andere Befunde bestätigt werden.

- Abdomen: Man prüft die Elastizität der Bauchdecke des Patienten, vor allem jedoch die des Unterbauches. Patienten, die ansonsten recht robust erscheinen, aber einen schwachen Puls und einen weichen Unterbauch aufweisen, sollten, um auf der sicheren Seite zu bleiben, wie bei Leere behandelt werden. Wenn man eine dispergierende Nadeltechnik mit kräftiger Stimulation anwendet, nur weil ein Patient einen kräftigen Puls hat, wird man häufig eine Verschlechterung der Beschwerden provozieren. Man sollte nur leicht stimulieren, dies gilt natürlich besonders für die Wurzel-Behandlung.

Hinsichtlich der Beurteilung, ob sich ein Patient allgemein in einem Fülle- oder Leere-Zustand befindet, gibt es noch zahlreiche weitere Aspekte, doch man sollte sich angewöhnen, zumindest die soeben erwähnten drei Punkte zu überprüfen.

Akut oder chronisch

Im zweiten Schritt gilt es, sich Klarheit darüber zu verschaffen, ob eine Erkrankung ganz frisch ist oder schon länger besteht. Neu aufgetretene Erkrankungen sind leichter zu behandeln. In der Regel reicht die Behandlung von ein oder zwei Meridianen aus, in vielen Fällen wird man Yang-Meridiane dispergierend behandeln. In chronischen Fällen gestaltet sich die Behandlung in der Regel komplizierter, da die ursprüngliche Störung weitere Meridiane entsprechend dem Kontrollzyklus der fünf Wandlungsphasen mit einbezieht. Wenn beispielsweise die Störung vom *Lungen*-Meridian ausgeht, wird sie sich typischerweise auf den *Leber*-Meridian ausbreiten, und von dort auf den *Milz*-Meridian. Schließlich können drei oder mehr Meridiane mit einbezogen sein. Derartige Fälle sind natürlich sehr schwer zu behandeln. In akuten Fällen sind die Symptome in der Regel stärker ausgeprägt, im Verlauf der Chronifizierung des Zustandes mildern sie sich etwas ab. Bei der Behandlung chronischer Störungen steht die Tonisierung der Yin-Meridiane im Vordergund.

Ätiologie

Die ursprüngliche Ursache der Erkrankung muss, unabhängig davon, ob es sich um eine innere oder äußere handelt, bei der Diagnose des Musters mit in Betracht gezogen werden. Zu den inneren Ursachen gehören die Emotionen und Unregelmäßigkeiten in Ernährung und Lebensführung. Störungen, deren Ursache in Disharmonien der Emotionen, Unregelmäßigkeiten in Ernährung und Lebensführung oder Erschöpfung liegt, haben Yin-Charakter, sodass der sich in Leere befindliche

Yin-Meridian behandelt werden muss. Traditionell wird davon ausgegangen, dass alle Erkrankungen eine zu Grunde liegende innere Ursache haben, deshalb wird in der Meridiantherapie so großer Wert auf die Tonisierung der Yin-Meridiane gelegt. Äußere Ursachen einer Erkrankung sind die äußeren pathogenen Einflüsse, die unserer natürlichen Umgebung entstammen. Durch Umgebungseinflüsse bedingte Erkrankungen haben in der Regel Yang-Eigenschaften, dies gilt vor allem für die Frühstadien. Ein durch pathogene Einflüsse hervorgerufener Fülle-Zustand wird zuerst die Yang-Meridiane in Mitleidenschaft ziehen, die somit dispergierend behandelt werden müssen. Wenn im Frühstadium einer Störung, die ursprünglich Yang-Charakter hatte, keine angemessene Behandlung erfolgt, wird sie auf die Yin-Meridiane übergreifen und letztendlich in eine Yin-Störung münden.

„Patienten, die körperliche Arbeit verrichten, sollte man genau nach ihrem Appetit, Schlaf und den Ausscheidungen befragen. Wenn ein Problem in einem dieser drei Bereiche vorliegt, ist die Erkrankung auf eine innere Ursache zurückzuführen. Wenn ein Arbeiter, der keinerlei Probleme auf diesen drei Gebieten hat, über Rückenschmerzen, Schulterschmerzen oder lokalisierte Schmerzen im Verlauf eines Meridians klagt, ist die Erkrankung auf ein Trauma oder auf Erschöpfung zurückzuführen. Die (Behandlung der) Leere ist in den durch innere Faktoren bedingten Fällen von zentraler Bedeutung. Die (Behandlung der) Fülle ist in den durch äußere Faktoren bedingten Fällen von zentraler Bedeutung.“ (*Inoue*, 1961)

Beteiligte Meridiane

Im nächsten Schritt gilt es, die Symptome zum Verlauf der Meridiane in Beziehung zu setzen, um zu bestimmen, welcher Meridian jedem einzelnen Symptom zuzuordnen ist. Schmerzen im Daumen sind beispielsweise dem *Lungen*-Meridian zuzuordnen, und in einigen Fällen auch dem *Dickdarm*-Meridian. Bei anderen Symptomen sind die Zusammenhänge komplexer. Tinnitus etwa ist nicht nur dem *Nieren*-, sondern auch dem *Gallenblasen*-, *Dünndarm*- und *Dreifachen Erwärmer*-Meridian zuzuordnen, da sie alle Beziehungen zum Ohr haben. Die Meridianbeteiligung muss aus den verschiedensten Blickwinkeln betrachtet werden. Die Kenntnis der inneren als auch der äußeren Verläufe der Meridiane ist hierfür unerlässlich. Umfassendes Wissen auf dem Gebiet der Meridiane und der Punkte ist eine unabdingbare Voraussetzung für jeden, der Akupunktur ausüben möchte.

Beteiligte Organe

Im letzten Schritt sollte man die Symptome nach der Symptomatologie der Organe bewerten, wobei hier die der fünf Yin-Organe im Vordergrund steht. Symptome wie Husten, Keuchen und Hitzegefühl im Kopf wären beispielsweise der *Lunge* zuzuordnen.

AUSMASS DER DYSBALANCE

Störungen nur eines Meridians

Wenn das Muster lediglich die Leere eines Meridians umfasst, sollte die Tonisierung dieses Meridians ausreichen. Gleichermaßen wird man bei Fülle von nur einem Meridian mit der dispergierenden Behandlung dieses einen Meridians auskommen. Dies sind natürlich die einfachsten Fälle, doch in der Praxis nehme ich nur selten solche Behandlungen vor. Nach meiner Überzeugung bringt jeder Patient, der in die Praxis kommt, eine gewisses Maß an konstitutioneller Störung oder innerer Disharmonie mit. Selbst wenn ein Patient im Rahmen des Frühstadiums einer Erkältung an einer Fülle des *Dickdarm*-Meridians leidet, gehe ich einen Schritt weiter und tonisiere den *Lungen*-Meridian (der dem *Dickdarm*-Meridian entsprechend der Yin-Yang-Paarung zugeordnet ist) ebenso wie den *Milz*-Meridian (die Mutter der *Lunge* nach den fünf Wandlungsphasen). Nach meiner Erfahrung kann man auch bei der Behandlung von Fülle-Mustern noch bessere Erfolge erzielen, wenn man die Yin-Meridiane mit behandelt. Meiner Ansicht nach ist es genau das, was mit der Behandlung „der beginnenden Krankheit“ (*mi byo/wéi bìng*) im „Nan Jing“ gemeint ist. Zudem ist es meiner Meinung nach wirksamer, statt nur eines einzigen Meridians mehrere Meridiane als zusammenhängende Gruppe zu behandeln.

Störungen in Yin-Yang-gepaarten Meridianen

Wenn sich ein Yin-Meridian in Leere und sein zugehöriger Yang-Meridian in Fülle befindet, tonisiere ich zuerst den Yin-Meridian, bevor ich den Yang-Meridian dispergierend behandle. Wenn sich beispielsweise die *Lunge* in Leere befindet und der *Dickdarm* in Fülle, tonisiere ich zuerst die *Lunge*, danach wird der *Dickdarm* dispergierend behandelt. Nur höchst selten wird man eine Situation einer Fülle des Yin-Meridians bei gleichzeitiger Leere des mit ihm gepaarten Yang-Meridians finden.

Störungen in Meridianen, die nach dem Kontrollzyklus einander zugeordnet sind

Wenn zwei nach dem Kontrollzyklus der fünf Wandlungsphasen einander zugeordnete Yin-Meridiane sich in Leere bzw. Fülle befinden, gilt es, das primäre Muster zu identifizieren. So könnte man bei *Lungen*-Leere in Verbindung mit *Leber*-Fülle entweder die Leere der *Lunge* oder die Fülle der *Leber* als das primäre Muster betrachten. Es heißt, dass Therapeuten, die zu einem aggressiveren Herangehen neigen, aus Fülle und Leere kombinierte Muster eher als Fülle-Muster ansehen und daher die dispergierende Behandlung bevorzugen, während etwas sanfter veranlagte Therapeuten die Tonisierung der Leere betonen. Es ist nur menschlich, dass Therapeuten häufig voreingenommen sind in ihrer Bewertung der relativen Bedeutung von Fülle oder Leere als primärem Muster. Ich persönlich glaube, dass es besser ist, auf der sicheren Seite zu bleiben und den sich in Leere befindlichen Meridian als primäres Muster zu behandeln. Selbst wenn man sich geirrt hat, wird weniger Schaden angerichtet, wenn die tonisierende Behandlung vorgezogen wird. Man kann problemlos den sich in Fülle befindlichen Meridian dispergieren, nachdem der in Leere befindliche tonisiert worden ist.

Störungen von Meridianen, die nach dem Hervorbringungszyklus einander zugeordnet sind

Wenn zwei nach dem Hervorbringungszyklus der fünf Wandlungsphasen einander zugeordnete Meridiane eine Leere aufweisen, wird dem ‚Kind'-Meridian das primäre Leere-Muster zugeschrieben. Befinden sich beispielsweise sowohl *Nieren-* als auch *Leber*-Meridian in Leere, hat die *Leber*-Leere Priorität, entsprechend wird der *Leber*-Meridian tonisiert (Abb. 48). Dies ist der wirkungsvollste Ansatz, da zur Tonisierung des *Leber*-Meridians auch der *Nieren*-Meridian (also die ‚Mutter') tonisiert werden muss. Wenn im umgekehrten Fall sich zwei miteinander in einer Hervorbringungszyklus-Beziehung stehende Meridiane beide in Fülle befinden, wird dem ‚Mutter'-Meridian das primäre Fülle-Muster zugeschrieben. Befinden sich beispielsweise *Herz-* und *Leber*-Meridian in Fülle, so hat die *Leber*-Fülle Priorität, demgemäß wird der *Leber*-Meridian dispergierend behandelt (Abb. 49). Auch hier bedingt die dispergierende Behandlung des *Leber*-Meridians notwendig eine solche von Punkten auf *Herz-* oder *Perikard*-Meridian.

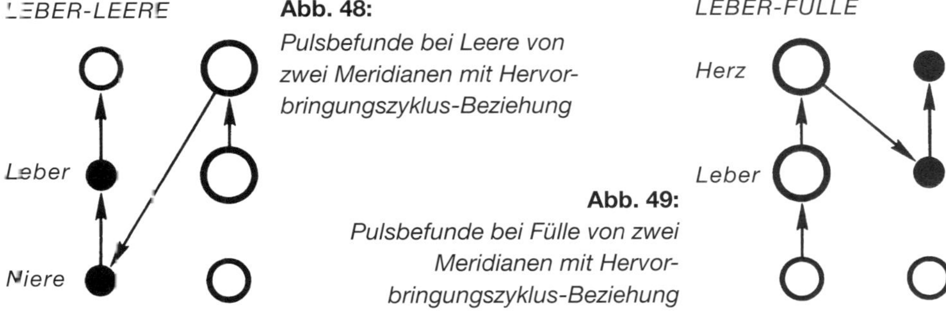

Abb. 48: *Pulsbefunde bei Leere von zwei Meridianen mit Hervorbringungszyklus-Beziehung*

Abb. 49: *Pulsbefunde bei Fülle von zwei Meridianen mit Hervorbringungszyklus-Beziehung*

Leere von drei Meridianen, die einander im Hervorbringungszyklus zugeordnet sind

Theoretisch können sich drei Meridiane, die im Hervorbringungszyklus hintereinander stehen, nicht alle drei in Leere befinden, doch ab und zu zeigt der Puls eine solche Konstellation von drei Meridianen in Leere. Auch hier muss wieder entschieden werden, welchem Meridian die primäre Leere zuzuschreiben ist. Wenn die Symptome und andere Befunde hauptsächlich auf einen der in Leere befindlichen Meridiane hinweisen, kann man diesem die primäre Leere zuschreiben. Wenn die Situation nicht so eindeutig ist, sollte man das sich am meisten in Leere befindliche Meridianpaar bestimmen. Befinden sich beispielsweise *Milz*-, *Lungen*- und *Nieren*-Meridian in Leere, so versucht man das primäre Muster zu bestimmen, indem man den Verlauf dieser Meridiane an Armen bzw. Beinen sorgfältig untersucht, um festzustellen, ob die Leere in *Milz* und *Lunge* (*Lungen*-Leere) oder in *Lunge* und *Niere* (*Nieren*-Leere) ausgeprägter ist. Der Meridian mit den meisten anormalen palpatorischen Befunden wird als derjenige mit der primären Leere identifiziert. In diesem Beispiel, bei dem die Leere des *Lungen*-Meridianes mit einer Leere der *Lunge* oder einer solchen der *Niere* in Zusammenhang stehen kann, ist es sinnvoll, nach Abweichungen im Verlauf des *Milz*- und des *Nieren*-Meridians zu suchen. Wenn der *Milz*-Meridian mehr Abweichungen aufweist, ist die *Lungen*-Leere das primäre Muster. Finden sich mehr Abweichungen im *Nieren*-Meridian, so ist als primäres Muster eine *Nieren*-Leere anzusehen.

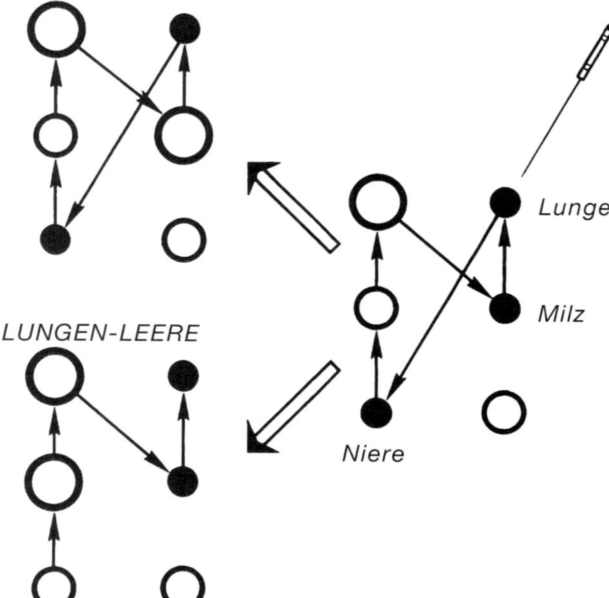

Abb. 50: *Nadelung zur Entscheidungsfindung, welcher der in Leere befindlichen Meridiane zu behandeln ist*

Ein anderer Weg zur Bestimmung des Basismusters ist die Tonisierung des sich in Leere befindlichen Meridians, der gemäß dem Hervorbringungszyklus der fünf Wandlungsphasen in der Mitte liegt. Man tonisiert den intrinsischen (Element-) Punkt dieses Meridians, da dies der einzige Punkt der Fünf-Wandlungsphasen-Punkte ist, der keinen direkten Einfluss auf irgendeinen anderen Meridian hat. In unserem Beispiel ist es der *Lungen*-Meridian, der gemäß dem Hervorbringungszyklus zwischen dem *Milz*- und dem *Nieren*-Meridian liegt. Man würde also diesen Meridian tonisieren, indem bei Lu 8, dem intrinsischen (Element-)Punkt des *Lungen*-Meridians, eine Nadel oberflächlich eingestochen wird. Dies sollte den Puls entweder in der *Milz*- oder in der *Nieren*-Position stärken. Wenn der *Milz*-Puls kräftiger wird, kann man daraus schließen, dass die *Nieren*-Leere mehr Bedeutung hat, da sich *Nieren*- und *Lungen*-Meridian am ausgeprägtesten in Leere befinden. Wenn umgekehrt der *Nieren*-Puls stärker wird, muss man die *Lungen*-Leere als Basismuster betrachten, da sich *Lungen*- und *Milz*-Meridian am ausgeprägtesten in Leere befinden (Abb. 50).
Die folgende Abbildung (51) zeigt die Faktoren, die an der Bestimmung des primären Musters und demgemäß an der Auswahl der Behandlungspunkte teilhaben.

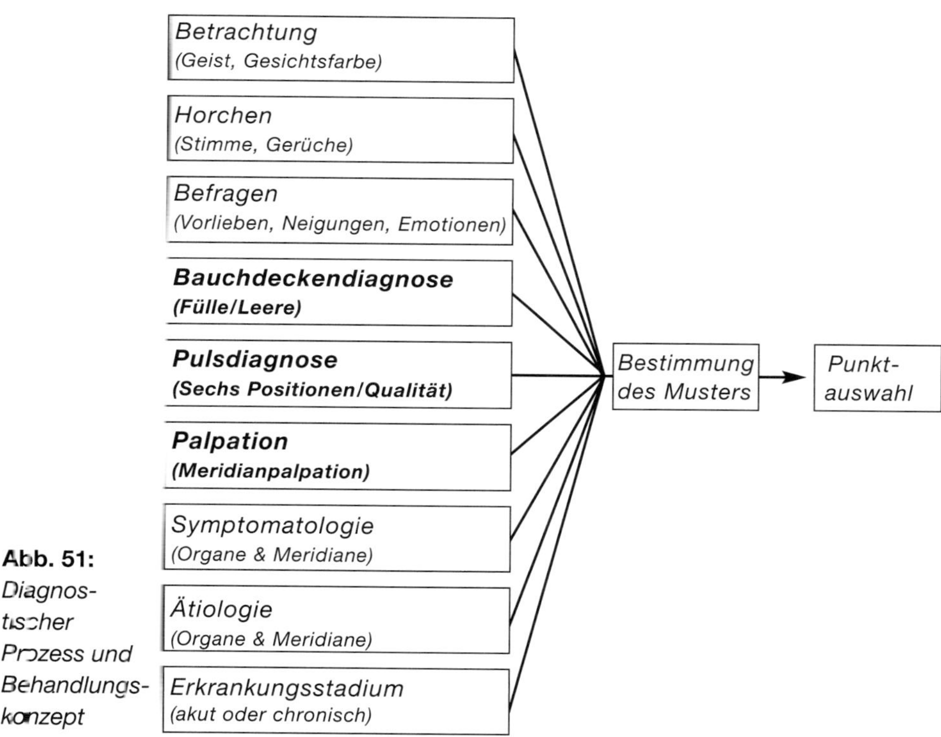

Abb. 51: *Diagnostischer Prozess und Behandlungskonzept*

PRAKTISCHE BEISPIELE ZUR BESTIMMUNG DES STÖRUNGSMUSTERS

Am besten verständlich wird der Prozess der Bestimmung des Störungsmusters sicherlich anhand von Fallbeispielen. Zudem machen diese deutlich, wie die Meridiantherapie ausgeführt wird und bereiten den Leser auf die Darstellung der Behandlung vor, die das Thema des nächsten Kapitels sein soll.

Fallbeispiel 1

33-jähriger Mann

Hauptbeschwerden: Der Patient litt seit zwei Tagen an hohem Fieber mit schwerer Diarrhö und leichten, immer wiederkehrenden Bauchschmerzen. Da er die Tage im Bett verbracht hatte, war nun noch eine Lumbalgie hinzugekommen.

Betrachtung: vom Fieber gerötetes Gesicht, kräftiger Körperbau.
Puls: oberflächlich, schnell, etwas saitenförmig.
Yin-Meridiane: *Milz*- und *Lungen*-Leere, *Leber*-Fülle.
Yang-Meridiane: *Dickdarm*-Leere, *Gallenblasen*-Fülle.
Abdomen: Das Abdomen war insgesamt fest und elastisch. Nur der Bereich um KG 6 erschien etwas schwach. Geringe Druckempfindlichkeit fand sich bei Ma 25 und Lu 1.
Palpation: Im Verlauf von *Lungen*- und *Dickdarm*-Meridian fand sich eine starke Reaktion, besonders deutlich bei Di 7 und Di 11. Keine Reaktion fand sich am *Dünndarm*-Meridian, Druckempfindlichkeit und Verhärtung waren bei Gb 38 links auffällig.
Meridianbezug der Symptome:

- Das Fieber steht mit dem *Herz*- und dem *Lungen*-Meridian in Zusammenhang.
- Die Diarrhö ist *Lungen*-, *Dickdarm*- und *Milz*-Meridian zuzuordnen.
- Die Lumbalgie ist dem *Leber*- und *Gallenblasen*-Meridian zuzuordnen.
- Aufgrund des Pulses und weiterer palpatorischer Befunde wird als Basismuster eine *Lungen*-Leere diagnostiziert.

Behandlung: Da wir uns in dieser Darstellung vor allem auf die Diagnose konzentrieren wollen, soll das Behandlungskonzept nur kurz skizziert werden. *Lungen*- und *Milz*-Meridian wurden tonisiert. Danach wurde der *Dickdarm*-Meridian tonisiert. Statt einer dispergierenden Behandlung von *Leber*- und *Gallenblasen*-Meridian wurden der *Dünndarm*-Meridian und einige abdominelle Punkte dispergiert.
Ergebnis: Sofort nach der Behandlung kehrte der Appetit des Patienten wieder, sodass er eine volle Mahlzeit zu sich nehmen konnte. Das Fieber fiel innerhalb von zwei Stunden. Entsprechend besserten sich auch die anderen Symptome (Abb. 52).

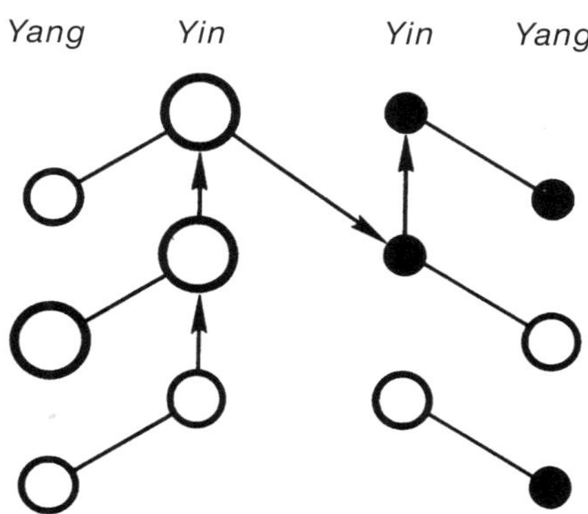

Abb. 52:
Pulsbefund in Fallbeispiel 1

Fallbeispiel 2

77-jährige Frau

Hauptbeschwerden: Die Patientin litt seit ungefähr einem Monat an linksseitigen Knieschmerzen. Auch ihr rechtes Knie war infolge der kompensatorischen Mehrbelastung etwas schmerzhaft. Die Schmerzen waren beim Aufstehen aus der sitzenden Position am stärksten, doch auch beim Gehen waren sie vorhanden. Der Mund der Patientin war trocken. Sie hatte täglich Stuhlgang, der ihr jedoch etwas Beschwerden machte. Zudem klagte sie über schmerzhafte Nacken- und Schultersteifigkeit, außerdem war auch der Rücken im Bereich von Bl 18 etwas verspannt. Vor einigen Jahren war ein Hirninfarkt mit Nekrose von Hirngewebe diagnostiziert worden, seit damals hatte sie regelmäßig das Krankenhaus aufsuchen müssen.

Betrachtung: helles Gesicht, die Haut hat Glanz. Die Gesichtsfarbe ist etwas blass mit einem leicht rötlichen Einschlag.
Puls: Die Patientin hat einen harten Puls, wie er für die Arteriosklerose beim älteren Menschen typisch ist. Diese Pulsqualität war auf der linken Seite besonders deutlich ausgeprägt.
Yin-Meridiane: Zu Anfang erschien die *Lungen*-Position schwach, doch bei erneuter sorgfältiger Palpation in der tiefen Ebene zeigte sich die ausgeprägteste Schwäche in der *Nieren*- und der *Leber*-Position.
Yang-Meridiane: Eine Fülle zeigte sich in der *Blasen*- und *Gallenblasen*-Position, besonders deutlich jedoch in der *Blasen*-Position.
Abdomen: Das Abdomen war insgesamt weich. Bei älteren Menschen deutet ein weiches Abdomen nicht notwendig auf eine gesundheitliche Einschränkung hin, im Alter wird ein weiches Abdomen allgemein sogar günstiger bewertet als ein hartes. Die Flankenregion ließ vor allem auf der linken Seite etwas an Elastizität vermissen. Bei Ma 25 links fand sich eine Pulsation.

Meridianpalpation: Beim Vergleich zwischen *Lungen- und Perikard*-Meridian am Arm erwies sich letzterer als empfindlicher. Die untere Extremität zeigte keine Auffälligkeiten. Verhärtungen und Druckempfindlichkeit fanden sich bei Bl 18 und Gb 20 links.
Lokalbefund: Druckempfindlichkeit zeigte sich medial von M-LE-16 (*du bi*). Es schien sich um eine degenerative Gelenkerkrankung zu handeln.
Meridianbezug der Symptome:

- Die Knieschmerzen wurden dem *Leber*-Meridian zugeordnet.
- Die Lumbalgie wurde *Leber-*, *Gallenblasen-* und *Blasen*-Meridian zugeordnet.
- Die Verspannung der Schulter war dem *Gallenblasen*-Meridian zuzuordnen.
- Mundtrockenheit und Beschwerden beim Stuhlgang wurden zum *Milz*-Meridian in Beziehung gesetzt.
- Aufgrund von Puls- und abdominellem Befund wurde als Basismuster eine *Leber*-Leere diagnostiziert.

Behandlung: Tonisierung von *Leber-* und *Nieren*-Meridian, gefolgt von Dispergierung von *Blasen-*, *Gallenblasen-* und *Magen*-Meridian (Abb. 53).

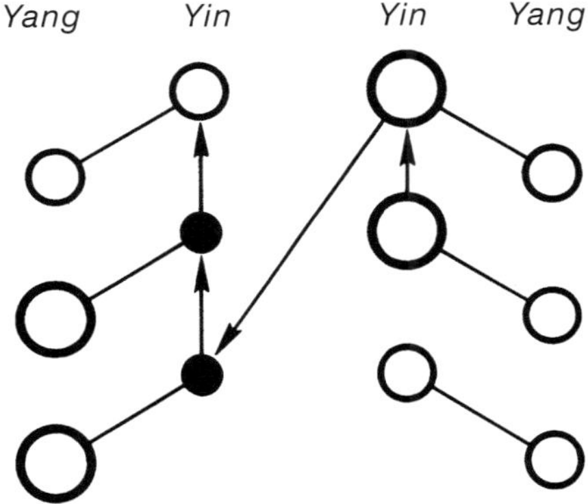

Abb. 53:
Pulsbefund in Fallbeispiel 2

Fallbeispiel 3

31-jähriger Mann

Symptome: Magenverstimmung, Nacken- und Schultersteifigkeit. Der Patient hatte nur wenig Appetit, aber keinen Durchfall, zudem klagte er über Schweregefühl im Kopf.
Betrachtung: Der Patient hatte einen schmalen Körperbau, erschien aber einigermaßen kräftig.
Puls: oberflächlich, langsam, und etwas saitenförmig.
Yin-Meridiane: Zu Anfang schienen die Pulse links stärker zu sein als rechts. Bei sorgfältiger Palpation in der tiefen Ebene zeigte sich jedoch die ausgeprägteste Schwäche in der *Leber-* und *Nieren*-Position.

Yang-Meridiane: In der oberflächlichen Ebene waren *Blasen-* und *Gallenblasen-*Position am kräftigsten.

Abdomen: Das Abdomen des Patienten zeigte die typische Beschaffenheit für einen dünnen, allgemeinen Leere-Typ. Der M. rectus abdominis war gespannt und starr, Flankenregion und Linea alba eingesunken. Bei Druck auf Ma 25 erwies sich die linke Seite als empfindlicher.

Meridianbezug der Symptome:

- Magenverstimmung und Schweregefühl im Kopf wurden *Leber-*, *Gallenblasen-* und *Blasen-*Meridian zugeordnet.
- Schulter- und Nackensteifigkeit standen mit dem *Gallenblasen-* und dem *Blasen-*Meridian in Beziehung.
- Die Differenzierung zwischen einer *Leber-* oder *Lungen-*Leere als Basismuster fiel hier schwer. Deshalb stach ich ganz oberflächlich eine Nadel bei Lu 9 (Tonisierungspunkt) ein und beließ sie dort, um die Reaktion beurteilen zu können. Danach drückte ich bei Lu 1 und Le 14 und fand eine erhöhte Empfindlichkeit bei Le 14 auf der rechten Seite. Bei Druck auf den medialen Aspekt der Arme zeigte sich Pe 4 am linken Arm deutlich empfindlich. Bei erneuter Untersuchung des Pulses waren die Leere in der *Nieren-* und *Leber-*Position ebenso wie die Fülle in der *Gallenblasen-* und *Blasen-*Position viel deutlicher zu tasten. Am Rücken fand sich eine Verhärtung mit gesteigerter Empfindlichkeit im Bereich von Bl 18. Aus all diesen Befunden zog ich den Schluss, dass das Basis-Muster eine *Leber-*Leere sein müsse.

Behandlung: Tonisierung von *Leber-* und *Nieren-*Meridian, gefolgt von Dispergierung des *Blasen-* und *Gallenblasen-*Meridians (Abb. 54).

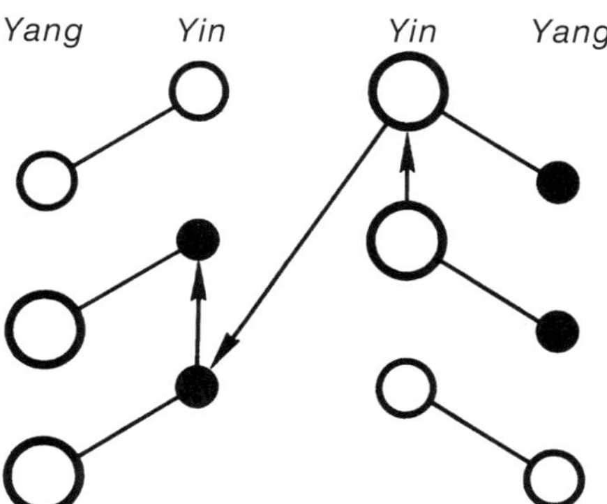

Abb. 54:
Pulsbefund in Fallbeispiel 3

Kommentar: Dieser Patient kam bereits seit längerem zu mir, wenn er durch Stress und Erschöpfung bedingt an seiner Magenverstimmung mit Appetitverlust und Durchfällen litt. Normalerweise behandelte ich ihn auf *Lungen-*Leere, doch manchmal wandelte sich sein Muster auch in Richtung *Leber-* oder *Nieren-*Leere. Beim jetzigen Besuch hatte er keinen Durchfall, sondern nur die Magenverstimmung mit Schweregefühl im Kopf. Die endgültige Festlegung auf sein Basismuster wurde erst durch die erneute Untersuchung des Pulses nach einer probatorischen Nadelung möglich. Der ausschließliche Vergleich der Pulspositionen auf tiefer Ebene kann irreführend sein. Ein deutlicher Unterschied zwischen den Pulsstärken einer Position auf tiefer und oberflächlicher Ebene (stark auf der einen und schwach auf der anderen Ebene) ist ein zuverlässiges Zeichen dafür, dass in diesem Meridianpaar eine Störung vorliegt.

Für jeden einzelnen Patienten wird das Störungsmuster auf die beschriebene Art und Weise ermittelt. Manchmal untersuche ich den Patienten vor der Identifizierung des Musters eingehend, doch in der Regel komme ich zu einer raschen Entscheidung. Meistens wird das Muster nach einer kurzen Untersuchung des Pulses und einem Blick auf das Abdomen klar. Obwohl sich die Angelegenheit nicht in jedem Falle so einfach und rasch gestaltet, verwende ich auf diese Entscheidung, wenn ich sehr beschäftigt bin, nur wenig Zeit. Wenn ich weniger stark eingespannt bin, oder wenn ich den Patienten zu eingehend untersuche, neige ich zur Entscheidungsschwäche. Natürlich muss man auch ein vorschnelles Urteil hinsichtlich des Musters vermeiden. Wenn man einen Patienten untersucht, dem man bereits eine *Lungen*-Leere zugeschrieben hat, werden auch die Befunde entsprechend beeinflusst, um diese vorgefasste Meinung zu bestätigen. Zur Vermeidung einer derartigen Voreingenommenheit untersuche ich manchmal den Patienten, bevor ich ihn nach seinem Befinden befragt habe. Unabhängig vom jeweiligen Vorgehen ist die Bestimmung des Musters stets der entscheidendste und schwierigste Schritt in der ganzen Meridiantherapie.

In Kapitel 6 werde ich noch weitere Fallbeispiele vorstellen, in denen die Identifizierung des Musters demonstriert wird. Ich muss den Leser jedoch darauf hinweisen, dass diese Fallbeispiele nur zeigen können, wie ich die Patienten bisher diagnostiziert und therapiert habe. Keinesfalls handelt es sich um Paradebeispiele. Sicherlich ist es möglich, weit komplexere Muster wahrzunehmen, bei denen gleichzeitig Leere- und Fülle-Zustände beteiligt sind, doch ich persönlich bescheide mich in der Regel mit der Bestimmung des Basismusters, wobei ich die Frage der Dispergierung von Fülle-Zuständen hintenanstelle. Meiner Ansicht nach reicht es in den meisten Fällen aus, zuerst den sich in Leere befindlichen Meridian zu tonisieren, um dann lediglich die Meridiane, die sich noch in Fülle befinden, zu dispergieren. Indem man die Behandlung der Fülle-Meridiane an den Schluss stellt, erübrigt sich häufig ein Teil der dispergierenden Behandlung.

Sicherlich bleibt noch Bedarf zur Verbesserung meines diagnostischen Ansatzes, doch es gibt, wie bereits erwähnt, verschiedene Stufen in der Beherrschung der Meridiantherapie, wobei jeder Therapeut unabhängig vom Grad seiner Versiertheit sich dieses Verfahrens bedienen kann. Anfänger dürfen Ergebnisse auf ihrem Niveau erwarten. Dieses Buch war als Einführung in die Meridiantherapie gedacht, deshalb stelle ich den einfachsten und geradlinigsten Weg vor. In Japan gibt es einige meisterhafte Meridiantherapeuten, und ich muss zugeben, dass ich selbst weit entfernt von solcher Meisterschaft bin. Doch ich arbeite geduldig daran, die-

sem Grad des Könnens so nahe wie möglich zu kommen. Ich vertraue darauf, dass mein schrittweiser Ansatz, der sich in den Fallbeispielen widerspiegelt, und auch die Darstellung meiner persönlichen Schwierigkeiten, die ich mit der Erlernung der Meridiantherapie hatte, hilfreich sein wird für diejenigen, die jetzt die Meridiantherapie erlernen möchten.
Keinesfalls sollte mein diagnostischer und therapeutischer Ansatz als ausschließlicher und orthodoxer Weg in der Praxis der Meridiantherapie gesehen werden. Ich rate dem Leser, die Klassiker zu studieren und Könnern bei ihrer Arbeit zuzusehen. In einer Hinsicht geht mein Ansatz jedoch mit den Regeln, wie sie von den Begründern der Meridiantherapie aufgestellt wurden, vollkommen konform: Die Bestimmung des Musters stützt sich in erster Linie auf die Sechs-Positionen-Pulsdiagnose. Dies ist eine der Grundregeln in der Meridiantherapie; alle Informationen, die aus den Befunden anderer Untersuchungsverfahren zu ziehen sind, sollten lediglich zur Bestätigung der in der Pulsdiagnose erhobenen Befunde dienen.

„Zur Bestimmung des primären Musters haben wir die vier Untersuchungsmethoden, doch innerhalb dessen gibt es noch die Wurzel und die Äste. Die Pulsdiagnose ist die Wurzel und die anderen Untersuchungsverfahren sind die Äste. Selbst wenn man die Symptome, welche man mittels Betrachten, Horchen und Befragen ermittelt hat, in bestimmte Gruppen einordnen kann, bleibt es dennoch schwierig, sie in ein einheitliches Muster (mit den Pulsbefunden) zu bringen. Im Idealfall wird dies möglich sein, doch in der Praxis gestaltet es sich weit schwieriger. In der Meridiantherapie ist die Pulsdiagnose das Fundament, die anderen Befunde sind sekundär. Um das Basismuster zu bestimmen, z. B. *Lungen*- oder *Nieren*-Leere, wird der Puls als entscheidendes Kriterium herangezogen. Die weiteren Befunde können bei der Behandlung zur Punktauswahl verwendet werden. Daher ist es äußerst schwierig, (das Vorhandensein von) Leere oder Fülle in einem bestimmten Meridian nur aufgrund der Zeichen und Symptome ohne (Einbeziehung des) Puls(es) zu belegen.“ (*Okabe*, 1944)

SCHLÜSSELWÖRTER

Allgemeines

- Jedem Organ und jedem Meridian sind bestimmte Symptome zugeordnet.
- Man befragt den Patienten nach seinen Symptomen und stellt den Bezug zu den Störungen der Meridiane her.
- Wenn der Puls mit den Symptomen übereinstimmt, ist die Erkrankung leicht zu therapieren; bei Diskrepanzen zwischen Puls und Symptomen wird sich die Behandlung schwieriger gestalten.
- Da der Puls das entscheidende Kriterium zur Bestimmung des Störungsmusters ist, sollte man bei Diskrepanzen zwischen Puls und Symptomen die Behandlung primär nach dem Puls ausrichten.
- Die Symptome werden in erster Linie zur Bestätigung des Basismusters verwendet, das man über die Palpation von Puls und Abdomen ermittelt hat.

- Ein Störungsmuster ist nicht lediglich eine Ansammlung von zusammengehörigen Symptomen, sondern die Essenz einer Störung.
- Alle Zeichen und Symptome können bestimmten Störungen in den Meridianen zugeordnet werden.
- Ein Weg zur Vervollkommnung seiner diagnostischen Fähigkeiten ist die „Untersuchung ohne Befragung".
- Nachdem das Störungsmuster bestimmt worden ist, wird die angemessene Behandlungsmethode ausgewählt.

Details

- Der wichtigste Aspekt in der Bestimmung des Störungsmustes ist die Frage, ob bei dem Patienten eine generelle Fülle oder Leere vorliegt, die Antwort stützt sich auf das Vorhandensein des Geistes und die Palpation von Puls und Abdomen.
- Akute Störungen gehen in der Regel mit Fülle in den Yang-Meridianen einher, chronische Störungen mit Leere in den Yin-Meridianen.
- Störungen, die auf äußere Ursachen zurückzuführen sind, neigen eher zur Fülle in den Yang-Meridianen, Störungen, die auf innere Ursachen zurückzuführen sind, neigen dagegen eher zur Leere in den Yin-Meridianen.
- Ungleichgewichte zwischen gepaarten Yin- und Yang-Meridianen werden allgemein als Yang-Fülle betrachtet. Bei der Behandlung derartiger Störungen sollte man dennoch zuerst den Yin-Meridian tonisieren, bevor man den Yang-Meridian dispergiert.
- Wenn zwei im Hervorbringungszyklus einander zugeordnete Meridiane eine Leere aufweisen, wird der ‚Kind'-Meridian als der in Leere befindliche Meridian betrachtet. Wenn zwei im Hervorbringungszyklus einander zugeordnete Meridiane eine Fülle aufweisen, wird der ‚Mutter'-Meridian als der in Fülle befindliche Meridian betrachtet.

5

Wurzel-Behandlung und symptomatische Behandlung

Die Begriffe Wurzel-Behandlung und symptomatische Behandlung finden in der Meridiantherapie durchgängig Verwendung. Doch was hat man genau unter diesen Begriffen zu verstehen? Einleitend wollen wir ihre genaue Bedeutung und ihre relative Gewichtung in der Meridiantherapie einer detaillierten Betrachtung unterziehen.

„Die Wurzel-Behandlung wird entsprechend dem Erkrankungsmuster vorgenommen, die symptomatische Behandlung richtet sich nach den Symptomen der Erkrankung. Erste Priorität hat die Korrektur abweichender Meridianbeziehungen im Sinne von Fülle und Leere. Dazu müssen wir das übergreifende Bild der Erkrankung, auch als Muster bezeichnet, erfassen, indem wir die abweichenden und die normalen Beziehungen unter den Meridianen und Organen im Sinne von Leere und Fülle identifizieren und analysieren.“ (*Yamashita*, 1974)

„Die Wurzel-Behandlung bezeichnet denjenigen Aspekt der Behandlung, bei dem die Störungen des Gleichgewichtes unter den Meridianen, welche die Essenz der Erkrankung bilden, durch Tonisierung und Dispergierung korrigiert werden. Hierzu werden die Fünf-Wandlungsphasen-Punkte und die fünf essenziellen Punkte (Definition siehe Seite 214) verwendet. Mit der symptomatischen Behandlung bezeichnet man denjenigen Aspekt der Behandlung, der entsprechend den (Manifestationen) der Erkrankung und den Beschwerden des Patienten vorgenommen wird, hier wird lokal behandelt." (*Fukushima*, 1979)

„Wurzel-Behandlung ist die Korrektur von Dysbalancen unter den Meridianen unter Verwendung essenzieller Punkte an den vier Extremitäten. Sie richtet sich an dem primären Muster aus, das mittels verschiedener diagnostischer Methoden und der Analyse der Symptomatologie bestimmt wird. Gleichzeitig wird die symptomatische Behandlung, an den Symptomen ausgerichtet, vorgenommen, indem infolge der Dysbalance reaktiv gewordene Punkte oder Akupunkturpunkte direkt tonisiert oder dispergiert werden. Es gibt natürlich auch Fälle, in denen die Symptome alleine durch die Wurzel-Behandlung gelindert werden können. Hier erübrigt sich eine symptomatische Behandlung. Doch in den meisten Fällen sind beide (Aspekte der Behandlung) gleichermaßen von Bedeutung und notwendig." (*Takeyama*, 1944)

Diese Passagen machen hinsichtlich der Wurzel-Behandlung und der symptomatischen Behandlung Folgendes deutlich: 1. Die Wurzel-Behandlung richtet sich nach dem Muster, das auf dem Wege der Diagnosestellung bestimmt wird. 2. In der Wurzel-Behandlung kommen die Fünf-Wandlungsphasen-Punkte zur Anwendung. 3. Dysbalancen unter den Meridianen werden durch die Wurzel-Behandlung korrigiert. 4. Die symptomatische Behandlung richtet sich nach den Symptomen. 5. Lokale Punkte und symptombezogene Punkte bilden die symptomatische Behandlung. 6. Symptome, die noch nicht durch die Wurzel-Behandlung gelindert werden konnten, müssen über die symptomatische Behandlung angegangen werden.
An dieser Stelle möchte ich noch einmal darauf hinweisen, dass sowohl die Wurzel-Behandlung als auch die symptomatische Behandlung notwendig und von Bedeutung ist. Keiner, der auf dem Gebiet der Meridiantherapie Autorität genießt, wird behaupten wollen, dass die lokale Behandlung unnötig sei. Manchmal kann die lokale Behandlung sogar eine günstige Wirkung auf das Gleichgewicht des Qi im gesamten Körper haben. Das einzige, was die Meridiantherapie wirklich von den konventionellen Ansätzen in der japanischen Akupunktur unterscheidet, ist die Tatsache, dass vor der Behandlung bestimmter Symptome eine Wurzel-Behandlung vorgenommen wird, um einen energetischen Ausgleich im Körper zu erreichen. Natürlich ist die symptomatische Behandlung Bestandteil jeden Ansatzes in der Akupunktur. Das Besondere an der Meridiantherapie liegt darin, dass zuerst die Wurzel-Behandlung vorgenommen wird. Fälschlicherweise wird von einigen japanischen Akupunkteuren angenommen, dass Meridiantherapeuten die Wurzel-Behandlung alleine für ausreichend halten, doch in Wahrheit wird die symptomatische Behandlung in der Meridiantherapie keineswegs vernachlässigt.
Jedenfalls wird eine symptomatische Behandlung oder lokale Behandlung ohne Wurzel-Behandlung immer weniger wirksam sein als mit. Unter den Meridiantherapeuten gibt es große Meinungsverschiedenheiten darüber, wie wichtig die Wurzel-Behandlung im Verhältnis zur symptomatischen Behandlung eigentlich sei. Einige

sind der Meinung, dass man mit der Wurzel-Behandlung bereits 70 bis 80 % der Symptome abdecken könne, während die übrigen 20 bis 30 % mittels der symptomatischen Behandlung anzugehen seien. Andere sind der Ansicht, dass die Wurzel-Behandlung zwar Dysbalancen des Qi in den Meridianen beseitige, jedoch nicht im Sinne einer sofortigen symptomatischen Linderung wirke. Aus diesem Grunde müssen nach Ansicht der letztgenannten Gruppe die Symptome unabhängig davon mittels der symptomatischen Behandlung angegangen werden. Schließlich gibt es noch Meridiantherapeuten, die Wurzel- und symptomatische Behandlung für etwa gleichwertig halten.

Manche stellen die Differenzierung zwischen Wurzel- und symptomatischer Behandlung insgesamt mit der Feststellung in Frage, dass einige Meridiantherapeuten tatsächlich mehr Zeit auf die symptomatische als auf die Wurzel-Behandlung verwenden. Diese Kritiker behaupten, die symptomatische Behandlung sei notwendig, weil die Meridiantherapeuten kein Vertrauen in die Wirksamkeit ihrer Wurzel-Behandlung hätten. Besonders für Neulinge der Meridiantherapie ist dies in der Tat ein wunder Punkt. Doch aus meiner eigenen Erfahrung kann ich hinsichtlich des Verhältnisses zwischen Wurzel- und symptomatischer Behandlung folgende Standpunkte mit gutem Gewissen vertreten: 1. Wenn die richtige Wurzel-Behandlung vorgenommen wurde, verschwinden häufig auch funktionelle Störungen der Viszeralorgane und Beschwerden im Kopfbereich mit wenigen Nadeln. 2. Wenn die Wurzel-Behandlung vollkommen wirkungslos bleibt, ist entweder das Muster falsch diagnostiziert worden, oder es wurde eine falsche Nadelungstechnik angewendet. Man sollte also Puls und Abdomen noch einmal untersuchen, oder man sollte die Behandlung mit deutlich oberflächlicherem Einstich der Nadeln wiederholen. 3. Wenn eine Erkrankung durch eine einfache Dysbalance in nur einem Meridian hervorgerufen wurde, wie z. B. eine Verrenkung im Lendenwirbelsäulenbereich, wird manchmal eine Wurzel-Behandlung vollkommen ausreichen, während sie in anderen Fällen, was die Schmerzlinderung angeht, wirkungslos bleiben kann. Ich selbst habe Fälle erlebt, bei denen Schmerzen im Lendenwirbelsäulenbereich durch die Wurzel-Behandlung sofort gelindert werden konnten, nur um sozusagen aus Rache wiederzukehren, sobald der Patient den Fuß aus meiner Praxistür gesetzt hatte. Wenn lokal begrenzte strukturelle Schädigungen ein gewisses Ausmaß erreicht haben, ist es höchst unwahrscheinlich, das Problem mit einer Wurzel-Behandlung rasch beheben zu können. Selbst wenn dies möglich wäre, so würde es dem Geist der Meridiantherapie widersprechen, den raschen Erfolg anzustreben. 4. Selbst wenn es möglich wäre, die Symptome nur mit der Wurzel-Behandlung zu beseitigen, so macht sich dies in Japan nicht so gut. Der Grund liegt darin, dass in Japan die meisten Patienten eine große Anzahl von Nadeln mit einer sorgfältigeren Behandlung gleichsetzen.

Bezüglich der symptomatischen Behandlung gibt es praktisch keine Beschränkung in der Vielfalt der Ansätze und Techniken. Die symptomatische Behandlung ist ein Gebiet, auf dem jeder Therapeut sein Talent und seine speziellen Fähigkeiten entfalten kann. Jeder von uns hat im Grunde sein Leben lang daran zu arbeiten, seinen

eigenen Behandlungsstil zu entwickeln. Dies mag zwar ziemlich nebulös klingen, doch es gibt wesentliche Grundzüge, die bei der symptomatischen Behandlung zu beachten sind: 1. Man muss den Allgemeinzustand des Patienten im Sinne von Leere oder Fülle in Betracht ziehen, und man muss dafür Sorge tragen, dass das optimale Maß an Stimulation nicht überschritten wird. (Hierüber soll weiter unten in diesem Kapitel noch ausführlich diskutiert werden). 2. Bei Patienten mit einem oberflächlichen Puls muss die Nadelung ganz an der Oberfläche bleiben. 3. Man sollte sich Klarheit über Fülle- oder Leere-Eigenschaft des zu behandelnden Areales verschaffen, demgemäß ist tonisierend oder dispergierend zu behandeln. 4. Die Behandlung sollte auf einige entscheidende Bereiche, die in Beziehung zu den Hauptbeschwerden, den palpatorischen Befunden und dem Muster stehen, begrenzt bleiben, um den Patienten nicht überzutherapieren. Wenn ein bestimmter Punkt überschritten ist, nimmt die Wirksamkeit einer Behandlung ab, je mehr man tut.
Mit dem Aufkommen der Meridiantherapie wurden die Konzepte der Wurzel- und der symptomatischen Behandlung neu definiert. In den Klassikern werden die Behandlung der Wurzel (*hon/běn zhì*) und die Behandlung der Manifestationen oder Äste (*hyoji/biāo zhì*) erwähnt, doch hier handelt es sich eher um eine Frage der Gewichtung als um zwei voneinander abzugrenzende Behandlungsaspekte. Die Meridiantherapie legt auf die Wurzel-Behandlung so großen Wert, da sich die Mehrzahl der japanischen Akupunkteure fast ausschließlich mit den Symptomen und der Stimulation von „tender points" befasst. Da die Wurzel-Behandlung von der Meridiantherapie als neuer, einzigartiger Ansatz in die Akupunktur eingeführt wurde, liegt es nur in der Natur der Sache, dass sie als der wichtigere Aspekt der Behandlung präsentiert wird. Sämtliche Meridiantherapeuten sind sich darin einig, dass die Wurzel-Behandlung an erster Stelle steht und die symptomatische Behandlung an zweiter. Vor dem Hintergrund dieses Verständnisses soll das wichtigste Charakteristikum der Meridiantherapie – die Wurzel-Behandlung – im Folgenden dargestellt werden.

DER VEREINFACHTE ANSATZ IN DER MERIDIANTHERAPIE

Wie bereits erwähnt, ist der schwierigste Teil der Meridiantherapie die Bestimmung des primären Musters. Wenn das Muster erst einmal identifiziert ist, braucht man sich um die Qualiät der Behandlung keine allzu großen Sorgen mehr zu machen. Selbst wenn es mit der Nadelungstechnik nicht zum Besten steht, wird sich der Zustand des Patienten, solange das richtige Muster behandelt wird, irgendwann bessern. Mit einer meisterhaften Nadelungstechnik kann man diesen Prozess allerdings beschleunigen. Wenn ich auf meine ersten Erfahrungen mit der Meridiantherapie zurückblicke, muss ich zugeben, dass die Zeit von Versuch und Irrtum geprägt war, und manchmal auch von Zweifeln, ob dieser auf den Klassikern beruhende Ansatz überhaupt funktioniert. Doch je weiter ich in der Beherrschung dieses Systems gelangte, desto klarer wurde mir, dass es nur wenige Geheimnisse gibt auf dem Wege zur effektiven Nadelungstechnik und Punktlokalisation. Ich habe zwar

einige Zeit gebraucht, um zu diesem Schluss zu kommen, doch heute bin ich überzeugt von dem Wert dieses Ansatzes, der sich auf die Klassiker beruft. Vielleicht bin ich etwas umständlich zu dieser Erkenntnis gelangt, nichtsdestotrotz bin ich dankbar für all die Umwege, die ich machen musste, denn auf die eine oder andere Art haben sie zur Erweiterung meines Wissens beigetragen. Im Grunde war ich schon immer eher einfach strukturiert und wäre daher niemals in der Lage gewesen, mir alle Stufen und die komplexeren Bereiche der Meridiantherapie in kurzer Zeit anzueignen. Wie auch schon im Rahmen meiner Lernmethode für die Pulsdiagnostik beschrieben, habe ich mir die verschiedenen Bereiche der Meridiantherapie Schritt für Schritt erarbeitet. Manch einer mag diese Herangehensweise an die Meridiantherapie als zu sehr vereinfacht ansehen. Doch auf allen Gebieten des Lernens muss ein Anfängerwerk einfach und verständlich sein. Wenn ein Lehrbuch von Anfang an zu schwierig ist, werden ihm die meisten gar nicht folgen können.
Als ich auf eigene Faust Deutsch zu lernen begann, kaufte ich mir ein Standardwerk für Anfänger. Das Buch war ganz lustig aufgemacht, und beim Lesen der Geschichten und Witze erweiterte ich nach und nach mein Vokabular. Ich war begeistert und besorgte mir ein deutsches Buch für mäßig Fortgeschrittene, das ganz interessant zu sein schien. Doch zu meiner Enttäuschung überstieg dieser Text meinen Horizont bei weitem. Durch diese Erfahrung lernte ich, dass es wichtig ist, langsam und sicher in kleinen Schritten voranzugehen, wenn man etwas Neues lernen möchte. Der beste Weg zum Ziel besteht darin, klein anzufangen und auf den erreichten Nahzielen weiter aufzubauen. Auch das entfernteste Ziel wird man erreichen können, wenn man sich ihm geduldig in kleinen Schritten nähert. Die Zeit, die man zur Beherrschung der Meridiantherapie braucht, mag von Mensch zu Mensch höchst unterschiedlich sein, je nach der individuellen Begabung und der bisherigen Erfahrung. Jedenfalls bin ich der Meinung, dass sich jeder die Grundlagen in etwa fünf Jahren aneignen kann. Die schnelleren werden es in drei Jahren schaffen, die langsameren mögen bis zu zehn Jahre brauchen. Unabhängig davon, wie lange man braucht, wird man den Nutzen der Meridiantherapie in jedem einzelnen Stadium schätzen lernen.
In Kapitel 3 hatte ich erläutert, wie man den Meridian mit der ausgeprägtesten Leere findet, die Bestimmung des primären Musters war Thema von Kapitel 4. Nun stellt sich die Frage, was mit dem identifizierten Yin-Meridian zu tun ist. Genau dies ist die Essenz der Meridiantherapie. Bereits zuvor war die These aufgestellt worden, dass der Weg der Behandlung klar sei, sobald das Muster offengelegt ist. Das heißt, das primäre Muster führt direkt zu den Behandlungsprinzipien, die ihrerseits direkt zur Auswahl bestimmter Punkte führen, mit denen man die gewünschte Wirkung erreichen kann. Jeder Meridian hat sozusagen Schlüsselpunkte mit speziellen Funktionen, die unter der Bezeichnung ‚Fünf-Wandlungsphasen-Punkte' bekannt sind. Um die Meridiantherapie praktizieren zu können, sollte man über ein klares Verständnis dieser Punkte verfügen. Daher möchte ich die theoretischen Grundlagen und Anwendungsrichtlinien für die Auswahl spezieller Fünf-Wandlungsphasen-Punkte in der Meridiantherapie erläutern.

DIE FÜNF-WANDLUNGSPHASEN-PUNKTE UND IHRE ANWENDUNG

Im „Diskurs über die Meridiantherapie" werden die Akupunkturpunkte in vier Kategorien eingeteilt: 1. essenzielle Punkte, die es auf jedem (der zwölf) Hauptmeridiane gibt. 2. nicht für einen Meridian spezifische essenzielle Punkte. 3. nicht essenzielle, andere Meridianpunkte. 4. zusätzliche und Ashi-Punkte, die durch Erfahrung ermittelt wurden.

Zur ersten Kategorie gehören die Fünf-Wandlungsphasen-Punkte[1], (*go gyo ketsu/wǔ shū xüe*) und die fünf essenziellen Punkte (*go yo ketsu/wǔ yào xüe*). Die Punkte dieser Kategorie sind für die Wurzel-Behandlung in der Meridiantherapie die wichtigsten. Zur zweiten Kategorie gehören Punkte, die auf bestimmte Gewebe oder Aspekte des Körpers eine definierte Wirkung ausüben, so etwa die acht einflussreichen Punkte oder die Kardinalpunkte der außerordentlichen Meridiane. Weitere Erklärungen zur dritten und vierten Kategorie erübrigen sich.

Die Fünf-Wandlungsphasen-Punkte und fünf essenziellen Punkte sind alle auf jedem einzelnen Meridian zu finden. Zu den fünf essenziellen Punkten gehören die Quellpunkte (*gen/yuán*), die Passagepunkte (*raku/luò*), die Akutpunkte (*geki/xì*), die Alarmpunkte (*bo/mù*) und die Zustimmungspunkte (*yu/shù*) (Tab. 19). Primär beeinflussen diese Punkte nur den Meridian, auf dem sie liegen bzw. dem sie zugeordnet sind. So wirkt die Nadelung von Lu 6, dem Akutpunkt der *Lunge*, in erster Linie auf den *Lungen*-Meridian. Mit der Tonisierung von Lu 6 würde man also nur den *Lungen*-Meridian tonisieren, mit der Dispergierung von Lu 6 den *Lungen*-Meridian dispergieren.

	Quellpunkt	Passagepunkt	Akutpunkt	Alarmpunkt	Zustimmungspunkt
Leber	Le 3	Le 5	Le 6	Le 14	Bl 18
Herz	He 7	He 5	He 6	KG 14	Bl 15
Perikard	Pe 7	Pe 6	Pe 4	KG 17	Bl 14
Milz	Mi 3	Mi 4, Mi 21	Mi 8	Le 13	Bl 20
Lunge	Lu 9	Lu 7	Lu 6	Lu 1	Bl 13
Niere	Ni 3	Ni 4	Ni 5	Gb 25	Bl 23
Gallenblase	Gb 40	Gb 37	Gb 36	Gb 24	Bl 19
Dünndarm	Dü 4	Dü 7	Dü 6	KG 4	Bl 27
Dreifacher Erwärmer	3E 4	3E 5	3E 7	KG 5	Bl 22
Magen	Ma 42	Ma 40	Ma 34	KG 12	Bl 21
Dickdarm	Di 4	Di 6	Di 7	Ma 25	Bl 25
Blase	Bl 64	Bl 58	Bl 63	KG 3	Bl 28

Tab. 19:
Die fünf essenziellen Punkte

[1] An dieser Stelle steht, wie auch andernorts in diesem Buch, die japanische Schreibweise vor derjenigen in Mandarin.

	***jíng*-Urspungs-Punkt (Holz)**	***yíng*-Bach-Punkt (Feuer)**	***shū*-Fluss-Punkt (Erde)**	***jíng*-Großer-Fluss-Punkt (Metall)**	***hé*-Meer-Punkt (Wasser)**
Leber	Le 1	Le 2	Le 3	Le 4	Le 8
Herz	He 9	He 8	He 7	He 4	He 3
Perikard	Pe 9	Pe 8	Pe 7	Pe 5	Pe 3
Milz	Mi 1	Mi 2	Mi 3	Mi 5	Mi 9
Lunge	Lu 11	Lu 10	Lu 9	Lu 8	Lu 5
Niere	Ni 1	Ni 2	Ni 3	Ni 7	Ni 10
	***jíng*-Urspungs-Punkt (Metall)**	***yíng*-Bach-Punkt (Wasser)**	***shū*-Fluss-Punkt (Holz)**	***jíng*-Großer-Fluss-Punkt (Feuer)**	***hé*-Meer-Punkt (Erde)**
Gallenblase	Gb 44	Gb 43	Gb 41	Gb 38	Gb 34
Dünndarm	Dü 1	Dü 2	Dü 3	Dü 5	Dü 8
Dreifacher Erwärmer	3E 1	3 E 2	3E 3	3E 6	3 E 10
Magen	Ma 45	Ma 44	Ma 43	Ma 41	Ma 36
Dickdarm	Di 1	Di 2	Di 3	Di 5	Di 11
Blase	Bl 67	Bl 66	Bl 65	Bl 60	Bl 40

Tab. 20:
Die Fünf-Wandlungsphasen-Punkte

Die Fünf-Wandlungsphasen-Punkte sind der Ursprungs-Punkt (*sei/jíng*), der Bach-Punkt (*ei/yíng*), der Fluss-Punkt (*yu/shū*), der Große-Fluss-Punkt (*kei/jíng*) und der Meer-Punkt (*go/hé*) (Tab. 20). Zum Tonisieren und Dispergieren spielen in der Meridiantherapie die Fünf-Wandlungsphasen-Punkte die wichtigste Rolle. So wie das Yang im Yin und das Yin im Yang ist, so sind alle fünf Wandlungsphasen in jeder einzelnen der fünf Wandlungsphasen enthalten. Entsprechend haben die Fünf-Wandlungsphasen-Punkte eines Meridians eine Beziehung zu dem Qi der Meridiane, die den anderen Wandlungsphasen zugeordnet sind, bzw. sie stehen in Resonanz zu diesen. Im Beispiel des *Leber*-Meridians steht das *Herz*-Qi in Verbindung mit Le 2, das *Milz*-Qi in Verbindung mit Le 3, das *Lungen*-Qi in Verbindung mit Le 4 und das *Nieren*-Qi mit Le 8. Durch dieses faszinierende Konzept besitzen alle Meridiane Punkte, über die das Qi der anderen Meridiane zugänglich wird.
Im „Diskurs über die Meridiantherapie" wird die Analogie der Botschaften in fremden Ländern herangezogen, um das Prinzip der Fünf-Wandlungsphasen-Punkte zu veranschaulichen. Mit dieser brillanten Idee konnte *Honma* die Rolle der Fünf-Wandlungsphasen-Punkte auf jedem einzelnen Meridian ausgezeichnet demonstrieren. Die Regierungen der fünf wichtigsten politischen Mächte der heutigen Zeit sind die der Vereinigten Staaten von Amerika (USA), die Sowjetunion (UDSSR, Anmerk. des Übersetzers: die englische Ausgabe des Buches erschien bereits 1990), die Volksrepublik China (VR China), die Europäische Gemeinschaft (EG) und Japan. Da es sich lediglich um eine Analogie handelt, sollte man sich hier keine zu

großen Gedanken über die Auswahl der erwähnten Staaten machen. Nehmen wir einmal an, Japan stehe für den *Leber*-Meridian, die Vereinigten Staaten für den *Herz*-Meridian, die Sowjetunion für den *Milz*-Meridian, die Volksrepublik China für den *Lungen*-Meridian und die Europäische Gemeinschaft für den *Nieren*-Meridian. Entsprechend können die Regierungen in das Pentagramm der fünf Wandlungsphasen eingefügt und in Beziehung zu jedem der Fünf-Wandlungsphasen-Punkte gesetzt werden (Abb. 55). Betrachten wir nur das Beispiel Japans bzw. des *Leber*-Meridians, so ist Le 1 die japanische Regierung, Le 2 ist die Botschaft der Volksrepublik China (in Japan) und Le 8 die Botschaft der Europäischen Gemeinschaft. In anderen Worten befinden sich in dem einen Land, in unserem Beispiel Japan, auch die Vertreter der anderen Regierungen, die einen bedeutenden Einfluss im Sinne der Unterstützung oder Kontrolle der japanischen Regierung ausüben.

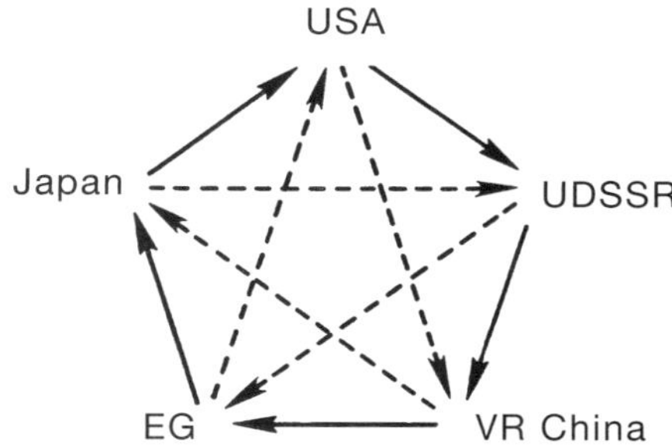

Abb. 55:
Die Beziehungen zwischen politischen Mächten als Analogie zu den Beziehungen der fünf Wandlungsphasen

Im Beispiel des *Leber*-Meridians hat also der Punkt Le 1, der Holz-Punkt, Zugriff auf die Zirkulation des *Leber*-Qi im Leber-Meridian. In diesem Sinne hat der Punkt Le 1 von allen Punkten des *Leber*-Meridians die engste Beziehung zu seinem Meridian. Le 2, der Feuer-Punkt, hat Zugang zum *Herz*-Qi im Leber-Meridian. Somit beeinflusst die Nadelung von Le 2 sowohl den *Herz*- als auch den *Leber*-Meridian. Le 3, der Erde-Punkt, hat Zugang zum *Milz*-Qi im *Leber*-Meridian. Mit der Tonisierung von Le 3 tonisiert man also automatisch sowohl den *Leber*- als auch den *Milz*-Meridian. Le 4, der Metall-Punkt, hat Zugang zum *Lungen*-Qi im *Leber*-Meridian. Mit der Nadelung von Le 4, dem Metall-Punkt, beeinflusst man sowohl den *Lungen*- als auch den *Leber*-Meridian. Aus diesem Grunde wirkt Le 4 auch bei der *Lunge* zuzuordnenden Symptomen wie Husten, Keuchen und Fieber. Zudem stehen die Funktionen von Le 4 mit den Indikationen der Fünf-Wandlungsphasen-Punkte in Beziehung, wie sie im Kapitel 68 des „Nan Jing" erwähnt werden. Diese Funktionen sollen später noch genauer erläutert werden, dahinter steht jedoch die Idee, dass alle Fünf-Wandlungsphasen-Punkte neben ihrer Beziehung zu den Meridianen noch andere, spezifische Eigenschaften haben. Le 8, der Wasser-Punkt, hat Zugang zum *Nieren*-Qi im *Leber*-Meridian. Mit der Tonisierung von Le 8 wird man gleichzeitig den *Leber*- und den *Nieren*-Meridian tonisieren. In einem einfachen Diagramm lassen sich diese Beziehungen der Fünf-Wandlungsphasen-Punkte des *Leber*-Meridians zu anderen Organen und Meridianen folgendermaßen darstellen (Abb. 56).

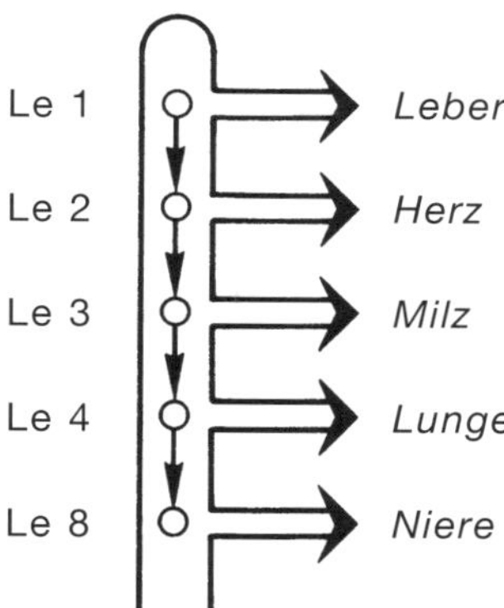

Abb. 56:
Die Fünf-Wandlungsphasen-Punkte auf dem Leber-Meridian

Auf diese Weise enthält jeder Meridian zusätzlich zu seinem eigenen, meridianspezifischen Qi das Qi der vier anderen Wandlungsphasen und der ihnen zugeordneten Organe und Meridiane. Innerhalb eines bestimmten Meridians ist das Qi der anderen Meridiane am besten über die entsprechenden Fünf-Wandlungsphasen-Punkte zugänglich. Dies ist eines der grundlegenden Postulate der Meridiantherapie und somit auch der Grund dafür, weshalb die Fünf-Wandlungsphasen-Punkte in dieser Richtung der Akupunktur zu den wichtigsten überhaupt gerechnet werden. Hier stellt sich die Frage, ob dies in der Praxis auch tatsächlich funktioniert. Als theoretisches Konstrukt erscheint es wunderbar, aber trifft es tatsächlich zu, dass sich die Fünf-Wandlungsphasen-Punkte in ihrer Funktion so eindeutig unterscheiden? Wenn wir uns darauf beschränken, die Plausibilität solcher klassischen Konzepte und Theorien zu hinterfragen, ohne diese Prinzipien je in der Praxis anzuwenden, würde ihre Gültigkeit stets zweifelhaft bleiben. Wenn wir andererseits diese Prinzipien in die Tat umsetzen und ihnen ausreichend Zeit geben, um wirksam werden zu können, dann werden wir sehr wohl in der Lage sein, ihre Gültigkeit nachzuweisen. Ihre Anwendung zeitigt manchmal ganz erstaunliche Erfolge, wenn alles nach Plan verläuft. Zumindest sollte man nach wiederholten Behandlungen in der Lage sein, eine allmähliche Verbesserung beim Patienten auf einer grundlegenden Ebene wahrzunehmen.

PUNKTAUSWAHL ZUR TONISIERUNG UND DISPERGIERUNG

Die Methode zur Auswahl von Akupunkturpunkten in der Wurzel-Behandlung der Meridiantherapie beruht auf den Prinzipien des Tonisierens und Dispergierens, wie sie im Kapitel 69 des „Nan Jing“ erläutert sind. Einfach ausgedrückt werden zur Tonsierung eines Meridians Punkte, die seiner ‚Mutter‘-Wandlungsphase entsprechen, genadelt, zur Dispergierung des Meridians werden Punkte, die der ‚Kind‘-Wandlungsphase entsprechen, genadelt. Das heißt, dass der entsprechende Fünf-

Wandlungsphasen-Punkt auf dem Meridian, und der intrinsische (Element-)Punkt auf dem zugehörigen (Mutter oder Kind-)Meridian genadelt werden. Der intrinsische Punkt eines Meridians ist der Fünf-Wandlungsphasen-Punkt, der derselben Wandlungsphase entspricht wie der Meridian selbst, auf dem er gelegen ist. Wie bereits erwähnt, wird durch die Nadelung des intrinsischen Punktes nur der Meridian, auf dem er liegt, beeinflusst.
Ein Beispiel: Wenn zur Behandlung einer *Leber*-Leere tonisiert werden soll, wird das Wasser, die Mutter-Wandlungsphase des Holzes, das der *Leber* zugeordnet ist, behandelt. Im Bereich der Yin-Meridiane entspricht das Wasser dem *Nieren*-Meridian, somit wird der *Nieren*-Meridian behandelt. Außerdem muss natürlich auf dem *Leber*-Meridian auch der Punkt, welcher der *Niere* zugeordnet ist, tonisiert werden. Somit wird im Falle einer *Leber*-Leere sowohl der Wasser-Punkt auf dem *Leber*-Meridian als auch der Wasser- oder intrinsische Punkt auf dem *Nieren*-Meridian tonisiert. Aus einer Tabelle, in der die Beziehungen der Fünf-Elemente-Punkte der Yin-Meridiane untereinander dargestellt sind, können die zur Tonisierung bzw. Dispergierung angemessenen Punkte ausgesucht werden (Tab. 21).

	Holz	**Feuer**	**Erde**	**Metall**	**Wasser**
Leber	Le 1	Le 2	Le 3	Le 4	Le 8
Herz	He 9	He 8	He 7	He 4	He 3
Perikard	Pe 9	Pe 8	Pe 7	Pe 5	Pe 3
Milz	Mi 1	Mi 2	Mi 3	Mi 5	Mi 9
Lunge	Lu 11	Lu 10	Lu 9	Lu 8	Lu 5
Niere	Ni 1	Ni 2	Ni 3	Ni 7	Ni 10

Tab. 21:
Die Fünf-Wandlungsphasen-Punkte auf den Yin-Meridianen

Wie aus der Tabelle ersichtlich, geht der Tonisierungspunkt dem intrinsischen Punkt voran, der Sedierungspunkt folgt ihm. Dieses fundamentale Prinzip der Punktauswahl findet fast durchgängige Verwendung in der Behandlung der Yin-Meridian-Leere-Muster. Weniger häufig werden in der Meridiantherapie die Fünf-Wandlungphasen-Punkte der Yang-Meridiane zur Tonisierung bzw. Dispergierung verwendet. Stattdessen kommen andere wichtige Punkte (z. B. die Quell-, Passage- oder Akutpunkte) in der Behandlung der Yang-Meridiane zum Einsatz. Die Behandlung der Yang-Meridiane wird an anderer Stelle noch detailliert besprochen werden. Zur Ausübung der Meridiantherapie muss man die Tonisierungs- und Dispergierungspunkte der Yin-Meridiane aus dem Kopf beherrschen. Am Anfang ist es hilfreich, eine Liste dieser Punkte zum Nachschauen stets griffbereit zu haben. Die „Karte der Fünf-Elemente-Akupunkturpunkte" von *Honma* eignet sich hervorragend zu diesem Zweck. Wer diese Karte im Behandlungszimmer hängen hat, wird sich mit dem Erlernen und der Anwendung der Fünf-Wandlungsphasen-Punkte leichter tun. (Siehe die Einband-Innenseite an Anfang und Ende des Buches)

In Kürze möchte ich hier erläutern, wie man mit dieser Karte arbeitet: Sie besteht aus einem Pentagramm, eine Wandlungsphase oder ein Paar von Yin- und Yang-Meridian bildet eine Ecke. Alle Fünf-Wandlungsphasen-Punkte sind in ihrer Beziehung zu den anderen Wandlungsphasen dargestellt. Betrachten wir beispielhaft den Ausschnitt des Holzes aus diesem Diagramm (Abb. 57). Folgende Punkte werden zur Basisbehandlung eingesetzt: Bei *Leber*(Holz)-Leere werden die Punkte verwendet, die in Richtung der Mutter-Wandlungsphase eingezeichnet sind. Dies sind die Punkte Le 8 und Gb 43. Der Tonisierungspunkt der *Leber* ist also Le 8. Bei *Leber*-Fülle werden die in Richtung der Kind-Wandlungsphase aufgeführten Punkte verwendet. Somit ist Le 2 der Dispergierungspunkt für den *Leber*-Meridian. In der Mitte des Kreises sind die intrinsischen Punkte eingezeichnet, also die Holz-Punkte auf den Holz-Meridianen (*Leber* und *Gallenblase*). Der intrinsische Punkt für den *Leber*-Meridian, Le 1 wird dann verwendet, wenn eine Störung im *Leber*-Meridian nicht exakt im Sinne von Leere oder Fülle identifiziert werden kann. Dies entspricht der Methode, einfach einen Punkt auf dem Meridian auszusuchen, wenn er sich weder eindeutig in Fülle noch in Leere befindet (Abb. 57).

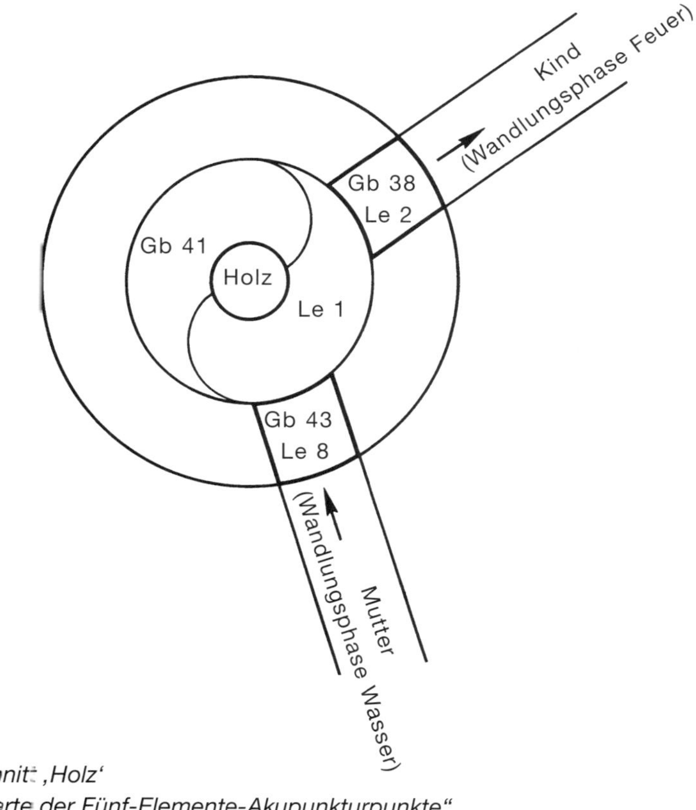

Abb. 57:
Der Ausschnitt ‚Holz' aus der „Karte der Fünf-Elemente-Akupunkturpunkte"

EINFACHE KONZEPTE ZUR BEHANDLUNG DER GRUNDLEGENDEN BASISMUSTER

Die Meridiantherapie kann auf unterschiedlichen Ebenen mit zunehmendem Komplexitätsgrad praktiziert werden, doch zu Anfang sollte man möglichst einfache Konzepte verfolgen, um dann auf diesem grundlegenden Ansatz weiter aufzubauen. Beginnen wollen wir also mit dem einfachsten Konzept zur Behandlung der grundlegenden Basismuster. Die Beherrschung der Grundlagen dieser Behandlung ist viel wichtiger als das Wissen um komplizierte theoretische Zusammenhänge. Genauestens soll daher die Lokalisierung der Tonisierungspunkte erläutert werden, die von größter Bedeutung für die Behandlung der Leere-Zustände jedes einzelnen Yin-Meridians sind. Da wir bereits zuvor die Dysbalance des *Leber*-Meridians beispielhaft abgehandelt haben, möchte ich meine Ausführungen mit der Behandlung der Leber-Leere beginnen.

Leber-Leere

Mehrere Punkte können zur Tonisierung bei *Leber*-Leere eingesetzt werden, doch der wichtigste auf dem *Leber*-Meridian gelegene Punkt ist sicherlich Le 8. Der *Leber*-Meridian ist der Wandlungsphase Holz zugeordnet, Le 8 ist der Wasser-Punkt, der das Holz tonisiert. Bei *Leber*-Leere sollte man unabhängig von allen anderen Behandlungsschritten unter allen Umständen Le 8 tonisieren. Selbst wenn sich ausschließlich der *Leber*-Meridian in Leere befindet, wird sich diese Dysbalance im Sinne einer Fülle der *Milz*, und daraufhin im Sinne einer Leere der *Niere*, auswirken. Somit bekommt die Nadelung des Wasser-Punktes, mit dem man vom *Leber*-Meridian aus Einfluss auf das *Nieren*-Qi nimmt, auch unter dem Gesichtspunkt der Prävention weiterer Komplikationen Bedeutung. Le 8 wird auf derjenigen Seite, die nach dem Befund der Meridianpalpation eine deutlicher ausgeprägte Leere zeigt, genadelt, in unklaren Situationen kann auch beidseits genadelt werden.

Unbedingt sollte man die exakte Nadelung dieses Punktes beherrschen und häufigen Gebrauch davon machen. Wenn man an einem Arbeitstag fünf Patienten mit *Leber*-Leere zu sehen bekommt, würde das bedeuten, den Punkt im Höchstfall zehnmal zu nadeln. Bei fünfundzwanzig Arbeitstagen im Monat könnte man den Punkt Le 8 also zweihundertundfünfzigmal nadeln. Im Jahr wären das dreitausend Nadelungen, in fünf Jahren fünfzehntausend, im Verlauf von zehn Jahren dreißigtausend! Diese Zeit braucht es aber auch, um die Nadelung eines Punktes wirklich professionell ausführen zu können. Das Geheimnis zur Meisterschaft in der Nadelung liegt darin, dass man sie wieder und wieder praktiziert. Manche Lehrer behaupten, dass der einzige Weg zur Meisterschaft in der Akupunktur darin läge, mehr als fünfzigtausendmal Nadeln ins Abdomen zu stechen. Dahinter steht der Grundgedanke, dass man die Nadelung einzelner Punkte sozusagen im Schlaf beherrschen muss. Bei entsprechender Vertrautheit mit der Methode kann die Akupunkturnadel, ähnlich wie der Pinsel eines Künstlers, mit größter Präzision und Feinheit geführt werden. Als ich mit der Meridiantherapie anfing, hatte ich stets das Gefühl, dass die Nadelung von Le 8 nicht ausreiche, sodass ich zusätzlich Ni 9 und Ni 10, und manchmal noch Le 3 und Le 4 nadelte. Doch mit der Zeit bin ich zu einer höheren Wertschätzung des Punktes Le 8 gelangt, sodass ich mich häufig mit der Nadelung von Le 8 begnüge. Es mag zwar unwahrscheinlich klingen, dass es möglich sein soll, mit der Nadelung von nur ein oder zwei Punkten das Qi in einem Meridian, der sich in Leere befindet, aufzufüllen, doch wenn die Diagnose korrekt ist, wird man mit einigen wenigen Punkten in der Tat weit mehr erreichen als mit zu vielen Punkten.

DIE LOKALISIERUNG VON LE 8

„Er befindet sich am medialen Aspekt des Knies, unter (dem Winkel) der Tibia, in der Vertiefung oberhalb der großen und unterhalb der kleinen Sehne. Bei gebeugtem Knie wird er (am Kopf) am oberen Ende der Kniegelenkfalte lokalisiert." („Gesammeltes Wissen berühmter Akupunkteure")

„In der Vertiefung am medialen Aspekt des Kniegelenkes. Medialseitig sucht man nach einem kleinen, beweglichen Knötchen am vorderen Ende der Kniegelenkquerfalte." (*Yanagiya*, 1979)

Entscheidende Kriterien zur Lokalisierung sind folgende: 1. Das Knie sollte gebeugt sein. 2. Auf der Medialseite sucht man im Bereich des anterioren Endes der Kniegelenkquerfalte. 3. Man sucht die Vertiefung zwischen der großen Sehne (M. sartorius) und der kleinen Sehne (M. semimembranosus) (Abb. 58).

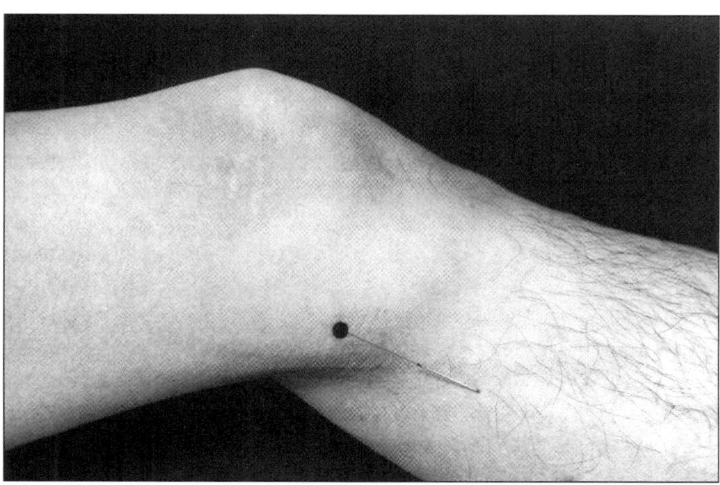

Abb. 58: *Die Lokalisation von Le 8*

Als Anfänger bittet man den Patienten, das Knie zu beugen, um am medialen vorderen Ende der Kniegelenkquerfalte den Punkt exakt lokalisieren zu können. Mit einiger Übung wird man in der Lage sein, den Punkt auch bei ungebeugtem Knie zu finden. Manchmal ist Le 8 druckempfindlich, manchmal aber auch nicht. Die Druckempfindlichkeit findet man eher in Richtung des Sartoriusansatzes, nicht direkt in der Vertiefung. Wenn man tatsächlich eine Druckempfindlichkeit in der unmittelbaren Umgebung von Le 8 findet, wird man mit der Nadelung eben dieses empfindlichen Punktes die besten Resultate erzielen.

DIE NADELUNG VON LE 8

Der Punkt kann sowohl in Bauch- als auch in Rückenlage genadelt werden, ich persönlich bevorzuge jedoch die Rückenlage. Zur Lokalisierung des Punktes sollte das Knie gebeugt sein, es sei denn, man hat hierin bereits ein hohes Maß an Professionalität erreicht. Vor dem Einsetzen der Nadel sollte das Knie jedoch zumindest leicht gestreckt werden. Bei Patienten, die Schwierigkeiten oder Beschwerden beim Strecken des Knies haben, und bei Patienten mit ganz weicher Haut (als Hinweis auf höchste Empfindlichkeit) belässt man das Knie in entspannter, leicht gebeugter Stellung. In diesem Fall ist ein festes Kissen unterzulegen, um das Bein in dieser entspannten Position zu halten.

Wenn ich den Punkt an mir selbst nadele, winkle ich in Rückenlage beide Knie rechtwinklig an, dann lege ich das zu nadelnde Bein über das andere. Mit einem Kissen, das meinen Kopf unterstützt, bin ich in der Lage, Le 8 und Ni 10 relativ bequem zu nadeln (Abb. 59). Besser geht es noch, wenn ich bei gestreckten Beinen aufsitze, um mich nach der Nadelung zurückzulegen. Vielleicht funktioniert dieses Verfahren bei mir ganz gut, da ich recht dünn bin. Man kann die Knie bei der

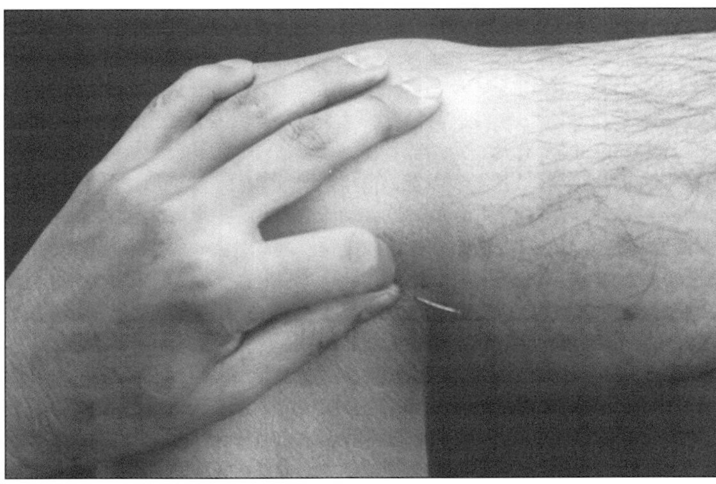

Abb. 59: *Selbstnadelung von Le 8*

Nadelung in diesem Bereich beugen, doch besser ist eine leicht gestreckte, entspannte Position (Abb. 58).
Manche behaupten, dass sich an den Fünf-Wandlungsphasen-Punkten keine Verhärtung oder erhöhte Druckempfindlichkeit finden lasse, doch ich entdecke nicht selten auch an diesen Punkten derartige Reaktionen. Sicherlich sind sie nicht so deutlich wie an Rücken- oder abdominellen Punkten, doch gewisse Reaktionen sind durchaus zu finden. Um solche minimalen Auffälligkeiten aufzuspüren, muss man mit der äußersten Fingerspitze ganz vorsichtig palpieren. Schwierig zu beantworten ist auch die Frage, ob die Verwendung des im Lehrbuch angegebenen Punktes oder die eines in unmittelbarer Nähe liegenden druckempfindlichen Punktes wirksamer ist, doch nach meiner Erfahrung zeigt der druckempfindliche Punkt eine bessere Wirkung. Jeder Punkt sollte mit größter Sorgfalt aufgesucht werden, sodass wirklich jeder Punkt seinen Beitrag zur Behandlung leistet.

Milz-Leere

Bezüglich des wichtigsten Tonisierungspunktes für die *Milz*-Leere gibt es in der Meridiantherapie einige Kontroversen. Nach den grundlegenden Prinzipien der Punktauswahl muss ein der Wandlungsphase Feuer zugeordneter Punkt zur Tonisierung der *Milz* gewählt werden, da die *Milz* der Wandlungsphase Erde zugeordnet ist. Somit wäre der Tonisierungspunkt auf dem *Milz*-Meridian der Feuer-Punkt, also Mi 2. Ungeachtet dessen verwenden viele den Punkt Mi 3, den Erde- und Quellpunkt, als wichtigsten Tonisierungspunkt für die *Milz*. Einige halten es für unklug, die Wandlungsphase Feuer, wenn auch nur indirekt, zu tonisieren. Dahinter steht der Grundgedanke, dass das *Herz* als der Meridian mit den ausgeprägtesten Yang-Eigenschaften unter allen Yin-Meridianen eher zur Fülle neigt und daher nicht tonisiert werden sollte. Diese Theorie stützt sich auf die Tatsache, dass es in der Meridiantherapie das Muster der *Herz*-Leere gar nicht gibt. Doch im Grunde macht die Tonisierung des Feuer-Punktes keine echten Probleme. Ein Grund, warum Mi 3 dem Punkt Mi 2 vorgezogen wird, ist die Tatsache, dass er leichter ohne Schmerzen zu nadeln ist. Nach meiner eigenen Erfahrung ist zur Tonisierung der Milz der Punkt Mi 3 wirkungsvoller, doch wenn der Patient gleichzeitig über abdominelle Schmerzen klagt, funktioniert Mi 2 besser. Zur Klärung der Frage, welcher Punkt besser zur Tonisierung geeignet ist, sollten weitere klinische Befunde in Betracht gezogen werden, doch nach meiner eigenen Erfahrung würde ich bei Milz-Leere als wichtigsten Tonisierungspunkt Mi 3 empfehlen.

DIE LOKALISIERUNG VON Mi 3

„Er befindet sich an der Medialseite des Fußes in der Vertiefung direkt hinter dem Gelenk.“ („Ausführliche Darstellung der Vierzehn Meridiane“)

„Er befindet sich in der Vertiefung proximal des Hügels, also hinter dem ersten Gelenk, das einem Pflaumenkern gleicht. Zur Lokalisierung des Punktes sucht man nach kleinen beweglichen Knötchen (in der Vertiefung)." (*Yanagiya*, 1979)

„Er befindet sich proximal des Hügels an der Grenze zwischen roter und weißer Haut. Man lokalisiert ihn da, wo der Finger stoppt, wenn man ihn langsam über den medialen Aspekt des Metatarsale I in distaler Richtung streicht." (*Inoue*, 1977)

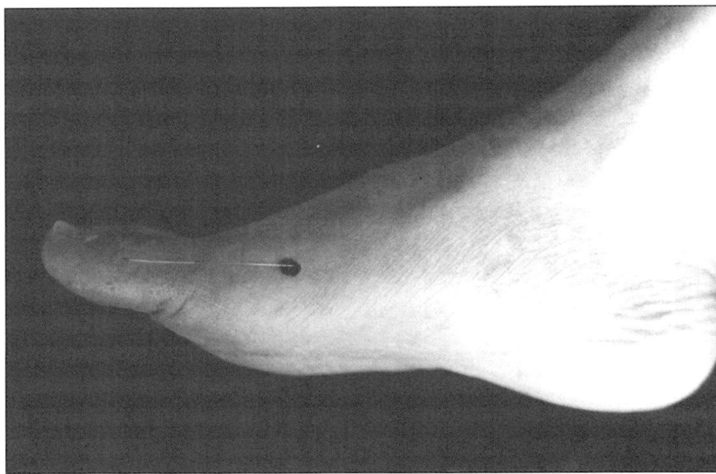

Abb. 60: *Die Lokalisation von Mi 3*

Sicherlich ist es eine sinnvolle Methode, den Punkt Mi 3 dort zu lokalisieren, wo der Finger beim Darüberstreichen stoppt, doch die Lokalisation des Punktes unterliegt einigen Variationen (Abb. 60). Er kann sich entweder mehr in Richtung der Fußsohle oder mehr zum Fußrücken (der Grenze zwischen weißer und roter Haut) hin befinden. Ist er mehr zur Fußsohle hin gelegen, kann die Nadel tief eingestochen werden. Bei höherer Lokalisation, also mehr zum Fußrücken hin, kann man die Nadel nur ganz oberflächlich einstechen, zudem ist diese Stelle wahrscheinlich weit empfindlicher. Bei manchen Patienten tastet man im gesamten Bereich zwischen Mi 3 und Mi 4 eine Vertiefung. Ursache ist in der Regel eine chronische *Milz*-Leere. Manchmal ist diese Vertiefung mit dem bloßen Auge sichtbar, in anderen Fällen offenbart sie sich erst bei leichter Palpation. In diesen Fällen ist die Nadelung der tiefsten Stelle zwischen Mi 3 und Mi 4 am wirkungsvollsten. Nach *Yanagiya* und *Honma* ist die eigentliche Lokalisation von Mi 2 zwischen denen von Mi 2 und Mi 3 nach Lehrbuch, also direkt am Gelenk, anzusiedeln. Auch diese alternative Lokalisation von Mi 2 ist als Tonisierungspunkt der *Milz* äußerst effektiv, wenn sie empfindlich ist (Abb. 61 und 62).
Bei *Milz*-Leere-Patienten ist die Haut im Bereich von Mi 3 in der Regel sehr weich, was den Einstich der Nadel erleichtert, doch manche Patienten haben hier sehr dicke Haut, wodurch ein schmerzloser Einstich nahezu unmöglich wird. Beim Ein-

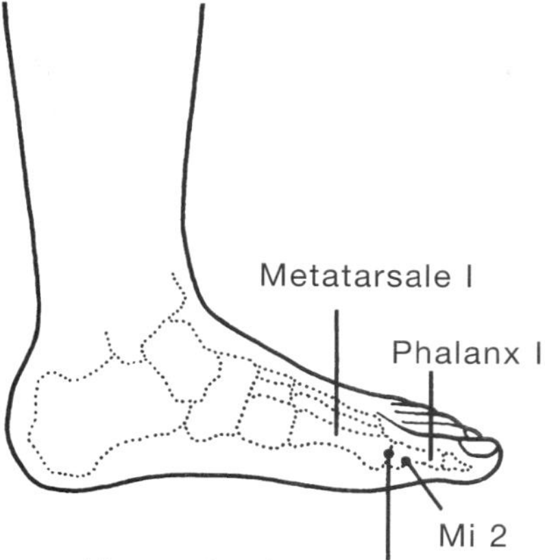

Abb. 61:
Alternative Lokalisation des Punktes Mi 2

dringen der Nadel mittels Beklopfen des Nadelgriffs ist streng darauf zu achten, den Einstich schmerzfrei zu gestalten (Wie man eine Nadel schmerzfrei einsticht, wird später in diesem Kapitel erläutert). Wie bereits erwähnt, haben *Milz*-Leere-Patienten in unmittelbarer Umgebung von Mi 3 häufig eine Vertiefung, sodass es manchmal schwerfällt, die Nadel schräg in Meridianrichtung einzusetzen. Häufig bleibt die Nadel letztlich senkrecht stehen oder sie zeigt sogar in die falsche Richtung. Um den Winkel der Nadel braucht man sich keine allzu großen Gedanken zu machen. Mit der Zeit habe ich herausgefunden, dass bei der Tonisierung mittels oberflächlicher Nadelung der Einstichwinkel den Behandlungserfolg nicht besonders beeinflusst. Mi 3 ist ein sehr empfindlicher Punkt, manchmal reicht eine bloße Berührung der Haut mit der Nadelspitze aus, um das Ankommen des Qi hervorzurufen, wobei sich dann häufig auch Darmgeräusche vernehmen lassen.

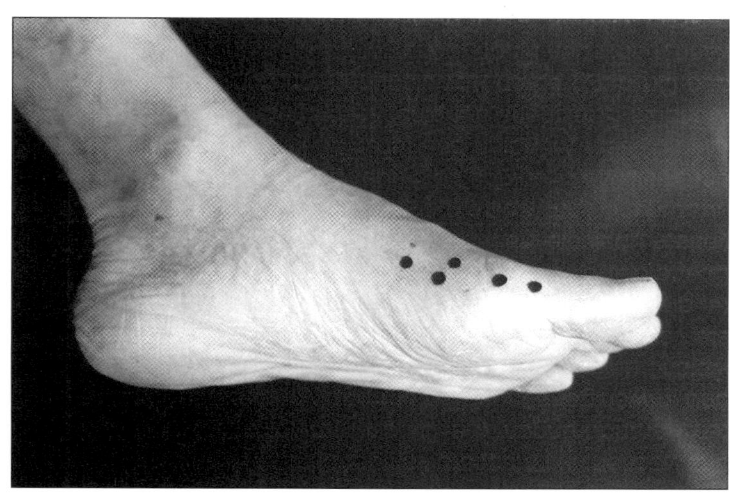

Abb. 62:
Gängige und alternative Lokalisationen von Mi 2 und Mi 3

Lungen-Leere

Wichtigster Tonisierungspunkt bei Lungen-Leere ist Lu 9. Der Lungen-Meridian ist der Wandlungsphase Metall zugeordnet. Nach den Regeln ist die Erde, die Mutter des Metalls, bei Leere des Metalls zu tonisieren. Somit wird Lu 9, der Erde- und Quellpunkt, genadelt. Darüber hinaus ist Lu 9 der einflussreiche Punkt für den Puls (Meisterpunkt der arteriellen Gefäße), er eignet sich hervorragend, um das Qi-Niveau anzuheben und damit die Differenzierung der Pulse zu erleichtern.

DIE LOKALISIERUNG VON Lu 9

„Er befindet sich am anterioren distalen Rand des Processus styloideus radii auf der Radialseite des Handgelenkes. Man lokalisiert ihn über ein kleines bewegliches Knötchen, das sich dicht medial der Sehne des M. brachioradialis befindet." (*Yanagiya*, 1979)

Andere Werke erläutern die Lokalisation von Lu 9 folgendermaßen: 1. „Ein *cùn* proximal des Thenars in der Mitte der Vertiefung („Ling Shu"). 2. „In der Vertiefung dicht proximal der Handfläche." („Ausführliche Darstellung der Vierzehn Meridiane") 3. „An der Radialseite der A. radialis." (*Okabe*, 1974).
Zur Lokalisierung von Lu 9 ist als Erstes die Vertiefung am Handgelenk zwischen den Sehnen von M. flexor carpi radialis und M. brachioradialis aufzusuchen. In dieser Vertiefung ist die Pulsation der A. radialis zu tasten, und im letzten Schritt palpiert man den radialseitig gelegenen Bereich neben der Arterie. Bei chronischer Leere des *Lungen*-Meridians findet man im Bereich von Lu 9 eine ausgedehnte Vertiefung. Innerhalb dieser Vertiefung gilt es einen Punkt zu lokalisieren, der sich in gewisser Weise von seiner Umgebung abgrenzt. Neben Druckempfindlichkeit

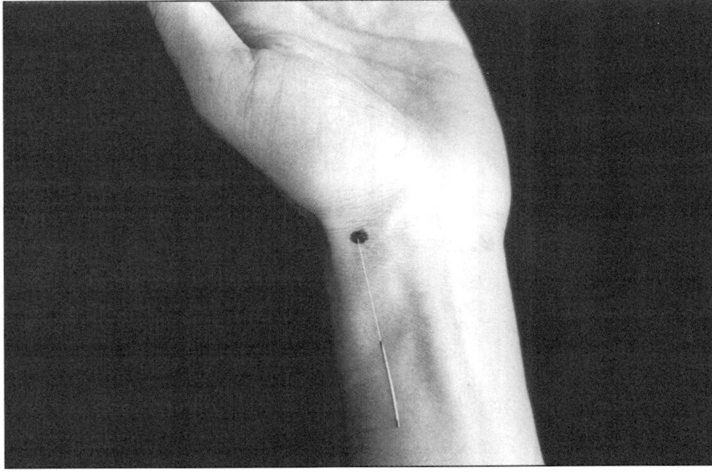

Abb. 63: *Die Lokalisation von Lu 9*

und Verhärtung, die hier seltener zu finden sind, sucht man nach einer Stelle, die sich als tiefste und schwächste innerhalb dieser Mulde ansprechen ließe. Wenn eine Druckempfindlichkeit vorhanden ist, so wird sie am ehesten an der Ecke des Os trapezium zu finden sein (Abb. 63).

DIE NADELUNG VON Lu 9

Obwohl sehr gut zugänglich, kann Lu 9, gerade was die Tonisierung angeht, relativ schwierig zu nadeln sein. Bei unangemessener Technik der Nadelung verspürt der Patient starke Schmerzen, die das Gegenteil der beabsichtigten Tonisierung bewirken. Außerdem ist Lu 9 sehr dicht von Sehnen und Knochen umgeben, ganz abgesehen von der Nähe der A. radialis, was die Nadelung vor allem bei dünnen Menschen deutlich erschwert. Es gibt Therapeuten, die der Meinung sind, dass es ausreiche, die Nadelspitze lediglich auf den Punkt aufzusetzen, da das *Lungen*-Qi von allem Qi, das in den Meridianen zirkuliert, das oberflächlichste ist (aufgrund seiner Verbindung zum Abwehr-Qi); die Nadel müsse also gar nicht eingestochen werden. Nach meiner Erfahrung richtet man mit dem Einstechen der Nadel so lange keinen Schaden an, als man ganz an der Oberfläche bleibt. Um eine zu tiefe Nadelung zu vermeiden, ist beim Durchstich durch die Haut mittels Beklopfen des Nadelgriffs äußerst behutsam vorzugehen. Eine Tiefe von maximal 2 mm reicht in der Regel aus, um das gewünschte Resultat zu erzielen. Zum Wohle der Tonisierung im Rahmen der Wurzel-Behandlung ist unbedingt dafür Sorge zu tragen, dass der Einstich nur ganz oberflächlich bleibt. Die exakte Punktlokalisation ist der Hauptgarant für eine gute Wirkung, es ist unnötig, die Nadel über wenige Millimeter hinaus einzustechen.

Nieren-Leere

Der wichtigste Tonisierungspunkt bei *Nieren*-Leere ist Ni 7. Der *Nieren*-Meridian ist der Wandlungsphase Wasser zugeordnet. Somit muss bei Leere des Wassers das Metall, die Mutter des Wassers, tonisiert werden. Ni 7 ist der Metall-Punkt auf dem *Nieren*-Meridian, somit ist er der wichtigste Tonisierungspunkt.

DIE LOKALISIERUNG VON Ni 7

„Er befindet sich zwei *cùn* oberhalb des Malleolus medialis in einer Vertiefung mit einer Pulsation." („Ausführliche Darstellung der Vierzehn Meridiane")

„Er befindet sich zwei *cùn* oberhalb des Malleolus medialis. Man lokalisiert ihn am anterioren Rand der Achillessehne, direkt über der Stelle, wo man ein kleines, bewegliches Knötchen oder eine fibröse Verhärtung spürt." (*Yanagiya*, 1979)

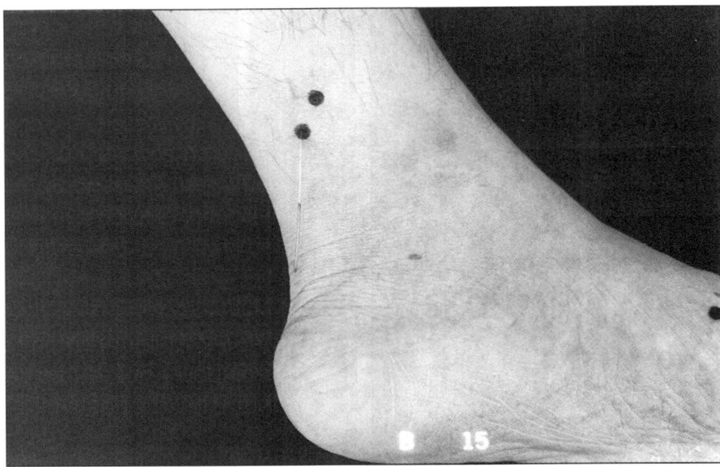

Abb. 64:
Die Lokalisation von Ni 7

Wie beschrieben, findet man den Punkt Ni 7 zwei *cùn* oberhalb des Malleolus internus direkt vor der Achillessehne. Der Punkt liegt auf dem M. flexor digitorum longus. Nicht selten findet man den Punkt Ni 7 auch weiter vorne, also auf halber Strecke zwischen Achillessehne und Tibia. Bei der Lokalisierung dieses Punktes gilt es besonders auf Differenzen gegenüber der unmittelbaren Umgebung zu achten, wie Druckempfindlichkeit oder Verhärtung (Abb. 64).

DIE NADELUNG VON Ni 7

Unter den wichtigsten Tonisierungspunkten für die Behandlung der vier grundlegenden Leere-Muster ist Ni 7 der einzige, der nicht direkt über einem Knochen liegt. Somit erliegt man leicht der Versuchung, die Nadel zu tief einzustechen, wobei man hiermit eine starke Sensation, die wie ein elektrischer Schlag bis in die Fußsohle fortgeleitet wird, provozieren wird. Im Sinne der Tonisierung ist diese starke Sensation sicher nicht wünschenswert, sodass man bei Verwendung des Punktes im Rahmen einer Wurzel-Behandlung darauf zu achten hat, die Nadel nur ganz oberflächlich einzusetzen.

Bei *Nieren*-Leere-Patienten findet man manchmal im Bereich von Ni 7 eine leichte Vertiefung, doch ebenso häufig ist das Areal auch geschwollen. Jeglicher abweichende Befund in dem Bereich ist als Hinweis auf eine Dysbalance der *Niere* zu werten. Auch bei den anderen grundlegenden Basismustern treten derartige Gewebsveränderungen im Umfeld der wichtigsten Tonisierungspunkte auf, sodass diese Punkte sorfältig inspiziert und palpiert werden müssen.

DIE GENAUE PUNKTLOKALISATION
(VERHÄRTUNGEN UND DRUCKEMPFINDLICHE PUNKTE)

Manche Therapeuten lokalisieren die Punkte nach auswendig gelernten Beschreibungen und versäumen es somit, sich die Zeit zur genauen Untersuchung des Umfeldes dieser Punkte zu nehmen. Mein Lehrer praktizierte nach dem Akupunkturstil von *Sawada*, in dem großer Wert auf die Punktlokalisation nach palpablen Reaktionen gelegt wird. Bei der Punktlokalisation war er sehr genau, an bestimmten Punkten übte er mittel eines Streichholzendes oder eines stumpfen Stiftes Druck auf die Haut aus, um die empfindlichste Stelle zu finden. Bei seiner sorgfältigen Untersuchung eines Akupunkturpunktes fahndete er buchstäblich nach Reaktionen im Bereich von einem Quadratmillimeter. Daher lernte auch ich, die Punkte mit besonderer Sorgfalt zu lokalisieren. Auf der Suche nach einem Punkt bewegen sich meine Finger ständig, um nach irgendwelchen Auffälligkeiten zu tasten. Anstatt direkt ins Gewebe zu drücken, bevorzuge ich eine minimale Kreisbewegung mit meiner Fingerspitze. Auf diese Art fällt es mir leichter, Unterschiede in der Haut und dem subkutanen Gewebe auseinanderzuhalten.
Allgemein gilt, dass die Hautoberfläche an Akupunkturpunkten eines gestörten Meridians weniger elastisch ist als die Umgebung. Manchmal kann man im Bereich einer Verspannung mit der Fingerspitze ein straffes Band oder ein knotige Verhärtung im Subkutangewebe aufspüren. In anderen Fällen gibt der Patient bei Druck auf diese Punkte eine erhöhte Empfindlichkeit an. Die folgende Passage aus der „Einführung in die Geheimnisse der Akupunktur" soll dem Anfänger ein Verständnis für die Eigenschaften dieser Punkte vermitteln:

„Man lokalisiert den Punkt durch die Messung in *cùn* und drückt ihn dann mit der Hand. Wenn man auf einen hohlen Bereich trifft, der sich schmerzhaft, aber durchdringend und auf eine unbeschreibliche Art befriedigend anfühlt, so kann man von einem echten Zeichen für einen Akupunkturpunkt sprechen." (*Wada*, 1728)

Unter den zahlreichen Punkten, die wir in der Akupunktur benutzen, gibt es einige, deren Reaktion nicht so eindeutig ist. Auf der Suche nach solchen Punkten sollte man besser dem Ratschlag des Autors der „Erläuterung der Akupunkturpunkte" folgen:

„Akupunkturpunkte lokalisiert man in Spalten in der Muskulatur, an Gelenken, Nähten und Vertiefungen. Es heißt, sie lägen im Zentrum von schüsselförmigen Hohlräumen oder in Vertiefungen, oder aber in Arealen, wo man mit der Hand eine Pulsation tasten kann. Somit gilt es, nach der schüsselartigen kleinen Mulde oder nach einer Pulsation zu suchen, um den Punkt tatsächlich zu finden. Man sollte sich darüber im Klaren sein, dass die Messung in *cùn* nicht immer richtig ist. Obowhl die alten (Akupunkteure) diese Messung in *cùn* anführen, so erwähnten viele auch diese Eigenschaften (der Akupunkturpunkte). Deshalb muss man sich nicht immer an diese Messungen halten." (*Hara*, 1807)

Okabe Sodo hat eine der ausführlichsten Arbeiten über die Beziehungen von Verhärtungen und Akupunkturpunkten in einem Aufsatz mit dem Titel „Das Studium von Verhärtungen in (ihrer) Beziehung zu den Meridianen" zusammengefasst. Der besondere Wert dieses Aufsatzes liegt in der Sichtweise der Verhärtungen nicht nur im Sinne einer lokal begrenzten Reaktion, sondern einer Veränderung des Meridiansystemes an sich. Verhärtungen sind somit auch hilfreiche Hinweise für die Beurteilung einer Meridiandysbalance. Ein Therapeut, der sich ganz von diesen Einzelbefunden gefangennehmen lässt und die Verhärtungen oder druckempfindlichen Punkte jede(n) für sich behandelt (dieses Vorgehen ist in Japan üblich), wird an ihrer eigentlichen Bedeutung vorbeitherapieren. Die folgende Passage aus *Okabes* Aufsatz über die Verhärtungen verschafft uns wertvolle Informationen über die verschiedenen Typen und Palpationstechniken:

„Fünf Typen von Veränderungen, die mit Akupunkturpunkten in Zusammenhang stehen, sind zu unterscheiden:

1. Verhärtung – Ein kleines, bewegliches Knötchen, das unter dem tastenden Finger zu fühlen ist. Druck auf dieses Knötchen bedingt ein dumpfes Gefühl oder einen Schmerz, der in beiden Richtungen des Meridianverlaufes ausstrahlt.
2. Druckempfindlichkeit – Wenn man mit den vier Fingerspitzen über einen Meridian streicht, wird man leicht verhärtete Stellen finden. Druck auf diese Stellen provoziert eine deutliche Reaktion im Sinne von gesteigerter Empfindlichkeit oder Schmerz.
3. Hyperästhesie – Bestimmte Bereiche im Verlauf eines Meridians erweisen sich beim Darüberstreichen oder leichten Zwicken empfindlicher als die Umgebung.
4. Vertiefungen – Wenn man über einen Meridian streicht, findet man manchmal eine kleine Vertiefung, in welche die Fingerspitze gewissermaßen hineinfällt. Diese Vertiefungen bilden sich häufig an Quellpunkten wie Lu 9 oder Pe 7.
5. Stauungen – Diese Veränderung findet sich am häufigsten am Abdomen und ist in der Regel die Folge einer Qi-Stagnation. Es handelt sich um einen leicht aufgeblähten Bezirk, der sich bei Druck wie ein aufgeblasenes Kissen anfühlt. Da dieser Typ der Hautveränderungen ganz oberflächlich liegt, ist er sehr schwierig und nur mit ausreichender Feinfühligkeit aufzufinden.

Diese Methode der Meridianpalpation bedient sich der vier Fingerbeeren oder des Daumens, um über den Meridianverlauf zu streichen. Man kann auch in diagonaler Richtung oder rechtwinklig über den Meridian fahren, um bestimmte Bereiche zu untersuchen, und man kann mit der Fingerspitze Druck ausüben. Mit der Zeit lernt man, die subtilen Veränderungen zu ertasten, und durch die vollkommene Konzentration auf das Gefühl an den Fingerspitzen entwickelt man zunehmende Geschicklichkeit in der Palpation.

Verhärtungen sind harte Stellen im Muskelgewebe, die sich als feste Knoten manifestieren. In der Größe variieren sie von derjenigen einer Sojabohne bis zu der einer Daumenspitze, auch in der Form sind sie höchst variabel. Die Verhärtungen finden sich vor allem im Verlauf der

Meridiane, Dysbalancen der Meridiane und pathologische Veränderungen der inneren Organe tragen zu ihrer Entstehung bei. Mittels Drücken und Kneten wird der Unterschied zur umgebenden gesunden Hautoberfläche durch das seltsame Gefühl deutlich, das ein sich hin- und herbewegendes kleines Knötchen vermittelt.

Die Verhärtungen lassen sich in drei Typen unterteilen. Der erste Typ bezeichnet eine schwammige Masse. Beim dritten Typ handelt es sich um eine extreme Verdichtung in Form einer festen Verhärtung. Der zweite Typ ist irgendwo zwischen erstem und drittem Typ anzusiedeln: Er ist weicher als der dritte Typ, aber leicht zu tasten. Wenn man mit der Nadel in eine Verhärtung sticht, trifft man beim ersten Typ auf minimalen, wenn auch gegenüber der Umgebung leicht erhöhten Widerstand. Beim Einstich in den zweiten Typ trifft man auf einen deutlichen Widerstand, der annähernd vergleichbar ist mit dem Widerstand beim Durchstechen der äußeren Schicht des dritten Typs. Auch beim dritten Typ trifft man auf erheblichen Widerstand, der noch zunimmt, je weiter man in den Kern der Verhärtung vordringt. Verhärtungen des ersten und zweiten Typs lassen sich relativ leicht mittels Einsetzen einer Nadel beseitigen, doch der dritte Typ ist schwierig zu behandeln. Typ eins und zwei sind vor allem an den Extremitäten zu finden, während sich Typ drei vor allem auf den Rücken konzentriert.“ (*Okabe*, 1940)

Erfahrungen auf dem Gebiet der Massage sollen sehr hilfreich sein bei der Suche nach Veränderungen wie Verhärtungen und Druckempfindlichkeit, die in Beziehung zu Akupunkturpunkten zu setzen sind. Bei der Lokalisierung von Akupunkturpunkten ist stets nach dem Punkt zu suchen, der die deutlichste Abweichung zu seinem unmittelbaren Umfeld zeigt. Eine große Rolle spielt die Entwicklung einer gesteigerten Sensibilität in den Fingerspitzen. Einige Meridiantherapeuten sind jedoch der Meinung, dass an den Fünf-Wandlungsphasen-Punkten, die zur Wurzel-Behandlung verwendet werden, derartige Veränderungen im Sinne von Verhärtung und Druckschmerzhaftigkeit nicht zu finden sind.

„Verhärtungen und druckschmerzhafte Punkte sind anormale Veränderungen, die mit dem Blut in Zusammenhang stehen. Sie treten in der Regel nicht im Bereich der Fünf-Wandlungsphasen-Punkte auf, wie sie in der Meridiantherapie verwendet werden, dies gilt insbesondere für die auf den Yin-Meridianen gelegenen Punkte. Dies erklärt sich daraus, dass diese Punkte mit Veränderungen auf der Ebene des Qi in Zusammenhang stehen. Eine Nadelung, die hier im Sinne einer Wurzel-Behandlung vorgenommen wird, zielt auf eine Mobilisierung des Qi hin und bedingt Veränderungen (im Gleichgewicht) des Qi, Veränderungen auf der Ebene des Blutes kommen nur indirekt zum Tragen.“ (*Inoue*, 1962 A)

Die Ansicht, dass gröbere Veränderungen an Akupunkturen mit dem *Blut* in Verbindung stehen, während subtilere Veränderungen dem Qi zuzuordnen sind, wurde als Konzept von den Begründern der Meridiantherapie vorgetragen. In der Praxis stellte es sich jedoch heraus, dass die im Verlauf der Meridiane zu tastenden Veränderungen häufig weder eindeutig dem Qi noch dem *Blut* zugeordnet

werden können, anscheinend liegen mehr oder weniger graduelle Unterschiede dazwischen. Nichtsdestoweniger stimmt es natürlich, dass an den distalen Punkten Veränderungen wie Druckempfindlichkeit und Verhärtungen weniger häufig und in weniger ausgeprägter Form vorkommen, und genau diese Punkte sind es, welche die engste Beziehung zum Qi haben. Zu beachten sind damit auch subtilste Veränderungen an der Hautoberfläche im Bereich derjenigen Akupunkturpunkte, die dem Qi zugeordnet sind. Um derartig subtile Unterschiede, die sich auf der Ebene des Qi abspielen, erkennen zu können, muss man ganz sanft im Meridianverlauf über die Haut streichen. Wenn man beispielsweise von einer *Leber*-Leere auszugehen hat, sollte man zu Beginn im Bereich von fünf Zentimetern ober- und unterhalb des Punktes Le 8 über den *Leber*-Meridian streichen, um die Stärke des Qi in diesem Meridian beurteilen zu können. Dann wird der Bereich des über den Meridian Streichens auf einen Zentimeter ober- und unterhalb eingeschränkt, um den Ort der größten Abweichung (von der Umgebung) zu bestimmen. Im Grunde kann man jeden Finger benutzen, doch wenn man einen Punkt lokalisiert, während die rechte Hand schon die Nadel für den Einstich bereit hält, solle der linke Zeige-, Mittel- oder Ringfinger verwendet werden. Folgende Veränderungen können im Bereich eines Punktes festgestellt werden: Temperaturabweichungen (warm oder kalt), Gewebsveränderungen (weich oder hart) und Abweichungen in der Elastizität (leicht vorstehend oder eingesunken). Es versteht sich von selbst, dass derartig subtile Veränderungen schwieriger zu finden sind als Verhärtungen und druckschmerzhafte Punkte.
Zur sorgfältigen Lokalisierung eines zu nadelnden Akupunkturpunktes gehört auch die Vorbereitung des entsprechenden Areals. Vor dem Einstich der Nadel wird man über den Punkt streichen, mit dem Finger schnippen und drücken, um das Qi zu sammeln. Dieser wichtige Schritt sollte bei der Nadelung von Fünf-Wandlungsphasen-Punkten im Rahmen einer Wurzel-Behandlung niemals ausgelassen werden. Er erfordert allerdings mehr Aufmerksamkeit als die bloße, wenn auch sorgfältige Lokalisierung des Punktes.

DAS SAMMELN DES QI:
DEN PUNKT FÜR DEN EINSTICH VORBEREITEN

Um im bereits oben angenommenen Beispiel zu bleiben, nehmen wir an, wir hätten bei einem Patienten eine Leber-Leere diagnostiziert. Le 8 wurde als primärer Tonisierungspunkt ausgewählt, wir haben mit leichtem Streichen über die dem Punkt benachbarte Haut die auffallendste Stelle identifiziert. Als Nächstes wäre nun die Nadel einzusetzen. Doch zuvor gilt es, das Qi im Bereich des Punktes zu sammeln, um mit der Nadelung die größtmögliche Wirkung zu erzielen. Wenn wir sehr beschäftigt sind oder bereits etwas ermüdet, erliegen wir nur zu gerne der Versuchung, den Punkt rasch zu lokalisieren und sofort die Nadel einzustechen, doch dieses Vorgehen ist nicht gutzuheißen. Gerade für die Tonisierung im Rahmen der Wurzel-Behandlung ist es besonders wichtig, dem Punkt erhöhte Aufmerksamkeit

zu widmen und ihn entsprechend vorzubereiten, da es hier um einen Ausgleich des Qi in den Meridianen geht.
„Der Satz ‚wenn es offensichtlich ist, wird die Nadel eingestochen‘ bedeutet, dass die Nadel eingestochen wird, sobald das Ankommen des Qi mit der linken Hand zu fühlen ist.“ (Nan Jing, Kapitel 80).
Wenn ein Punkt zur Tonisierung im Rahmen einer Wurzel-Behandlung genadelt wird, sollte man vor dem Einstich der Nadel mit den Fingerspitzen der linken Hand etwas wie eine leichte Pulsation gefühlt haben. Dieses Gefühl wird als ein Zeichen für das Ankommen des Qi angesehen. Um dieses Gefühl zu erreichen, muss allerdings das Qi im Bereich des Punktes gesammelt werden. Die Sammlung des Qi oder die Vorbereitung des Punktes besteht schlicht darin, den Bereich des Punktes leicht zu streichen oder zu drücken. Doch wie ist hier eigentlich vorzugehen? Wir wollen uns anschauen, was andere Autoritäten zu diesem Thema zu sagen haben:

„Zur Tonisierung wird der zu nadelnde Punkt vor dem Einstich mit der unterstützenden (linken) Hand massiert und gedrückt. Diese Massage bzw. dieses Drücken sollte entweder in Richtung des Meridianverlaufes oder zum Körperzentrum hin erfolgen. Um ausreichend Druck ausüben zu können, sollte der Finger senkrecht zur Haut geführt werden. Die Nadel wird dann eingeführt, sobald sich die Haut leicht gerötet bzw. wenn die Spannung darüber etwas zugenommen hat.“ (*Ikeda*, 1977)

„Zur Tonisierung sollte man die Nadel wärmen, über den Meridian streichen und den Punkt massieren und drücken, dann wird der Punkt mit dem Nagel (des Daumens oder Zeigefingers der linken Hand) gedrückt. Es gilt, das Erscheinen des Qi abzuwarten und dann die Nadel, in Verlaufsrichtung dieses Meridianes geneigt, aufzusetzen. Nun wird die Nadel eingestochen, während der Patient ausatmet.“ (*Yanagiya*, 1948 A)

„Es ist unerheblich, ob Daumen, Zeige- oder Mittelfinger verwendet werden, doch auf alle Fälle muss der Punkt folgendermaßen vorbereitet werden: 1. Man drückt mit einer Kraft, die für den Patienten angenehm ist, also nicht zu stark und nicht zu schwach, auf den Punkt. 2. Man sollte sanft drücken, aber doch so, dass der Druck in die Tiefe durchdringt. 3. Man drückt, als ob man langsam kleine Kreise zeichnen wolle. 4. Man appliziert 10 bis 30 solcher kleinen Umdrehungen. 5. Diese mit leichtem Druck ausgeführten kleinen Rotationsbewegungen sollten langsam und ausgewogen ausgeführt werden. Es reicht nicht aus, nur oberflächlich zu massieren oder lediglich über die Hautoberfläche zu streichen. Die Bewegung sollte weich, langsam, aber tiefgehend sein.“ (*Yanagiya*, 1948 B)

Aus diesen Ausführungen wird deutlich, dass die Vorbereitung des Punktes für den Einstich in mehreren Schritten erfolgt. Nach meiner Erfahrung ist vor allem das Streichen und Drücken von Bedeutung. Hiebei ist Folgendes zu beachten: 1. Man streicht in Verlaufsrichtung des Meridians über den Punkt. Niemals sollte man hin- und herstreichen. 2. Man verwendet die Fingerbeeren von Zeige-, Mittel-, und Ringfinger der linken Hand, oder den Daumenballen. 3. Man sollte mindestens 5- bis 6-mal über den Punkt streichen. 4. Der zu nadelnde Akupunkturpunkt wird so lange gedrückt und massiert, bis man eine Veränderung am Punkt spürt. Die Haut über dem Punkt wird entweder leicht hervortreten oder sie wird sich leicht spannen.

Wenn man die Nadelung ohne eine derartige Vorbereitung vornimmt, ist die Wahrscheinlichkeit eines schmerzhaften Einstichs viel größer. Nach dem Werk „Der Behandlungsstil nach *Sugiyama* in drei Bänden“ (der Originaltext, in dem die Nadelungstechnik mit Einführungsröhrchen beschrieben wird) bedingt ein schmerzhafter Einstich notwendig eine dispergierende Behandlungswirkung. Das heißt aber, wenn wir an einem Tonisierungspunkt einen schmerzhaften Einstich vornehmen, bewirken wir eine Dispergierung des Meridians, sodass ein sich bereits in Leere befindlicher Meridian noch weiter in die Leere getrieben wird. Ein unbefriedigendes Behandlungsergebnis ist in diesem Fall vorgezeichnet.

Nach *Yanagiya Sorei* kommt das gewaltsame Einstechen einer Nadel einer Vergewaltigung gleich, und wer die Nadeln einfach in die Menschen hineinsticht, ist nichts anderes als ein Nadelstecher. Diese Worte bringen die Sache in der Tat auf den Punkt. Das Geheimnis der Akupunktur unterscheidet sich im Grunde nicht vom Geheimnis des Lebens. Alles, was wir tun, sollten wir mit Bedacht und Sorgfalt tun. Das Qi wird im Bereich des Punktes durch Streichen, Bürsten und Drücken gesammelt. Bei guter Vorbereitung entsteht eine leichte Rötung. Wenn die Haut bereit ist, die Nadel aufzunehmen, braucht man die Nadelspitze nur noch auf die Haut zu setzen, und die Nadel wird praktisch wie von selbst in die Haut gleiten. Treibt man die Nadel ohne ausreichende Vorbereitung in die Haut hinein, wird es sowohl für die Nadel als auch für die durchstochene Haut schwierig. Bei sorgfältiger Vorbereitung steht ausreichend Zeit zur Sammlung des Qi im Bereich des Punktes zur Verfügung. Außerdem reduziert man mit der vorbereitenden Stimulation die Empfindlichkeit gegenüber dem Einstich.

In Japan werden die Akupunktur-Abschlussprüfungen in der jeweiligen Präfektur abgenommen, manchmal nehme auch ich als Prüfer daran teil. Im praktischen Teil hat der Prüfling seinen Prüfer zu nadeln. Wenn man Studenten auffordert, eine Nadel in irgendeinen Punkt am Bein zu stechen, wählen sie fast ausnahmslos Ma 36. Der Punkt liegt über dem M. tibialis anterior, der in der Regel unter ziemlicher Spannung steht, sodass es einem Anfänger notwendig schwer fällt, die Nadel schmerzfrei einzustechen. Die Punkte auf der Medialseite des Unterschenkels sind viel leichter zu nadeln, doch da die meisten Studenten mit Ma 36 am besten vertraut sind, wählen sie eben diesen Punkt. Einige Studenten bestehen die Prüfung nicht, da ihre Nadelungstechnik zu schmerzhaft ist. Ich erinnere mich an einen Prüfling, der, wie alle anderen auch, Ma 36 als einen am Bein zu nadelnden Punkt gewählt hatte. Er begann damit, den Punkt ausführlich mit dem Daumen zu kneten. Diese Massage betrieb er mit solchem Eifer, dass ich mich zu fragen begann, wie lange das noch dauern sollte. Fast schien es so, als ob er mein Bein eher massieren wollte, als es für eine Nadelung vorzubereiten. Schließlich machte er sich mit großer Sorgfalt an die Nadelung, und zu meiner Überraschung war der Einstich vollkommen schmerzfrei. Der Prüfling erzielte an diesem Tag die besten Noten. Später traf ich zufällig einen seiner Lehrer und erfuhr zu meiner Überraschung, dass ihm ausgerechnet dieser Prüfling am meisten Sorgen bereitete.

DER EINSTICH DER NADEL

Wir gehen wieder von einer *Leber*-Leere aus und wollen Le 8 als primären Tonisierungspunkt nadeln. Wir haben den Punkt lokalisiert, und wir haben ihn mittels Drücken und Streichen für den Einstich vorbereitet. Das größte Problem beim Einstich der Nadel ist das unmittelbare Durchstechen der Haut. Es gilt, dafür zu sorgen, dass der Patient beim Durchtritt der Nadel durch die Haut keine Schmerzen verspürt. Wir platzieren also die Nadel in dem Einführungsröhrchen und sind somit zum Einstich bereit. Einführungsröhrchen und Nadel werden auf Le 8 in einem Winkel aufgesetzt, dass die Nadelspitze in Verlaufsrichtung des Meridians zeigt. Der Winkel sollte etwa 20 bis 40 Grad betragen, am besten sind ungefähr 30 Grad. Ohne Führungsröhrchen fällt es natürlich leichter, die Nadel in den richtigen Winkel zu bringen, es erfordert reichlich Übung, eine Nadel mit Führungsröhrchen anzuwinkeln und schmerzfrei einzustechen. Am wenigsten Schmerzen verursacht der Einstich selbstverständlich dann, wenn er senkrecht erfolgt.
Da ich gewöhnlich mit Führungsröhrchen arbeite, neige ich die Nadel bei der Tonisierung in der Regel weit weniger entsprechend der Verlaufsrichtung des Meridians, als man erwarten dürfte. Bei sehr sensiblen Patienten steche ich die Nadel manchmal auch ganz senkrecht ein. Die Regel zur Tonisierung schreibt vor, dass die Nadel in Verlaufsrichtung des Meridianflusses gerichtet werden muss. Ist die Tonisierung dann weniger wirksam, wenn sie senkrecht eingestochen wird? Nach meiner Erfahrung macht dies keinen Unterschied. Natürlich ist es am besten, den Grundregeln der Tonisierung so eng wie möglich zu folgen, um bestmögliche Resultate zu erzielen, dies gilt besonders für den Anfänger. Daher sollte man, wenn immer möglich, Führungsröhrchen und Nadel beim Einstich so anwinkeln, dass die Nadelspitze in Verlaufsrichtung des Meridianflusses zeigt.

Einstich mit Führungsröhrchen

Der einfache Grundgedanke hinter der Verwendung eines Einführungsröhrchens ist die Schmerzreduzierung beim Einstich. Dies ist der Tonisierung zuträglich, doch bei der Nadelung zur Tonisierung von Fünf-Wandlungsphasen-Punkten bringt die Verwendung des Führungsröhrchens ein Problem mit sich. Da es so leicht fällt, die Nadel einfach mittels Beklopfen des Nadelgriffs einzuführen, liegt die Versuchung nahe, den Einstich zu hastig vorzunehmen. Die Nadelung selbst mag zwar schmerzfrei sein, doch häufig dringt die Nadel zu weit in die Tiefe vor. Mit der Wurzel-Behandlung beabsichtigt man in der Meridiantherapie einen Ausgleich des Qi,

und nach meinem Gefühl liegt der wirksame Bereich, in dem man Zugang zum Qi hat, zwischen ein oder zwei Millimetern unter der Haut. Mit Bewusstsein sage ich ‚nach meinem Gefühl', da ich weder Forschungsergebnisse noch andere Belege für diese Sichtweise vorbringen kann, doch es drückt das aus, was ich in der Praxis erfahren habe. Einstiche, die tiefer als wenige Millimeter reichen, sind häufig, zumindest im Sinne einer Wurzel-Behandlung, unwirksam. Daher ist bei Verwendung von Einführungsröhrchen sorgsam darauf zu achten, die Nadel nicht zu weit hineinzuklopfen, andernfalls wird man sich mit einer deutlich reduzierten Wirkung zufrieden geben müssen.
Nun wird man auch besser verstehen, warum der Akupunkturstil nach *Sugiyama* so viele Verfeinerungen der Stichtechnik mit dem Führungsröhrchen mit sich bringt. Man meint, es sollte genügen, die Nadel einfach hineinzuklopfen und dann die weiteren Maßnahmen des Einstichs vorzunehmen, doch stattdessen gibt es eine unerdenkliche Vielfalt von Methoden, nur um die Nadel erst einmal durch die Haut zu bekommen! Zur Wurzel-Behandlung sollte die Nadel das Führungsröhrchen um nicht mehr als drei Millimeter überragen. Die heute gängigen Einführungsröhrchen sind für unsere Zwecke etwas zu kurz. Ich kann nur den Rat geben, sich auf die Suche zu machen, um das richtige Röhrchen von angemessener Länge, Dicke und Bohrung zu finden. Wenn der Nadelgriff das Röhrchen nach dem Aufsetzen auf die Haut dennoch um mehr als drei Millimeter überragt, muss die Kraft beim Beklopfen des Nadelgriffs deutlich reduziert werden, um ein zu tiefes Eindringen der Nadel zu vermeiden.
Der Einstich mittels Beklopfen bzw. der Durchstich durch die Haut unter Verwendung eines Führungsröhrchens wird normalerweise mit dem Zeigefinger der rechten Hand ausgeführt. Hier wird also die Fingerbeere des Zeigefingers verwendet, um das äußerste Ende des Nadelgriffs mit wenigen entspannten Bewegungen

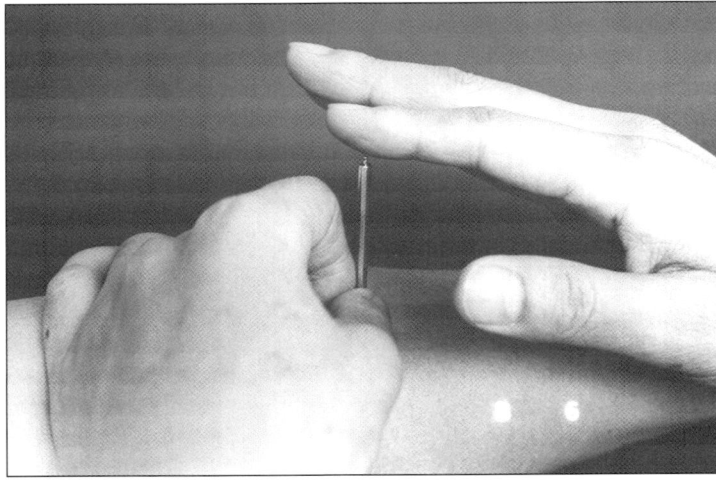

Abb. 65: *Einstich mit Führungsröhrchen: Der Nadelgriff wird mit der Fingerbeere beklopft*

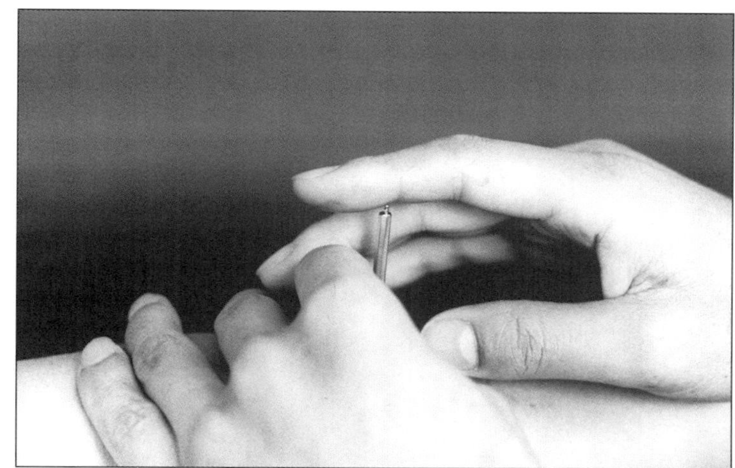

Abb. 66: *Einstich mit Führungsröhrchen: Beklopfen mit dem distalen Interphalangealgelenk*

(Abb. 65) leicht zu beklopfen. Niemals darf zu große Kraft auf den Nadelgriff aufgebracht werden, da in diesem Fall die Nadel viel tiefer als erwünscht in die Haut eindringen wird.

Zur Nadelung von Tonisierungspunkten muss die Methode des Einstichs mittels Beklopfen des Nadelgriffs etwas modifiziert werden. Hierzu stehen mehrere Möglichkeiten zur Verfügung: 1. Das Senken des Zeigefingers muss verlangsamt werden, bevor er den Nadelgriff erreicht. 2. Die Nadel wird mit einem weiter proximal gelegenen Teil des Zeigefingers beklopft. Man bringt also das distale Interphalangealgelenk des Zeigefingers über dem Nadelgriff in Position. Anstatt des Klopfens lässt man lediglich das Gewicht des Fingers auf den Nadelgriff einwirken (Abb. 66). 3. Die Nadel kann auch mit dem proximalen Interphalangealgelenk des Zeigefingers beklopft werden (Abb. 67). 4. Anstatt die Nadel zu beklopfen, kann man sie auch mit der Fingerspitze leicht hineindrücken. 5. Man setzt die Nadel mit dem Führungsröhrchen auf die Haut und entfernt dieses ohne jedes Beklopfen des Nadelgriffs. Dies kommt im Grunde auf das Gleiche hinaus wie die Einführungstechnik ohne Führungsröhrchen.

Da zum Einstich durch die Haut in der Regel doch irgendeine Form des Klopfens zur Anwendung kommen wird, verdient auch die Art des Klopfens eine eingehendere Betrachtung. Japanische Akupunkteure klopfen meistens mehrfach auf den Nadelgriff. Dies kann allerdings auf mehrere Arten geschehen, z. B.: 1. Die Nadel wird langsam ungefähr fünfmal beklopft. 2. Die Nadel wird ebenfalls ungefähr fünfmal, aber schneller, beklopft. 3. Die Nadel wird mit zwischen leicht und kräftig wechselnder Kraft beklopft. 4. Ich bevorzuge die Methode, zweimal rasch und dreimal leicht zu klopfen. Der Rhythmus geht folgendermaßen: tip-tip, tip, tip, tip. Mein Lehrer hatte ziemlich altmodische Stahlnadeln verwendet und eine ziemlich einzigartige Stichtechnik entwickelt. Er fixierte die Spitze seines Zeigefingers mit dem Daumen und schnippte durch Loslassen des Zeigefingers die Nadel hinein (Abb. 68

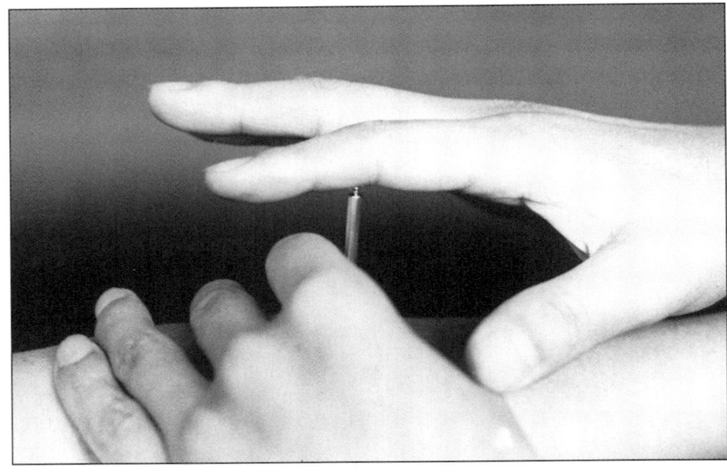

Abb. 67: *Einstich mit Führungsröhrchen: Beklopfen mit dem proximalen Interphalangealgelenk*

u. 69). Die Methode eignet sich zwar hervorragend für einen schmerzfreien Einstich, doch wenn die Nadel mit solcher Kraft hineinschnellt, dringt sie sicherlich 1 bis 2 Millimeter tiefer ein, als der Nadelgriff das Führungsröhrchen überragt. Wenn diese Technik zur Tonisierung von Fünf-Wandlungsphasen-Punkten eingesetzt werden soll, darf der Kopf der Nadel vor dem Einstich nicht mehr als zwei Millimeter aus dem Führungsröhrchen herausragen. Außerdem wirkt eine große Kraft ziemlich abrupt auf den Nadelkörper ein, sodass sich die Verwendung von Gold- oder Silbernadeln verbietet, da sie sich wahrscheinlich verbiegen würden. Diese Stichtechnik hatte sich in meiner Anfangszeit als Akupunkteur als recht nützlich erwiesen, da sie auch ohne besondere Fertigkeiten einen schmerzfreien Einstich ermöglichte.

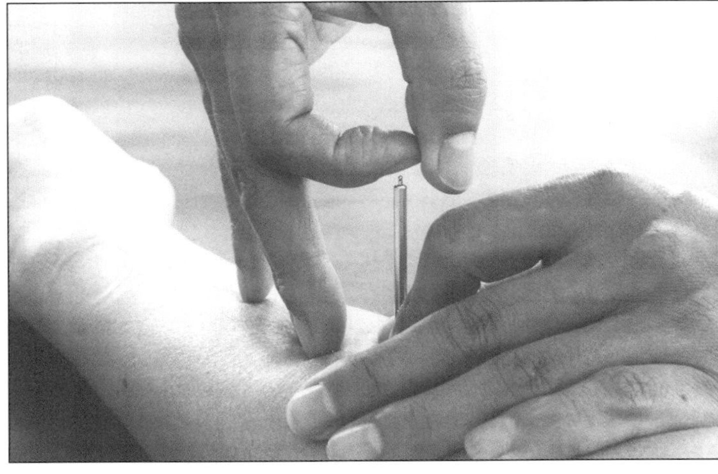

Abb. 68: *Einstich mit Führungsröhrchen: Schnippen (Ausgangsposition)*

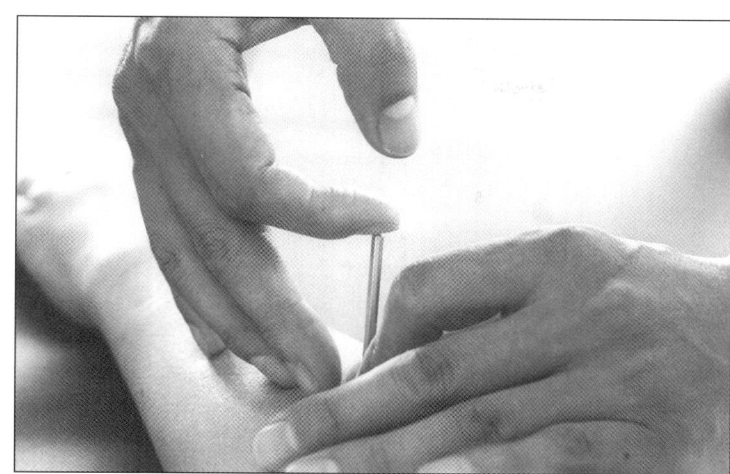

Abb. 69:
Einstich mit Führungsröhrchen: Schnippen (Ausführung)

Jedenfalls eignet sich die Methode nicht zur Tonisierung von Fünf-Wandlungsphasen-Punkten. Die Technik des Schnippens lässt sich jedoch leicht modifizieren, sodass sie auch zur Tonisierung verwendet werden kann. Anstatt den Kopf der Nadel ganz oben zu treffen, kann man mehr von der Seite kommend gleichzeitig gegen die Oberkante des Führungsröhrchens und den Kopf der Nadel schnippen (Abb. 70, 71 u. 72). Die Kraft des schnippenden Fingers treibt nicht nur die Nadel hinein, sondern streift zur gleichen Zeit auch das Führungsröhrchen und deckt so jegliche Schmerzempfindung zu, außerdem wird die auf die Nadel einwirkende Kraft deutlich gemildert. Mit dieser modifizierten Schnipptechnik wird ein schmerzfreier Einstich von weicheren Nadeln aus Gold oder Silber erleichtert. Es handelt sich somit um eine nützliche Variante des Einstichs mittels Beklopfen, die jedoch

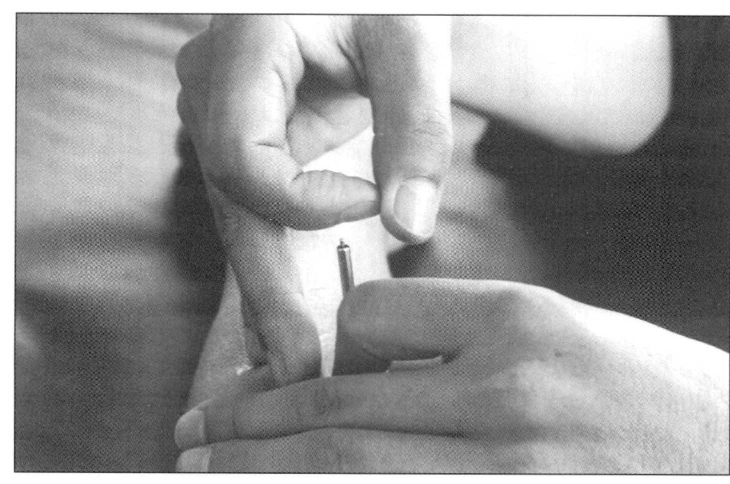

Abb. 70:
Einstich mit Führungsröhrchen: Seitliches Schnippen (Ausgangsposition)

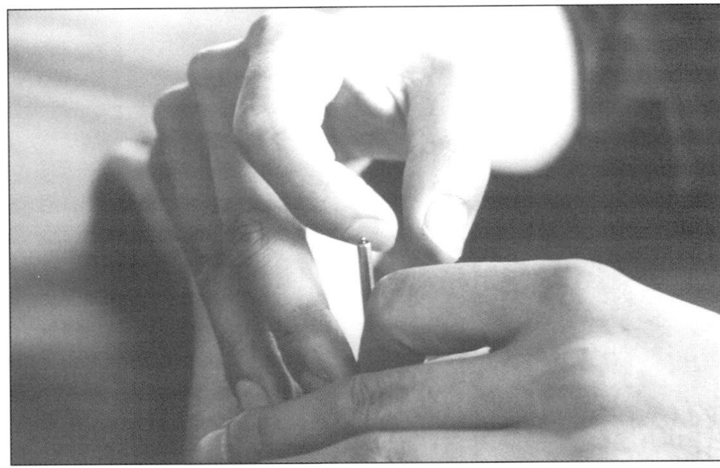

Abb. 71: *Einstich mit Führungsröhrchen: Seitliches Schnippen (Ausführung)*

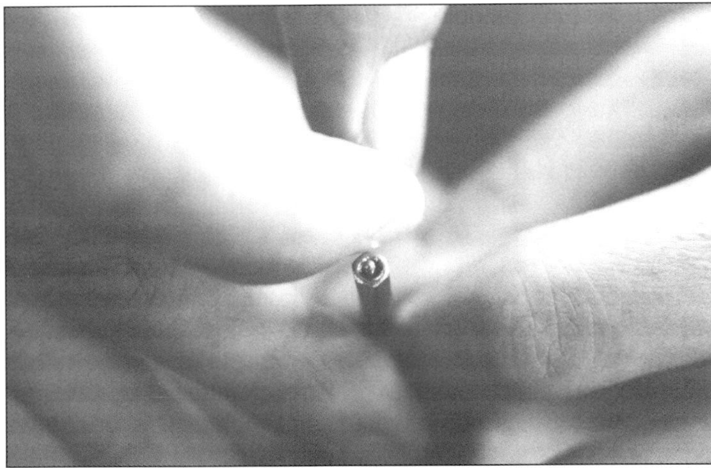

Abb. 72: *Einstich mit Führungsröhrchen: Seitliches Schnippen (Ansicht von oben)*

aus den oben genannten Gründen zum Zwecke der Tonisierung nicht optimal geeignet ist. Hierfür sollte sie nur dann eingesetzt werden, wenn kein anderer Weg zu einem schmerzfreien Einstich gangbar erscheint.

Einstich ohne Führungsröhrchen

Obwohl in Japan der Einstich von Akupunkturnadeln ohne Verwendung eines Führungsröhrchens eher selten ist, so eignet sich die Technik ohne Röhrchen doch besonders zur Tonisierung der Fünf-Wandlungsphasen-Punkte mit oberflächlich eingestochenen Nadeln. Das einzige Problem liegt darin, dass es dem Anfänger schwer fällt, die Nadel schmerzfrei einzuführen. *Yanagiya Sorei*, der zahlreiche Impulse zur Entwicklung der Meridiantherapie gegeben hat, gehörte zu den wenigen Akupunkteuren Japans, die ohne Führungsröhrchen arbeiteten. Seine Technik erklärt er folgendermaßen:

„Mit dem Daumennagel drücke ich auf den zu nadelnden Punkt, danach drücke ich die Spitzen von Daumen und Mittelfinger zusammen und platziere sie über dem Punkt. Nun setze ich die Nadel auf die Haut (zwischen den beiden Fingern) und drücke mit dem Mittelfinger auf den Punkt. Rechter Daumen und Zeigefinger führen die (den) Nadel(griff) und drehen die Nadel in den Punkt hinein." (*Yanagiya*, 1948 B)

Diese Erläuterung erscheint etwas unvollständig. Der entscheidende Moment bei der Nadelung ohne Führungsröhrchen ist der Zeitpunkt, wenn die Nadelspitze Kontakt zur Haut aufnimmt. Mit einiger Übung lässt sich der schmerzfreie Einstich einer Nadel ohne Führungsröhrchen erlernen, doch am Anfang ist es sicherlich nicht einfach. Entscheidend ist hier sicherlich, ob der erste Kontakt der Nadel mit der Haut Schmerzen bereitet. Wenn ja, sollte der gesamte Vorgang des auf den Punkt Drückens und der Kontaktaufnahme der Nadel mit der Haut wiederholt werden. Es hat keinen Sinn, die Nadel einzustechen, wenn bereits beim oberflächlichen Kontakt Schmerzen auftreten. In diesem Fall wird das Ziel der Tonisierung mit Sicherheit verfehlt werden.
Keiri Inoue, der ebenfalls zu den Begründern der Meridiantherapie gehört, hat sich über die Methoden des Einstichs ohne Führungsröhrchen ausführlicher in einem Artikel mit dem Titel „Über die in der Meridiantherapie verwendeten Nadelungstechniken" ausgelassen. Der Artikel erschien in der japanischen Akupunkturzeitschrift „The Oriental Medical Journal":

„Es folgt eine Aufstellung der Techniken, die ich regelmäßig verwende: 1. Mit dem (linken) Daumen drückt man auf den Punkt und setzt die Nadel, am Daumen angelegt, auf den Punkt. Dann platziert man den Zeigefinger auf der anderen Seite (der Nadel) und führt sie ein. 2. Mit dem (linken) Zeigefinger drückt man auf den Punkt, und wie oben beschrieben, wird die Nadel an den Zeigefinger angelegt und auf den Punkt aufgesetzt. Dann platziert man die Spitze des Daumens gegenüber derjenigen des Zeigefingers und führt die Nadel ein. 3. Mit dem Daumennagel drückt man auf den Punkt und legt die Nadel senkrecht an den Daumennagel an. Dann platziert man den Zeigefinger darüber und führt die Nadel ein. Diese Technik eignet sich besonders zum Einstich längerer Nadeln. 4. Die einfachste Methode, die auch von Anfängern zu beherrschen ist, besteht darin, die Nadel horizontal im Meridianverlauf auf die Haut zu legen und auf den Punkt zu drücken. Nun wird der Daumen oder Zeigefinger der linken Hand eingesetzt, um den Nadelschaft abzustützen, dann wird sie etwas aufgerichtet (in eine eher vertikale Position im Verhältnis zur Haut). Gleichzeitig wird der Daumen oder Zeigefinger (der linken Hand) auf der Gegenseite des unterstützenden Fingers an der Nadel platziert. Nun wird die Nadel eingestochen.
Aus den Betrachtungen über die verschiedenen Nadelungstechniken ohne Führungsröhrchen wird auch das entscheidende Kriterium deutlich: Direkt vor dem Einstich mit der Nadel ist sicherzustellen, dass zwischen Nadelspitze und Haut kein Zwischenraum liegt." (*Inoue* 1941)

Unabhängig von der verwendeten Stichtechnik, ob mit oder ohne Führungsröhrchen, bleiben die beiden Grundvoraussetzungen für die Tonisierung im Rahmen einer Wurzel-Behandlung stets die gleichen: der schmerzlose und der ganz oberflächlich bleibende Einstich.

NADELUNGSTECHNIKEN ZUR TONISIERUNG

Um eine tonisierende Nadelung vorzunehmen, sind unterschiedlichste Aspekte zu beachten, bis hierhin haben wir lediglich einige wichtige Faktoren benannt, die den eigentlichen Einstich der Nadel betreffen. Nun gilt es, die wesentlichen Elemente einer tonisierenden Nadelung ab dem Zeitpunkt darzustellen, wenn die Nadel bereits eingestochen ist. Doch zuvor müssen wir uns mit der Atmung des Patienten in ihrer Beziehung zum Zeitpunkt der Nadelung befassen.

„Man nennt dies das Gesetz der Ausatmung und Einatmung (zur Tonisierung und Dispergierung), es besagt, dass Einstich und Herausziehen der Nadel mit der Atmung des Patienten zu koordinieren sind. Zur Tonisierung wird die Nadel während der Ausatmung eingestochen und während der Einatmung wieder herausgezogen. Umgekehrt wird zur Dispergierung die Nadel während der Einatmung eingestochen und während der Ausatmung wieder herausgezogen." (*Honma*, 1949)

Mit der Analogie eines Ballons soll erläutert werden, warum Einstich und Herausziehen auf diese Art und Weise mit der Atmung des Patienten koordiniert werden (Abb. 73).

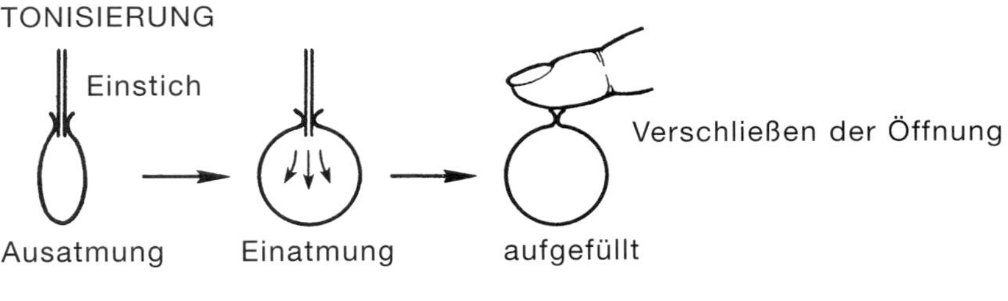

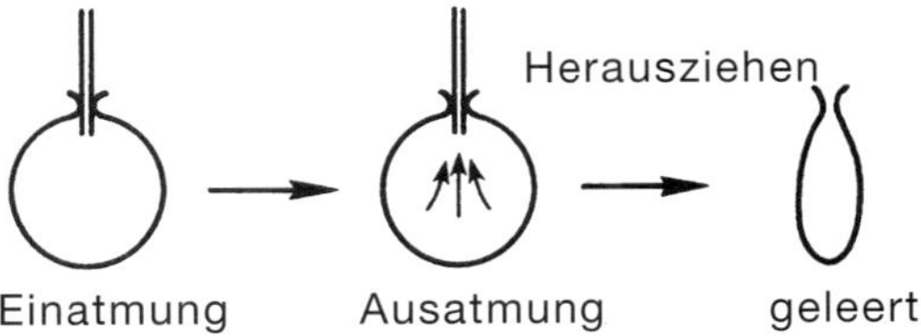

Abb. 73:
Tonisierung und Dispergierung

Am besten lässt sich die Luft in einen Ballon einblasen, wenn er geleert ist. Somit wird die Nadel eingestochen, während der Patient seine Lunge leert und sich entspannt. Wenn der Körper oder der Meridian mit Qi gefüllt wurde, wird die Nadel rasch herausgezogen, während der Patient einatmet, und das von der Nadel hinterlassene Loch wird fest verschlossen. Um eine Fülle des Qi zu zerstreuen, sollte der Patient am besten wie ein aufgeblasener Ballon voll mit Luft sein. Dann wird die Nadel eingestochen, um ein Entweichen des Qi aus dem Körper zu ermöglichen. Das von der Nadel nach dem Herausziehen hinterlassene Loch wird nicht geschlossen, um einen weiteren Austritt von Qi zu ermöglichen. Auch wenn sich das Prinzip der Tonisierung und Dispergierung durch Koordinierung von Einstich und Herausziehen der Nadel mit der Atmung des Patienten auf eine so einfache Analogie stützt wie die des Ballons, so scheint es doch von klinischer Relevanz zu sein. Da beim Einstich auftretende Schmerzen einer Tonisierung in jedem Falle abträglich sein werden, ist es sicherlich ein guter Gedanke, den Einstich unter Ausatmung und Entspannung des Patienten vorzunehmen.
Sobald die Nadel einmal durch die Haut eingestochen ist, besteht hinsichtlich des weiteren Vorschiebens der Nadel dahingehend Konsens, dass es langsam vonstatten gehen sollte. Das ganz langsame Vorschieben erscheint sinnvoll, da die Nadel ja gar nicht viel tiefer vordringen darf. Anstelle eines echten Vorschiebens handelt es sich in der Regel eher um ein sanftes Hin- und Herdrehen, sodass die Nadel wie von selbst weitergleitet. Wenn die gewünschte Tiefe erreicht ist, stellt sich die Frage, wie lange die Nadel belassen werden soll. Dem Anfänger fällt es sicherlich schwer, das richtige Zeitmaß zu bestimmen. Man fährt einfach fort, die Nadel ganz leicht hin- und herzudrehen, irgendwann wird sich die Nadel schwerer anfühlen, oder sie ist nicht mehr so leicht zu manipulieren. Dies bezeichnet man als das Ankommen des Qi (*ki itaru/qì dào*). Im ersten Kapitel des „Ling Shu" finden sich bezüglich des Ankommens des Qi einige interessante Passagen:

„Die Essenz der Akupunktur liegt darin, dass die Wirkung mit dem Ankommen des Qi eintritt. Es zeigt sich wie der Wind, der die Wolken vertreibt. Es wird klar und leuchtend, als ob wir in den blauen Himmel blicken würden. Dann ist der Zweck der Akupunktur erfüllt."

Wenn das Qi an einem Punkt ankommt, ist also eine deutliche Wirkung zu spüren. Das Ergebnis ist sehr eindeutig, da die Symptome wie die Wolken vom Winde vertrieben werden. Kein Zweifel besteht darüber, wann die Nadel ihre Arbeit verrichtet hat.

„Wenn nach dem Einstich der Nadel das Qi nicht ankommt, sollte man nicht danach fragen, wie viele Nadeln zu verwenden sind, oder wie stark sie zu manipulieren sind. Wenn nach dem Einstich der Nadel das Qi ankommt, sollte man sie entfernen und nicht noch einmal nadeln."

In diesem Abschnitt wird folgendes Vorgehen vorgeschlagen: Wenn das Qi nicht ankommt, sollte man so oft noch einmal nadeln, bis es ankommt; und wenn es

ankommt, sollte man die Nadel entfernen und von weiterer Nadelung Abstand nehmen. Dies sind also die berühmten Passagen über das Ankommen des Qi. Als Ankommen des Qi wird der Zeitpunkt bezeichnet, zu dem der erfahrene Therapeut eine plötzliche Veränderung am Ort des Einstiches verspürt, die ihm signalisiert, dass die Nadelung Wirkung zeigt.
Heutzutage wird viel über einen ähnlichen Begriff gesprochen, das ‚Erreichen des Qi' (*tokki/dé qi*). Die wörtlichen Bedeutungen der Begriffe ‚Ankommen des Qi' und ‚Erreichen des Qi' scheinen sich nur geringfügig voneinander zu unterscheiden, doch in Wirklichkeit besteht zwischen beiden ein erheblicher Unterschied:

„Mit Erreichen des Qi wird im Allgemeinen eine Nadelsensation bezeichnet (*zhēn gǎn.*)." (Shanghai College of Traditional Chinese Medicine)

„In unserem Land (Japan) ist das Erreichen des Qi auch als Nadelecho bekannt. (*hibiki*) („Concise Dictionary of Acupuncture Medicine"/„Handwörterbuch der Akupunktur-Medizin", 1981)

„Im Gegensatz zum Erreichen des Qi, das vom Patienten verspürt wird, ist das Ankommen des Qi etwas, das vom Therapeuten wahrgenommen wird. Die äußerst feinen Veränderungen, die ein erfahrener Therapeut mit der Zeit zu spüren lernt, werden auch als Nadel-Wunder (*shin myo/zhēn miào*=wahres Wunder) bezeichnet. (*Yanagiya*, 1948 B)

Aus den zitierten Passagen geht eindeutig hervor, dass sich die Begriffe ‚Erreichen des Qi' und ‚Ankommen des Qi' vom Wortlaut her ähneln, doch in ihrer Bedeutung klar voneinander zu unterscheiden sind. Die Behandlung kann auch dann wirksam sein, wenn der Patient keine Nadelsensation verspürt, entscheidend ist, ob der Therapeut eine Reaktion wahrgenommen hat. Manchmal wird das Ankommen des Qi auch von einer leichten, angenehmen Nadelsensation begleitet, doch eine vom Patienten wahrgenommene Nadelsensation ist keinesfalls Voraussetzung für eine wirksame Tonisierung.
Das Ankommen des Qi ist vom Therapeuten zu spüren, doch verschiedene Menschen nehmen es auf unterschiedliche Art und Weise wahr. Einige fühlen es in Daumen und Zeigefinger der rechten (nadelnden) Hand, andere in der linken (unterstützenden). Die Mehrzahl wird es jedoch in der linken Hand spüren. Zweifelsohne ist dies auch die Bedeutung der folgenden Passagen aus dem „Nan Jing".

„Wer zu nadeln versteht, verlässt sich auf seine linke Hand, wer nicht zu nadeln versteht, verlässt sich auf seine rechte (Hand). Beim Einstechen der Nadel gebraucht man zuerst die linke Hand, um den Akupunkturpunkt zu drücken, zu schnippen, um (das Qi) zu ermutigen, und mit dem Nagel herunterzudrücken. Das Ankommen des Qi gleicht einem Pulsieren, und die Nadel wird so ausgerichtet, dass sie (dem Meridian) folgt, und hier wird sie eingestochen." (Kapitel 78)

„Nach dem Erscheinungsbild einzuführen heißt, dass die Nadel eingeführt wird, nachdem das Qi mit der linken Hand zu spüren war. Wenn nach dem Einführen der Nadel deutlich wird, dass das Qi wieder vollkommen verschwunden ist, kann sie entfernt werden." (Kapitel 80)

Das Ankommen des Qi wird als eine Pulsation oder ein Wärmegefühl im Daumen der linken Hand, welche die Nadel stützt, wahrgenommen. Die rechte Hand ist mit dem Vorschieben der Nadel beschäftigt; somit wird die linke Hand, die entspannter ist und Kontakt zur Nadel und zur Hautoberfläche hat, als Erstes das Ankommen des Qi fühlen.

„Wenn nach dem Einstechen der Nadel ein Gefühl des Absinkens, eine Schwere, Dumpfheit, Straffheit und Fülle zu spüren ist, und wenn es sich so anfühlt, als ob ein Fisch den Haken geschluckt hätte, und wenn man eine Bewegung (wahrnimmt), die in einem Moment absinkt, im anderen wieder an die Oberfläche treibt, dann bedeutet das, dass das Qi angekommen ist. Wenn man dagegen (ein Gefühl) des Treibens, der Schlüpfrigkeit, Leere und Weichheit hat, wenn es sich anfühlt, als ob man allein in einem ganz ruhigen Raum wäre, wo nur Stille ist und kein Laut zu hören, dann bedeutet dies, dass das Qi noch ankommen muss." (*Sugiyama*, 1682)

Das Gefühl beim Ankommen des Qi wird mit der Bewegung verglichen, die man beim Angeln spürt, wenn ein Fisch anbeißt. Diese Analogie erscheint zwar etwas übertrieben, doch auf einer ganz subtilen Ebene gibt es durchaus Ähnlichkeiten. Der Widerstand in der Haut nimmt zu, die Nadel erscheint schwerer, und man spürt eine Art Bewegung. Wenn sich die Nadel dagegen völlig frei hin- und herbewegen lässt, als ob sie in ein Stück Tofu eingestochen wäre, und wenn keinerlei Bewegung zu spüren ist, dann muss das Qi erst noch ankommen.
Gold- und Silbernadeln eignen sich besser als rostfreie Stahlnadeln, um das Qi anzuziehen. Rostfreie Stahlnadeln sind starrer und mit ihrer polierten Oberfläche durchdringen sie das Gewebe viel widerstandsloser, somit ziehen sie das Qi in der Regel nicht so stark an. Gold- und Silbernadeln sind weicher und nicht so glatt, sodass das Gewebe ihnen beim Vorschieben einen höheren Widerstand entgegensetzt. Daher ziehen sie das Qi besser an. Doch Gold- und Silbernadeln sind auch schwieriger einzustechen, da ihre Spitzen leicht stumpf werden, ein schmerzfreies Einführen erfordert größere Geschicklichkeit. Schmerz zerstreut das Qi, und die Fähigkeit einer Nadel, das Qi anzuziehen, wird zunichte gemacht, wenn sie nicht schmerzlos eingestochen wird. Daher eignen sich letztlich sehr dünne rostfreie Stahlnadeln am besten zur Tonisierung, dies gilt insbesondere für den Anfänger. Dünne rostfreie Stahlnadeln sind schmerzfrei einzuführen, dabei sind sie ausreichend flexibel und erfordern gleichermaßen eine sanfte Handhabung.

„Bei der Akupunktur kommt es darauf an, zu fühlen, ob sich das Qi unter der Spitze der Nadel gesammelt hat oder nicht. Man fühlt dies in der die Nadel einführenden als auch in der unterstützenden Hand. Was sich zu Beginn weich, schwach und leer an der Nadelspitze angefühlt hat, wird, wenn sich das Qi sammelt, langsam fester, es fühlt sich an, als ob sich das Gewebe zusammenzöge, man fühlt an der Spitze der Nadel einen Widerstand. Das Phänomen der Sammlung des Qi wird vom Patienten als Wärme, mäßige Schwere oder im Sinne einer schwach ausgeprägten Nadelsensation gefühlt." (*Yamashita*, 1971).

„(Mit dem Ankommen des Qi) entsteht an den Fingerspitzen ein klebriges Gefühl, als ob man in tiefen Schlamm getreten wäre und festgesaugt würde, oder als ob man versuche, einen auf dem Kopf liegenden Schirm am Griff aufzunehmen, oder aber es entwickelt sich ein Gefühl von Wärme oder Kühle." (*Yanagiya*, 1979)

Doch woher weiß man, dass die eingeführte Nadel ihre Wirkung entfaltet?

„Okabe: In der Praxis weiß man es häufig aufgrund des Gefühls in der nadelnden oder in der unterstützenden Hand. Dieses (Gefühl) wird vor allem dann wahrzunehmen sein, wenn man die Nadel beim Einführen ganz locker hält und wenn die Druck ausübende Hand nur ganz sanft aufgelegt wird. Ich glaube, dass die Beurteilung, ob man die gewünschte Wirkung erzielt hat, schwieriger wird, wenn man zu viel Kraft aufwendet."

„Inoue: Das richtige Maß des von der unterstützenden Hand aufgebrachten Druckes. Ich glaube, dass dies sehr schwer einzuschätzen ist. Am Anfang drücken die meisten zu fest. Ein früher Akupunkteur hat einmal geschrieben, dass die unterstützende Hand die Haut, aber nicht das Fleisch drücken sollte. Aus diesem Blickwinkel betrachtet ist die Stärke des Druckes der unterstützenden Hand durchaus von Bedeutung." („The Oriental Medical Journal", 1961)

Nicht immer kommt das Qi sofort an, manchmal scheint es in der Tat unendliche Zeit zu dauern. In diesen Fällen kann man einiges tun, um das Ankommen des Qi zu erleichtern.

„Wenn das Qi nicht angekommen ist, kann man mit dem Finger reiben, drücken und mit dem Nagel schnippend die Nadel vibrieren lassen, oder streichen und massieren, dann wird das Qi sicherlich ankommen." (*Sugiyama*, 1682)

„(Man muss) die Nadel langsam drehen, zurückziehen, wieder vorschieben oder einfach stillhalten und versuchen, das Qi zu spüren. Manchmal wird man auch gegen den Nadelgriff schnippen, oder man lässt ihn vibrieren." (*Fukushima*, 1971)

„Um die Fähigkeit zur Regulierung des Qi zu erlangen, muss man beständig bestrebt sein, sich mental zu sammeln. Die Aufmerksamkeit sollte auf die Spitze der Nadel gerichtet sein. Es gilt, mittels gegensätzlicher Techniken zu üben, z. B. die Nadel sehr fest und sehr lose halten, eine dicke oder eine dünne Nadel verwenden, oder die Nadel ganz rasch oder langsam einführen. Um ausreichend Erfahrung zu sammeln, muss dies hunderte und tausende von Malen geübt sein." (*Fukushima*, 1979)

Auch ich hatte anfangs Probleme, das Ankommen des Qi zu fühlen, somit versuchte ich, mit Bewusstsein meine Hände und Schultern zu entspannen. Dem obigen Rat folgend hielt ich die Nadel nur ganz locker. Ich entspannte auch meinen Bauch und atmete mit dem Zwerchfell. Ich tat also alles, um meinen ganzen Körper zu entspannen. Dies schien mir dabei zu helfen, das Qi zu fühlen. Doch immer noch hatte ich gewisse Schwierigkeiten. Ich fand heraus, dass ich in der Einatmung etwas verspannter war, und so begann ich mit offenem Mund zu atmen und die Ausatmung zu betonen. Dies funktionierte tatsächlich: Ich war in der Lage, das Ankommen des Qi zu fühlen. Ich war überzeugt, dass ich mit dem Atmen durch den offenen Mund etwas ganz Besonderes entdeckt hatte. Doch eines Tages las ich den Artikel über die oben zitierte Gesprächsrunde und musste feststellen, dass dies schon gängige Praxis war. Vermutlich kommen alle, die dasselbe Ziel verfolgen, irgendwann, wenn auch auf verschiedenen Wegen, am selben Ort an.

„Okabe: Am wichtigsten ist die eigene Haltung beim Tonisieren und Dispergieren. Ich glaube, das ist der Schlüssel. Wenn ich dispergiere, beiße ich die Zähne zusammen und spanne die Bauchdecke an, daraus wird die Dispergierung. Andererseits wird es eine Tonisierung, wenn ich den Mund etwas offen lasse und den Körper entspanne."

Unabhängig davon, wie versiert man darin ist, das Qi zu sammeln und das Ankommen des Qi zu spüren, gibt es natürlich auch patientenseitige Faktoren, die Unterschiede in der Schnelligkeit des Ankommens des Qi bedingen. Es versteht sich von selbst, dass bei Fülle des Qi das Ankommen des Qi rascher zu spüren sein wird. Wenn weniger Qi verfügbar ist, wird das Ankommen des Qi länger auf sich warten lassen.

„Bei denjenigen, deren Qi rasch ankommt, tritt die Wirkung rasch ein, und die Erkrankung wird leicht zu therapieren sein. Bei denjenigen, deren Qi langsam ankommt, wird die Wirkung langsam eintreten, und die Erkrankung wird schwierig zu therapieren sein. Das Gewebe derjenigen, die leben werden, bietet Widerstand, das derjenigen, die sterben werden, ist schlaff. Wenn das Qi nicht ankommt, nachdem man es gesucht hat, besteht kein Zweifel mehr, dass der Patient sterben wird." (*Sugiyama*, 1682)

„Wenn das Qi nicht ankommt, bezeichnet man dies als unheilbar, und zehn (Patienten) von zehn werden sterben." (Nan Jing, Kapitel 78)

Wenn man das Ankommen des Qi deutlich wahrgenommen hat, braucht die Nadel nicht länger an Ort und Stelle belassen zu werden. Zur Tonisierung wird die Nadel während der Einatmung des Patienten herausgezogen. Der Hintergrund für dieses

Vorgehen war oben bereits anhand der Analogie des Ballons erläutert worden. Die Nadel sollte herausgenommen werden, wenn der Patient sozusagen (mit Luft) gefüllt ist. Manche bitten den Patienten, tief einzuatmen und ziehen dann die Nadel rasch heraus. Ich warte, bis der Patient einzuatmen beginnt und ziehe dann die Nadel ganz ruhig heraus. Hinsichtlich der Geschwindigkeit des Herausziehens der Nadel gibt es bei der Tonisierung zwei unterschiedliche Ansätze. Manche entfernen die Nadel ganz rasch, andere entfernen sie langsam und behutsam. In beiden Fällen wird man mit der Fingerspitze das Loch nach dem Herausziehen sofort verschließen. Ich selbst entferne die Nadel so sanft und glatt wie möglich, aber nicht zu rasch.

Tonisierung	
Atmung	Einstich während der Ausatmung, Herausziehen während der Einatmung
Streichen	in Verlaufsrichtung des Meridians
Drücken	Drücken und Schnippen des Punktes vor dem Einstich
Nadelstärke	dünne Nadeln
Einstichwinkel	Ausrichtung der Nadelspitze zum Meridianende hin
Einstich und Entfernen	langsam einstechen und rasch entfernen
Stichtiefe	ganz oberflächlich
Vibration	Unter Fixierung der den Punkt umgebenden Haut lässt man mit der einführenden Hand die Nadel leicht vibrieren.
Schmerz	schmerzloser Einstich
Schließen des Punktes	sanftes Drücken des Punktes nach dem Entfernen der Nadel
Dispergierung	
Atmung	Einstich während der Einatmung, Herausziehen während der Ausatmung
Streichen	gegen die Verlaufsrichtung des Meridians
Drücken	keine Vorbereitung des Punktes vor dem Einstich
Nadelstärke	dicke Nadeln
Einstichwinkel	Ausrichtung der Nadelspitze zum Meridiananfang hin
Einstich und Entfernen	rasch einstechen und langsam herausziehen
Stichtiefe	tief
Vibration	Entspannung der unterstützenden Hand, leichte Vibration
Schmerz	Ein gewisser Schmerz ist akzeptabel.
Schließen des Punktes	Entweder man belässt den Punkt nach dem Herausziehen der Nadel, oder man spreizt die den Punkt umgebende Haut, um ihn zu öffnen.

Tab. 22: *Nadelungstechniken zur Tonisierung und Dispergierung*

Hinter dem raschen Entfernen der Nadel steht die Idee, das Austreten des Qi beim Herausziehen zu vermeiden. Doch auch das sanfte Entfernen der Nadel nimmt für sich in Anspruch, dem Austritt von Qi vorzubeugen. In den Klassikern finden sich für beide Ansätze Befürworter. Zur Tonisierung sollte die Betonung auf dem Einführen der Nadel liegen, nicht ratsam ist es daher, zu viel Zeit mit dem Entfernen der Nadel zu verbringen. Andererseits ist darauf zu achten, die Nadel nicht zu grob zu entfernen, da genau dies den Austritt des Qi mit sich bringt. Entscheidend beim Herausziehen der Nadel im Rahmen der Tonisierung ist also, dass die Nadel sanft herausgezogen wird, sodass kein Qi austreten kann, und dass der Punkt nach dem Entfernen der Nadel mit der Fingerspitze rasch verschlossen wird. Manche wenden auch sanften Druck auf, um den Punkt zu schließen, anderen massieren den Punkt ganz leicht mit der Fingerspitze. Ich bevorzuge es, den Punkt mit einer leichten, drehenden Bewegung zu massieren.
Nachdem nun alle Nadelungstechniken im Sinne der Tonisierung, angefangen von der Vorbereitung des Punktes bis zum Schließen des Punktes, dargestellt wurden, möchte ich diesen Teil mit einer Tabelle abschließen, in der die Tonisierungstechniken den Dispergierungstechniken gegenübergestellt werden (Tab. 22)
Wie bereits ganz zu Anfang erwähnt, ist die richtige Diagnose das entscheidende Kriterium für die Behandlung; die Nadelungstechnik ist häufig von eher sekundärer Bedeutung. So ist bei *Leber*-Leere die Nadelung von Le 8 der effektivste Ansatz. Wenn der falsche Punkt gewählt wird, kann man auch bei perfekter Nadelungstechnik kein positives Ergebnis erwarten. Solange die richtigen Punkte gewählt und und mit ausreichender Genauigkeit lokalisiert werden, wird die Behandlung mehr oder weniger wirksam sein. Dies gilt selbst dann, wenn der Einstichwinkel nicht stimmt, wenn der Einstich schmerzhaft ist, oder wenn die Nadel zu tief eingeführt wird. Die exakte Bestimmung des Musters ist weit wichtiger als die Nadelungstechnik.

DIE BEURTEILUNG DES BEHANDLUNGSERFOLGES

Die Meridiantherapie zeichnet sich durch zahlreiche besondere Charakteristika aus, eines davon ist sicherlich die Unterteilung in die Phasen der Wurzel-Behandlung und die der symptomatischen Behandlung. Wenn die Wurzel-Behandlung, bestehend aus Tonisierung und Dispergierung zur Korrektur von Qi-Dysbalancen in den Meridianen abgeschlossen ist, muss es natürlich auch eine Möglichkeit geben, herauszufinden, ob die gewünschte Wirkung erzielt wurde. Anders als bei der symptomatischen Behandlung ist die Symptomlinderung nicht das primäre Ziel der Wurzel-Behandlung. Nichtsdestotrotz muss man nach der Tonisierung eines Punktes beurteilen können, ob man mit der Nadelung sein Ziel erreicht hat.
Es gibt verschiedene Möglichkeiten der Beurteilung, oder zumindest Hinweise, aus denen man auf die Wirksamkeit der Tonisierung eines oder mehrerer Punkte schließen kann. Hier soll eine Liste von Indikatoren folgen, die die gewünschte Wirkung der Nadelung belegen:

- Die Pulsstärke ist in bestimmten Positionen ausgeglichener. So sollte bei einer *Leber*-Leere der Puls in der *Leber*-Position nach der Nadelung kräftiger werden.
- Deutliche Differenzen zwischen tiefer und oberflächlicher Ebene sollten verschwinden. Im Falle der *Leber*-Leere sollte sich die in der *Gallenblasen*-Position festgestellte Fülle etwas normalisieren.
- Die Pulsqualität ändert sich. So sollten oberflächliche Pulse weniger oberflächlich, und tiefe Pulse weniger tief sein. Langsame Pulse sollten sich etwas beschleunigen, schnelle Pulse verlangsamen. Leere-Pulse sollten an Festigkeit zunehmen, Fülle-Pulse sollten weicher werden. Die Pulsqualität sollte sich also der gesunden Pulsqualität annähern.
- Auch am Abdomen sind Veränderungen festzustellen. Abdominelle Symptome wie Spannung oder Druckempfindlichkeit sollten abnehmen, blasse und trockene Bereiche sollten Farbe und Glanz wiedererlangen.
- Kalte Hände und Füße sollten sich erwärmen.
- Das Ankommen des Qi sollte deutlich unter der Nadel zu spüren sein.
- Während der Nadelung werden Darmgeräusche vernehmbar.
- Auch die subjektive Symptomatik sollte sich verbessern.

Zu bezweifeln ist, ob ein Anfänger in der Lage ist, diese Unterschiede, vor allem jedoch den ersten Punkt, wahrzunehmen. Zudem wird der Anfänger kaum in der Lage sein, nur durch die Behandlung einiger Punkte eine substanzielle Kräftigung eines schwachen Pulses in der *Leber*-Position zu bewirken. Die folgende Passage aus Kapitel 79 des „Nan Jing“ beschreibt, wie Veränderungen in der Pulsstärke zu beurteilen sind: „Voller oder leerer werden ist, als ob (der Puls) gewinnen oder verlieren würde.“ Der Puls des in Leere befindlichen Meridians wird nach der Tonisierung seines wichtigsten Tonisierungspunktes demnach an Stärke gewinnen, doch selten wird man mehr als den Hauch einer Verbesserung spüren. In seinem „Diskurs über die Meridiantherapie“ merkt *Honma* an: „Es ist nicht so einfach, im Anschluss an die Tonisierung einer Leere eine deutliche Zunahme (der Stärke des Pulses) zu fühlen. Nach der Tonisierung entsteht ein Gefühl, als ob ein gewisser Gewinn gemacht worden wäre. Auch die kleinste Zunahme in der Stärke reicht aus.“

Vor der Behandlung werden die Pulspositionen der tiefen Ebene sorgfältig überprüft, um festzustellen, ob eine davon eine besonders ausgeprägte Leere aufweist. Nach der Behandlung wird die leere Position kontrolliert, um festzustellen, ob sie sich verbessert hat. Man sucht nach einer Zunahme der Pulsstärke. Möglicherweise wird auch ein Anfänger in der Lage sein, derartig subtile Veränderungen wahrzunehmen, doch im Grunde kann man es kaum von ihm erwarten.

Auch der zweite Punkt wird dem Anfänger Schwierigkeiten bereiten. Ein vorher oberflächlicher Puls wird nach der Nadelung kaum deutlich tiefer sein. Wie bei der Stärke des Pulses sind auch hier die Veränderungen sehr subtil. Manchmal bewegt sich das Maß der Veränderung mehr im Bereich der eigenen Vorstellung. Zudem wird dieser Indikator kaum von Nutzen sein, wenn man zu Anfang die Pulsqualität

hinten anstellt (wie ich im diagnostischen Kapitel empfohlen hatte). Doch wenn man bereits etwas Erfahrungen in Pulsdiagnostik gesammelt hat, fällt es zunehmend leichter, Veränderungen der Pulsqualität nach einer Behandlung festzustellen.
Bei allen anderen in der obigen Liste erwähnten Indikatoren handelt es sich bis auf die Darmgeräusche und die Verbesserung der Symptomatik gleichermaßen um sehr subtile Veränderungen. Das heißt aber, dass es für einen Anfänger schwierig ist, die Wirksamkeit seiner Behandlung zu beurteilen. Mit der sofortigen, äußerst subtilen Antwort des Körpers auf die Nadelung erhält der Therapeut eine wichtige Rückmeldung über die Richtigkeit seines Vorgehens. Unglücklicherweise wird man ohne ausreichende praktische Erfahrung kaum in der Lage sein, die Vorteile dieses so wertvollen Aspektes der Meridiantherapie zu nutzen.

DAS BELASSEN DER NADEL IM RAHMEN DER WURZEL-BEHANDLUNG

Als ich mit der Meridiantherapie begann, gab ich es bald auf, nach all den subtilen Veränderungen, die man nach der Nadelung fühlen sollte, zu suchen. Stattdessen ging ich nach einem einfachen System in drei Schritten vor. Damit konnte ich den Prozess der Wurzel-Behandlung erheblich vereinfachen und in meine bisherige symptomatische Standardbehandlung integrieren. Die drei Schritte sind folgende: 1. Im Rahmen der Wurzel-Behandlung belässt man die oberflächlich an den Tonisierungspunkten der in Leere befindlichen Meridiane eingestochene Nadel, nachdem das Qi am Punkt angekommen ist. In den meisten Fällen werden die Nadeln horizontal auf der Haut liegen, da sie nicht tief genug stecken, um stehen zu bleiben. 2. Nun wird die symptomatische Behandlung vorgenommen, während die anderen Nadeln in den Tonisierungspunkten verbleiben. 3. Alle Nadeln werden für 20 bis 30 Minuten belassen. Der Puls wird auf jegliche Veränderung in Stärke oder Qualität hin untersucht, doch über diese Veränderung oder ihr Fehlen braucht man sich nicht den Kopf zu zerbrechen. Die abschließende Beurteilung der Wirksamkeit der Behandlung stützt sich darauf, ob der Patient im Verlauf der nächsten Tage eine Verbesserung der Symptomatik erfährt oder nicht.
Für mich war dieses System sehr bequem, da ich bereits eine lebhafte Praxis betrieb und nach meinem eigenen Ansatz behandelte. Es erwies sich als sehr nützlich, einfach den Aspekt der Wurzel-Behandlung mittels in den Tonisierungspunkten belassener Nadeln mit einzubeziehen. Meine Langzeitpatienten äußerten sich dahingehend, dass meine Behandlungen wirksamer geworden seien. Vielleicht liegt es daran, dass ich eher konservativ bin, ich schätze keine zu plötzlichen oder drastischen Veränderungen. Selbst wenn ich beschlossen habe, etwas zu ändern, so brauche ich stets etwas mehr Zeit. Einige Patienten, die ich bereits seit über zwanzig Jahren behandelte, bemerkten die Veränderung in meinem Behandlungsansatz nicht. Mein Wechsel vom Behandlungsstil nach *Sawada* zur Meridiantherapie verlief in kleinen Schritten, und ich bin der Überzeugung, dass meine Erfahrun-

gen durchaus wertvoll sein können für diejenigen, die die Meridiantherapie in ihre eigene Tätigkeit integrieren möchten.
Wenn man die Nadeln ohne Manipulation belässt, anstatt, wie in der Meridiantherapie üblich, gezielt tonisierende oder dispergierende Techniken an entsprechenden Punkten anzuwenden, gilt es einiges zu bedenken. Mit dem Belassen der Nadel wird eine physiologische Reaktion, entweder im Sinne der Inhibition oder der Exzitation, möglich, der Körper reagiert in der Regel auf den Stimulus so, dass eine günstige Neueinstellung erfolgt. Anders formuliert bedeutet dies, dass der Körper, unabhängig von komplizierten Nadelungstechniken, den Großteil der Nadelstimulation selbst übernimmt, solange die richtigen Punkte genadelt wurden. Aus diesem Grunde ist es überhaupt möglich, die Nadeln zu belassen und die restliche Arbeit an den Körper zu delegieren. Manche Ausbilder halten es nicht für sinnvoll, wenn sich Anfänger zu sehr auf die einfache Technik der belassenen Nadel verlassen. Man dürfe vom Anfänger erwarten, dass er versucht, die verschiedenen mit dem Einsetzen der Nadel einhergehenden Veränderungen zu fühlen, und dass er sich bemüht, die verfeinerten Nadelungstechniken zu beherrschen. Doch diese Kritik am Belassen der Nadel im Rahmen der Meridiantherapie ist nicht unbedingt berechtigt, im Grunde sind Erfahrung und Urteilsvermögen des jeweiligen Therapeuten die entscheidenden Kriterien.
Folgendes sollte jedoch in jedem Falle bei der Technik der belassenen Nadel beachtet werden. 1. Wie bereits erwähnt, ist das Belassen der Nadel eine einfache und für den Anfänger bequeme Methode. 2. Manchmal ist das Belassen der Nadel sogar wirkungsvoller als eine unter der Absicht der Tonisierung vorgenommene Manipulation. 3. Das Belassen der Nadel nach oberflächlichem Einstich ist besonders wirksam bei hypersensiblen Patienten, die eine weitere Nadelstimulation kaum tolerieren würden. Auf diese Weise lassen sich leicht die negativen Folgen einer zu starken Stimulation vermeiden. 4. Wenn der Patient einen schnellen Puls hat, sollte man die Nadeln nicht belassen. Auch bei Patienten mit ausgeprägter Leere und oberflächlichem Puls kann sich das Belassen der Nadel selbst bei ganz oberflächlichem Einstich als eine zu starke Stimulation herausstellen. 5. Man sollte in der Lage sein, mehr für die Tonisierung zu tun als lediglich die Nadeln zu belassen. Jeder Akupunkteur mit einer gewissen Selbstachtung sollte verschiedene Nadelungstechniken beherrschen. Eine Fertigkeit, die es unter allen Umständen zu erwerben gilt, ist die Fähigkeit, das Ankommen des Qi zu spüren.
Wenn man das Belassen der Nadel im Rahmen der Wurzel-Behandlung der Meridiantherapie praktizieren will, sollte man unbedingt an veschiedenen Patienten die unterschiedlichen Methoden ausprobieren, um herauszufinden, was am besten funktioniert. Es gibt eine Fülle von Nadelungstechniken und es gibt eine Fülle verschiedener Nadeln. Keine Technik und kein Ansatz ist für jede Situation geeignet. Es gilt, eine Methode zu finden, mit der man selbst am besten zurechtkommt, und diese beständig zu verfeinern. Bezüglich der Wirksamkeit verschiedener Ansätze bleibt festzuhalten, dass es so viele wirksame Methoden gibt, sodass niemand für sich in Anspruch nehmen kann, allein seine Methode sei die beste.

FÜR DIE WURZEL-BEHANDLUNG GEEIGNETE NADELN

Die Nadeln, die in der Wurzel-Behandlung zur Anwendung kommen, sind in der Regel sehr dünn und relativ kurz. Eine einheitliche, für jeden geeignete Stärke oder Länge lässt sich jedoch nicht festlegen. Jeder sollte selbst eine Reihe verschiedener Nadeln ausprobieren, um zu sehen, mit welchen er am besten zurechtkommt. Allgemein liegt die ideale Stärke zwischen der japanischen Nr. 1 und Nr. 3 (0,16 mm bis 0,2 mm oder 34 bis 36 gauge), die günstigste Länge liegt bei 25 bis 40 mm (dies gilt für den Nadelschaft). Als Materialien kommen Gold, Silber oder rostfreier Stahl in Frage. Stahlnadeln können äußerst dünn sein, da sie fester und leichter einzustechen sind als die Gold- und Silbernadeln. Wenn man Gold- oder Silbernadeln verwenden möchte, muss man eine etwas größere Stärke aussuchen, da sie schwächer und biegsamer sind. Silbernadeln sind weicher und sorgen für eine mildere Stimulation als Stahlnadeln, sie sind sicherlich ideal, wenn man in der Lage ist, sie schmerzfrei einzuführen. Das Problem der Silbernadeln besteht allerdings darin, dass sie einer wiederholten Autoklavierung nicht gewachsen sind, außerdem werden die Spitzen viel schneller stumpf als bei Stahlnadeln. Aus diesen Gründen verwende ich bei den meisten meiner Patienten 40 mm lange Nr. 2 (ungefähr 36 gauge)-Nadeln aus rostfreiem Stahl.
Wenn, wie in Japan üblich, mehrfach verwendbare Nadeln benutzt werden, muss ein weiteres Problem bedacht werden: die Pflege und Behandlung der Nadeln. Will man die Nadeln wiederholt verwenden und dennoch zuverlässig einen schmerzlosen Einstich gewährleisten, müssen die Nadelspitzen regelmäßig inspiziert und wenn notwendig, geschärft werden. *Inoue Keiri*, einer der Begründer der Meridiantherapie, merkte hierzu an, dass eine Nadel sich gewissermaßen beim Akt des Einstiches selbst schärfe, solange sie nicht mit Gewalt eingeführt wird. So könnte eine 40-mm-Nadel aus Gold bis zu 30 mm hinunter benutzt werden. Voraussetzung ist, dass sie stets sanft und nie mit Kraftaufwand eingestochen wird. Unter Idealbedingungen mag es funktionieren, die Nadeln wiederholt zu benutzen, ohne sie zu schärfen, ich persönlich empfehle jedoch eine regelmäßige Kontrolle und Pflege der Nadeln. Bei guter Pflege kann man seinen Nadeln vertrauen und die bestmögliche Behandlung gewährleisten. Gute Behandlungserfolge sind nicht nur eine Frage der Geschicklichkeit bei der Nadelung, sondern auch das Ergebnis täglicher Übung, zu der auch die Pflege und Instandhaltung des Instrumentariums gehört. Die einzige Schwierigkeit liegt darin, die nötige Disziplin aufzubringen, um diese sich täglich wiederholenden Arbeiten zuverlässig auszuführen.

STIMULATIONSDOSIS

Die Frage der für jede einzelne Situation angemessenen Stimulationsdosis der Nadelung ist schwierig zu beantworten. Im Grunde bedarf es jahrelanger Erfahrung, bis man dieses Problem wirklich durchdrungen hat. Erfahrene Therapeuten entwickeln ein Gespür für die ausreichende Stimulation, doch es muss natürlich auch einige Faustregeln geben, an die sich der Anfänger halten kann, um in jedem gegebenen Fall die richtige Stimulationsdosis bestimmen zu können. Zahlreiche Lehrer haben sich ausführlich über diesen Gegenstand ausgelassen. Aus verschiedenen Quellen habe ich alle Informationen über die erforderliche Stimulationsdosis, ob klein oder groß, gesammelt und in der folgenden Tabelle zusammengefasst (Tab. 23).

	Schwache Stimulation	**Starke Stimulation**
Stärke des Pulses	schwach	kräftig
Tiefe des Pulses	oberflächlich	tief
Abdomen	weich	hart
Dicke der Haut	weich & dünn	fest & dick
Hautfeuchtigkeit	feucht	trocken
Beschaffenheit der Haut	glatt	rau
Geschlecht	weiblich	männlich
Alter	jung	alt
Sprache	gesprächig	wortkarg
Gewicht	Untergewicht	Übergewicht
Beschäftigung	geistige Tätigkeit	körperliche Tätigkeit
Umgebung	städtisch	ländlich
Akupunkturerfahrung	nein	ja
Erkrankungsstadium	akut	chronisch

Tab. 23: *Die Stimulationsdosis bestimmende Faktoren*

Bei den in der obigen Tabelle aufgeführten Faktoren handelt es sich natürlich nur um grobe Richtlinien, die niemals absolut gesetzt werden dürfen. Unter all den aufgelisteten Faktoren sind sicherlich diejenigen, die den Zustand der Haut beschreiben, die wichtigsten. Für mich ist der Zustand der Haut das entscheidende Kriterium für die Wahl der aufzubringenden Stimulationsdosis. Dies wird auch in *Yamashitas* „Einführung in die Akupunktur der Meridiantherapie“ empfohlen. Auch *Honma* erwähnt in seinem „Diskurs über die Meridiantherapie“ den Zustand der Haut als wichtiges Kriterium, doch *Yamashita* geht hier einen Schritt weiter, indem er die Faktoren der Feuchtigkeit bzw. Trockenheit der Haut mit einbezieht:

„(Patienten, deren) Haut weich, glatt und fettig ist, sollten nur mit äußerster Vorsicht akupunktiert werden. Die größten Fehler werden (bei der Behandlung) dieser Patientengruppe gemacht.“ (*Yamashita*, 1971)

Von sekundärer Bedeutung, aber dennoch nicht zu vernachlässigen, sind die Pulsqualität und die Beschaffenheit des Abdomens. Einen Patienten, dessen Puls oder Abdomen auf eine ausgeprägte Leere schließen lassen, sollte man nur mit äußerster Vorsicht einer Akupunkturbehandlung unterziehen. Die weiteren in der Tabelle aufgeführten Faktoren können als allgemeine Richtlinien gelten, doch sie sind von untergeordneter Bedeutung, da es zu viele Variablen gibt. Eine zu starke Stimulation ist grundsätzlich zu vermeiden. Schließlich heißt es ja auch, dass man „zu viel des Guten" tun könne.

DIE ZU BEHANDELNDE KÖRPERSEITE

Noch ein weiteres Problem sollte an dieser Stelle diskutiert werden, und zwar die Reihenfolge, in der die bilateral vorhandenen Tonisierungspunkte zu behandeln sind. Welche Seite kommt zuerst, oder ist eventuell nur eine Seite zu behandeln? Nach dem traditionellen Ansatz beginnt man bei Männern auf der linken Seite, um mit der rechten abzuschließen. Der Grund für dieses Vorgehen liegt darin, dass der Mann dem Yang zugeordnet ist, wobei die linke Seite die Yang-Seite ist. Aus demselben Grunde wird man bei der Frau auf der rechten Seite beginnen und mit der linken abschließen. In beiden Fällen werden also beide Seiten genadelt, lediglich die Reihenfolge ist eine andere. Die Notwendigkeit, beim Mann auf der linken und bei der Frau auf der rechten Seite anzufangen, lässt sich durchaus in Frage stellen, so bestehen auch unter den Meridiantherapeuten diesbezüglich erhebliche Meinungsverschiedenheiten. Zu diesen unterschiedlichen Ansätzen gehören folgende: 1. Stets sind beide Seiten zu nadeln. 2. Man nadelt die asymptomatische (kräftigere) Seite. 3. Zuerst sind die Pulse der rechten und der linken Seite miteinander zu vergleichen, um dann die Seite mit dem stärkeren Puls zu nadeln, da auf dieser Seite die Zirkulation von Qi und Blut besser ist. 4. Man nadelt die betroffene Seite, da dies in vielen Fällen wirksamer zu sein scheint. 5. Man nadelt die Yin-Meridiane auf der einen Seite, um dann die Yang-Meridiane auf der anderen folgen zu lassen.

In Kapitel 63 des „Su Wen" wird eine Nadelungstechnik diskutiert, die als ‚kontralaterales Einstechen' bezeichnet wird. Wenn die Pathologie oder Symptomatik eine Körperseite betrifft, wird beim kontralateralen Einstechen die andere Seite genadelt. Sicherlich ist es ein Irrtum, zu glauben, nur die Behandlung der symptomatischen Seite könne Wirkung zeigen. Im Grunde kann man den Ansatz wählen, der einem am angemessensten erscheint, solange man sich dessen bewusst ist, dass auch Punkte auf der symptomfreien Seite eine Wirkung entfalten können.

Einmal hatte ich einen Patienten zu behandeln, der über heftige, im Bereich von Ma 19 auf der linken Seite lokalisierte Magenschmerzen klagte. Als ich Ni 9 links genadelt hatte, strahlte die Nadelsensation nach oben bis ins Schmerzgebiet aus. Bei Nadelung des gleichen Punktes auf der rechten Seite war nicht nur eine gleichartige Ausstrahlung zu beobachten, zudem war sie noch viel stärker ausgeprägt und weit wirkungsvoller. Bei der Behandlung unterschiedlichster Schmerzzustände habe ich mehrfach solche Erfahrungen gemacht. Hinsichtlich der zu behandelnden Seite folge ich keiner festen Regel, doch im Allgemeinen behandle

ich zuerst die betroffene Seite, um danach, wenn die Wirkung unvollständig bleibt, die Gegenseite mit einzubeziehen. Nach meiner Erfahrung macht es im Grunde wenig aus, welche Seite behandelt wird. Das Meridiansystem ist nun einmal bilateral angelegt und nimmt auf beide Seiten des Körpers Einfluss. Solange ein Patient nicht übermäßig empfindlich ist, behandle ich in der Regel also beide Seiten.
Zur Nadelung der Haupttonisierungspunkte bei ganz empfindlichen Patienten beginne ich meistens mit der betroffenen Seite, um nach dem Einstich der Nadel den Puls zu überpüfen. Bei einer deutlichen Veränderung des Pulses nadle ich diesen Punkt nicht noch auf der Gegenseite, wenn jedoch keine eindeutige Verbesserung eingetreten ist, tue ich dies sehr wohl. Bei Patienten, die ziemlich empfindlich zu reagieren scheinen, sollte man die Nadelung zu vieler Punkte vermeiden. Im Rahmen der Wurzel-Behandlung wird jedoch nur miminal stimuliert, sodass die meisten Patienten die bilaterale Nadelung eines Punktes auch dann tolerieren werden, wenn die Nadelung einer Seite ausreichend gewesen wäre. Solange es sich nicht um besonders empfindliche Patienten handelt, wird man mit der Nadelung beider Seiten kaum negative Folgen sehen.

STANDARDANWENDUNGEN DER MERIDIANTHERAPIE

Bis hierhin wurden die Prinzipien und das Vorgehen zur Nadelung der Tonisierungspunkte im Rahmen der Behandlung der vier Basismuster diskutiert. Somit sollte auch deutlich geworden sein, wie viel Geschicklichkeit und Erfahrung es erfordert, die Punkte richtig zu lokalisieren und die Nadeln entsprechend einzustechen, zu manipulieren und wieder zu entfernen. Für den Anfang empfehle ich, nur ein Paar von Tonisierungspunkten im Rahmen der Wurzel-Behandlung zu verwenden, und der Punktlokalisation und dem Einstich der Nadel besondere Aufmerksamkeit zu widmen. Nach dem Ankommen des Qi kann man die Nadel entfernen oder sie ungefähr zehn Minuten liegen lassen. Selbst wenn die Nadel sofort nach dem Ankommen des Qi entfernt wird, sollte man bei jedem Punkt zumindest einige Minuten verweilen, dies gilt natürlich besonders für die Haupttonisierungspunkte. Für die Tonisierung im Rahmen der Wurzel-Behandlung ist es unerlässlich, sich ausreichend Zeit zu nehmen und der Nadelung an sich größte Aufmerksamkeit zu widmen. Am Anfang gilt es, die Haupttonisierungspunkte immer und immer wieder zu verwenden, um ausreichend Erfahrung in Lokalisierung und tonisierender Behandlung zu sammeln.
Hat man diesen vereinfachten Ansatz eine Weile praktiziert, wird er mit der Zeit zunehmend unbefriedigend werden, sodass man mit ziemlicher Sicherheit nach Methoden suchen wird, die eine größere Herausforderung bieten. Häufig stellt sich das Gefühl ein, sich auf einem Plateau zu befinden, auf dem es nichts mehr zu lernen gibt. An diesem Punkt wird man wie von selbst anfangen, nach größerer Flexibiliät und Vielfalt in der Behandlung zu suchen. Wenn man in der Lage ist, mittels

der Sechs-Positionen-Pulsdiagnose den in Leere befindlichen Meridian mit ausreichender Genauigkeit zu identifizieren, und wenn es einem nun auch gelingt, die in Fülle befindlichen Meridiane sowohl auf der tiefen als auch der oberflächlichen Ebene zu entdecken, dann ist man reif, die nächste Stufe zu erklimmen. Die Meridiantherapie kann auf unterschiedlichem Niveau praktiziert werden, doch die Absicht dieses Buches ist, den grundlegenden Ansatz und die praktische Anwendung der Meridiantherapie zu vermitteln. Die aus den vier Basismustern abzuleitenden Muster sollen noch genauer dargestellt werden, um dem Leser eine Vorstellung davon zu vermitteln, wie die Wurzel-Behandlung bei komplexeren Störungsmustern anzuwenden ist. Wenn man die Grundprinzipien, die bei Dysbalancen im Kontext der fünf Wandlungsphasen wirksam sind, wirklich verstanden hat, kann man sich die Freiheit nehmen, entsprechend der jeweiligen Situation die angemessene Wurzel-Behandlung vorzunehmen.

Die Behandlung von Leber-Leere-Mustern

Die typische Pulskonstellation bei *Leber*-Leere ist der schwache Puls in der *Leber*- und *Nieren*-Position und ein kräftiger Puls an der Oberfläche in der *Gallenblasen*- und *Blasen*-Position. Auch *Milz*- und *Lungen*-Position sind kräftig, während die oberflächlichen Ebenen der *Magen*- und *Dickdarm*-Position eher schwach sind (Abb. 74). Somit befindet sich die *Niere*, die nach dem Hervorbringungszyklus der *Leber* vorangeht, ebenfalls in Leere, während sich *Milz* und *Lunge*, die von *Leber* bzw. *Niere* kontrolliert werden, in Fülle befinden. Die paarig zugeordneten Yang-Meridiane spiegeln häufig eine Tendenz wider, die derjenigen der Yin-Meridiane genau entgegengesetzt ist. Die oben erwähnten Pulsbefunde sind eher hypothetisch, da sich in der Praxis meistens einige Diskrepanzen zeigen. Ideal wäre es natürlich, wenn die Pulse der Basismuster stets den Entsprechungen der fünf Wandlungsphasen folgen würden, sodass sich der Meridian, der den in Leere befindlichen kontrolliert, stets in Fülle befindet, doch die Wirklichkeit konfrontiert uns mit unterschiedlichsten Pulsbefunden. Der grundlegendste Hinweis auf eine *Leber*-Leere besteht also lediglich darin, dass die *Leber*-Position schwächer ist als die der *Milz*.

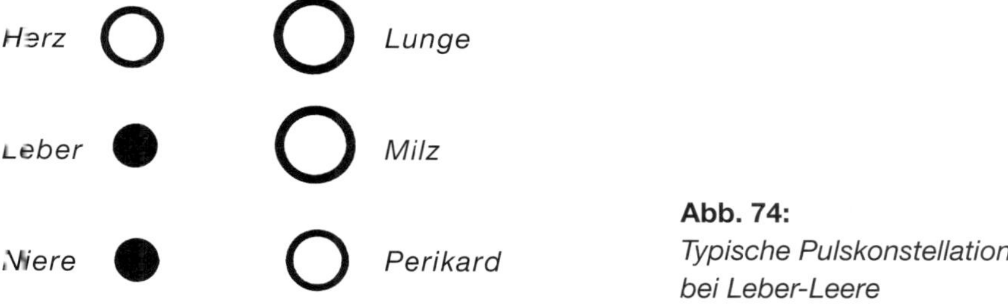

Abb. 74:
Typische Pulskonstellation bei Leber-Leere

„Bei Leere des Holzes... gilt es als Erstes, die Stärke des Metalls einzuschränken, und entsprechend dem Prinzip der Tonisierung der Mutter bei Leere wird das Wasser, die Mutter des Leber-Holzes, tonisiert.“ (*Honma,* 1941)

Um ein *Leber*-Leere-Muster zu behandeln, kann man verschiedene Dinge tun, doch in jedem Fall hat am Anfang die Tonisierung zu stehen. Folgende Behandlungsschritte sollten zur Behandlung dieses Musters unternommen werden: 1. Tonisierung von Le 8 und Ni 10 (Wasser-Punkt der *Niere*). 2. Untersuchung des Pulses auf eine Fülle in *Lungen-*, *Milz-*, *Gallenblasen-* oder *Blasen*-Meridian. Selbst im Sinne einer reaktiven Fülle ist eine *Lungen*-Fülle eher ungewöhnlich. Hintergrund hierfür ist die Tatsache, dass die *Lunge* das Qi kontrolliert und dass die Mehrzahl der Patienten an einer Qi-Leere leidet. Häufig wird man dagegen eine Fülle von *Gallenblasen-* und *Blasen*-Meridian finden. 3. Ein Weg zur Schwächung des Metalls ist die Dispergierung von Le 4, dem Metall-Punkt auf dem *Leber*-Meridian. Persönlich widerstrebt mir der Gedanke, zuerst zu tonisieren, um dann sozusagen umzukehren und Punkte auf demselben Meridian zu dispergieren, besonders wenn es sich um den am deutlichsten in Leere befindlichen Meridian handelt. 4. Wenn sich der *Milz*-Meridian in Fülle befindet, kann er durch die Nadelung von Mi 3 oder Mi 5 dispergiert werden. Einige Meridiantherapeuten scheuen sich vor einer direkten Dispergierung eines Yin-Meridians, da sie der Ansicht sind, dass der Yin-Aspekt immer zur Leere hin tendiere. Stattdessen tonisieren sie Punkte auf dem zugeordneten Yang-Meridian unter der Vorstellung, das Qi im Yin-Meridian zu vermindern, indem man es in den zugehörigen Yang-Meridian abzieht. Somit würde man *Dickdarm-* und *Magen*-Punkte tonisieren, anstatt *Lungen-* und *Milz*-Punkte zu dispergieren, doch wenn diese Methode greifen soll, muss man in der *Dickdarm-* und/oder der *Magen*-Position eine Leere gefunden haben. 5. Wenn sich der *Gallenblasen*-Meridian in Fülle befindet, dispergiert man Gb 37 (den Passagepunkt). Wenn sich der *Blasen*-Meridian in Fülle befindet, dispergiert man Bl 58 (den Passagepunkt).

Grundsätzlich sollte man nur zwei oder drei Meridiane in die Wurzel-Behandlung mit einbeziehen. Daher wären also als Erstes *Leber* und *Niere* zu tonisieren, danach sollte der Puls erneut überprüft werden, um den verbleibenden, sich am deutlichsten in Fülle befindlichen Meridian herauszufinden. Wenn man mehr als drei Meridiane in die Wurzel-Behandlung einbezieht, wird die Anzahl der zu

	Tonisieren	**Dispergieren**
„Gesammeltes Wissen“	Le 8	
Yanagiya	Le 8, Ni 10	Lu 8, Le 4
Inoue	Le 8, Ni 1	Ma 1, Di 4, Di 11
Okabe	Le 8, Ni 10	Lu 5

Tab. 24:
Behandlungspunkte bei Leber-Leere

behandelnden Punkte zu groß, außerdem wird die Behandlung unübersichtlich und weniger wirksam. Am besten zentriert man die Behandlung auf die Meridiane mit der ausgeprägtesten Dysbalance. Zahlreiche Punkte kommen zur Wurzel-Behandlung der *Leber*-Leere in Frage. Im „Gesammelten Wissen berühmter Akupunkteure" empfohlene Punkte und solche, die von den Begründern der Meridiantherapie verwendet wurden, werden tabellarisch für jedes der vier Basismuster aufgeführt (Tab. 24).

Die Behandlung von Milz-Leere-Mustern

Die typische Pulskonstellation bei *Milz*-Leere zeigt eine Schwäche in *Milz*- und *Herz*-Position und einen kräftigen Puls in der oberflächlichen Ebene der *Magen*- und *Dünndarm*-Position. Auch die *Leber*- und die *Nieren*-Positionen sind stark, die oberflächlichen Ebenen von *Gallenblasen*- und *Blasen*-Position dagegen schwach (Abb. 75). Somit befindet sich das *Herz* gemeinsam mit der *Milz* in Leere, *Leber* und *Niere* zeigen tendenziell eine reaktive Fülle.

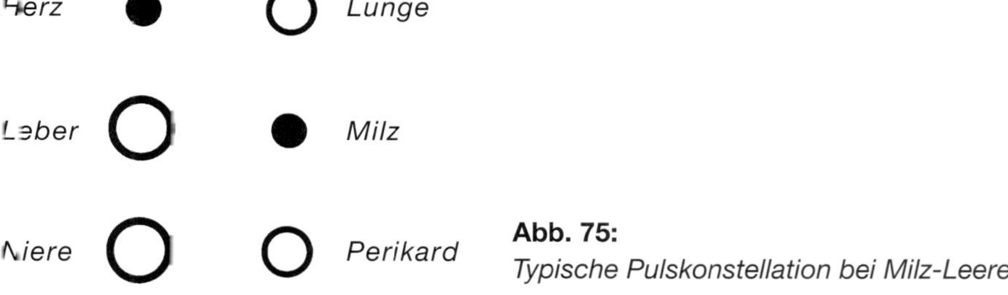

Abb. 75:
Typische Pulskonstellation bei Milz-Leere

Auch hier gilt, ebenso wie für die *Leber*-Leere, dass die Pulsbefunde selten so eindeutig sind. Der einfachste Hinweis auf eine *Milz*-Leere ist ein schwacher Puls in der *Milz*- und sekundär in der *Herz*-Position.

„Bei Leere des Erde-Meridians...besteht das Prinzip der Punktauswahl darin, die Kontrolle durch das Holz zu schwächen und das Feuer, die Mutter-Wandlungsphase, zu tonisieren." (*Honma*, 1941)

Bei der Wurzel-Behandlung der Meridiantherapie gilt in jedem Fall, an erster Stelle die Leere zu behandeln. Folgende Schritte sollten unternommen werden, um die Dysbalancen im Rahmen eines *Milz*-Leere-Basismusters zu korrigieren: 1. Man tonisiert Mi 3 und Pe 7 (Erde-Punkt des *Perikards*). Es mag zwar richtiger erscheinen, den Grundprinzipien der Punktauswahl folgend He 2 oder He 3 (den Feuer- bzw. Erde-Punkt des *Herzens*) zu nadeln, doch in der Meridiantherapie werden Punkte auf dem *Perikard*-Meridian anstelle von solchen des *Herz*-Meridians verwendet. Man geht davon aus, dass das *Perikard* als ministerielles Feuer für das

Herz eintritt. Da dem *Herz*-Meridian eine Neigung zur Fülle zugeschrieben wird, wird er niemals direkt tonisiert. 2. Der Puls wird auf eine mögliche Fülle in *Leber* oder *Niere* untersucht. Bei Fülle des *Leber*-Pulses wird der *Leber*-Meridian dispergiert. Von einer Dispergierung des *Nieren*-Meridians sollte man Abstand nehmen, selbst wenn er sich in Fülle befindet. Auch hier liegt der Grund darin, dass die Meridiantherapie von einer grundsätzlichen Tendenz der *Niere* in Richtung Leere ausgeht, sodass der *Nieren*-Meridian kaum dispergiert wird. 3. Zur Dispergierung der Fülle im *Leber*-Meridian wird Le 1 (intrinsischer Punkt) dispergiert. Als Alternative zur Dispergierung des *Leber*-Meridians bietet sich auch die Tonisierung oder Dispergierung von Punkten des *Gallenblasen*-Meridians an, z. B. Gb 37, Gb 40, Gb 43, abhängig davon, ob er sich in Fülle oder in Leere befindet (Tab. 25).

	Tonisieren	**Dispergieren**
„Gesammeltes Wissen“	Mi 2	
Yanagiya	Mi 2, He 8	Le 1, Mi 1
Inoue	Mi 2, Pe 7	Bl 65, Gb 40, Gb 43
Okabe	Mi 2, Mi 6, He 7, Ma 36, Ma 41	Le 1

Tab. 25:
Behandlungspunkte bei Milz-Leere

Die Behandlung von Lungen-Leere-Mustern

Die typische Pulskonstellation bei *Lungen*-Leere zeigt eine Schwäche in der *Lungen-Milz*-Position, in der *Dickdarm*- und *Magen*-Position ist der Puls dagegen kräftig. Die Pulse in *Leber*- und *Herz*-Position sind ebenfalls kräftig, ein schwacher Puls findet sich in der oberflächlichen Ebene bei *Gallenblase* und *Dünndarm* (Abb. 76). Der *Leber*-Puls ist bei der *Lungen*-Leere allerdings nicht so stark, manchmal ist er normal. Der grundlegendste Hinweis auf eine *Lungen*-Leere ist die Schwäche in der *Lungen*-Position, und sekundär in der *Milz*-Position.

„Bei Leere des Metalls gilt es, die Stärke des Feuers zu reduzieren und die Erde, die Mutter-Wandlungsphase, zu tonisieren.“ (*Honma*, 1941)

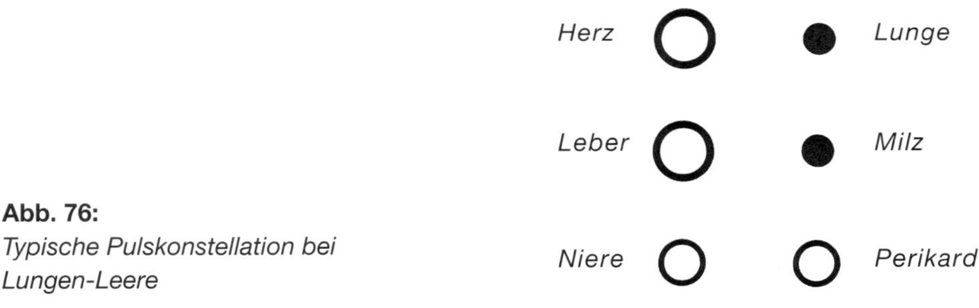

Abb. 76:
Typische Pulskonstellation bei Lungen-Leere

Im Rahmen der Wurzel-Behandlung ist stets der in Leere befindliche Yin-Meridian als erster zu tonisieren. Folgende Schritte sollten unternommen werden, um die Dysbalancen im Rahmen des *Lungen*-Leere-Basismusters zu korrigieren. 1. Man tonisiert Lu 9 und Mi 3. 2. Man kontrolliert den Puls, um festzustellen, ob die Fülle in *Leber* und/oder *Herz* abgenommen hat. 3. Wenn nicht, wird der *Leber*- oder *Herz*-Meridian, je nachdem, welcher eine ausgeprägtere Fülle zeigt, dispergiert. 4. Den *Leber*-Meridian kann man bei Le 1 oder Le 2 dispergieren. Bei Leere des *Gallenblasen*-Meridians können Punkte wie Gb 34 (Wasser-Punkt) verwendet werden, um die *Gallenblase* zu tonisieren und darüber auch der Fülle im *Leber*-Meridian entgegenzuwirken. Wenn sich sowohl *Leber*- als auch *Gallenblasen*-Meridian in Fülle befinden, sollten Gb 38 (der Feuer-Punkt) und Gb 37 (Passagepunkt) dispergiert werden. 5. Zur Dispergierung der *Herz*-Fülle kann man Pe 8 (Feuer-Punkt) oder He 7 (Erde-Punkt) verwenden. Andererseits kann bei Leere des *Dünndarms* Dü 3 (Holz-Punkt) tonisiert werden. Bei Fülle des *Dünndarms* wird man Dü 4 (Quellpunkt), Dü 6 (Akutpunkt) oder Dü 7 (Passagepunkt) dispergieren. Zur Punktauswahl auf den Yang-Meridianen sind Befunde wie Druckempfindlichkeit oder anderweitig erhöhte Empfindlichkeit ausschlaggebend. 6. Wenn der *Dickdarm*-Meridian dispergiert werden muss, wird Di 4 (Quellpunkt) genadelt. 7 Wenn der *Magen*-Meridian dispergiert werden muss, wird Ma 40 (Passagepunkt) oder Ma 45 (Metall-Punkt) genadelt (Tab. 26).

	Tonisieren	Dispergieren
„Gesammeltes Wissen“	Lu 9	
Yanagiya	Lu 9, Mi 3	Dü 8, Lu 8
Inoue	Lu 9, Mi 5 (Lu 7, Mi 4)	Gb 38, Dü 3, 3E 4, (Gb 37, 3E 5)
Okabe	Lu 9, Mi 3, Ma 36, Di 11	He 7

Tab. 26:
Behandlungspunkte bei Lungen-Leere

Die Behandlung von Nieren-Leere-Mustern

Das typische Pulsmuster bei *Nieren*-Leere zeigt eine Schwäche in *Nieren*- und *Lungen*-Position, in der oberflächlichen Ebene ist der Puls in *Blasen*- und *Dickdarm*-Position kräftig. Auch *Herz*- und *Milz*-Position sind kräftig, die oberflächliche Ebene in *Dünndarm*- und *Magen*-Position ist schwach (Abb. 77). Somit befinden sich *Lunge* und *Niere* in Leere, *Herz* und *Milz* zeigen bei dieser Störung eine Tendenz zur reaktiven Fülle. Grundlegendster Hinweis auf eine *Nieren*-Leere ist die Schwäche in der *Nieren*-Position und sekundär in der *Lungen*-Position.

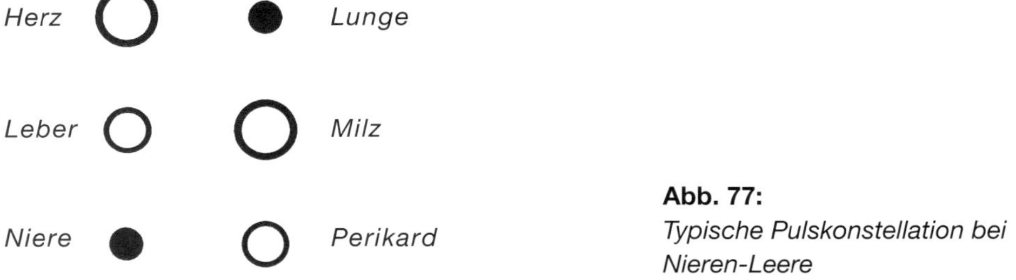

Abb. 77:
Typische Pulskonstellation bei Nieren-Leere

„Bei Leere des Wasser-Meridians besteht das Grundrinzip (der Behandlung) darin, den Erde-Meridian, der das Wasser kontrolliert, zu dispergieren, und das Metall, die Mutter-Wandlungsphase, zu tonisieren." (*Honma*, 1941)

Folgende Schritte sollten zur Korrektur der Dysbalancen beim *Nieren*-Leere-Basismuster unternommen werden: 1. Zuerst werden Ni 7 und Lu 5 tonisiert. Alternativ kann auch Lu 8, der intrinsische Punkt des *Lungen*-Meridians, an Stelle von Lu 5 tonisiert werden. 2. Erneut wird der Puls kontrolliert, um zu überprüfen, ob sich der *Milz*-Meridian, der nach dem Kontrollzyklus zum *Nieren*-Meridian in Beziehung steht, in Fülle befindet. Wenn ja, wird die *Milz* über die Nadelung von Mi 3 oder Mi 4 dispergiert; oder aber der *Magen* über Ma 41 oder Ma 42 tonisiert. Man könnte zwar auch Ni 3 (Erde-Punkt der *Niere*) dispergieren, doch der *Nieren*-Meridian sollte besser nicht direkt dispergiert werden. 3. Manchmal befinden sich sowohl der *Milz-* als auch der *Nieren*-Meridian in Leere. In diesem Fall wird der *Milz*-Meridian im Anschluss an die Tonisierung des *Nieren*-Meridians tonisiert. Der Begriff der *Nieren-Milz*-Leere findet sich in mehreren Werken. Das Konzept der gleichzeitigen Leere von *Niere* und *Milz* scheint aus der Kräutermedizin zu stammen. In vielen Fällen dient auch hier, wie bereits für die anderen Muster erwähnt, der Puls als wichtigster Indikator für derartige Varianten (Tab. 27).

	Tonisieren	**Dispergieren**
„Gesammeltes Wissen"	Ni 7	
Yanagiya	Ni 7, Lu 8	Mi 3, Ni 3
Inoue	Ni 7, Lu 5 (Lu 7, Ni 4)	Dü 8, Ma 41, Ma 42, (Ma 40, Dü 7)
Okabe	Ni 7, Lu 5, Lu 8	Mi 4, Ni 3

Tab. 27:
Behandlungspunkte bei Nieren-Leere

Im Rahmen der Wurzel-Behandlung werden unabhängig vom zu Grunde liegenden Basismuster in der Regel zwei oder mehr Meridiane behandelt. Gängig ist es, sowohl den in Leere befindlichen Meridian als auch den zugehörigen Mutter-Meridian zu tonisieren. Wenn danach noch eine Fülle in einem der Yin- oder Yang-Meridiane verbleibt, wird dieser in Fülle befindliche Meridian dispergiert. Die obige Darstellung beschreibt die Behandlung von Standardmustern, doch Puls, Abdomen und Symptombild sollten stets noch einmal in Betracht gezogen werden, um die zu tonisierenden und dispergierenden Meridiane und Punkte zu bestimmen. Für die Punktauswahl gibt es keine strengen Regeln, und wer in der Behandlung der wichtigsten Tonisierungspunkte ausreichend versiert ist, darf auch mit eigenen Versuchen beginnen, um herauszufinden, welche am wirksamsten sind. Wenn die grundlegenden Prinzipien beherrscht werden, bietet es sich an, auf dem Gebiet der Punktauswahl zunehmend sein eigenes System zu entwickeln. Es erscheint mir problematisch, alle Punkte von vorneherein vorzuschreiben, indem sämtliche für die Behandlung eines bestimmten Musters wichtigen Punkte aufgelistet werden. Andererseits ist es natürlich auch verwirrend, die Punktauswahl dem Ermessen jedes Einzelnen zu überlassen.

Zum Schluss gilt es noch einmal die Frage aufzuwerfen, warum die *Herz*-Leere nicht zu den Basismustern gerechnet wird. Unter Meridiantherapeuten besteht Konsens, dass die *Herz*-Leere gleichbedeutend ist mit dem bevorstehenden Tode und dass daher eine Behandlung sehr gefährlich ist. Man geht davon aus, dass das *Herz* als das am deutlichsten dem Yang-Aspekt zugeordnete Organ (bzw. Meridian) und als das Zentrum des gesamten Yang-Qi im Körper niemals wirklich in Leere gerät, es sei denn das Lebensende steht kurz bevor. Das *Herz* beherbergt darüber hinaus den Geist (*shin/shén*) und wird insofern als das oberste Organ angesehen, da es die Aktivitäten der anderen Organe koordinieren soll. Demgemäß wird in der Meridiantherapie dem *Herz*-Meridian ein engerer Bezug zu den Yang-Funktionen des Bewusstseins zugeschrieben, während den Kreislauffunktionen eher das *Perikard* zugeordnet wird. Das *Perikard* springt nach dieser Auffassung sozusagen für das *Herz* ein, da es auch das erste Organ ist, das bei Dysbalancen des Qi oder bei auf das *Herz* wirkenden pathogenen Einflüssen in Mitleidenschaft gezogen wird. Eine grundlegende Leere oder das vollkommene Fehlen des Geistes sind somit mit einer endgültigen Diagnose im Sinne des Lebensendes gleichzusetzen.

Nach meiner klinischen Erfahrung stellt das Fehlen des *Herz*-Leere-Musters kein wirkliches Hindernis für eine wirkungsvolle Behandlung dar. Die vier Basismuster versetzen uns in der Tat in die Lage, alle unsere Patienten zu behandeln, sodass anscheinend kein ausgesprochener Bedarf besteht, eine *Herz*-Leere zu behandeln. Selbst wenn manchmal eine Leere des *Herzens* zu bestehen scheint, so stellt sich im weiteren Verlauf der Behandlung doch häufig heraus, dass es sich letztendlich um eine *Leber*- oder *Milz*-Leere handelt.

DIE BEHANDLUNG VON FÜLLE-MUSTERN DER YIN-MERIDIANE

Bisher kam ich nie in die Lage, jemanden in erster Linie wegen einer Yin-Meridian-Fülle behandeln zu müssen, obwohl theoretisch auch ein solches Muster denkbar ist. Das Hauptaugenmerk legt die Meridiantherapie allerdings auf die Tonisierung der Yin-Meridiane. Ich mache von den Fülle-Mustern der Yin-Meridiane im Rahmen meiner Tätigkeit keinen Gebrauch, da auch ich die Ansicht teile, dass die Mehrzahl der Erkrankungen auf Leere-Zustände, d. h. auf innere Ursachen, zurückzuführen ist. Solange das normale Qi richtig zirkuliert, kann kein äußerer pathogener Einfluss die Gesundheit eines Menschen beeinträchtigen. Innere Störungen infolge emotionaler Einflüsse oder unregelmäßiger Lebensführung können eine Leere des Qi in einem bestimmten Organ oder Meridian verursachen. Diese bedingt ihrerseits eine erhöhte Anfälligkeit gegenüber Erkrankungen. Somit ist bei jeder Erkrankung eine bereits vorbestehende Leere des Qi oder eine Beeinträchtigung der Funktion eines Yin-Organs und -Meridians anzunehmen.
Das wichtigste Ziel der Wurzel-Behandlung ist die Korrektur dieser fundamentalen Dysbalance. Fülle-Zustände in einem Yin-Meridian treten meistens reaktiv infolge einer Leere in einem anderen Yin-Meridian auf. Eine Fülle dieser Art lässt sich durch die Tonisierung des in Leere befindlichen Yin-Meridians behandeln. Im Rahmen der Wurzel-Behandlung therapiebedürftige Fülle-Zustände sind weitestgehend diejenigen der Yang-Meridiane, die durch äußere pathogene Einflüsse bedingt sind. Im akuten Stadium einer Erkrankung rückt die Yang-Meridian-Fülle vom therapeutischen Ansatz her häufig in den Vordergrund. Nichtsdestotrotz arbeiten einige Meridiantherapeuten auch mit den Fülle-Mustern der Yin-Meridiane, wofür es auch eine Art Formel gibt, die aus dem „Nan Jing“ stammt. Die Standardbehandlung bei Fülle-Mustern der Yin-Meridiane sieht folgendermaßen aus:

Leber-Fülle – Tonisiere das Metall und dispergiere das Feuer. Tonisiere Lu 8 und dispergiere Le 2.
Herz-Fülle – Tonisiere das Wasser und dispergiere die Erde. Tonisiere Ni 10 und dispergiere He 7.
Milz-Fülle – Tonisiere das Holz und dispergiere das Metall. Tonisiere Le 1 und dispergiere Mi 5.
Lungen-Fülle – Tonisiere das Feuer und dispergiere das Wasser. Tonisiere Pe 8 und dispergiere Lu 5.
Nieren-Fülle – Tonisiere die Erde und dispergiere das Holz. Tonisiere Mi 3 und dispergiere Ni 1.

Es heißt, das *Herz* befinde sich niemals in Leere und die *Niere* niemals in Fülle, sodass die Diagnosen der *Herz*-Leere und der *Nieren*-Fülle eigentlich zu vermeiden sind. Die obige Tabelle schließt zwar die Behandlung einer *Nieren*-Fülle nach den im „Nan Jing“ erwähnten Prinzipien mit ein, doch in der Meridiantherapie wird davon kein Gebrauch gemacht. *Honma* äußert sich hierzu folgendermaßen:

„Die *Niere* ist ein Organ, das relativ leicht in Leere gerät, nur selten wird sie jedoch durch pathogenes Qi direkt in Mitleidenschaft gezogen. Pathogenes Qi empfängt sie entweder von ihrem paarig zugeordneten Yang-Meridian (*Blase*), oder von ihrem Mutter-Meridian (*Lunge*), oder aber sie kann in Reaktion auf eine Leere der *Milz* in Fülle geraten. Unabhängig davon, wie ausgeprägt diese Fülle der *Niere* sein mag, wird sie nie von langer Dauer sein und sich bald zu einer Leere weiterentwickeln." (*Honma*, 1949)

DIE BEHANDLUNG VON FÜLLE-MUSTERN DER YANG-MERIDIANE

Auch wenn in der Meridiantherapie das Hauptziel der Wurzel-Behandlung die Korrektur von Leere-Mustern der Yin-Meridiane ist, so hat die Behandlung von Dysbalancen in den Yang-Meridianen doch ihre Bedeutung. Die Wurzel-Behandlung der Yang-Meridiane besteht, dies gilt besonders für den Anfänger, in erster Linie in der Dispergierung der Fülle. Die Behandlung der Yang-Meridian-Fülle kann im frühen Stadium einer Erkrankung äußerst wirkungsvoll sein, oder auch wenn nur der Meridian, und nicht das Organ, betroffen ist. Doch auch in chronischen Fällen, wo bereits das Organ betroffen ist, kann man mit der Behandlung der Yang-Meridian-Fülle die Wirksamkeit der Behandlung als Ganzes verbessern.
Die Entscheidung, welcher Yang-Meridian im Rahmen der Wurzel-Behandlung zu behandeln ist, stützt sich auf die Sechs-Positionen-Pulsdiagnose. Wenn diesbezüglich die Entscheidung gefallen ist, hat man in der Punktauswahl mehr Entscheidungsfreiheit als bei der Behandlung der Yin-Meridiane. Wenn beispielsweise der *Gallenblasen*-Meridian dispergiert werden soll, kann man neben Gb 38, nach den fünf Wandlungsphasen der Dispergierungspunkt des *Gallenblasen*-Meridians, auch Gb 31, Gb 34, Gb 36 (Akutpunkt), Gb 37 (Passagepunkt) und Gb 40 (Quellpunkt) wählen.
Befunde und Reaktionen wie Druckempfindlichkeit, Vertiefungen oder Verhärtungen sind auf den Yang-Meridianen weit häufiger zu finden als auf den Yin-Meridianen, wobei die Behandlung dieser auffälligen Punkte meistens mehr Wirkung zeigt. Im Rahmen der Wurzel-Behandlung kann man sich zwar ausschließlich auf die Fünf-Wandlungsphasen-Punkte stützen, doch nach meiner Erfahrung kommt man mit der Tonisierung eingesunkener Punkte und der Dispergierung verhärteter Punkte schneller zum (gleichen) Ziel. Die Auswahl der zu dispergierenden Punkte sollte sich also vermehrt auf palpatorische Befunde wie Empfindlichkeit und Verhärtungen stützen, und weniger auf die Prinzipien der fünf Wandlungsphasen. Anschließend habe ich die Punkte aufgelistet, die ich am meisten im Rahmen der Wurzel-Behandlung verwende.

Gallenblasen-Meridian: Gb 31, Gb 38
Dünndarm-Meridian: Dü 3, Dü 4
Magen-Meridian: Ma 36, Ma 40, Ma 45
Dickdarm-Meridian: Di 4, Di 11
Blasen-Meridian: Bl 58, Bl 59, Bl 60
Dreifacher-Erwärmer-Meridian: 3E 3, 3E 4

PUNKTAUSWAHL GEMÄSS KAPITEL 68 DES „NAN JING“

In Kapitel 68 des „Nan Jing“ wird eine Methode zur Auswahl von Fünf-Wandlungsphasen-Punkten vorgestellt, die sich am Symptombild des Patienten orientiert. Diese Methode eröffnet eine weitere Dimension zur Punktauswahl im Rahmen der Meridiantherapie.

„Alle fünf Yin- und sechs Yang-Organe haben einen *jǐng*-Ursprung-Punkt, einen *yíng*-Bach-Punkt, einen *shū*-Fluss-Punkt, einen *jíng*-Großer-Fluss-Punkt und einen *hé*-Meer-Punkt. Was kontrollieren diese (Punkte)?

Es verhält sich folgendermaßen: Die *jǐng*-Ursprungs-Punkte kontrollieren (Anm. d. Übersetzers: im Sinne von ‚unter Kontrolle halten' bzw. ‚behandeln‘) Völle im Epigastrium. Die *yíng*-Bach-Punkte kontrollieren Hitze im Körper. Die *shū*-Fluss-Punkte kontrollieren Schweregefühl im Körper und Schmerzen in den Gelenken. Die *jíng*-Großer-Fluss-Punkte kontrollieren Keuchatmung, Husten und Wechsel zwischen Frösteln und Fieber. Die *hé*-Meer-Punkte kontrollieren rebellierendes Qi und Flüssigkeitsverluste. Diese Zustände werden durch die *jǐng*-Ursprungs-, *yíng*-Bach-, *shū*-Fluss-, *jíng*-Großer-Fluss- und *hé*-Meer-Punkte der fünf Yin- und sechs Yang-Organe unter Kontrolle gehalten.“

Somit ist jeder der Fünf-Wandlungsphasen-Punkte einer bestimmten Symptomatologie zugeordnet und für diese indiziert. Es ist durchaus sinnvoll, sich diese Zusammenhänge zu merken, wobei zu beachten bleibt, dass nicht jeder der Fünf-Wandlungsphasen-Punkte bei den angegebenen Zuständen, für die er geeignet sein soll, wirklich wirksam ist. Im Folgenden möchte ich die jedem Punkttyp zugeordneten Symptome etwas genauer unter die Lupe nehmen.

1. „Die *jǐng*-Ursprungs-Punkte kontrollieren die Völle im Epigastrium.“

Die Völle (oder Blähung) des Epigastriums scheint ein einigermaßen spezifisches Symptom zu sein, doch wir wollen einen Blick darauf werfen, was Meridiantherapeuten dazu zu sagen haben:

„(Es handelt sich hier um) ein Symptom, bei dem der Bereich des Epigastriums straff und gebläht ist.“ (*Honma*, 1949)

„(Es handelt sich um) ein Symptom, bei dem sich eine Spannung im Epigastrium sammelt, und zwar als Reaktion auf Schwindel, Agonie, stechende Schmerzen im Brustkorb und im Abdomen, oder jede andere Form extremster Schmerzen.“ (*Fukushima*, 1971)

„(Es handelt sich um) ein subjektives Gefühl der Spannung im Epigastrium und in der Magenregion.“ (*Ikeda*, 1977)

Nach meiner eigenen Definition handelt es sich bei der Völle im Epigastrium um eine Spannung im epigastrischen Bereich zwischen KG 12 und KG 14, die entweder subjektiv empfunden wird oder mittels Palpation objektiv ermittelt werden kann. In manchen Fällen ist diese Spannung auf eine Erkrankung des Herzens oder anderer innerer Organe zurückzuführen. Auch das Unbehagen im Epigastrium im Zusammenhang mit Alkoholüberhang, Reisekrankheit und erhöhtem intrakraniellem Druck kann unter der Rubrik der Blähung des Epigastriums geführt werden.

Als ich selbst einmal nach reichlichem Alkoholgenuss an Übelkeit, Schwindel und geblähtem Epigastrium litt, behandelte mich ein junger Therapeut, der zu Ausbildungszwecken in meiner Praxis weilte, auf *Leber*-Leere. Die Symptome Übelkeit und Schwindel verschwanden vollkommen, doch einige Tage später bekam ich dafür extreme Kopfschmerzen. Sie waren weder am Hinterkopf noch in der Scheitelregion lokalisiert, der klopfende Schmerz schien vielmehr aus dem Zentrum des Kopfes zu kommen und breitete sich im gesamten Kopf aus. Im Versuch einer Selbstbehandlung platzierte ich eine Nadel bei Le 1 und drehte sie für einige Zeit ganz sanft. Die Kopfschmerzen zogen sich wie eine Welle vom Strande zurück, und als ich soweit war, die Nadel herauszuziehen, war sie gerade etwa einen Millimeter tief eingedrungen. Auf diese Weise kann Le 1 äußerst wirksam sein zur Behandlung von die Völle im Epigastrium begleitenden Symptomen, wie z. B. Kopfschmerzen bei hypertensiven Patienten mit einer Dysbalance im Bereich der *Leber*.

2. „Die *yíng*-Bach-Punkte kontrollieren Hitze(-Zustände) im Körper.“
Was genau wird als Hitze im Körper bezeichnet?

„(Es handelt sich um) objektiv wahrnehmbare Hitze, aber auch um das, was vom Individuum empfunden wird.“ (*Honma*, 1949)

„(Dazu gehören) alle Manifestationen der Hitze, ob subjektiv oder objektiv wahrgenommen, einschließlich lokalisierter Hitze(empfindungen.) Der Puls ist in der Regel schnell. (*Fukushima*, 1971)

Bei erhöhter Temperatur ist der Puls häufig beschleunigt, doch manchmal fühlt sich ein Patient fiebrig, obwohl keine Temperaturerhöhung messbar ist. In meiner Jugend hatte ich an Lungentuberkulose gelitten, sodass ich mit dieser Art der Hitze höchst vertraut bin. Sie wird gemeinhin als Hitze im Körper bezeichnet, oder auch als Hitze im Kern oder im *Herzen*. Manchmal, aber nicht zwingend, ist der Puls beschleunigt. Im Vordergrund steht die Tatsache, dass der Patient selbst sich heiß oder fiebrig fühlt. Zur Linderung dieses Symptoms der Hitze im Körper sind die *yíng*-Bach-Punkte besonders geeignet. Selbstverständlich sind sie gleichermaßen zur Fieberbehandlung sinnvoll.

3. „Die *shū*-Fluss-Punkte kontrollieren Schwere im Körper und Schmerzen in den Gelenken."

„Der Körper wird als müde und schwer empfunden und die Gelenke schmerzen." (*Honma*, 1949)

„(Es handelt sich hier um eine Kombination aus) Müdigkeit, Ödemen, Gelenkschmerzen, Schwäche, Übergewicht oder umgekehrt Gewichtsverlust." (*Fukushima*, 1971)

Ein Schweregefühl im Körper wird man bei Müdigkeit empfinden, aber auch bei Ödemen. Manchmal fühlt sich nur ein Bein schwer an. Manche Menschen beschreiben es so, als ob der ganze Körper bleischwer sei. Mit den Schmerzen in den Gelenken sind einerseits echte Gelenkschmerzen gemeint, andererseits aber auch unspezifische Schmerzen im ganzen Körper. Wenn ein Patient über derartige Symptome klagt, können die *shū*-Fluss-Punkte an Stelle der üblichen Tonisierungspunkte verwendet werden. Wenn man bei einem Patienten mit Gelenkschmerzen eine *Leber*-Leere diagnostiziert hat, kann man Le 3 an Stelle von Le 8, dem üblichen Tonisierungspunkt, verwenden.

4. „Die *jíng*-Großer-Fluss-Punkte kontrollieren Keuchatmung, Husten und Wechsel zwischen Frösteln und Fieber."

„Es gibt ein an- und abschwellendes Fieber, bei dem der Patient zwischendurch fröstelt. Begleitet wird es durch asthmatisch erschwerte Atmung oder Husten." (*Honma*, 1949)

„Keuchatmung, Husten und Wechsel zwischen Frösteln und Fieber beziehen sich auf alle respiratorischen Störungen, so auch das Asthma, die durch Atemschwierigkeit im Sinne von Keuchatmung und Husten charakterisiert sind." (*Fukushima*, 1971)

Unklar bleibt, ob die *jíng*-Großer-Fluss-Punkte nur dann indiziert sind, wenn alle drei Symptome, also Keuchatmung, Husten und Wechsel zwischen Frösteln und Fieber, vorhanden sind, oder ob auch ein einzelnes Symptom ausreichend ist. Meiner Ansicht ist das Vorliegen eines dieser drei Symptome Grund genug, um die *jíng*-Großer-Fluss-Punkte einzusetzen. Bei Asthma oder normalen Erkältungen mit Keuchatmung und Husten sind die Punkte höchst wirksam. Wenn als Basismuster eine *Lungen*-Leere zu Grunde liegt, kann man anstatt der standardmäßig zur Tonisierung verwendeten Punkte Lu 9 und Mi 3 auch Lu 8 und Mi 5 einsetzen. Bei *Nieren*-Leere wären Ni 7 und Lu 8, bei *Leber*-Leere auch Le 4 und Ni 7 geeignet.

5. „Die *hé*-Meer-Punkte kontrollieren rebellierendes Qi und Flüssigkeitsverluste."

„Das Qi steigt zum Kopf auf, außerdem besteht Harn- und Stuhlinkontinenz. Zudem leidet der Patient an exzessivem Schwitzen". (*Honma*, 1949)

„Die Flüssigkeiten in der Bauchhöhle werden in Mitleidenschaft gezogen und treten aus allen Öffnungen aus. (Es handelt sich um) einen Zustand, bei dem sämtliche Ausscheidungen austreten.“ (*Honma*, 1965)

Zur Symptomatik der *hé*-Meer-Punkte gehören das zum Kopf aufsteigende Blut (Hitze im Kopf) und die im Übermaß austretenden Ausscheidungen. Sämtliche Formen anormaler Ausscheidung sind hier gemeint, einschließlich Nasenlaufen, Nasenbluten, Schwitzen, Hämorrhoidalblutungen, Hämoptysis, Hämatemesis, und Diarrhö. Zur Behandlung all dieser Symptome sind die *hé*-Meer-Punkte geeignet. Um die in Kapitel 68 des „Nan Jing“ aufgestellten Prinzipien praktisch anwenden zu können, muss die Symptomatik des Patienten dahingehend analysiert werden, ob sie in eine der fünf Kategorien passt. Ist dies nicht der Fall, sollte man bei der Punktauswahl von diesen Prinzipien keinen Gebrauch machen. Wenn Entsprechungen vorhanden sind, muss das Basismuster identifiziert werden, um die angemessenen fünf Wandlungsphasen-Punkte auf dem sich in Leere befindlichen Meridian und auf dem Mutter-Meridian auszusuchen. Hier taucht natürlich die berechtigte Frage auf, wie es möglich sein soll, alle Symptome in diese fünf einfachen Kategorien einzuteilen, in der Tat wird auch unter den Meridiantherapeuten eine lebhafte Debatte über die Brauchbarkeit dieses Ansatzes geführt:

„Zweifel bestehen, ob die Punktauswahl nach *jǐng*-Ursprungs-, *yíng*-Bach-, *shū*-Fluss-, *jīng*-Großer-Fluss- und *hé*-Meer-Punkten tatsächlich auf alle fünf Wandlungsphasen-Punkte anwendbar ist. So haben von den *jǐng*-Ursprungs-Punkten, denen eine Wirkung bei Blähung des Epigastriums zugeschrieben werden, letzlich nur derjenige der *Leber* und der *Milz* eine erwähnenswerte Wirkung. Darüber hinaus ist es natürlich in Frage zu stellen, ob das Symptom der Blähung des Epigastriums überhaupt bei Dysbalancen aller Meridiane auftritt.“ (*Kamichi*, 1978)

Offensichtlich gibt es hier einige offene Fragen, die weitere Forschungsbemühungen erfordern, doch im Allgemeinen ist der in Kapitel 68 des „Nan Jing“ vorgestellte Ansatz durchaus brauchbar. In der Praxis gilt es natürlich zu bedenken, dass an erster Stelle das Muster zu stehen hat, und dass an den Punkten, die man zur Behandlung ausgewählt hat, irgendein abweichender Befund zu erheben sein sollte

MOXIBUSTION UND WURZEL-BEHANDLUNG

Da ich lange Zeit die Akupunktur nach *Sawada* praktiziert hatte, bevor ich mich der Meridiantherapie zuwandte, habe ich natürlich nach wie vor großes Interesse an der Moxibustion. *Sawada Ken* (1877-1938) darf sicher als einer der herausragendsten und geschicktesten Akupunkteure und Moxatherapeuten der neueren Geschichte bezeichnet werden. Allerdings ist nur wenigen bekannt, dass er fast ausschließlich mit Moxa arbeitete, eine Lizenz zur Ausübung der Akupunktur hatte er nie erworben. Nichtsdestotrotz haben zahllose japanische Akupunkteure seinem therapeutischen Ansatz nachgeeifert. Auch mein Lehrer arbeitete nach diesem Ansatz und bildete mich dementsprechend aus. Neben *Sawadas* Techniken habe ich auch die von *Fukuya Isaburo* (1900-1974) schätzen gelernt, auch er ein in weiten Kreisen anerkannter Moxatherapeut des modernen Japan. An *Fukayas* Ansatz schätze ich die hohe Wirksamkeit bei weit geringerer Anzahl von Punkten als in *Sawadas* Behandlungen üblich.

Da die Moxibustion wesentlicher Bestandteil meines therapeutischen Vorgehens ist, stand ich notwendigerweise irgendwann vor dem Problem, eine Wurzel-Behandlung mit Moxa anstatt mit Akupunkturnadeln vorzunehmen. Stets war ich neugierig gewesen zu sehen, wie Meridiantherapeuten die Moxibustion in ihre Behandlung einbeziehen, und sobald sich mir eine Gelegenheit bot, beobachtete ich genau, welche Punkte sie verwendeten. Es stellte sich heraus, dass nur wenige die fünf Wandlungsphasen-Punkte, die in der Meridiantherapie routinemäßig zur Anwendung kommen, mit Moxa behandelten. Zuerst fragte ich mich, was der Grund dafür sein könne, bis ich mich schließlich entschloss, selbst einen Versuch mit der Moxibustion im Rahmen der Wurzel-Behandung zu machen.

Der Patient, den ich mir dafür ausgesucht hatte, war ein Asthmatiker, der von ziemlich weit her kam und daher nur selten zur Behandlung erschien. Er war einverstanden damit, die Moxibustion zu Hause selbst vorzunehmen. Da die distalen Punkte der Wurzel-Behandlung an den Gliedmaßen gelegen sind, eignen sie sich hervorragend für die Eigenbehandlung mit Moxa. Ich brachte dem Patienten die Moxibustion von Mi 3 und Lu 9, oder alternativ von Mi 4 und Lu 8, bei. Obwohl er gewissenhaft meine Anweisungen befolgt hatte, ließ das Behandlungsergebnis zu wünschen übrig. In der Tat schien es wirkungsvoller zu sein, wenn ich die standardmäßige Wurzel-Behandlung mit Nadeln vornahm und danach Moxa an empfindlichen Punkten wie Lu 5 oder LG 14 als Teil der symptomatischen Behandlung applizierte.

Nach diesem Versuch verfolgte ich mit noch größerer Aufmerksamkeit, an welchen Punkten in der Meridiantherapie gemoxt wurde. Es stellte sich heraus, dass es sich bei den mit Moxa behandelten Punkten in der Regel um Zustimmungspunkte, Passagepunkte und Quellpunkte handelte. So wurden beispielsweise bei einem Patienten mit *Leber*-Leere Punkte wie Bl 18, Bl 23, Le 3 und Ni 3 verwendet. Ich selbst bin stets bestrebt, die Anzahl der direkt gemoxten Punkte so gering wie möglich zu halten. So würde ich bei einem Patienten mit *Leber*-Leere nach Abschluss der Wurzel-Behandlung mit Nadeln den Punkt auf dem *Leber*-Meridian moxen, der die deutlichste Reaktion zeigt. Darüber hinaus gibt es noch Moxapunkte bei speziellen Indikationen, wie z. B. LG 14 bei Erkältung, sodass Reaktionen wie Druckempfindlichkeit oder Verhärtungen auf dem betroffenen Meridian nicht die einzigen Kriterien für die Auswahl der zu moxenden Punkte sind. *Honma Shohaku*, der Autor von „Abhandlung über die Meridiantherapie", hat sich über die Rolle der Moxibustion in der Meridiantherapie folgendermaßen geäußert:

„Mit Nadeln reguliert man das Qi. Bei der Moxibustion wird das Qi durch die Bewegung (Mobilisierung) des *Blutes* reguliert. Selbst wenn man die Moxibustion als Bestandteil der Meridiantherapie ansieht, so ist es dennoch falsch, bei *Lungen*-Leere die Punkte Lu 9 und Mi 3 zu moxen. Erhöhte Empfindlichkeit findet man an den Zustimmungspunkten, den Passagepunkten und den Quellpunkten, oder aber entlang den Yang-Meridianen. An diesen empfindlichen Punkten ist die Moxibustion indiziert." (*Honma*, 1949)

Die Ansicht, dass man mit Akupunktur das Qi und mit Moxibustion das *Blut* beeinflusst, möchte ich in Frage stellen. Die Meridiantherapie führt Stellen erhöhter Empfindlichkeit und Verhärtungen generell auf Veränderungen des *Blutes* zurück. Ich stimme zwar mit der Aussage überein, dass die Moxibustion an Punkten, die irgendeine Reaktion zeigen, wirksamer ist, doch ich bin nicht überzeugt davon, dass sie eher auf das *Blut* als auf das Qi Einfluss nimmt. Im Grunde ist es nicht möglich, die Beeinflussung des Qi oder des *Blutes* einer bestimmten Behandlungsform zuzuordnen. Qi und *Blut* sind unter dem Aspekt von Funktion bzw. Form zu sehen, und das oberste Ziel der Behandlung ist die Korrektur der Dysbalancen des Qi. Die Akupunktur wird als die wirksamste Methode zur Beeinflussung des Qi betrachtet, und daher kommt im Rahmen der Wurzel-Behandlung nur sie zur Anwendung. Da der Puls eng mit dem Zustand des Qi in den Meridianen korreliert, kann man ihn zur Festlegung einer geeigneten Wurzel-Behandlung und zur Beurteilung des Behandlungserfolges heranziehen.
Doch ich stimme nicht mit denen überein, die behaupten, dass die Meridiantherapie gewissermaßen die einzige Methode sei, um das Gleichgewicht des Qi wiederherzustellen. Sicherlich gibt es verschiedene Wege, um Qi und Puls wieder ins Lot zu bringen. Folgende Argumente sprechen dafür: 1. Auch mit anderen Methoden als der Meridiantherapie lassen sich Erkrankungen heilen. 2. Erkrankungen lassen sich auch mit anderen Methoden als Akupunktur und Moxibustion heilen. 3. Was letztlich zur Heilung führt, sind die dem Menschen innewohnenden Heilungskräfte. Die Behandlung dient also dazu, den Körper bei der Aktivierung seiner Heilungskräfte zu unterstützen. 4. Zeichen für Gesundheit sind der normale Puls oder die ausgeglichene Stärke des Pulses in den sechs Positionen. 5. Im Laufe der Erholung von einer Krankheit bewegen sich die Dysbalancen des Pulses auch wieder in Richtung größerer Ausgeglichenheit. 6. Somit könnte man postulieren, dass jede Behandlung als wirksam anzusehen ist, die den Puls einem normalen, ausgeglichenen Zustand näherbringt.
Man kann also davon ausgehen, dass selbst ohne vorherige Wurzel-Behandlung mit Nadeln bei einem *Milz*-Leere-Patienten die Moxibustion von Bl 20 und Bl 13 eine Balancierung des Pulses bewirken wird, wenn nicht sofort, so doch innerhalb weniger Tage. Ich sage ausdrücklich, dass man davon ausgehen kann, da ich keine harten Beweise zur Untermauerung dieses Argumentes habe. *Sawada Ken* verließ sich allein auf die Moxibustion und erzielte unglaubliche Erfolge. Da die Akupunktur in meiner Arbeit einen zu großen Stellenwert einnimmt, kann ich keine eindeutige Aussage über die Wirksamkeit der Moxibustion an sich machen. Ich

verwende die Moxibustion lediglich dazu, die Wirkung meiner Akupunkturbehandlungen zu verstärken. Nichtsdestotrotz habe ich das Gefühl, dass die Rolle der Moxibustion und anderer Verfahren innerhalb der Meridiantherapie eine wichtige Frage aufwirft, deren Beantwortung noch genauere Untersuchungen erfordert.

Was ist bei Unwirksamkeit der Wurzel-Behandlung zu tun?

Bei meiner ersten Erfahrung mit der Meridiantherapie hatte ich insofern Glück, als die an mir selbst vorgenommene Wurzel-Behandlung eine sofortige und wohltuende Wirkung hatte. Die Motivation zur Weiterverfolgung einer Methode speist sich aus den ersten Erfolgen, dies gilt sicherlich für alle Behandlungsmethoden. Wenn man nach wiederholten Versuchen keine Erfolge verzeichnen kann, wird man weit eher geneigt sein, diese Methode aufzugeben. Deshalb ist es von größter Bedeutung, Erfolge bei der Wurzel-Behandlung an sich selbst oder an Patienten verzeichnen zu können. Ich hoffe, dass der Leser ähnliches Glück haben und mit der Behandlung gute Ergebnisse erreichen wird. Wenn nach einigen Behandlungen die Wirkung aus dem einen oder anderen Grunde ausbleibt, muss man das Behandlungskonzept noch einmal genau überprüfen:

1. Möglicherweise hat man das falsche Muster gewählt. Puls- und abdominelle Diagnose müssen wiederholt werden, um festzustellen, ob man vielleicht etwas übersehen hat. Die Symptome müssen mit dem Muster korrelieren.
2. Man sollte sich mehr Zeit nehmen und die Nadelung der Haupttonisierungspunkte mit größter Sorgfalt vornehmen, wie im Kapitel über die einfache Behandlung der Basismuster beschrieben.
3. Man sollte sicher sein, dass man bei der Nadelung von Tonisierungspunkten das Ankommen des Qi gespürt hat. Um das Ankommen des Qi zu spüren, muss der Körper entspannt sein, geatmet wird mit offenem Mund. Die Nadeln werden nur ganz oberflächlich eingestochen, oder man macht einen Versuch mit bloßem Auf-

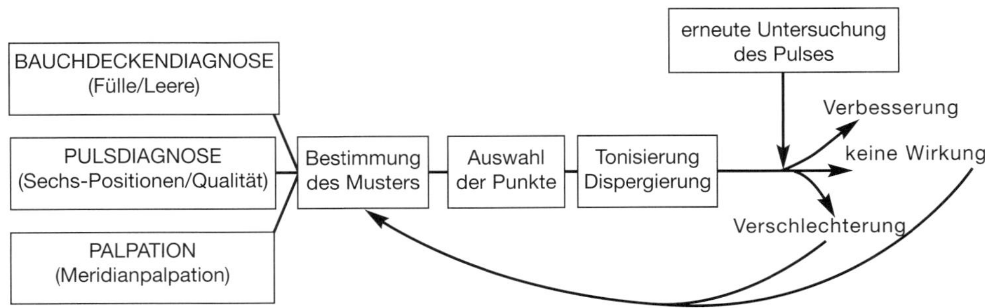

Abb. 78:
Die Beziehungen zwischen Diagnose und Behandlung

setzen der Nadel (Kontaktnadelung), anstatt sie mittels des Führungsröhrchens hineinzuklopfen. Man kann einen Versuch mit Silbernadeln machen, wenn man mit rostfreien Stahlnadeln keinen Erfolg gehabt hat, denn bei der Verwendung von Silbernadeln ist das Ankommen des Qi leichter zu spüren.
Stets ist nach Durchführung der Wurzel-Behandlung der Puls zu untersuchen, um festzustellen, ob irgendeine Änderung eingetreten ist. Auch das Abdomen und druckempfindliche Punkte können auf mögliche Veränderungen überprüft werden. Selbst wenn keine sofortige Linderung der Symptome eingetreten ist, kann man bei deutlich veränderten Palpationsbefunden davon ausgehen, dass die Wurzel-Behandlung eine nennenswerte Wirkung hat und dass sich die Symptomatik mit hoher Wahrscheinlichkeit bald bessern wird (Abb. 78).

FEHLERHAFTE BEHANDLUNG

„Es ist schwierig, jede Behandlung perfekt auszuführen, manchmal schafft man es nicht, die erwarteten Erfolge zu erzielen. Dies muss als fehlerhafte Behandlung angesehen werden. (*Fukushima*, 1971)

In seinem „Kompendium der Meridiantherapie“ führt *Fukushima Kodo* vier Aspekte der fehlerhaften Behandlung auf: 1. Falsche Diagnose des Basismusters; 2. fehlerhafte Punktlokalisation; 3. inadäquate oder zu starke Stimulation, und 4. unangemessene symptomatische Behandlung.
Abgesehen vom ersten Punkt beziehen sich die aufgeführten Probleme auf die Geschicklichkeit bei der Ausführung der Akupunktur selbst. An dieser Stelle möchte ich die Diskussion auf die fehlerhafte Bestimmung des Basismusters beschränken, denn es erfordert lange Zeit und viel Übung, um seine Geschicklichkeit zu verbessern. Hier stellt sich also die Frage, was passiert, wenn man das falsche Basismuster ausgewählt hat. Wird etwa ein Patient mit einer *Leber*-Leere auf *Milz*- oder *Lungen*-Leere behandelt, so wird man manchmal überhaupt keine negativen Auswirkungen sehen. In einigen Fällen wird man nicht nur keine negativen Wirkungen vermerken, sondern die Symptomatik beginnt sich tatsächlich zu verbessern. Nehmen wir einmal an, ein Patient mit einer *Milz*-Leere und einer *Leber*-Fülle wäre irrtümlich als *Leber*-Leere diagnostiziert worden, und folgerichtig war Le 8 tonisiert worden. Wenn der Patient nun trotz der falschen Behandlung eine Symptomverbesserung zeigt, könnte man die Hypothese aufstellen, dass die Nadel bei Le 8 zur Tonisierung des *Leber*-Meridians vielleicht, ganz im Gegensatz zum beabsichtigten Effekt, dispergierend gewirkt hat. Ebenso ist es möglich, dass die symptomatische Behandlung mit großem Geschick vorgenommen wurde, sodass die positive Wirkung ausschließlich auf diesen zweiten Teil der Behandlung zurückzuführen ist. Aus welchen Gründen auch immer zeitigt selbst eine fehlerhafte Behandlung manchmal gute Erfolge, doch leider sind die Ergebnisse nicht immer positiv. Ab und zu wird ein Patient auch heftige Nebenwirkungen entwickeln, die den Thera-

peuten äußerst nervös machen können. Häufig auftretende Nebenwirkungen sind: 1. Übelkeit, Kopfschmerzen, Frösteln, Husten und Magenschmerzen (*Maruyama*, 1974); 2. Schwindel, Kopfschmerzen, Hautausschläge und Analprolaps bei Patienten mit entsprechender Veranlagung (*Fukushima*, 1971).

Die unerwünschten Reaktionen lassen sich in zwei große Gruppen einteilen. Entweder kommt es zur Verschlechterung der bestehenden Symptomatik oder es treten neue Symptome hinzu. Es liegt auf der Hand, dass es bei fehlender Geschicklichkeit in der Nadelung zur Verschlechterung der bestehenden Symptomatik kommen kann, andererseits ist für das Erscheinen neuer Symptome mit großer Wahrscheinlichkeit eine insgesamt falsche Behandlung verantwortlich. Im Laufe meiner Akupunkturtätigkeit habe ich verschiedenste unerwünschte Reaktionen provoziert, unter anderem Herzklopfen, Übelkeit und kalte Schweißausbrüche, Schwindel, das Gefühl, in eine Grube zu stürzen, und Hitzegefühl im Kopf oder Gesicht.

Ich glaube, dass manche dieser unerwünschten Reaktionen zumindest zum Teil auf die zu große Anzahl von in situ belassenen Nadeln zurückzuführen waren, die ich in meinen Anfangsjahren verwendete, zum andern Teil auf das zu tiefe Einstechen der Nadeln. Generell ist es kontraindiziert, die Nadeln bei Patienten mit schnellem Puls zu belassen. Die Ursache liegt darin, dass Patienten, die ohne begleitende Temperaturerhöhung einen beschleunigten Puls haben, in der Regel sehr nervös sind und Angst vor der Nadelung haben. Wenn solche Patienten wenig oder noch keine Erfahrungen mit der Akupunktur gemacht haben, sind sie etwa eine halbe Stunde, bevor überhaupt eine Nadel eingestochen wird, schon sehr angespannt. Wird diese Angst vor den Nadeln zusätzlich durch das Belassen der Nadeln verstärkt, muss man sich kaum über eine stressinduzierte Entstehung verschiedenster Symptome wundern. Im Ansatz mag die Behandlung durchaus korrekt sein, doch das Belassen der Nadeln ist bei diesen Patienten riskant. Unerwünschte Reaktionen können weitgehend vermieden werden, wenn die Nadeln nicht belassen werden, oder wenn man die Zahl der belassenen Nadeln (auf 3 bis 5) beschränkt und sie zudem nur ganz oberflächlich einsticht.

Ich erinnere mich an eine Situation vor vielen Jahren, als eine ältere Frau plötzlich laut und deutlich sagte, dass sie sich äußerst schwindlig fühle. Sie kam zu keiner weiteren Behandlung mehr. Derartige Nebenwirkungen sind in der Tat äußerst unerfreulich; aus diesem Grund sollten wir alles, was in unserer Macht steht, tun, um diese unerwünschten Reaktionen zu vermeiden.

Erst vor kurzem nadelte ich eine Patientin, für die ich offensichtlich die falsche Behandlung gewählt hatte. Es handelte sich um eine Frau mittleren Alters, die eigentlich keine besonders große Angst vor den Nadeln hatte, da sie auch schon früher akupunktiert worden war. Sie klagte vor allem über Nacken- und Schultersteifigkeit. Insgesamt war sie etwas plump gebaut, ihr Puls deutete auf eine *Leber*-Leere hin. Doch sobald ich die Nadel bei Le 8 eingesetzt hatte, sagte die Frau, dass irgendetwas nicht in Ordnung sein. Auf meine Frage, um was es sich denn handelte, antwortete sie mir, dass sie sich schwindlig fühle. Dies konnte ich kaum glauben, da sich der *Leber*-Meridian normalerweise gut zur Behandlung des

Schwindels eignet. Daher machte ich auf dem eingeschlagenen Weg weiter und platzierte eine Nadel bei Le 8 auf der Gegenseite und bei Ni 10 beidseits. Während ich mich der Behandlung eines anderen Patienten widmete, meldete sich die Patientin wieder und sagte, dass der Schwindel stärker würde, außerdem hätte sie das Gefühl, sie würde in eine Grube fallen. Ich kontrollierte ihren Puls und stellte mit Erstaunen fest, dass er eindeutig eine Leere der *Milz* zeigte. Rasch entfernte ich die Nadeln und nachdem ich den Punkt Mi 3 auf beiden Seiten gedrückt hatte, fragte ich sie nach ihrem Befinden. Sie antwortete, dass sie sich viel besser fühle, sodass ich bei Mi 3 auf beiden Seiten Nadeln platzierte und sie in situ beließ, danach konnte ich auch mit der restlichen Behandlung, wie üblich, weitermachen.
Sehr empfindliche Patienten reagieren manchmal so auf eine falsche Behandlung. Wenn im Rahmen der Wurzel-Behandlung Nebenwirkungen auftreten, sollte man mit dem Finger Druck auf den Quellpunkt desjenigen Yin-Meridians applizieren, der vom zuvor tonisierten Meridian kontrolliert wird. Dahinter steht der Gedanke, dass mit der Tonisierung eines Meridians eine übersteigerte Kontrolle eines anderen hervorgerufen werden kann, was mit Nebenwirkungen einhergeht. In diesem Fall wird man den dieser übersteigerten Kontrolle unterworfenen Meridian tonisieren, um die unerwünschte Reaktion zu lindern. Wenn etwa bei der Tonisierung der Wandlungsphase Metall Nebenwirkungen auftreten, wird mit dem Finger der Quellpunkt der Wandlungsphase Holz gedrückt. Bei positiver Reaktion auf diese Druckbehandlung wird eine Nadel in diesen Punkt eingesetzt und belassen, um die Wirkung zu festigen.
Nach meiner Erfahrung kommt es selbst bei der Behandlung des falschen Musters nur dann zu relevanten Nebenwirkungen, wenn der Meridian, der mit dem sich tatsächlich in Leere befindlichen Meridian in einer Beziehung der Kontrolle steht, irrtümlich tonisiert wird. Dies würde bedeuten, dass keine negativen Folgen zu befürchten wären, wenn ein Patient mit *Leber*-Leere auf *Nieren*-Leere behandelt wird, doch wenn man denselben Patienten auf *Milz*- oder *Lungen*-Leere behandelt, ist die Wahrscheinlichkeit einer negativen Wirkung groß. Unerwünschte Nebenwirkungen infolge Identifikation des falschen Basismusters wird der Anfänger kaum vermeiden können. Daher muss jeder Therapeut, bevor er in die Lage kommt, auf solche Probleme zu treffen, Techniken erlernen und üben, mit denen die möglicherweise auftretenden Nebenwirkungen der Akupunktur zu behandeln sind. Dies ist nicht nur eine Frage der persönlichen Integrität und der beruflichen Kompetenz, sondern es berührt die Glaubwürdigkeit unseres gesamten Berufsstandes.
Standardverfahren zur „Wiederbelebung" eines Patienten, der durch zu starke Stimulation ohnmächtig geworden ist, sind die Nadelung von Ma 36 oder Di 10. Wenn zuvor Punkte in der unteren Körperhälfte genadelt wurden, kommt Ma 36 zur Anwendung, bei vorheriger Nadelung in der oberen Körperhälfte dagegen Di 10. Als Gegenmittel bei Akupunkturnebenwirkungen werden die Punkte Ma 36 oder Di 10 auf der Gegenseite zur zuvor genadelten Seite gestochen. So würde man bei einer unerwünschten Reaktion auf die Nadelung von Gb 21 rechts als Gegenmittel Di 10 links stechen.

Mein Lehrer hatte einst eine bittere Erfahrung mit einer ausgeprägten Nebenwirkung machen müssen. Eine Fehldiagnose bezüglich des Basismusters war hier nicht die Ursache gewesen, vielmehr hatte er mit der Nadelung von Ma 9 bei einem Patienten Schwindel und Übelkeit provoziert. Der Versuch, die Situation mit der Nadelung von Ma 36 und anderen hierfür geeigneten Punkten zu beherrschen, schlug fehl, ja, die Beschwerden wurden sogar noch schlimmer. Zufällig war direkt nebenan ein Allgemeinarzt tätig, den mein Lehrer um Hilfe bat. Der Arzt warf einen kurzen Blick auf den Patienten und drückte mit den Fingerspitzen fest in seinen Unterbauch, wodurch Schwindel und Übelkeit sofort gelindert wurden. Der Gesichtsverlust war für meinen Lehrer so schwer zu ertragen, dass er sich gezwungen sah, seine Praxis an einen anderen Ort zu verlegen. Zumindest hatte er aus dieser Begebenheit gelernt, dass mit tiefem Druck im Unterbauch Akupunkturnebenwirkungen wirksam behandelt werden können. Ich selbst hatte Patienten, die bei der Nadelung im Sitzen ohnmächtig nach vorne zu kippen drohten und die ich mit dieser Methode erfolgreich wieder zu Bewusstsein bringen konnte.

„Das Yin tonisieren, wenn das Yang erschöpft ist, das Yang tonisieren, wenn das Yin erschöpft ist, dies bedeutet, Fülle auf Fülle und Leere auf Leere (aufzusetzen). Man nennt dies auch ‚Wegnehmen, wo schon Mangel herrscht, und hinzufügen, wo schon Überfluss ist'. Der auf diese Art herbeigeführte Tod ist ein durch den Arzt verursachter Tod." („Nan Jing", Kapitel 12)

SCHLÜSSELWÖRTER

Allgemeine Behandlungsrichtlinien

- Die Wurzel-Behandlung richtet sich nach dem (Basis)Muster, die symptomatische Behandlung nach den Symptomen.
- Wurzel-Behandlung und symptomatische Behandlung sind von ihrer Bedeutung her gleichwertig.
- Jeder einzelne Meridian führt nicht nur sein eigenes Qi, das Qi der anderen vier Yin-Organe zirkuliert gleichermaßen in ihm. Den schnellsten Zugriff auf das Qi der fünf Yin-Organe hat man über die fünf Wandlungsphasen-Punkte, die auch als *jǐng*-Ursprungs-, *yíng*-Bach-, *shū*-Fluss-, *jíng*-Großer-Fluss- und *hé*-Meer-Punkte bezeichnet werden.

Das Vorgehen bei der Nadelung

- Die Haupttonisierungspunkte müssen mit äußerster Sorgfalt lokalisiert werden. Man muss sich ausreichend Zeit lassen, um einen Punkt zu finden, der eine gewisse Abweichung von seiner Umgebung zeigt.
- Bevor man eine Nadel mit der Absicht der Tonisierung des Qi einsticht, sollte das Qi in diesem Bereich mittels Streichens und Drückens des Punktes gesammelt werden.

- Der durch Beklopfen des Nadelgriffs unter Verwendung eines Führungsröhrchens bewerkstelligte Einstich sollte möglichst oberflächlich erfolgen. Hierzu gibt es verschiedene Methoden, einschließlich des seitlichen Schnippens gegen Nadelgriff und Führungsröhrchen, doch in erster Linie geht es darum, die Nadel schmerzfrei einzustechen.
- An jedem Punkt, der im Rahmen der Wurzel-Behandlung tonisiert wird, muss man das Ankommen des Qi gespürt haben. Das Ankommen des Qi manifestiert sich als subtile Veränderung, die in erster Linie vom Akupunkteur wahrzunehmen ist. Es handelt sich um ein Gefühl, als ob die Spannung um die Nadel herum zunehme, manchmal fühlt es sich auch wie eine leichte Pulsation an.
- Wenn das Ankommen des Qi nicht zu fühlen ist, sollte man den ganzen Körper bewusst entspannen und durch den offenen Mund atmen.
- Den wichtigsten Hinweis auf die angemessene Stimulationsdosis gibt die Beschaffenheit der Haut. Bei Patienten mit heller und zarter Haut muss man besondere Vorsicht walten lassen, um die optimale Stimulationsdosis nicht zu überschreiten. Andere wichtige Hinweise geben Fülle oder Leere des Pulses und der Zustand des Abdomens.
- In der Regel werden die Punkte beidseits genadelt.

Tonisierung und Dispergierung

- Zur Tonisisierung wird die Nadel während der Ausatmung des Patienten eingestochen und während der Einatmung entfernt. Zur Dispergierung wird die Nadel während der Einatmung des Patienten eingestochen und während der Ausatmung entfernt.
- Zur Tonisierung wird die Nadel mit der Spitze zum Meridianende gerichtet, zur Dispergierung wird sie mit der Spitze zum Meridiananfang hin gerichtet.
- Zur Tonisierung wird die Nadel langsam eingestochen und vorsichtig herausgezogen, danach wird der Punkt mit dem Finger verschlossen. Zur Dispergierung wird die Nadel rasch eingestochen und rasch herausgezogen, nach dem Herausziehen lässt man den Punkt unberührt.

Wurzel- und symptomatische Behandlung

- Bei Leere eines Yin-Meridians wird zuerst der Fünf-Wandlungsphasen-Punkt auf diesem Meridian tonisiert, welcher der Mutter-Wandlungsphase entspricht. Für die fünf Yin-Meridiane sind dies: Le 8 bei *Leber*-Leere, Mi 3 bei *Milz*-Leere, Lu 9 bei *Lungen*-Leere und Ni 7 bei *Nieren*-Leere. Dies sollte der erste Schritt sein, wenn man die Meridiantherapie in sein Behandlungskonzept einbeziehen möchte.
- Um das Ergebnis der Wurzel-Behandlung beurteilen zu können, werden Puls und Abdomen erneut auf etwaige Veränderungen hin untersucht, darüber hinaus sollte auch jegliche Veränderung im Glanz der Gesichtshaut des Patienten und in der Wärme von Händen und Füßen registriert werden.

- Wenn keine Veränderungen festzustellen sind, sollte die Nadel für 10 bis 20 Minuten im Tonisierungspunkt belassen werden.
- Zur Tonisierung im Rahmen der Wurzel-Behandlung sollten dünne Nadeln (zwischen Nr. 1 und Nr. 3) verwendet werden.
- Die Standardpunktkombinationen zur Tonisierung sind folgende: Le 8 und Ni 10 bei *Leber*-Leere; Mi 3 und Pe 7 bei *Milz*-Leere; Lu 9 und Mi 3 bei *Lungen*-Leere, Ni 7 und Lu 5 bei *Nieren*-Leere.
- Fülle in den Yang-Meridianen wird in der Regel durch die Nadelung von Quell-, Passage- und Akutpunkten dispergiert. Bei der Nadelung von Punkten auf den Yang-Meridianen sollte man vor allem Punkte verwenden, die durch Druckempfindlichkeit oder Verhärtung auffallen, und erst in zweiter Linie die Fünf-Wandlungsphasen-Punkte.
- Nach den Prinzipien der Punktauswahl, wie sie in Kapitel 68 des „Nan Jing" beschrieben sind, wird der *jǐng*-Ursprungs-Punkt bei Blähung des Epigastriums genadelt, der *yíng*-Bach-Punkt bei Hitze im Körper, der *shū*-Fluss-Punkt bei Schweregefühl und Schmerzen am ganzen Körper, der *jíng*-Großer-Fluss-Punkt bei Keuchatmung, Husten und Wechsel zwischen Frösteln und Fieber, und der *hé*-Meer-Punkt bei Hitze im Kopf und übermäßigem Fließen sämtlicher Ausscheidungen.
- Die Wurzel-Behandung wird mit der Nadel vorgenommen, da man davon ausgeht, dass die Nadel den größten Einfluss auf das Qi nimmt. Die Moxibustion bleibt der symptomatischen Behandlung vorbehalten, da sie eher das *Blut* bzw. den strukturellen Aspekt des Körpers beeinflussen soll. Moxa wird am besten an druckempfindlichen oder verhärteten Quell-, Passage- und Zustimmungspunkten vorgenommen.

Unerwünschte Reaktionen

- Häufige Nebenwirkungen sind Schwindel, Übelkeit und Herzklopfen. Sie können die Folge einer falschen Wurzel-Behandlung sein, oder einer Überschreitung der optimalen Stimulationsdosis. Bei Nebenwirkungen im Rahmen der Wurzel-Behandlung drückt oder nadelt man den Quellpunkt des Yin-Meridians, der durch den zuvor tonisierten Meridian kontrolliert wird. Stattdessen kann man auch mit den Fingern fest in den Unterbauch des Patienten drücken.

6

Fallbeispiele

Die hier vorgestellten Fallbeispiele sind repräsentativ für meine Praxis. Ich möchte damit zeigen, wie ich die Meridiantherapie in meine Akupunkturpraxis integriert habe. An dieser Stelle möchte ich jedoch noch einmal deutlich machen, dass mein Ansatz, sei es in der Wurzel- oder in der symptomatischen Behandlung, nicht den orthodoxen Stil der Meridiantherapie widerspiegelt. In meinem Ansatz kombiniere ich eine einfache Wurzel-Behandlung nach der Meridiantherapie mit einer ziemlich standardmäßigen symptomatischen Behandlung nach den Prinzipien der japanischen Akupunktur. Ursprünglich war ich in den Methoden der Sawada-Schule ausgebildet worden, deren Schwerpunkt in der Behandlung von druckempfindlichen und verhärteten Punkten liegt. In dieser ausgesprochen japanischen Akupunkturschule werden die Punkte weniger nach ihrer allgemeinen Funktion oder einer Wirkung, die sich an die Diagnose anlehnt, ausgewählt, sondern aufgrund der Abweichungen, die an den Punkten palpatorisch zu ermitteln sind. Vor dem Hintergrund meiner Ausbildung in der Sawada-Schule neige auch ich dazu, weit mehr nach empfindlichen und lokalen Punkten zu suchen, als es Akupunkteure, die von Anfang an in der Meridiantherapie ausgebildet wurden, tun. Angesichts dieser Unterschiede dürfen die aufgeführten Fälle nicht als klassische Beispiele für die Anwendung der Meridiantherapie gesehen werden. Ich präsentiere diese Fallbeispiele also eher in der Absicht, zu zeigen, wie man die Prinzipien der Meridiantherapie mit Erfolg in andere Behandlungsansätze integrieren kann.

Beim Studium der Fallbeispiele sollte sich der Leser stets dessen bewusst sein, dass ich bei der Lokalisierung der Akupukturpunkte immer nach Besonderheiten auf der Hautoberfläche suche. Grundsätzlich ziehe ich die Nadelung eines Punktes, an dem derartige Veränderungen zu finden sind, der Nadelung an der Punktlokalisation nach Lehrbuch vor. Die von mir aufgeführten Akupukturpunkte sind also diejenigen, die am dichtesten an den Punkten lagen, die ich tatsächlich genadelt habe. In anderen Worten heißt dies, dass die Lokalisation eines bestimmten Punktes situationsabhängig variieren kann. In mehrjähriger Erfahrung habe ich gelernt, dass die Behandlung von Punkten, die sich hinsichtlich Empfindlichkeit oder Gewebsbeschaffenheit von ihrer Umgebung unterscheiden, die besten Ergebnisse bringt. Dies gilt natürlich insbesondere für die symptomatische Behandlung.

An der Hautoberfläche oder direkt darunter sind unterschiedlichste Veränderungen zu entdecken. Die erhöhte Empfindlichkeit bei kneifender Palpation spiegelt eine Dysbalance im zugehörigen Meridian wider und ist die subtilste Veränderung, die ich zur Bestätigung meiner Diagnose verwende. Wenn ich mich dafür entscheide, diese Punkte direkt zu verwenden, reicht in der Regel eine oberflächliche Nadelung aus, um die festgestellte Empfindlichkeit zu normalisieren. Punkte oder Bereiche, die eine Vertiefung zeigen, weisen auf eine Leere in den zugehörigen Meridianen hin, an solchen Punkten belasse ich nach oberflächlichem Einstich die Nadeln in der Regel für einige Zeit. Eine Druckempfindlichkeit kann zwar unterschiedlich stark ausgeprägt sein, doch stets suche ich nach solchen Stellen und behandle die empfindlichsten Punkte im Rahmen der symptomatischen Behandlung. Wenn durch die Nadelung keine relevante Linderung der Druckempfindlichkeit erzielt werden konnte, schließe ich häufig noch eine Behandlung mit kleinen Moxakegeln zur direkten Moxibustion an.

Verhärtungen variieren nach Größe und Form von kleinen Knötchen zu strangartigen Bändern in verspannten Muskeln, doch jegliche Verhärtung deutet im Vergleich zur reinen Druckempfindlichkeit auf eine eher chronische Reaktion hin. Am Abdomen befindliche Punkte mit erhöhter Spannung können nicht selten durch eine einzige Nadelung beseitigt werden, doch am Rücken befindliche Verhärtungen bedürfen meistens wiederholter Behandlungen. Zur Behandlung hartnäckiger Verhärtungen ist die direkte Moxibustion besonders geeignet. Die erhöhte Empfindlichkeit auf Beklopfen mit den Fingerknöcheln im paravertebralen Bereich deutet auf eine Schädigung im tiefer liegenden Gewebe hin, so etwa der Bandscheiben oder der Ligamente; möglicherweise handelt es sich auch um eine Nervenkompression. Die Moxibustion ist in hohem Maße geeignet, die Zirkulation zu verbessern und den Heilungsprozess von Verletzungen im Anschluss an das Akutstadium zu fördern. Daher ziehe ich es vor, klopfempfindliche Punkte mit Moxa zu behandeln.

In meiner Praxis bediene ich mich der Nadelungstechniken, wie sie bei japanischen Akupunkteuren üblich sind, wobei ich keinerlei elektrische Geräte oder Infrarotlampen verwende. Folgende Techniken kommen bei mir zum Einsatz: Kontaktnadelung, einfaches Einstechen, Belassen der Nadel und Blutenlassen von distalen Punkten; außerdem Intradermalnadeln und direkte Moxibustion. Bei der Kontaktnadelung wird die Nadel nicht eingestochen, sondern nur gegen die Hautoberfläche gehalten. Diese Methode kann durchaus wirkungsvoll sein, wenn die Stimulation bei einem sehr empfindlichen Patienten oder bei ausgeprägter Leere auf ein Minimum reduziert werden muss. Bei der einfachen Nadelung wird die Nadel bis zu einer gewissen Tiefe eingestochen und dann ohne weitere Manipulation wieder herausgezogen. Wenn der Puls beschleunigt ist oder wenn der Patient eine ausgeprägte generelle Leere zeigt, verwende ich gerne die Technik der einfachen Nadelung.
Andererseits belasse ich die Nadeln gerne, wenn der Patient noch keine allzugroße Leere präsentiert und bereits an die Nadelung gewöhnt ist. Das Belassen der Nadel gibt dem Körper mehr Zeit, auf die Stimulation durch die Nadel zu reagieren. An den meisten Punkten erziele ich mit der oberflächlichen Nadelung bis zu einer Tiefe von maximal 5 mm gute Ergebnisse. Normalerweise belasse ich die Nadeln für 10 bis 15 Minuten. Bei akuten Infekten der oberen Luftwege und bei thorakalen Schmerzen nutze ich die Technik des Blutenlassens. Hierbei steche ich distale Punkte an den Fingern wie Lu 11 und He 9, um einen oder zwei Tropfen Blut auszudrücken. Diese Technik eignet sich zur Dispergierung bei Fülle und zur Schmerzlinderung.
Intradermalnadeln nutze ich, um die Wirksamkeit meiner Behandlungen zu verstärken und zu verlängern. Ich bevorzuge stecknadelartige Intradermalnadeln, die horizontal eingestochen werden, sodass sie in der Epidermis bleiben. Intradermalnadeln sind besonders dann von Vorteil, wenn sich druckempfindliche Stellen oder Verhärtungen nach der Akupuktur- oder Moxabehandlung nicht ausreichend gebessert haben. Zudem kann man sie mit großem Erfolg in akut entzündlichen Bereichen verwenden, wo die Akupunktur kontraindiziert ist. Darüber hinaus verwende ich die Intradermalnadeln auch an Ohrpunkten.
Die traditionelle Methode der direkten Moxibustion ist in Japan weit verbreitet. Sie verbessert die Zirkulation und hat eine allgemein entspannende Wirkung. Somit kann sie ausgezeichnet als Ergänzung zur Akupunktur eingesetzt werden. Schon immer war die Akupunktur gemeinsam mit der Moxibustion verwendet worden, wie auch der chinesische Begriff für die Akupunktur belegt. Die Moxibustion ist ein unverzichtbarer Bestandteil meines Behandlungsregimes. Aber selbst in Japan, wo sie seit Jahrhunderten praktiziert wird, ist die Moxibustion für viele einigermaßen gewöhnungsbedürftig. Doch bald lernen die meisten Patienten ihre Vorzüge zu schätzen, sodass ich gerade diejenigen mit chronischen Störungen ermutige, die Moxibustion auch zwischen den von mir durchgeführten Behandlungen zu Hause weiter anzuwenden. Zur direkten Moxibustion sollte nur Moxa von bester Qualität benutzt werden. Sie brennt schneller und mit weniger Hitzeentwicklung ab, sodass nur für einen kurzen Moment ein Hitzegefühl spürbar wird.

Der Schlüssel zur erfolgreichen Anwendung der direkten Moxibustion ist die Herstellung genügend kleiner Moxakegelchen, sodass der Schmerz in Grenzen bleibt und keine Verbrennung entsteht. Dies erfordert einige Übung, doch es ist tatsächlich möglich, die optimale Hitzestimulation ohne jegliche Verbrennung zu applizieren. Meistens verwende ich zur direkten Moxibustion Moxastückchen in der kleinen Größe, in Japan auch als „Größe eines halben Reiskornes“ benannt. Die größte von mir zur direkten Moxibustion verwendete Größe ist die „Reiskorngröße“, was der Größe eines ganzen gekochten Reiskornes entspricht. Für empfindliche Patienten verwende ich Moxastückchen von der Größe eines Sesamkornes. Für extrem empfindliche Patienten oder an sehr empfindlichen Stellen verwende ich auch winzigste Moxastückchen, die ansonsten auch unter dem Begriff „Fadenartige Moxa“ bekannt sind. Zur Herstellung und Applikation solch winziger, fadenartiger Moxastückchen ist einige Geschicklichkeit vonnöten, doch diese Technik erweist sich bei Patienten, bei denen die Stimulation auf ein Minimum reduziert bleiben muss, als sehr nützlich.
Ich verwende also die für japanische Akupunkteure typischen Methoden, doch im Verlaufe der Jahre hat der Stellenwert der Wurzel-Behandlung in meiner Praxis stetig zugenommen. Eine wirksame symptomatische Behandlung ist gleichermaßen von Bedeutung, doch nach meiner Überzeugung geht es bei der Akupunktur darum, die patienteneigenen Heilungskräfte durch die Wiederherstellung des Gleichgewichtes unter den Meridianen zu stärken. Ziel der Präsentation folgender Fallbeispiele ist also nicht die Darstellung der symptomatischen Behandlung in der japanischen Akupunktur, vielmehr geht es mir darum, zu zeigen, wie man mit einer einfachen Wurzel-Behandlung die Wirksamkeit jeglichen anderen Behandlungsansatzes verstärken kann. Der Leser wird bei der Lektüre dieser Fallbeispiele feststellen, dass die Wurzel-Behandlung, der jeweiligen Situation entsprechend, abgewandelt wird. Die Praxis der Meridiantherapie kennt keine strengen Festlegungen und Gesetze, jeder Therapeut kann sie flexibel nach seinen eigenen Fähigkeiten einsetzen. Ich hoffe, dass der Leser in diesen Fallbeispielen Anhaltspunkte finden wird, um die Grundprinzipien der Meridiantherapie im Rahmen seiner eigenen Praxis umsetzen zu können.

Fallbeispiel 1

53-jährige Frau

Hauptbeschwerden: Leichte Schmerzen im linken Schultergelenk seit einer Woche. Nach der Untersuchung im Krankenhaus war ihr mitgeteilt worden, dass es sich um eine Sehnenverletzung handele. Im Bereich des Punktes Di 15 war Kortison injiziert worden. Nachdem sie nach Hause gekommen war, hatte der Schmerz plötzlich so zugenommen, dass sie die ganze Nacht nicht schlafen konnte. Schließlich konnte sie nicht einmal die Finger ohne Schmerzen bewegen. Am heutigen Tag war sie wieder ins Krankenhaus gegangen und hatte ein Analgetikum intravenös injiziert bekommen. Der Schmerz verging für eine Stunde, um dann jedoch unverändert wiederzukehren. Auf ihre telefonische Anfrage im Krankenhaus erklärte man ihr, dass sie nicht zwei Injektionen an einem Tage bekommen könne.

Betrachtung (Inspektion): Die gesamte linke Schulter ist entzündet und geschwollen, wobei Di 15 als fokaler Punkt hervorsticht.

Puls: Die Pulstastung wurde in Rechtsseitenlage vorgenommen, da die Patientin nicht auf dem Rücken liegen konnte. Die *Lungen*-Position befand sich in Leere, die *Dickdarm*-Position in Fülle. Von der Qualität her war der Puls etwas tief.

Abdomen: Wegen der Unmöglichkeit der Rückenlage konnte das Abdomen nicht untersucht werden.

Palpation: Mittels ganz leichten Streichens über das betroffene Gebiet suchte ich nach besonders empfindlichen Punkten. In einem Radius von einem Zoll (=ca 2,5 cm) um Di 15 herum und davor fanden sich ungefähr fünf auffällige Punkte. Am Rücken fand ich Verhärtungen bei Bl 13 und Bl 14 auf der linken Seite. Eine leichte Druckschmerzhaftigkeit fand sich beidseits bei Bl 12.

Muster: *Lungen*-Leere und *Dickdarm*-Fülle.

Erste Behandlung (18. November): Es handelte sich um einen akuten Zustand, bei dem die Schulterschmerzen durch die Injektion deutlich verschlimmert worden waren. Der symptomatischen Behandlung wurde hier mehr Bedeutung als der Wurzel-Behandlung beigemessen. In sitzender Position wurden bei Bl 13 und Bl 14 zehn kleine Moxastückchen abgebrannt. Bei Lu 9 beidseits (in Rechtsseitenlage) wurden Nadeln eingestochen und belassen. Die Technik des einfachen Einstechens wurde bei Dü 11, Gb 20 und Di 4 auf der linken, und bei Bl 12 beidseits appliziert. Bei Lu 11 wurden einige Tropfen Blut entnommen. An empfindlichen Punkten im Bereich der Schulter wurden zwei Intradermalnadeln gesetzt. Die Patientin wurde angewiesen, nicht zu baden und ihren schmerzhaften Arm zu schonen.
Die Applikation von mehreren Moxakegeln an den Verhärtungen im Bereich der thorakalen Zustimmungspunkte (Bl 13 bis Bl 17) hat sich zur Behandlung akuter Schultergelenkentzündungen als äußerst wirksam erwiesen. Wenn derartige Verhärtungen vorhanden sind, sollten nacheinander mindestens sechs kleine Moxakegel zur direkten Moxibustion auf jeder Seite appliziert werden. Bei geringerer Anzahl wird man keine nennenswerte Wirkung erzielen, dasselbe gilt, wenn man diese Stellen nadelt. Lu 9 ist der Haupttonisierungspunkt bei *Lungen*-Leere. Das Belassen der oberflächlich an diesem Punkt (beidseits) eingestochenen Nadeln verstärkt die Wirkung der symptomatischen Behandlung. Der Punkt Dü 11 ist

erfahrungsgemäß bei Patienten mit Schulterproblemen ebenfalls reaktiv und bei derartigen Problemen höchst wirksam. Gb 20 eignet sich allgemein zur Dispergierung bei Fülle im Nacken- und Schulterbereich. Di 4 ist der Quellpunkt des *Dickdarm*-Meridians und wird bei Problemen der oberen Extremität häufig eingesetzt. Im vorliegenden Fall wurde er zur Dispergierung der Fülle im *Dickdarm*-Meridian verwendet.
Bl 12 findet, wie auch der *Lungen*-Meridian, bei Problemen im Schulterbereich Verwendung; die Nadelung von empfindlichen Punkten in diesem Bereich dient dazu, Nacken- und Schulterregion zu entspannen. Lu 11 entspricht der Wandlungsphase Holz auf dem *Lungen*-Meridian; mit der Dispergierung dieses Punktes sollte die reaktive Fülle im *Leber*-Meridian, die man bei *Lungen*-Leere recht häufig antrifft, unter Kontrolle gehalten werden. Das Anstechen und Ausdrücken einiger Tropfen Blut bei Lu 11 wende ich häufig bei akuten Infekten der oberen Atemwege an, aber auch bei Entzündungen des Schultergelenks. Mit dem Einstechen von normalen Akupunkturnadeln im Bereich der Entzündung wird man möglicherweise den Entzündungszustand noch verschlimmern. Daher bevorzuge ich hier Intradermalnadeln, die langsam, aber sicher die Entzündungsreaktion lindern.

Zweite Behandlung (19. November): Der Ruheschmerz hatte nachgelassen und die Patientin konnte wieder durchschlafen. Die Bewegung des linken Armes war nach wie vor schmerzhaft eingeschränkt. Die Rötung war etwas abgeblasst, doch die Schwellung hatte im Vergleich zum Vortag noch zugenommen. Bei der Palpation ergab sich, dass die Druckempfindlichkeit an den Punkten, die mit Intradermalnadeln versorgt worden waren, verschwunden war und dass die empfindlichen Punkte sich nun 1 cm weiter distal befanden. Der jetzt in Rückenlage getastete Puls wies auf eine *Nieren*-Leere hin.
An fünf empfindlichen Punkten der linken Schulter oberflächlich eingestochene Nadeln wurden belassen, direkte Moxa wurde dreimal an zwei von diesen Punkten appliziert. Da die Entzündungsreaktion etwas nachgelassen hatte, konnte an den lokalen Punkten Akupunktur und Moxa angewendet werden. Wenn ich eine Druckschmerzhaftigkeit oder Verhärtung mit der Nadel nicht ausreichend lindern kann, schließe ich häufig eine direkte Moxabehandlung an. Bei Ni 7 beließ ich die Nadeln, die Technik des einfachen Einstichs wandte ich bei Lu 5 an. Ni 7 und Lu 5 sind die Haupttonisierungspunkte für den *Nieren*-Meridian. Im Bereich zwischen den Schulterblättern wurde wie beim ersten Mal behandelt. Die Patientin gab leichte Schmerzen in der Okzipitalregion, hier besonders auf der betroffenen Seite, an; die Technik des einfachen Einstichs wurde linksseitig bei Bl 60 und an einem empfindlichen Punkt direkt oberhalb von Bl 10 angewandt. Erneut wies ich die Patientin darauf hin, das Baden zu vermeiden.

Dritte Behandlung (21. November): Die Patientin hatte die vorangegangene Nacht gut geschlafen und an diesem Morgen das Frühstück selbst zubereiten können. Die Rötung der linken Schulter war vollkommen verschwunden, auch die

Schwellung war deutlich zurückgegangen. Die aktive Beweglichkeit (Abduktion) im Schultergelenk erreichte 10 Grad, die passive Beweglichkeit 30 Grad. An der Vorderseite des Schultergelenkes fanden sich zwei druckempfindliche Punkte, darüber hinaus waren selbst bei zunehmendem Druck keine weiteren empfindlichen Stellen zu finden. Der Puls deutete auf eine *Leber*-Leere hin. Bei Le 8 und Ni 10 beließ ich die Nadeln zur Tonisierung des *Leber*-Meridians. Die übrige Behandlung glich der vorangegangenen bis auf die Nadelung von Bl 60, die diesmal unterblieb.

Vierte Behandlung (22. November): Die Patientin konnte bei Beugung des Unterarmes ihren linken Arm wieder um 90 Grad anheben, verspürte dabei jedoch ein Ziehen in der Achsel. Der Puls ließ eine Leere in der *Leber*- und *Nieren*-Position erkennen. Bei Palpation von Le 3 und Le 8 erwies sich Le 8 als deutlicher druckempfindlich. Bei Le 8 auf der linken Seite wurde eine Nadel oberflächlich eingestochen und belassen. Die übrige Behandlung glich weitgehend der vorangegangenen bis auf eine Intradermalnadel, die an einem empfindlichen Punkt lateral von Mi 18 auf der linken Seite eingesetzt wurde.

Fünfte Behandlung (25. November): Die Patientin konnte jetzt ihren Arm aktiv um 150 Grad anheben. Bei passivem Überschreiten dieses Punktes traten Schmerzen im Bereich von Di 15 auf. Eine gewisse Empfindlichkeit persistierte auch an der Vorderseite des Schultergelenkes. Die Schwellung war vollkommen verschwunden. Leichte Beschwerden schienen auch im rechten Schulergelenk vorhanden zu sein. Der Puls deutete auf eine *Leber*-Leere hin. Ich nadelte die Haupttonisierungspunkte für den *Leber*-Meridian, danach führte ich eine symptomatische Behandlung durch, die der vorangegangenen weitgehend ähnelte. Außerdem teilte ich der Patientin mit, dass sie jetzt wieder baden dürfe.

Sechste Behandlung (28. November): Die linke Schulter war vollkommen abgeschwollen, es schien fast so, als ob hier mehr Hautfalten vorhanden wären als in benachbarten Bereichen. Auch bei der Bewegung des linken Armes traten keine Probleme mehr auf. Der Puls deutete auf eine *Leber*-Leere hin. Weitgehend wurde die gleiche Behandlung wie beim vorherigen Mal durchgeführt. Die Patientin wurde angewiesen, vorerst nur bis zu 70% Prozent ihrer üblichen Aktivitäten aufzunehmen und sich, wenn dies ohne Schmerzen möglich sei, wieder normal zu belasten. Beim Autreten irgendwelcher Beschwerden sollte sie die Belastung für ihren linken Arm bis zum restlosen Verschwinden der Symptomatik einschränken.

Weiterführende Betrachtungen: Die Patientin fragte mich, ob die Entzündung ihrer Schulter durch die Injektion, die sie einige Stunden vor Einsetzen der akuten Symptomatik erhalten hatte, bedingt gewesen sei. Ich entgegnete, dass die Injektion vielleicht gerade zu einem Zeitpunkt gegeben worden war, zu dem das Problem auch von sich aus aufgeflackert wäre, dass sie also nicht die eigentliche Ursache gewesen sei. Nichtsdestotrotz hege ich den Verdacht, dass sie zumindest

negative Folgen gehabt hat. Nach meinen eigenen Erfahrungen mit übermäßiger Stimulation des betroffenen Areals kann ich es mir kaum vorstellen, wie der Einstich mit einer dicken Injektionsnadel das Problem nicht verschlechtern sollte. Doch die palpatorischen Befunde im Sinne von Druckschmerzhaftigkeit und Verhärtung legen den Schluss nahe, dass das Schulterproblem im Grunde bereits chronisch war. Aus für mich nicht ganz ersichtlichen Gründen war dieses chronische Schulterproblem akut exazerbiert.
Was die Behandlung angeht, so bin ich überzeugt davon, dass die Intradermalnadeln an den empfindlichen Punkten im betroffenen Areal eine ausgeprägte Schmerzlinderung bewirkten. In akuten Fällen stelle ich manchmal die symptomatische Behandlung der Wurzel-Behandlung voran. Zu Beginn war mit der Moxibustion eine günstige Wirkung im Sinne der Entspannung der Patientin erzielt worden, gefolgt von der Tonisierung des *Lungen*-Meridians und der leichten Sedierung des *Dickdarm*-Meridians. Interessant ist, wie sich das Muster von der *Lungen*-Leere zur *Nieren*- und schließlich zur *Leber*-Leere hin veschob, wo es letztendlich stehen blieb. Das weist darauf hin, dass die *Leber*-Leere als das fundamentale Muster dieser Patientin anzusprechen ist, und dass die *Lungen*-Leere gewissermaßen als darüberliegendes Muster in Beziehung zur Schulterproblematik trat. Die Weiterentwicklung des Musters im Sinne des Hervorbringungszyklus deutet darauf hin, dass die Erkrankung sich eher im positiven Sinne weiterentwickelte. Hierzu findet sich in Kapitel 53 des „Nan Jing“ folgende Passage:

„In den Klassikern heißt es, dass (Erkrankungen, die durch) die sieben Übertragungen (fortschreiten), den Tod (bedeuten), und dass (Erkrankungen, die durch die Organe dazwischen fortschreiten), Leben (bedeuten), doch wie ist das zu verstehen?

Es verhält sich wie folgt: (Durch) die sieben Übertragungen (fortschreitende Erkrankungen) sind solche, die durch die kontrollierten (Organe) übertragen werden, und (durch) die Organe (fortschreitende Erkrankungen) sind solche, die durch die Kinder-(Organe) übertragen werden. Warum wird das so gesagt? Nehmen wir als Beispiel eine Erkrankung, die im Herzen (entspringt). (Sie wird) an die *Lunge* übertragen, die *Lunge* überträgt (sie) an die *Leber*, und die *Leber* überträgt sie an die *Milz*, die *Milz* überträgt (sie) an die *Niere*, die *Niere* überträgt (sie) wieder zurück an das *Herz*. Ein Organ kann nicht noch einmal ganz geschädigt werden, daher (bedeutet) das Fortschreiten der Erkrankung durch die sieben Übertragungen den Tod.

(Durch) die Organe dazwischen (fortschreitende Erkrankungen) sind diejenigen, welche durch die (Organe, welche) hevorgebracht werden, übertragen werden. Nehmen wir als Beispiel eine Erkrankung, die im *Herzen* entspringt. (Sie wird) an die *Milz* übertragen, die *Milz* überträgt (sie) an die *Lunge*, die *Lunge* überträgt (sie) an die *Niere*, und die *Niere* überträgt (sie) an die *Leber*, und die *Leber* überträgt (sie) wiederum zurück an das *Herz*. So wird die Erkrankung von der Mutter an das Kind übertragen, und wenn das Ende des Kreislaufs erreicht ist, beginnt er von neuem wie ein Kreislauf ohne Ende. Deshalb sagt man, dass (durch die Organe dazwischen fortschreitende Erkrankungen bedeuten, dass) das Leben (erhalten bleiben wird).“

Es gibt also grundsätzlich zwei Möglichkeiten, wie eine Erkrankung übertragen wird oder durch die Yin-Organe der fünf Wandlungsphasen fortschreitet. Bei den „sieben Übertragungen“ wird die Erkrankung entsprechend dem Kontrollzyklus übertragen, wobei die kontrollierende Wandlungsphase an die kontrollierte weitergibt. Es handelt sich hier um einen destruktiven Kreislauf, der schließlich zur Erschöpfung der Yin-Essenz in jedem einzelnen Organ und damit zum Tode führt. Bei den „Organen dazwischen“ wird die Erkrankung über den Hervorbringungszyklus übertragen, wobei die Mutter-Wandlungsphase die Erkrankung an die Kind-Wandlungsphase weitergibt. Hier handelt es sich um einen gutartigen Kreislauf, der den Organen ihre grundlegende Integrität erhält und dem Patienten das Weiterleben sichert. In einem ansonsten destruktiven Verlauf eines pathologischen Zustandes wird die Erkrankung vom betroffenen Organ an das von ihm kontrollierte Organ (das übernächste im Hervorbringungszyklus) weitergereicht, doch wenn man es schafft, eine Übertragung an das Organ „dazwischen“ (d. h. das nächste im Hervorbringungszyklus) zu erreichen, dann gibt es auch eine Heilungschance. Das „Nan Jing“ macht deutlich, wie wichtig es ist, dem destruktiven Verlauf einer Pathologie durch die Behandlung und Stärkung desjenigen Organes, das von dem erkrankten Organ kontrolliert wird, zuvorzukommen.

Fallbeispiel 2

52-jährige Frau

Hauptbeschwerden: Schmerzhaft eingeschränkte Beweglichkeit des linken Schultergelenkes. Die Patientin kann ihren linken Arm zwar langsam um 90 Grad abduzieren, doch jegliche andere Bewegung im Schultergelenk ist nicht möglich. Sie war in einer anderen Akupunkturpraxis bereits auf Periarthritis humeroscapularis („Frozen Shoulder“) behandelt worden, noch am Morgen, bevor sie zu mir kam, hatte sie die zweite Behandlungssitzung hinter sich gebracht, die Schmerzen hatten allerdings noch zugenommen. Auch in der Vergangenheit war sie wegen der gleichen Beschwerden akupunktiert worden, wobei stets eine Verschlechterung eingetreten war. Letztendlich war sie dann ins Krankenhaus gegangen, wo sie Kortison- und Analgetikainjektionen erhalten hatte, die ihr offensichtlich Linderung verschafft hatten. Ein Freund hatte ihr nun geraten, sich von mir behandeln zu lassen, und trotz aller negativen Erfahrungen hatte sie beschlossen, einen weiteren Versuch mit der Akupunktur zu wagen.

Betrachtung: Keine Rötung im Bereich der Schulter, doch anscheinend leichte Schwellung.

Puls: Leere in *Lungen*- und *Milz*-Position und Fülle in der *Dickdarm*-Position. Von der Qualität her war der Puls etwas oberflächlich.

Abdomen: Keine Besonderheiten.

Palpation: Druckempfindlichkeit bei Di 15, Dü 10, Dü 12, Bl 13, Bl 14 und Gb 20 links und an einem Punkt unterhalb des fünften Halswirbeldornfortsatzes.

Muster: *Lungen*-Leere und *Dickdarm*-Fülle.

Erste Behandlung: Ich behandelte nur die betroffene Seite. Nach oberflächlichem Einstich wurden Nadeln bei Lu 9 und Mi 3 belassen. Außerdem wurden an folgenden weiteren Punkten Nadeln oberflächlich eingestochen: Di 4, ein empfindlicher Punkt anterior von Di 15, Gb 20 und Gb 21. Fünf kleine Moxakegel wurden als direkte Moxa bei Dü 11, und 10 kleine Kegel bei Bl 14 und 15 appliziert. Bei Dü 10 und anterior von Di 15 wurden Intradermalnadeln gesetzt.
Lu 9 und Mi 3 sind die Haupttonisierungspunkte bei *Lungen*-Leere. Di 4 wird generell bei Problemen der oberen Extremität eingesetzt. Als Quellpunkt des *Dickdarm*-Meridians wird der Punkt hier zudem zur Korrektur der Dysbalance zwischen dem in Leere befindlichen *Lungen*-Meridian und dem in Fülle befindlichen *Dickdarm*-Meridian verwendet. Der druckempfindliche Punkt anterior von Di 15 wurde als der am deutlichsten druckschmerzhafte lokale Punkt genadelt. Gb 20 und Gb 21 werden zur Entspannung im Sinne der Zirkulationsverbesserung im Nacken- und Schulterbereich mit einbezogen. Dü 11 nadele ich häufig bei Schulterproblemen; in diesem Fall verwendete ich Moxa, um das Maß der Stimulation durch Akupunkturnadeln auf ein Minimum zu beschränken, da, wie berichtet, zuvor bereits mehrfach Verschlechterungen durch Akupunktur eingetreten waren. Die direkte Moxibustion fand außerdem an den Verhärtungen bei Bl 14 und Bl 15 auf der betroffenen Seite Verwendung. Die Erfahrung hat gezeigt, dass die Moxibustion an diesen Punkten auch zur Behandlung entzündlicher Veränderungen des Schultergelenkes äußerst wirksam ist. Bei Dü 10 und dem druckempfindlichen Punkt anterior von Di 15 setzte ich Intradermalnadeln, um die Wirkung der Behandlung zu verstärken und zu strecken, zumal hier nur eine minimale Stimulationsdosis durch die Akupunktur angezeigt war.

Zweite Behandlung: Die Schmerzen hatten deutlich nachgelassen. Die Patientin konnte ihren linken Arm wieder extendieren, doch die Abduktion war nach wie vor erschwert. Bei Bewegung traten nach wie vor leichte Schmerzen im medialseitigen Anteil des Oberarmes auf. Neben der *Lungen*-Leere zeigte der Puls jetzt auch eine Fülle in *Leber*- und *Gallenblasen*-Meridian. Deshalb wurde nach der bilateralen Tonisierung von Lu 9 und Mi 3 mit Belassen der oberflächlich eingestochenen Nadeln zusätzlich Gb 38 beiseits mit der Technik des einfachen Einstechens dispergiert. An einem empfindlichen Punkt unterhalb des fünften Halswirbeldornfortsatzes wurde direkte Moxa appliziert. Da auf der linken Seite eine gewisse Empfindlichkeit persistierte, wurde mittels einfachen Einstechens am linken Rand des fünften Halswirbeldornfortsatzes mit der Nadel behandelt. Intradermalnadeln wurden an neu aufgetretenen empfindlichen Punkten der linken Schulter eingesetzt.

Dritte Behandlung: Die Patientin war in der Lage, ihren Arm über 100 Grad hinaus zu abduzieren. Nach der letzten Behandlung waren die Schmerzen in relativ kurzer Zeit vollkommen verschwunden, worüber die Patientin freudig überrascht war. Der Puls zeigte eine Leere in der *Lungen*- und in der *Dickdarm*-Position. Daher wurden Lu 9 und Di 11 beidseits tonisiert. Nach der Nadelung trat an diesen Punkten ein leichtes Jucken mit geringer Rötung auf. Die Bauchdeckendiagnose ergab eine erhöhte Empfindlichkeit bei Ma 19 links. Dieser Punkt liegt über der Leber und zeigt bei *Leber*-Fülle häufig eine gesteigerte Empfindlichkeit. Um diese Manifestation der Fülle direkt anzugehen, wurde auch hier mittels einfacher Nadelung behandelt. Außerdem wurden einige Moxakegel als direkte Moxa an empfindlichen Punkten der rechten Schulter aufgesetzt.

Weiterführende Betrachtungen: Aufgrund seiner Ähnlichkeit mit dem vorangehenden habe ich diesen Fall hier vorgestellt. Der entscheidende Unterschied liegt darin, dass sowohl die *Lungen*- als auch die *Milz*-Position eine Leere zeigten, was den Schluss auf eine schon länger bestehende *Lungen*-Leere nahelegt. Außerdem fand hier keine Verschiebung des Leere-Musters, wie im vorherigen Fall, statt, sodass das Muster vielleicht infolge seiner Beständigkeit auch leichter zu therapieren war.
Nicht vergessen sollte man jedoch, dass sich die Beschwerden der Patientin durch vorangegangene Akupunkturen verschlechtert hatten, und dass der Puls etwas oberflächlich war. Bei oberflächlichem Puls ist streng darauf zu achten, dass die Nadeln nicht zu tief eingestochen werden, und dass die Nadelstimulation insgesamt begrenzt bleibt. Auch ich habe bei Patienten mit Schulterschmerzen Verschlechterungen hervorgerufen, indem ich eine Arthritis mit einer Bursitis verwechselte und zu heftig mit der Nadel stimuliert hatte.
Die Bursitis der Schulter, auch als „Frozen Shoulder" bezeichnet, ist durch das Fehlen einer Entzündung gekennzeichnet und unterscheidet sich hierin von Schulterschmerzen im Rahmen einer akuten Arthritis (Anmerkung des Übersetzers: Mit „Bursitis" ist in diesem Fall nach deutschsprachiger Terminologie die „Bursitis praeacromealis", die isoliert oder im Rahmen der „Periarthritis humeroscapularis" vorkommt, gemeint.). In diesem Fall fanden sich ebenfalls Verhärtungen an thorakalen Zustimmungspunkten, die den Schluss nahelegten, dass es sich um eine chronisch-rezidivierende Arthritis handelte, auch wenn keine eigentlichen Entzündungszeichen vorlagen. Bei Entzündungen muss die Dosis der Nadelstimulation auf ein Minimum begrenzt werden, dies gilt natürlich besonders für die lokalen Punkte. Auch die direkte Moxibustion über entzündlich veränderten Bereichen ist zu vermeiden.
Sicherlich bleiben bei diesem Fall einige Fragen offen, so zum Beispiel das Fehlen jeglicher abdomineller Befunde, das Vorhandensein einer *Milz*-Symptomatik und die Fülle des *Dickdarmes*, die sich in eine Leere verwandelte. Hier wäre natürlich eine gründlichere Untersuchung und eine genauere Dokumentation sinnvoll gewesen, doch unabhängig davon handelt es sich hier um das typische Beispiel einer Schulterproblematik im Rahmen einer *Lungen*-Leere als Basismuster.

Fallbeispiel 3

44-jährige Frau

Hauptbeschwerden: Schmerzen im Bereich des linken Sprunggelenks (nach Amputation im Sprunggelenk) und Schmerzen im linken Bein. Die Schmerzen treten vor allem beim Strecken des Beines und beim Gehen auf.

Vorgeschichte: Bei einem Unfall war es zur Amputation des linken Fußes im Sprunggelenk gekommen. Seit diesem Zeitpunkt war die Patientin insgesamt sechsmal operiert worden. Ein vom medialen rechten Unterschenkel im Bereich des Punktes Ni 9 entnommenes Hauttransplantat war an der Stumpfunterseite des linken Beines implantiert worden. Um das Anwachsen des Transplantates nicht zu gefährden, war sie über längere Zeit immobilisiert gewesen. Das jetzige Ausmaß hatten die Schmerzen nach der letzten Operation erreicht, die nun, als die Patientin in meine Akupunkturpraxis kam, etwa sechs Wochen zurücklag.

Betrachtung: Der Bereich der Amputation und das Hauttransplantat sind dunkelrot verfärbt und überwärmt. Die Amputationsstelle befindet sich direkt unterhalb des Malleolus lateralis, somit endet das Bein etwa bei Ma 41. Die Unterschenkelmuskulatur auf der amputierten Seite ist leicht atrophiert.

Puls: *Leber-* und *Nieren-*Position sind leer, *Magen-*, *Blasen-* und *Gallenblasen-*Position deuten auf Fülle hin. Bei sorgältiger Palpation auf der oberflächlichen Ebene war die *Gallenblasen-*Position deutlich gespannter als die anderen Positionen. Im Vergleich mit der *Gallenblasen-*Position war die *Magen-*Position, wenn auch in Fülle, relativ weich. Die allgemeine Qualität des Pulses war oberflächlich und langsam. (Die Atemfrequenz der Patientin war leicht erhöht, pro Atemzug zählte man aber nur 3 bis 3,5 Pulsschläge). Darüber hinaus erschien der Puls etwas gleitend.

Abdomen: Das Abdomen war insgesamt elastisch, doch links des Nabels zeigte sich auf Druck ein etwas erhöhter Widerstand. Darüber hinaus fand sich ausgehend von der linken Flanke bis ins Hypogastrium eine gewisse Leere.

Palpation: Bei der Untersuchung der Beine zeigte Le 8 auf beiden Seiten eine erhöhte Empfindlichkeit, außerdem waren Ma 36, Mi 6, Bl 59, Gb 34 und Gb 39 auf der amputierten Seite deutlich empfindlicher. Im Bereich des Stumpfes fanden sich weitere Punkte mit erhöhter Empfindlichkeit: direkt unterhalb von Ma 41, am Malleolus lateralis und drei Punkte an der Unterseite des Stumpfes, die der Fußprothese anlagen. Im Bereich der Hüften waren Bl 32 beidseits und M-BW-25 (*shi qi zhui xia*, nach neuer Nomenklatur Ex-B-8), der sich zwischen dem Dornfortsatz des fünften Lendenwirbels und dem Os sacrum befindet, auffällig. Am Abdomen zeigten Ma 19 rechts und KG 6 eine erhöhte Empfindlichkeit.

Muster: *Leber*-Leere und *Gallenblasen*-Fülle.

Behandlung: Le 8 und Ni 10 wurden mit belassener Nadel behandelt. Linksseitig wurden Nadeln bei Gb 34 und Gb 39 eingestochen. Ebenfalls belassen wurden die Nadeln bei Bl 32, KG 6 und Ma 19 rechts. Bei Mi 6 und Gb 34 wurden einige kleine Moxakegel als direkte Moxa appliziert, gleichzeitig wurde die Patientin eingewiesen, um zu Hause selbst die Moxibustion durchführen zu können. An dem druckempfindlichen Punkt des Malleolus lateralis wurde eine Intradermalnadel gesetzt. Le 8 und Ni 10 sind die Haupttonisierungspunkte bei *Leber*-Leere. Da Gb 34 und Gb 39 auf der linken Seite druckempfindlich waren, wurden diese Punkte verwendet, um die Fülle, die man in der *Gallenblasen*-Position getastet hatte, zu korrigieren. Daher wurden diese Punkte auf der rechten Seite nicht genadelt. Bei Arthritiden der unteren Extremität findet man häufig Veränderungen wie Druckempfindlichkeit oder Verhärtungen im Bereich von Bl 32. Mit der Behandlung dieses Punktes kann man die Entzündungsreaktion und die Schmerzen lindern. Die empfindlichen Punkte am Abdomen, KG 6 und Ma 19, wurden direkt behandelt, um den Zustand des Abdomens zu verbessern. Meistens reicht es aus, die Haupttonisierungspunkte zu behandeln, um Veränderungen im Bereich des Abdomens zu korrigieren. Wenn jedoch eine weitere Behandlung notwendig ist, können die empfindlichen oder verhärteten Punkte am Abdomen direkt angegangen werden. Gb 34 und Mi 6 sind wichtige Punkte zur Behandlung von Problemen der unteren Extremität. Wenn sie empfindlich oder verhärtet sind, bietet sich die Moxibustion dieser Punkte an, um auf diese Weise die Zirkulation in den Beinen anzuregen (Abb. 79).

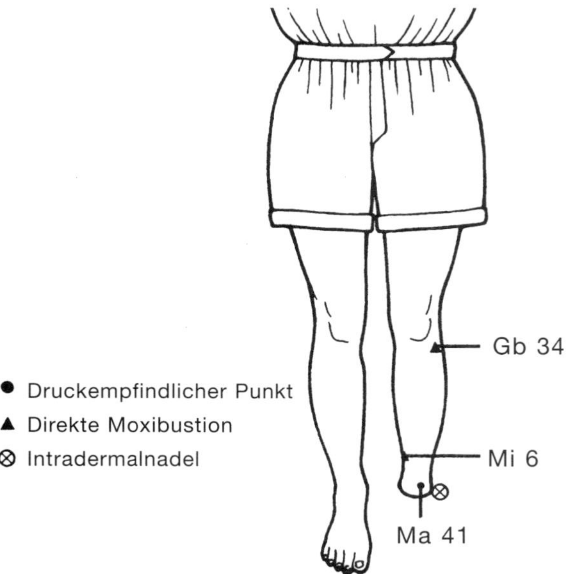

Abb. 79:
Palpatorische Befunde in Fallbeispiel 3

Die Behandlung erfolgte gegen 15.00, am Abend gegen 18.30 rief mich die Patientin an, um zu berichten, dass die Schmerzen weg seien, dass sie ihr Bein strecken und ohne Schmerzen darauf laufen könne. Sie war in solcher Hochstimmung, dass sie einfach anrufen musste.

Weiterführende Betrachtungen: Als die Patientin mir berichtet hatte, dass sie Schmerzen im Bereich des Stumpfes habe, dachte ich natürlich gleich an *Yanagiya*, der bei Beinamputierten auf der Gegenseite behandelte. Doch nachdem ich bei der Untersuchung die Überwärmung des betroffenen Areals festgestellt hatte, machte ich mir klar, dass es sich hier eher um eine Art Arthritis handeln müsse, bei der die untere Extremität im Bereich der Amputation durch die Gehversuche und die wiederholten chirurgischen Eingriffe erheblich gereizt worden war. Außerdem schloss ich aus der Empfindlichkeit des rechten Hypochondriums auf eine ungünstige Beeinflussung der *Leber* durch die im Rahmen der Operationen vorgenommenen Bluttransfusionen. Angesichts dieser Ausgangslage beschloss ich, mich eher auf eine ausgleichende Therapie für den ganzen Körper zu verlegen, anstatt mich nur auf das schmerzhafte Areal zu konzentrieren.
Ich vermied die Nadelung der Stumpfunterseite, da sie beim Gehen beansprucht wurde. Der am dichtesten an der Schmerzlokalisation gelegene Punkt, den ich mit einer Intradermalnadel versorgte, war der Bereich des Malleolus lateralis. Anscheinend hatte auch die Wurzel-Behandlung mit der Tonisierung von *Leber-* und *Nieren*-Meridian und Dispergierung des *Gallenblasen*-Meridians eine günstige Allgemeinwirkung. Bei akut entzündlichen Prozessen kann die Akupunktur manchmal eine ganz erstaunliche Wirkung entfalten, wie auch aus den ersten beiden Fällen deutlich wird. Die Wirkung ist mit derjenigen der Steroide vergleichbar, wobei unerwünschte Nebenwirkungen fehlen.
Folgende Punkte sind zu beachten, um den größten Nutzen aus der entzündungshemmenden Wirkung der Akupunktur ziehen zu können:

- Mit Hilfe der vier Untersuchungsmethoden ist eine exakte Diagnose zu stellen.
- Die Akupunkturpunkte sind genau zu lokalisieren, indem man nach reaktiven Punkten sucht.
- Man sollte nicht zu viele Punkte verwenden, auch die Stimulationsdosis sollte begrenzt bleiben.

Es mag zwar möglich sein, Arthritiden und andere entzündliche Zustände allein durch die Nadelung von empfindlichen Punkten zu therapieren, doch der umfassendere und systematischere Ansatz der Meridiantherapie scheint in der Handhabung und vom Behandlungserfolg her günstiger zu sein.

Fallbeispiel 4

48-jähriger Mann

Hauptbeschwerden: Lumbalgie und Hämaturie.

Vorgeschichte: 1. Operative Entfernung von Blasensteinen; 2. chronische Hepatitis; 3. chronische Pankreatitis; 4. Schleudertrauma; und 5. operative Entfernung eines Nierensteines mit Wundinfekt, der eine Entfernung der linken Niere notwendig machte. In der verbleibenden Niere finden sich nach wie vor Steine, die zu groß sind, um den Ureter zu passieren.

Untersuchung: Blutdruck 140/90 mmHg.

Befragung: Aufgrund seiner Rückenschmerzen fühlt sich der Patient nicht gut. Zudem klagt er häufig über kalte Füße.

Puls: Ein leerer Puls fand sich in *Leber-*, *Nieren-* und *Herz*-Position. Die Yang-Meridiane befanden sich anscheinend alle in Fülle, doch die ausgeprägteste Fülle zeigte sich in *Blasen-*, *Gallenblasen-* und *Magen*-Meridian. Von der Qualität her war der Puls groß, rau und etwas verlangsamt.

Abdomen: Weich unterhalb des Nabels und im Bereich der linken Flanke, druckempfindlich bei KG 12 und Ni 16 auf der linken Seite.

Palpation: Klopfschmerz bei LG 5 und Bl 52 rechts, erhöhte Empfindlichkeit auf der rechten Seite lateral von LG 5, medial von Bl 24 und bei Bl 24.

Muster: Da der Puls keine eindeutige Zuordnung zuließ, untersuchte ich den Rücken und nadelte (einfache Nadelung) Bl 20, Bl 23 und Bl 52 auf der rechten Seite. Bei erneuter Kontrolle des Pulses zeigte sich in der *Lungen-* und *Nieren*-Position die ausgeprägteste Leere. Auf eine *Nieren*-Leere wiesen nicht nur Puls- und abdomineller Befund hin, sondern auch das Symptombild von kalten Füßen, Lumbalgie und Hämaturie.

Behandlung: Der *Nieren*-Meridian wurde über die Nadelung von Ni 7 und Lu 5 tonisiert. Bei der Nadelung von Ni 7 auf der linken Seite wurde das Ankommen des Qi in einer Tiefe (der Nadel) von 2 mm fühlbar, außerdem ließen sich Darmgeräusche vernehmen; daher wurde die Nadel an diesem Punkt belassen. Bei der rechtsseitigen Nadelung von Ni 7 zeigte sich bereits in einer Tiefe von 1 mm ein erhöhter Widerstand, dazu kamen noch deutlicher zu hörende Darmgeräusche, sodass auch hier die Nadel belassen wurde. Nach der Tonisierung von Lu 5 auf der linken Seite begann der Patient einzuschlafen. Nach oberflächlichem Einstich wurden die Nadeln bei Ma 25 und Ma 24 rechts (die Punkte waren bei der kneifenden Palpation empfindlich gewesen) belassen. Bei Ma 21 links führte ich eine Kontaktnadelung durch, auch hier hatte sich eine erhöhte Empfindlichkeit bei kneifender Palpation gezeigt. Bei KG 6 wurde eine Nadel schräg nach kaudal gerichtet eingestochen, da der Punkt das Zentrum des eingesunkenen Bereiches unterhalb des Nabels bildete, dann wurde die Nadel in einer Tiefe von 5 mm gedreht. Hierdurch wurden noch deutlicher vernehmbare Darmgeräusche ausgelöst, sodass auch hier die Nadel kurz belassen wurde. Nach der Behandlung war der Puls in den Positionen, die zuvor eine deutliche Leere gezeigt hatten, etwas kräftiger, doch die allgemeine Pulsqualität hatte sich noch nicht wesentlich verbessert (Abb. 80).

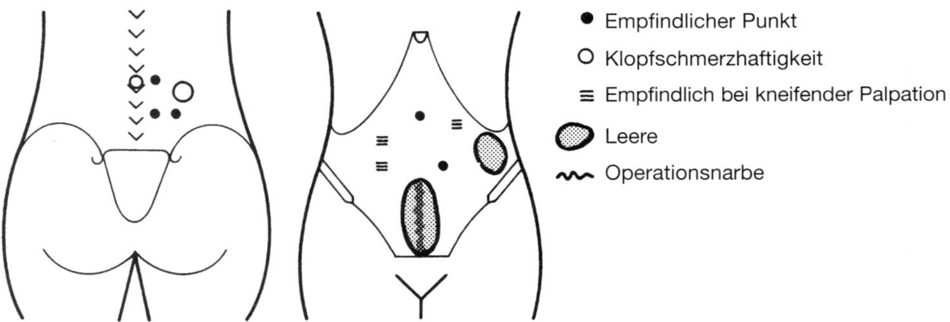

Abb. 80:
Palpatorische Befunde in Fallbeispiel 4

Weiterführende Betrachtungen: Der Puls deutete auf eine Leere von *Leber, Niere* und *Herz* hin, doch nach der Nadelung einiger Punkte am Rücken zeigten die *Nieren*- und die *Lungen*-Position die ausgeprägteste Leere. Angesichts der Symptome und der Pulsbefunde liegt der Schluss nahe, dass es sich von Anfang an um eine *Nieren*-Leere gehandelt haben wird. Man sollte sich davor hüten, bei nicht schlüssigen Befunden der Pulsuntersuchung eine zu rasche Entscheidung hinsichtlich des Basismusters zu treffen. Das Belassen der oberflächlich eingestochenen Nadeln bei Ni 7 und Lu 5 schien in diesem Fall eine außerordentlich positive Wirkung gehabt zu haben. Sobald ich das Ankommen des Qi spürte (im Sinne einer zunehmenden Spannung im Bereich der Nadelspitze), traten deutlich vernehmbare Darmgeräusche auf. Dies ist als Hinweis darauf zu werten, dass das Qi mobilisiert wird und sich am Punkt zu sammeln beginnt. Durch diese wirkungsvolle Tonisierung konnte die Lumbalgie weitgehend gelindert werden. Der Grund für die unzureichende Verbesserung der Pulsqualität ist möglicherweise darin zu suchen, dass ich auf den Yang-Meridianen nicht die richtigen Punkte genadelt hatte. Ich hätte den Puls nach der Tonisierung erneut kontrollieren müssen, um herauszufinden, welcher Yang-Meridian die ausgeprägteste Leere zeigte, um dann diesen Meridian zu dispergieren. Vielleicht hätte ich einige distale Punkte auf dem *Blasen*- und dem *Magen*-Meridian mit einbeziehen sollen.

Fallbeispiel 5

72-jähriger Mann

Hauptbeschwerden: Durch Unkrautjäten vor drei Tagen bedingte schmerzhafte Schwellung des rechten Handgelenks und Schmerzen im Zeigefinger. Bei der schmerzhaften Beugung des Zeigefingers war ein knirschendes Geräusch zu hören, wofür höchstwahrscheinlich eine Tendovaginitis verantwortlich war.

Puls: Deutliche Leere in der *Nieren*-Position, ansonsten keine weiteren Besonderheiten.

Abdomen: Keine Besonderheiten.

Palpation: Verhärtung bei Bl 13 rechts, Empfindlichkeit bei Bl 23 beidseits.

Muster: *Nieren*-Leere.

Behandlung: Die bei Ni 7 und Bl 23 oberflächlich eingestochenen Nadeln wurden belassen, auch Di 11 und Dü11 rechts wurden mit Belassen der Nadel behandelt. Mit einigen kleinen Kegeln wurde bei der Verhärtung am Punkt Bl 13 rechts direkt gemoxt. An einem empfindlichen Punkt unmittelbar distal von Di 6 wurde eine Intradermalnadel gesetzt.
Ni 7 ist der Haupttonisierungspunkt bei *Nieren*-Leere. Bl 23 ist der Zustimmungspunkt für die *Niere*, da er beidseits druckempfindlich war, wurde er unterstützend zur Tonisierung der *Niere* genadelt. Di 11 ist ein bei Gelenkproblemen der oberen Extremität häufig verwendeter Punkt. Bei diesem Patienten betraf die schmerzhafte Schwellung vor allem den Verlauf des *Dickdarm*-Meridians, Di 11 wurde daher auf der betroffenen Seite auch zur Dispergierung der Fülle genadelt. Dü 11 wurde aufgrund seiner Druckempfindlichkeit genadelt, außerdem ist er ein wirksamer Punkt zur Relaxierung im Schulter-Armbereich. Der empfindlichste und schmerzhafteste Punkt im ganzen betroffenen Areal war der Punkt unmittelbar distal von Di 6. Hier wurde eine Intradermalnadel eingesetzt, um mit einer leichten, aber anhaltenden Stimulation die Schmerzen und die Entzündung zu lindern.

Weiterführende Betrachtungen: Nach nur einer Behandlung ging es dem Patienten wieder besser. Mehr habe ich über diesen Fall nicht notiert, es finden sich keinerlei Notizen hinsichtlich der Puls- und abdominellen Befunde, woraus ich schließe, dass sie unauffällig waren. In einfach gelagerten Fällen einer Leere, wie auch dem hier vorgestellten, kann bereits die Nadelung des Haupttonisierungspunktes äußerst wirkungsvoll sein. Lassen wir die hier verwendeten Punkte noch einmal Revue passieren: Mit der Tonisierung von Ni 7 wurde das Qi in *Nieren*- und *Lungen*-Meridian gestärkt, mit der Moxibustion bei Bl 13 wurde das Qi im *Lungen*-

Meridian aufgefüllt, was sich gleichzeitig günstig auf das Qi im *Dickdarm*-Meridian auswirkte, dessen Blockierung ja auch die eigentliche Ursache der Beschwerden gewesen war.

Fallbeispiel 6

34-jährige Frau

Hauptbeschwerden: Versteifung von Schulter, Oberarm und Interskapularregion.

Betrachtung: Schmächtiger Körperbau.

Befragung: Die Patientin hatte sechs Monate zuvor ein Kind bekommen, die Zeit vor der Entbindung war durch eine Schwangerschaftsvergiftung kompliziert gewesen, sodass sie hospitalisiert werden musste.

Puls: Leere in der *Nieren*-Position, ansonsten unauffällig.

Abdomen: Druckempfindlichkeit bei KG 6.

Palpation: Druckempfindlichkeit bei Bl 13, Bl 23, Gb 20 und Gb 21.

Muster: *Nieren*-Leere.

Behandlung: Die oberflächlich bei Ni 7 und Lu 5 eingestochenen Nadeln wurden belassen. Weitere Nadeln wurden an den druckempfindlichen Punkten KG 6, Bl 13, Bl 23 und Gb 21 belassen. Mit einfachem Einstich wurde bei Gb 20 und an zwei direkt oberhalb von Bl 10 liegenden Punkten behandelt. Bei Gb 21 und Dü 11 wurde mit einigen kleinen Kegeln direkt gemoxt. Am Ohrpunkt ‚Vertigo' (auf dem Antitragus, direkt posterior des Asthma-Punktes) wurde eine Intradermalnadel gesetzt.

Weiterführende Betrachtungen: Dies ist ein weiteres Beispiel für Fälle, die mit nur einer einzigen Sitzung weitgehend geheilt werden konnten. Die hier beschriebene Behandlung ist insofern typisch für den von mir praktizierten Ansatz, als eine einfache tonisierende Wurzel-Behandlung mit einer standardmäßigen symptomatischen Behandlung kombiniert wird. Außer den Punkten des *Nieren*- und des *Lungen*-Meridians spielten die meisten Punkte ihre Rolle im Rahmen der symptomatischen Behandlung. Zudem wird an diesem Fall deutlich, wie mit der Einbeziehung einer einfachen tonisierenden Wurzel-Behandlung nach meridiantherapeutischem Ansatz die Wirksamkeit der gesamten Behandlung gesteigert werden kann.

Fallbeispiel 7

30-jähriger Mann

Hauptbeschwerden: Rechtsseitige Lumbalgie, die vor einem Monat spontan begonnen hat. Die Schmerzen treten vor allem bei Bewegung auf. Der Patient hatte das örtliche Krankenhaus aufgesucht und war dort mit Traktion und oralen Analgetika behandelt worden, jedoch ohne nennenswerte Schmerzlinderung.

Untersuchung: Lasègue-Test bei Beugung im rechten Hüftgelenk bei 45 Grad positiv.

Puls: Der Puls deutete auf eine *Leber*-Leere hin. Die Pulsqualität war oberflächlich und saitenförmig.

Abdomen: Erhöhte Spannung eines Areals rechts von KG 12.

Palpation: Erhöhte Druck- und Klopfschmerzhaftigkeit bei M-BW-25=Ex-B-8 (*shi qi zhui xia*) zwischen dem fünften Lendenwirbeldornfortsatz und dem Os sacrum. Außerdem waren Bl 52, Bl 58 und Bl 59 rechts vermehrt empfindlich. Diese Punkte liegen im Verlauf des N. ischiadicus.

Muster: *Leber*-Leere.

Behandlung: Am auf dem Bauch liegenden Patienten wurde M-BW-25 (*shi qi zhui xia*) mit zehn kleinen Moxakegeln direkt gemoxt, fünf kleine Kegel wurden bei Bl 59 rechts platziert. Einfache Nadelung erfolgte bei Bl 52 und Bl 58 und an einem empfindlichen Punkt am rechten M. glutaeus maximus. Danach wurde der Patient aufgefordert, sich nach vorne zu beugen, doch es war keine Besserung der Beweglichkeit eingetreten. Daraufhin bat ich ihn, sich mit leicht angewinkelten Knien auf den Rücken zu legen. Bei Le 8 und Ni 10 wurden die Nadeln auf der rechten Seite oberflächlich eingestochen, um den *Leber*-Meridian zu tonisieren. Besondere Beachtung wurde dem schmerzlosen Einstich gewidmet, da die Haut im Bereich dieser beiden Punkte sehr dünn und empfindlich war. Zusätzlich wurde eine Nadel bei Gb 38 rechts, der druckschmerzhaft und verhärtet war, eingestochen, wobei die Nadel gehoben und gesenkt wurde, um die Fülle in diesem Yang-Meridian zu dispergieren.
Nun bat ich den Patienten erneut, sich nach vorne zu beugen, wobei sich eine deutliche Schmerzlinderung herausstellte. Dennoch klagte er nach wie vor über ein gewisses Unbehagen am medialen Aspekt des rechten Beckenkammes. Die Behandlung wurde mit der einfachen Nadelung eines empfindlichen Punktes am rechten Beckenkamm abgeschlossen.

Weiterführende Betrachtungen: In diesem Fall stellte ich die symptomatische Behandlung voran. Wenn es sich lediglich um eine einfache Meridianpathologie handelt, können die Schmerzen größtenteils durch eine alleinige symptomatische Behandlung gelindert werden. Hier zeigte sich jedoch keinerlei Verbesserung der bewegungsabhängigen Schmerzsymptomatik im Bereich der Lendenwirbelsäule. Die Verbesserung stellte sich jedoch sofort ein, nachdem die Wurzel-Behandlung auf der betroffenen Seite vorgenommen worden war. Vielleicht hatte die Wurzel-Behandlung diese günstige Wirkung, weil die symptomatische Behandlung bereits vorangegangen war. Möglicherweise hätte aber auch die alleinige Wurzel-Behandlung ausgereicht.

Fallbeispiel 8

58-jährige Patientin

Hauptbeschwerden: Herzklopfen, chronische Nacken- und Schulterverspannung und vom Rücken bis nach vorne ausstrahlende, linksseitige thorakale Schmerzen.

Befragung: Da die medizinischen Untersuchungen ohne pathologischen Befund geblieben waren, hatte man die Diagnose einer Dysfunktion des vegetativen Nervensystems gestellt.

Betrachtung: Schmächtiger Körperbau.

Puls: Leere in der *Milz*-Position. Die Pulsqualität war oberflächlich, beinahe überflutend.

Abdomen: Das Abdomen zeigte eine generelle Leere, wobei die Spannung des M. rectus abdominis erhöht war. Der periumbilikale Bereich war besonders weich, eine gewisse Verhärtung fand sich bei KG 14.

Palpation: Erhöhte Empfindlichkeit bei KG 17, Ni 24 und Bl 14. Ein druckempfindlicher Punkt konnte lateral von Mi 17 im fünften Interkostalraum links identifiziert werden. LG 11 war deutlich klopfschmerzhaft.

Muster: *Milz*-Leere.

Behandlung: Die oberflächlich bei Mi 3 (beidseits) eingestochenen Nadeln wurden belassen. Weitere Nadeln wurden an den empfindlichen Punkten Ni 24 und Bl 14 auf der linken Seite eingestochen. An verhärteten Punkten in der Nachbarschaft von Gb 20 und Gb 21 wurden die Nadeln oberflächlich eingestochen und für kurze Zeit belassen. Direkte Moxa mit je drei kleinen Moxakegeln wurde bei KG 17 und

bei Dü 11 und Bl 14 auf der linken Seite appliziert. An dem empfindlichen Punkt lateral von Mi 17 wurde eine Intradermalnadel eingesetzt.
Mi 3 ist der Haupttonisierungspunkt bei *Milz*-Leere. Ni 24 und Bl 14 auf der linken Seite wurden als lokale druckempfindliche Punkte zur Linderung der thorakalen Schmerzen genadelt. Gb 20 und Gb 21 sind die wichtigsten Punkte, um die Spannung in der Nacken- und Schulterregion zu reduzieren. KG 17 ist der Alarmpunkt des *Perikard*-Meridians. Er wird gerne bei Störungen im Bereich des Thorax und bei psychosomatischen Problemen verwendet. Aufgrund des oberflächlichen Pulses musste die Stimulationsdosis der Nadelung auf ein Minimum reduziert bleiben. Daher wurden die weiteren Punkte mit Moxa behandelt. Dü 11 wird bei Problemen der oberen Extremität und des Thoraxbereiches häufig druckempfindlich. Die erhöhte Empfindlichkeit von Dü 11 auf der linken Seite, aber auch von KG 17 und Bl 14, deutet darauf hin, dass die Verspannung der Schulterregion mit einer Dysbalance des *Perikard*-Meridians in Zusammenhang steht. Bei Bl 14 wurde zur Verstärkung der tonisierenden Wirkung Moxa appliziert.
Bei thorakalen Schmerzen oder Beschwerden findet man häufig einen deutlich empfindlichen Punkt in der Achselgegend. Der Punkt befindet sich vor der vorderen Axillarlinie und etwas ober- oder unterhalb des Brustwarzenniveaus. Normalerweise liegt er im Verlauf des *Milz*-Meridians, seine wichtigsten Indikationen sind Schmerzen im Thorax- und Flankenbereich, Husten und kardiale Probleme. Wegen der hohen Empfindlichkeit dieses Areals wird der Punkt nur mit einer Intradermalnadel behandelt.

Weiterführende Betrachtungen: Zu Anfang der folgenden Sitzungen wurde jeweils die Tonisierung von Pe 7 vorangestellt, ansonsten blieb die Behandlung unverändert. Das Belassen der oberflächlichen Nadeln bei Mi 3 und Pe 7, den Tonisierungspunkten für die Milz, hatte eine äußerst günstige Wirkung auf verschiedenste Symptome der Patientin: Appetitlosigkeit, Gewichtsverlust, Herzklopfen, Thoraxschmerzen und Schulter- und Nackenverspannung. Nach drei Behandlungen waren sämtliche Symptome gebessert. Die bei Bl 14 auf der linken Seite 1 bis 2 mm tief eingestochene Nadel verursachte eine Ausstrahlung bis in die Brust und spielte anscheinend eine große Rolle bei der Linderung der thorakalen Schmerzen. Einerseits ist Bl 14 nur ein lokaler Punkt, andererseits aber auch der Zustimmungspunkt des *Perikard*-Meridians, sodass die Behandlung dieses Punktes sowohl für die Wurzel- als auch für die symptomatische Behandlung von großer Bedeutung war. Die Patientin kommt noch regelmäßig zu präventiven Behandlungen, wodurch die Symptomatik unter Kontrolle gehalten werden kann.

Fallbeispiel 9

55-jähriger Mann

Hauptbeschwerden: Seit sechs Monaten anhaltende Pollakisurie.

Befragung: Direkt nach dem Aufstehen musste der Mann etwa zehnmal pro Stunde Wasser lassen. Im Verlauf des weiteren Tages reduzierte sich dies auf einmal pro Stunde. Nach dem Wasserlassen hatte er stets das Gefühl, als ob die Blase nicht vollkommen entleert sei, über Dysurie klagte er jedoch nicht. Die im Krankenhaus durchgeführten Untersuchungen hatten keine Auffälligkeiten ergeben. Der Patient berichtete über Hitzegefühl im Kopf und Kälte in den unteren Extremitäten, manchmal habe er auch Rückenschmerzen im Lendenwirbelsäulenbereich. Palpitationen bestanden keine, der Appetit war normal.

Betrachtung: Gerötetes Gesicht mit einem Einschlag ins Dunkelblau. Die Augenlider waren leicht geschwollen.

Hören: Die Sprache erschien etwas unklar.

Puls: Keine eindeutigen Unterschiede zwischen den verschiedenen Pulspositionen, aber vermutlich eine schwach ausgeprägte Leere in *Lungen*- und *Nieren*-Position. Von der Qualität her war der Puls groß und überflutend.

Abdomen: Das Abdomen zeigte allgemein die normale Elastizität, doch der Bereich um KG 4 war etwas weicher, und der Bereich oberhalb von KG 6 war vermehrt empfindlich und etwas verhärtet. Zudem hatte die Haut im *Nieren*-Areal, verglichen mit der Umgebung, etwas weniger Glanz.

Palpation: Bl 23 und Bl 32 waren auf der linken Seite vermehrt empfindlich, M-BW-25 = Ex-B-8 (*shi qi zhui xia*) war klopfschmerzhaft.

Muster: *Nieren*-Leere.

Erste Behandlung: Bei Ni 7 und Lu 5 wurden die oberflächlich eingestochenen Nadeln belassen, ebenso an den vermehrt empfindlichen Punkten Bl 23 und Bl 32 links. Die einfache Nadelung wurde bei Ni 12 vorgenommen. Zusätzlich wurde bei Bl 53 eine Nadel bis zu einer Tiefe von 4 *cùn* eingeführt. Bei M-BW-25 (*shi qi zhui xia*) wurde mit fünf kleinen Moxakegeln direkt gemoxt.
Ni 7 und Lu 5 sind die Haupttonisierungspunkte bei *Nieren*-Leere. Bl 23 ist der Zustimmungspunkt des *Nieren*-Meridians, Bl 32 liegt medial von Bl 28, dem Zustimmungspunkt des *Blasen*-Meridians. Bei Leere des *Nieren*-Meridians ist der Bereich um diese Punkte herum häufig vermehrt empfindlich oder verhärtet. In

diesem Fall waren die Punkte nur auf der linken Seite auffällig, sodass auch nur links genadelt wurde. Ni 12 ist bekannt für seine Wirksamkeit bei gehäuftem Wasserlassen. Um diesen Punkt richtig einzusetzen, ist ein dünnes, gespanntes oder verhärtetes Band ungefähr einen Querfinger lateral von KG 3 zu lokalisieren, die Nadel wird dann bis zu einer Tiefe von etwa 0,5 *cùn* eingeführt. Wenn man Ni 12 richtig genadelt hat, breitet sich das Nadelgefühl bis zum Ureter und dem Blasendach aus. Bl 53 ist ein gängiger Punkt bei Störungen im Urogenitalsystem, die tiefe Nadelung von Bl 53 wende ich vor allem bei Problemen im Urogenitaltrakt des Mannes an, so z. B. bei Impotenz und Prostatitis. Eine besonders lange Nadel wird 3 bis 4 *cùn* tief eingestochen, sodass sich das Nadelgefühl bis in die Genitalregion das Perineum oder die Leiste ausbreitet. M-BW-25 verwende ich häufig bei Schmerzen im Lendenwirbelsäulenbereich, doch manchmal zeigt dieser Punkt auch bei Erkrankungen der Beckenorgane eine erhöhte Empfindlichkeit. Die Moxibustion dieses Punktes ist dazu geeignet, die Zirkulation im Beckenbereich anzuregen und die Wirkung der Akupunkturbehandlung zu potenzieren.

Zweite Behandlung: Der Patient erschien zwei Tage später zur nächsten Behandlung. Die Symptomatik war komplett verschwunden. Er war höchst erstaunt darüber, dass die Akupunktur in der Lage gewesen war, seine seit sechs Monaten bestehenden Beschwerden zu beseitigen. Der Puls zeigte nun eine Leere der *Lungen-* und *Milz*-Position, zudem war er etwas dünner als zuvor. Die Verhärtung bei KG 6 war etwas nachgiebiger geworden. Obwohl der Puls auf eine *Lungen*-Leere hinwies, behandelte ich den Patienten aufgrund des abdominellen Befundes und der bemerkenswerten Wirksamkeit der ersten Behandlung wiederum, wie zuvor beschrieben, auf *Nieren*-Leere.

Weiterführende Betrachtungen: Die Redewendungen „den Puls fallen lassen und das Abdomen wählen" bzw. „das Abdomen fallen lassen und den Puls wählen" werden im Sinne der Beschreibung des Basismusters benutzt. Sie werden vor allem im Rahmen der Kräutertherapie verwendet, wenn Puls- und abdominelle Befund einander widersprechen, sodass man sich für einen von beiden entscheiden muss. In der Akupunktur kommen sie ebenfalls zur Anwendung. Im Idealfall wird das Basismuster nach dem Pulsbefund bestimmt. Wenn die Pulsdiagnose vollkommen verlässlich wäre, bräuchte man keine anderen Untersuchungsverfahren. Zwar ist die Pulsdiagnose in der Regel das zentrale Untersuchungsverfahren, doch stets müssen andere Befunde zur Untermauerung der Diagnose mit einbezogen werden. Aus unterschiedlichen Gründen lässt sich das Muster manchmal nicht anhand des Pulsbefundes festlegen. In einigen Fällen, wie auch hier beschrieben, wird das Abdomen zum entscheidenden Kriterium in der Bestimmung des Musters. In anderen Fällen ist der Puls zu schwach, sodass er nicht deutlich genug zu fühlen ist, auch hier müssen andere Befunde und Symptome zur Bestimmung des Musters mit einbezogen werden.

Fallbeispiel 10

49-jährige Frau

Hauptbeschwerden: Seit drei Jahren bestehende Schmerzen im Lendenwirbelsäulenbereich.

Befragung: Beim morgendlichen Aufstehen waren die Schmerzen am schlimmsten, sie besserten sich nach etwas Bewegung, verschlechterten sich jedoch bei der Arbeit wieder. An besonders schlechten Tagen hielten die Schmerzen auch die ganze Nacht über an. Darüber hinaus klagte die Patientin über Schulter- und Nackensteifigkeit. Nach Aussagen der Ärzte des Bezirkskrankenhauses bestanden keine Deformitäten der Lendenwirbelsäule, auch die Rheumafaktoren waren negativ. Daher wurde die Diagnose einer idiopathischen Neuritis gestellt.

Untersuchung: Lasègue-, Patrick's-, Femoralnervendehnungs- und Babinski-Test waren alle negativ. Auch palpatorisch fand sich keine grobe Deformität der Lendenwirbelsäule.

Puls: Die Pulsbefunde waren unklar, am ehesten handelte sich um eine *Nieren-* oder *Leber*-Leere, da *Lungen-*, *Nieren-* und *Leber*-Position schwach waren. Der Puls war tief, langsam und leer.

Abdomen: Das Abdomen war insgesamt weich, im Bereich von Ma 25 links fand sich jedoch eine gewisse Verhärtung mit Pulsation. Auch der Unterbauch war etwas stärker gespannt, zudem klagte die Patientin über Blähungen des Unterbauches, die mit der Zunahme der Rückenschmerzen korrelierten.

Palpation: Die Muskulatur der Lumbalregion war verspannt und sehr straff. Bei Bl 52 fand sich eine vermehrte Empfindlichkeit und Verhärtung, ebenso am Oberrand des Beckenkammes und unterhalb des Beckenkammes auf der linken Seite. Im Verlauf des N. ischiadicus war keine vermehrte Empfindlichkeit oder Verhärtung festzustellen. Verhärtet waren dagegen der Bereich von Bl 15 links, und Gb 20 und 21 beidseits.

Muster: Zu Anfang ließ sich das Muster nicht eindeutig festlegen, sodass mit einer ausschließlich symptomatischen Behandlung begonnen wurde.

Behandlung: Mit Belassen der Nadel wurden Bl 52, die empfindlichen Punkte oberhalb der Beckenkämme und derjenige unterhalb des linken Beckenkammes behandelt. Außerdem wurden Nadeln bei Gb 20 und Gb 21 belassen. Mit je fünf kleinen Moxakegeln wurde bei Bl 15 links, Bl 52 und an zwei empfindlichen Punkten oberhalb der Beckenkämme gemoxt. Bl 52 wird bei Schmerzen der

Lendenwirbelsäule sehr häufig verwendet, zumal wenn der Punkt sich als empfindlich oder verhärtet erweist. Der empfindliche Punkt unterhalb des linken Beckenkammes wurde als lokaler oder *ashi*-Punkt genadelt. Gb 20 und Gb 21 sind gängige Punkte zur Behandlung bei Schulter- und Nackenverspannungen. Die Nadelung verhärteter Punkte dient hier zur Reduzierung der Steifigkeit in der Schulter- und Nackenregion. Die Moxibustion von Bl 15 bietet eine wirksame Entspannung der Interskapularregion. In diesem Fall wurde linksseitig direkte Moxa appliziert.
Zusätzlich wurde bei Bl 52 beidseits gemoxt, da die gesamte Lumbalregion sehr straff war, wobei die deutlichste Spannung im Bereich von Bl 52 zu tasten war. Bei allen Patienten mit Schmerzen im Lendenwirbelsäulenbereich suche ich nach verhärteten Punkten am Oberrand des Beckenkammes (dem Ursprung des M. quadratus lumborum). In akuten Fällen erbringt das Einstechen einer Nadel an der Stelle der größten Sensibilität eine sofortige Linderung. In chronischen Fällen, wenn sich bereits Verhärtungen und straffe Bänder finden, ist die Moxibustion zur Muskelentspannung besser geeignet als die Akupunktur.
Puls und Abdomen wurden nach der symptomatischen Behandlung noch einmal untersucht, nun fand sich eine deutliche Leere in der *Nieren*- und *Leber*-Position. Die vermehrte Spannung im Unterbauch war verschwunden, doch bei festem Druck war die Pulsation bei Ma 25 nach wie vor zu fühlen. Als Basismuster konnte jetzt also eine *Leber*-Leere identifiziert werden, sodass Nadeln bei Le 8 und Ni 10 belassen wurden.
Le 8 und Ni 10 sind die Haupttonisierungspunkte bei *Leber*-Leere. Da Ma 25 linksseitig verhärtet war, wurde der Punkt direkt behandelt, um den Zustand des Abdomens zu verbessern. Zudem wurden weitere empfindliche Punkte im Bereich der Knie und Ellbogen aufgesucht und behandelt, da die Patientin an einer unspezifischen Arthritis zu leiden schien. Empfindliche Punkte fanden sich hier am medialen Unterrand der Patella und am medialen Rand des Epicondylus humeri.

Weiterführende Betrachtungen: Wie ich bereits zuvor erwähnt hatte, können Störungen des Bewegungsapparates auch ohne Hilfe der Meridiantherapie behandelt werden. Die symptomatische Behandlung mittels Nadelung lokal empfindlicher Punkte kann zu einer Verbesserung des Gesamtbildes führen. Es mag paradox erscheinen, dass die lokal orientierte Behandlung eine allgemeine Besserung herbeiführen soll, doch genau das ist anzustreben. Dieser Fall macht deutlich, dass man niemals eine angemessene lokale Behandlung vernachlässigen sollte. Das einzige Problem der symptomatischen Behandlung besteht im Grunde darin, dass ein Therapeut, der sich zu sehr und ausschließlich mit den Lokalbefunden und Symptomen befasst, das Gesamtbild mit ziemlicher Sicherheit aus den Augen verlieren wird. Stets sollten wir uns vor Augen halten, dass die Wurzel wichtiger ist als die Äste, und dass, wo immer möglich, das mittels Puls- und Abdomenuntersuchung identifizierte Leere- und Fülle-Muster in der Behandlung an erster Stelle stehen sollte.

Fallbeispiel 11

49-jährige Frau

Hauptbeschwerden: Schwindel.

Betrachtung: Die Patientin war etwas stämmig gebaut, ihre Haut war weich und dünn.

Befragung: Die als Lehrerin tätige Patientin hatte am Abend zuvor mit ihrem Rektor bis spät in die Nacht gearbeitet, was sicherlich eine gewisse Belastung bedeutet haben musste. Am nächsten Tag war ihr während des Unterrichts schwindlig und übel geworden, sodass sie sofort zur Behandlung gekommen war. Die Patientin hatte in der Vergangenheit mehrfach Akupunkturbehandlungen erhalten und schätzte diese Methode. Zusätzlich zu dem erwähnten Schwindel klagte sie über Tinnitus, außerdem war ihr Hörvermögen so weit eingeschränkt, dass sie das Geräusch der dicht neben ihrem Ohr aneinandergeriebenen Finger nicht hören konnte. Sie berichtete, dass sie manchmal unter nächtlichen Wadenkrämpfen litt.

Puls: Leere in *Leber*- und *Nieren*-Position, Fülle in der *Gallenblasen*-Position. Auch in der *Blasen*-Position fand sich eine leicht ausgeprägte Fülle.

Abdomen: Keine Besonderheiten.

Palpation: Ein Punkt neben Le 8 auf der rechten Seite war deutlich empfindlich. Er befand sich etwa 5 mm vor der Standardlokalisation von Le 8, also bei gebeugtem Knie auf dem M. sartorius. Eine weitere vermehrt empfindliche Stelle fand sich bei Gb 38 (bds.), zudem waren Gb 20, Gb 21 und Bl 10 verhärtet und empfindlich.

Muster: *Leber*-Leere.

Behandlung: Nachdem das Ankommen des Qi deutlich zu spüren gewesen war, wurden die oberflächlich bei Le 8 (bzw. der Alternativlokalisation 5 mm vor der Standardlokalisation) und Ni 10 rechts eingestochenen Nadeln belassen, um den *Leber*-Meridian zu tonisieren. Zur symptomatischen Behandlung wurden Nadeln bei LG 22 und dem ‚Vertigo'-Punkt des Ohres belassen. Bei erneuter Überprüfung des Pulses erschien der Puls in der *Nieren*- und *Leber*-Position etwas kräftiger. Die Patientin sagte selbst, dass sie sich langsam etwas besser fühle. Zur Behandlung der Fülle im *Gallenblasen*-Meridian wurde der empfindliche Punkt bei Gb 38 beidseits dispergierend genadelt. Die Nadeln bei Le 8 und Ni 10 wurden, nachdem sie leicht gedreht worden waren, entfernt, wobei deutliche Darmgeräusche zu hören waren. Als zusätzliche symptomatische Behandlung zur Entspannung der Schulter- und Nackenregion wurden oberflächlich bei Gb 21, Gb 20 und Bl 10 eingestochene Nadeln belassen. Der Schwindel ließ sich so mit einer Behandlung beheben, wobei die Patientin noch zu zwei Nachbehandlungen einbestellt wurde.

Weiterführende Betrachtungen: Im vorliegenden Fall schien die Nadelung von Le 8 auf der rechten Seite die größte Wirkung auf den Schwindel und die Übelkeit gehabt zu haben. Zur Tonisierung wurde insofern nicht die Standardlokalisation gewählt, als ein mehr zum Muskel hin gelegener Punkt genadelt wurde, doch häufig erweist es sich als wirksamer, den reaktiven Punkt zu verwenden. Manche Therapeuten vertreten den Standpunkt, dass Reaktionen wie Verhärtungen oder vermehrte Empfindlichkeit nicht an den Fünf-Wandlungsphasen-Punkten der Yin-Meridiane zu finden sind, doch bei sorgfältiger Palpation ergibt sich häufig das Gegenteil. Die Entscheidung, welcher Punkt – der Standardpunkt oder der reaktive Punkt – in der Wurzel-Behandlung die größere Wirkung entfalten wird, fällt schwer. Nach meiner persönlichen Erfahrung ist der reaktive Punkt in der Regel auch der wirksamere. Aus diesem Grunde ist es auch so wichtig, sich für die Punktlokalisation ausreichend Zeit zu nehmen, um etwaige Veränderungen in der unmittelbaren Umgebung des Standardpunktes aufzuspüren.

Fallbeispiel 12

54-jähriger Mann

Hauptbeschwerden: Stark schmerzhafte Stomatitis aphtosa im Mund und an der Zunge, Nacken- und Schultersteifigkeit, Rückenschmerzen.

Befragung: Seit der Operation eines Magengeschwürs vor zwei Jahren litt der Patient an der aphtösen Stomatitis. Trotz normalen Appetits hatte er deutlich abgenommen, da das Essen starke Schmerzen bereitete. Im Krankenhaus war er mit Injektionen und Medikamenten behandelt worden, was jedoch kaum eine Besserung erbracht hatte.

Betrachtung: Ein großes Geschwür befand sich an der Innenseite der rechten Wange, fünf kleinere an der Zunge. Die Halslymphknoten waren etwas geschwollen.

Puls: Eine deutliche Leere zeigte sich in der *Lungen*-Position. Die Pulsqualität war gespannt.

Abdomen: Das gesamte Abdomen war ober- und unterhalb des Nabels eingesunken, die Elastizität deutlich vermindert.

Palpation: Vermehrte Empfindlichkeit fand sich bei Ma 21, Gb 20 und Gb 21 waren empfindlich und verhärtet. Eine deutlich vermehrte Spannung fand sich bei Bl 43, empfindlich war auch Bl 20.

Muster: *Lungen*-Leere.

Erste Behandlung (10. April): Die oberflächlich bei Lu 9 und Mi 3 eingestochenen Nadeln wurden belassen, ebenso bei Di 11, Ma 21, Gb 20, Gb 21, Bl 43 und Bl 20. Nach dem Entfernen der Nadel wurde bei Bl 20 beidseits mit je fünf kleinen Moxakegeln gemoxt. Einige Lokalisationen mit geschwollenen Lymphknoten wurden ebenfalls ganz oberflächlich genadelt.
Lu 9 und Mi 3 sind die wichtigsten Tonisierungspunkte bei *Lungen*-Leere. Di 11 ist der Erde-Punkt des *Dickdarm*-Meridians, mit der oberflächlichen Nadelung dieses Punktes wird der Meridian tonisiert. Die bei Ma 21 beidseits gefundenen empfindlichen Stellen wurden direkt behandelt, um auf das Abdomen Einfluss zu nehmen. Gb 20 und Gb 21 werden bei Nacken- und Schulterverspannungen häufig gemeinsam genadelt. Bl 43 ist ein gängiger Punkt zur Behandlung von erhöhter Muskelspannung in der Interskapularregion. Bl 43 ist darüber hinaus bekannt dafür, die Funktion von *Lunge* und *Milz* günstig zu beeinflussen und insgesamt die Vitalität anzuregen. Bl 20 ist der Zustimmungspunkt des *Milz*-Meridians. Mit der Nadelung dieses Punktes werden die *Milz* gestärkt und der Rücken entspannt. Zur Steigerung der tonisierenden Wirkung wurde Bl 20 im Anschluss an die Nadelung noch mit Moxa behandelt. Mit der oberflächlichen Nadelung über geschwollenen Lymphknoten kann man die dort bestehende Qi-Fülle ableiten, was häufig eine abschwellende Wirkung hat. Die Stomatitis aphtosa ist generell mit einer Schwellung der submandibulären Lymphknoten vergesellschaftet.

Zweite Behandlung (14. April): Seit der ersten Behandlung war keinerlei Veränderung der Symptomatik zu beobachten gewesen. Puls und Abdomen waren unverändert. In den Grundzügen wiederholte ich die Behandlung vom ersten Mal. Zusätzlich stach ich mit einer chinesischen Nadel direkt in den Bereich der aphtösen Stomatitis.

Dritte Behandlung (17. April): Der ursprünglich stomatös veränderte Bereich war kleiner geworden, doch an der Zungenunterseite hatte sich ein neues großes Geschwür gebildet. Der Puls deutete auf eine *Leber*-Leere hin, sodass Le 8 und Ni 10 tonisiert wurden. Da sich KG 12 vermehrt empfindlich zeigte, wurde hier eine Intradermalnadel eingesetzt. Wieder wurden die Geschwüre mit einer chinesischen Nadel angestochen, sodass sie leicht bluteten. Das wiederholte Picken im Bereich der Ulzerationen hat sich als eine wirksame Behandlung bei Stomatitis aphtosa erwiesen. Zwar kann es hier zu einer leichten Blutung kommen, wobei gerade sie eine Linderung bewirkt.

Vierte Behandlung (25. April): Die ursprünglichen Geschwüre waren weitgehend abgeheilt, das neu aufgetretene Geschwür war deutlich kleiner geworden. Auch die durch die Geschwüre bedingten Schmerzen hatten deutlich abgenommen, sodass der Patient wieder besser essen konnte. Als Muster war nach wie vor eine *Leber*-Leere zu identifizieren, sodass die Behandlung vom vorigen Male wiederholt wurde.

Fünfte Behandlung (2. Mai): Die Geschwüre waren so weit abgeheilt, dass sie kaum noch zu sehen waren. Auch die Schwellung der Halslymphknoten war deutlich zurückgegangen. Der Patient klagte jetzt über Schwindel beim Aufstehen. Nach wie vor handelte es sich um ein *Leber*-Leere-Muster, sodass weitgehend die Behandlung vom vorigen Mal übernommen wurde.

Sechste Behandlung (8. Mai): Der Patient hatte sich einer zahnärztlichen Behandlung unterziehen müssen, was zur Bildung eines neuen aphtösen Geschwüres im Mund geführt hatte. Er schien langsam etwas an Gewicht zuzulegen, klagte jetzt jedoch über Brennen über dem Herzen. Der Puls deutete auf eine *Lungen*-Leere hin. Das Abdomen fühlte sich insgesamt etwas fester an, doch Ma 20 war auf der rechten Seite vermehrt empfindlich. Lu 9 und Mi 3 wurden tonisiert, auf dem *Magen*-Meridian wurden einige empfindliche Punkte genadelt. Bei Ma 20 rechts wurde eine Intradermalnadel eingesetzt. Ansonsten glich diese Behandlung weitgehend der vorangegangenen einschließlich des Pickens der Geschwüre mit der chinesischen Nadel.

Weiterführende Beobachtungen: In diesem Fall einer chronischen aphtösen Stomatitis mit schmerzbedingtem Gewichtsverlust konnten die Geschwüre in ungefähr einem Monat zur Abheilung gebracht werden. Erst nach der zweiten Behandlung zeigte sich eine gewisse Besserung, doch dann ging der Heilungsprozess rasch voran. Obwohl sich einige Geschwüre neu bildeten, so waren sie nicht so schlimm wie vor der Behandlung. Nach meinem Gefühl war die Wurzel-Behandlung hier von großer Bedeutung, um die Wirksamkeit der Lymphknotennadelung und des Anstechens der Geschwüre zu verstärken. Generell ist es als günstiges Zeichen anzusehen, wenn das Abdomen fester wird, da dann die Behandlung sozusagen auf der Kernebene zu greifen beginnt.
Der Patient kam noch für ein Jahr wöchentlich zur Behandlung, wobei er beständig an Gewicht zunahm. Die Geschwüre waren nach der zehnten Behandlung erst einmal verschwunden, kehrten jedoch ab und zu wieder. Unter der Akupunkturbehandlung heilten sie jedoch stets sehr rasch ab. Nach der fünfundvierzigsten Behandlung waren die Geschwüre vollkommen verschwunden und kehrten auch nicht wieder. Nichtsdestotrotz kommt der Patient noch regelmäßig zu einer das Verdauungssystem kräftigenden Behandlung.

Fallbeispiel 13

39-jähriger Mann

Hauptbeschwerden: Diarrhö und Unterbauchschmerzen.

Befragung: Der Patient litt seit mehreren Wochen an einer rezidivierenden Diarrhö, seit einem Tag war diese nun auch von Unterbauchschmerzen begleitet.

Betrachten: Schmaler Körperbau, blasses Gesicht, raue Haut.

Hören: Leise Stimme.

Puls: Der Puls war in der *Lungen*- und *Milz*-Position schwach und in der *Leber*-Position voll. Die Pulsqualität war tief, langsam und etwas gespannt.

Abdomen: Der M. rectus abdominis war leicht gespannt, der Bereich um den Nabel vermehrt empfindlich, vor allem KG 9 und Ma 25 rechts.

Palpation: Vermehrte Empfindlichkeit mit Verhärtung bei Bl 52, ohne Verhärtung bei Bl 32.

Muster: *Lungen*-Leere.

Behandlung: Bei Lu 7 und Mi 3 wurden oberflächlich eingestochene Nadeln zur Tonisierung des *Lungen*-Meridians belassen. Des Weiteren wurden an empfindlichen Punkten in der Nachbarschaft von Mi 9 Nadeln oberflächlich eingestochen und belassen. Mit dieser Art der Tonisierung von Mi 9 (dem Wasser-Punkt des *Milz*-Meridians) verhinderten wir eine übermäßige Kontrolle der Wandlungsphase Wasser durch die Wandlungsphase Erde. Weitere Nadeln wurden bei KG 9 und KG 12 belassen. KG 9 liegt innerhalb des abdominellen diagnostischen Areals der *Milz*, der Punkt wird häufig bei Störungen der Urinausscheidung und der Verdauung verwendet. KG 12 ist als Meisterpunkt der Yang-Organe dazu geeignet, die abdominellen Schmerzen zu lindern. Zusätzlich wurden bei einer Verhärtung am Punkt Bl 52 und am vermehrt empfindlichen Punkt Bl 32 Nadeln belassen. Außerdem wurden je 10 kleine Moxakegel bei KG 9 und Bl 52 appliziert. Mit der Moxibustion dieser beiden Punkte werden *Milz* und *Niere* gewärmt, der Wassermetabolismus gefördert und die Diarrhö eingedämmt.

Weiterführende Betrachtungen: Die Unterbauchschmerzen konnten bereits mit der ersten Sitzung gelindert werden, die Diarrhö sistierte nach einigen Tagen. Obwohl hier eine offensichtliche Leere in drei Meridianen (aufeinander folgend: *Milz*, *Lunge* und *Niere*) vorlag, konnten mit einer Wurzel-Behandlung nur des in der

Mitte liegenden Meridians (*Lungen*-Leere) der Puls wieder ins Gleichgewicht gebracht und die *Leber*-Fülle reduziert werden. Als allgemeine symptomatische Behandlung bei Diarrhö hat sich die Moxibustion von empfindlichen Punkten auf dem Konzeptionsgefäß und entlang des *Blasen*-Meridians in der Lumbalregion als äußerst wirksam erwiesen; gemeinsam mit einer wirksamen Wurzel-Behandlung ergibt sich hieraus eine höchst erfolgversprechende Kombination.

Fallbeispiel 14

40-jähriger Mann

Hauptbeschwerden: Der Patient ist erkältet und leidet unter starker Schleimproduktion der Nase und unter Kopfschmerzen.

Befragung: Zusätzlich klagt der Patient über schmerzhafte Schulter- und Nackensteifigkeit, am linken Ellbogen verspürte er beim Golfspielen im Bereich von Di 11 eine zunehmende Verspannung. Einen Tag nach dem Golfspielen fühlte er sich stets sehr müde. Vor zwei Jahren hatte er ein Schleudertrauma erlitten.

Untersuchung: Der Kompressionstest für eine Nerveneinengung im Bereich der Halswirbelsäule war positiv. Im linken Schultergelenk bestand eine gewisse motorische Einschränkung. Die Körpertemperatur betrug 36,6 Grad Celsius.

Puls: Der Puls war in der *Lungen*- und *Milz*-Position schwach, die Pulsqualität oberflächlich, schnell und saitenförmig.

Abdomen: Lu 1 war etwas empfindlich, eine leicht erhöhte Spannung fand sich bei KG 12.

Palpation: Vermehrte Spannung und Empfindlichkeit fand sich bei Bl 10, Gb 20 und Gb 21. Außerdem waren LG 22, Ni 27 und ein Punkt lateral von Mi 17 in der linken Axilla empfindlich, eine Verhärtung fand sich bei Dü 11.

Muster: *Lungen*-Leere.

Erste Behandlung (8. Januar): Mittels oberflächlicher Nadelung bei Lu 9 und Mi 3 wurde der *Lungen*-Meridian tonisiert. Weiterhin wurden an folgenden Punkten oberflächlich eingestochene Nadeln belassen: Ohrpunkt ‚Vertigo', LG 22, Ni 27 und KG 12. Der Ohrpunkt ‚Vertigo' ist gleichermaßen bei Kopfschmerzen und Schwindel wirksam. Die Nadelung des empfindlichen Punktes bei LG 22 wirkte ebenfalls kopfschmerzlindernd, der Patient berichtete, dass seine Kopfschmerzen verschwunden seien. Als Nächstes wurde an dem empfindlichen Punkt im

Bereich der linken Axilla eine Intradermalnadel eingesetzt. Das Einsetzen einer Intradermalnadel in diesem Bereich hat günstige Wirkungen bei Thoraxschmerzen, Erkältung und Husten. LG 23 wurde mit fünf kleinen Moxakegeln direkt gemoxt. Erfahrungsgemäß kann man hiermit eine übermäßig gesteigerte Nasensekretion eindämmen. Ganz oberflächlich eingestochene Nadeln wurden an den Punkten Bl 10, Gb 20 und Gb 21 belassen, die alle für die Relaxierung der Nacken- und Schulterregion von Bedeutung sind. Die einfache Nadelung wurde bei Dü 11 und Lu 1 im Sinne einer lokalen Schulter-Armbehandlung vorgenommen. Die Nadelung von Lu 1 dient auch zur Tonisierung des *Lungen*-Meridians. Den Abschluss der Behandlung bildete die Applikation von fünfzehn Moxakegeln mittlerer Größe bei LG 14, was sich im Frühstadium einer Erkältung als besonders wirksam erwiesen hat.

Zweite Behandlung (22. Februar): Die Kopfschmerzen waren dauerhaft beseitigt, die Schmerzen im linken Arm waren deutlich gelindert. Die Schulter- und Nackenregion war nach wie vor etwas verspannt. Der Epicondylus humeri des linken Ellbogens war druckempfindlich. Immer noch deutete der Puls auf eine *Lungen*-Leere hin, doch er war nicht mehr oberflächlich oder schnell, das Abdomen war unauffällig. Tonisierend wurde nur bei Lu 9 behandelt, was zur Balancierung des Pulses ausreichte. Wie bei der ersten Behandlung wurden die Nadeln an den empfindlichen Schulter- und Nackenpunkten oberflächlich eingestochen und belassen. Der druckempfindliche Punkt am Epicondylus humeri links wurde mit einfacher Nadelung behandelt, bei Dü 11 links wurde eine Intradermalnadel eingesetzt.

Weiterführende Betrachtungen: Für die Kopfschmerzen schien nicht nur die Erkältung verantwortlich gewesen zu sein. Eine weitere Ursache war sicherlich die Schulter- und Nackenverspannung, die durch die Erkältung noch verschlimmert wurde. Der Puls des Patienten war schnell, dennoch beließ ich die Nadeln für die symptomatische Behandlung. Die rasche Wirksamkeit im Sinne einer Linderung der störendsten Symptome stärkte das Vertrauen des Patienten in die Akupuktur. Mit den weiteren, chronischen Problemen, den Schulter-Armschmerzen, der leichtgradigen motorischen Einschränkung im Schultergelenk und dem Tennisellbogen konnte man sich getrost etwas später beschäftigen. Der Patient berichtete, dass er vor mehreren Jahren mit einer Akupunkturbehandlung schlechte Erfahrungen gemacht hatte. Der Schmerz des Nadelstiches durch die Haut war nicht so schlimm gewesen, doch als unerträglich hatte er die heftige Nadelsensation bezeichnet. Eine zu kräftige Nadelstimulation sollte generell unterbleiben, da sie bei empfindlichen Patienten möglicherweise unerwünschte Nebenwirkungen mit sich bringt; darüber hinaus wird man in den meisten Fällen auch ohne starke Stimulation eine positive Wirkung erzielen.

Fallbeispiel 15

47-jährige Frau

Hauptbeschwerden: Kopfschmerzen bei Bluthochdruck.

Befragung: Die Patientin litt an Bluthochdruck und pochenden Kopfschmerzen. Dazu kamen zahlreiche weitere Beschwerden: schmerzhafte Schulter- und Nackensteifigkeit auf der linken Seite, kalte Extremitäten, Kurzatmigkeit, Tonsillitiden, Lumbalgie, Übelkeit, nervöser Magen und leichte Ermüdbarkeit. Wegen einer ausgeprägten Proteinurie war sie auf chronische Nephritis behandelt worden. Fünf Monate zuvor war sie wegen eines Myoms der Gebärmutter operiert worden.

Untersuchung: Der Blutdruck betrug 180/90 mmHg.

Puls: Leere in *Herz*- und *Milz*-Position, Fülle in der *Leber*-Position. Die Pulsqualität war gespannt und etwas beschleunigt.

Abdomen: Das Abdomen war insgesamt gespannt, besonders jedoch im Bereich von KG 12.

Palpation: Vermehrt empfindlich waren KG 22, Di 10, Bl 59 und Gb 38. Empfindlich und verhärtet waren Bl 10, Bl 23, Gb 20 und Gb 21.

Muster: *Milz*-Leere und *Leber*-Fülle.

Erste Behandlung (16. Februar): Zur Tonisierung des *Milz*-Meridians wurden die bei Mi 3 und Pe 7 oberflächlich eingestochenen Nadeln belassen. Zur symptomatischen Linderung der Kopfschmerzen wurden Nadeln bei LG 22 und Ohrpunkt ‚Vertigo' belassen. Die einfache Nadelung erfolgte bei KG 12, Di 10 und Gb 38. KG 12, der Alarmpunkt des *Magen*-Meridians, wurde genadelt, um die Spannung des Abdomens zu reduzieren und *Magen* und *Milz* zu harmonisieren. Di 10 wird in der Sawada-Schule bei Kopfschmerzen verwendet. Gb 38 wurde zur indirekten Dispergierung der Fülle im *Leber*-Meridian über den paarig zugeordneten Yang-Meridian genadelt. Am Ohrpunkt ‚Vertigo' der linken Seite wurde eine Intradermalnadel eingesetzt. Bei Bl 10, Gb 20 und Gb 21 wurden die Nadeln belassen, diese Punkte sind für die Behandlung bei Schulter- und Nackensteifigkeit von großer Bedeutung. Die dorsalseitigen Punkte mit vermehrter Empfindlichkeit und Verhärtung wurden zur Behandlung der Stagnation in *Nieren*- und *Blasen*-Meridian mit einbezogen, somit wurden bei Bl 23 und Bl 59 die Nadeln belassen. Bl 23 ist der Zustimmungspunkt des *Nieren*-Meridians. Bl 59 wurde mit Bl 10 als distaler Punkt zur Linderung der Kopf- und Nackenschmerzen kombiniert. Bei LG 10 und Gb 21 wurde mit je fünf kleinen Moxakegeln direkt gemoxt. Die direkte Moxibustion von vermehrt empfindlichen Punkten im Bereich von LG 10 hat erfahrungsgemäß eine beruhigende Wirkung auf Patienten mit nervöser Grundkonstitution, zudem wirkt sie bei Patienten mit multiplen Beschwerden allgemein lindernd. Zusätzlich wurde Gb 21 gemoxt, um die deutlich erhöhte Spannung im Nacken- und Schulterbereich zu reduzieren.

Zweite Behandlung (20. Februar): Am ersten Tag nach der Behandlung war die Patientin etwas müde gewesen. Die pochenden Schmerzen hatten sich in Richtung eher dumpfer Schmerzen abgemildert. Der Blutdruck betrug nun 160/88 mmHg. Der Puls ließ zwar nach wie vor eine *Milz*-Leere und eine *Leber*-Fülle erkennen, doch die gespannte Pulsqualität war nicht mehr festzustellen. Bei der am Tage zuvor im Krankenhaus vorgenommenen Urinuntersuchung fand sich nur noch eine minimale Proteinurie. Die zweite Behandlung glich weitgehend der vorangegangenen.

Dritte Behandlung (24. Februar): Die dumpfen Kopfschmerzen persistierten und konzentrierten sich auf den Bereich hinter den Augen. Zudem klagte die Patientin über Schmerzen in der Lumbalregion, die in den linken Oberschenkel ausstrahlten. Der Blutdruck betrug 160/85 mmHg. Im Puls manifestierte sich nun eher eine *Leber*-Leere und keine *Milz*-Leere wie bisher. Daher wurde der *Leber*-Meridian mit oberflächlich bei Le 8 und Ni 10 eingestochenen und belassenen Nadeln tonisiert. Die übrige Behandlung glich weitgehend der vorangegangenen mit Akupunktur und Moxibustion von empfindlichen Punkten an Kopf, Schultern, Lumbalregion und Beinen.

Vierte Behandlung (2. März): Im Anschluss an die dritte Behandlung waren die Kopfschmerzen deutlich zurückgegangen, nur wenig gebessert waren jedoch die Schmerzen im Lendenwirbelsäulenbereich. Der Blutdruck betrug jetzt 150/82 mmHg. Im Puls zeigte sich weiterhin eine *Leber*-Leere, sodass weitgehend die Behandlung vom vorigen Mal übernommen wurde.

Weiterführende Betrachtungen: Für drei weitere Monate kam die Patientin wöchentlich zur Behandlung. Mit dem sinkenden Blutdruck nahmen auch die Kopfschmerzen immer weiter ab, sodass es sich ohne Zweifel um einen hochdruckbedingten Kopfschmerz gehandelt haben muss. Auch die Nephritis und die Übelkeit müssen in Zusammenhang mit dem Bluthochdruck gesehen werden. Die abnehmende Proteinurie und die stetige Reduktion des Blutdruckes waren als günstige Zeichen zu werten für eine Wirksamkeit der Behandlung auf einer tiefen Ebene, und nicht nur im Sinne einer oberflächlichen Symptomlinderung. Nichtsdestotrotz begann trotz des initialen Erfolges der Blutdruck einen Monat nach der ersten Behandlung wieder zu steigen, auch die Nephritis konnte nicht substanziell gebessert werden. Dieser Fall ist stellvertretend für viele andere, sehr schwierige Fälle, bei denen es im Rahmen einer chronischen Erkrankung zu einer Erschöpfung des Qi im *Nieren*- und *Leber*-Meridian kommt.

Initial hatten wir zwar ein *Milz*-Leere- und *Leber*-Fülle-Muster diagnostiziert, doch nach einer Woche Behandlung fand eine Verschiebung in Richtung *Leber*-Leere statt, in der Folge schwankte das Muster zwischen *Leber*- und *Nieren*-Leere hin und her. Grundlegendes Muster wird also sicherlich eher eine *Leber*-Leere und keine *Leber*-Fülle gewesen sein. Für eine gewisse Zeit befand sich auch der *Milz*-Meridian in Leere, und mit dem Niedergang in der Wandlungsphase Erde war es zu einer vorübergehenden reaktiven Fülle im *Leber*-Meridian gekommen, was die Wandlungsphase Wasser normal erscheinen ließ. Unter wiederholten Behandlungen kann sich ein Muster durchaus wandeln, doch im Allgemeinen wird das grundlegende Muster, das der Veranlagung des Patienten entspricht, letztendlich von alleine zu Tage treten.

Fallbeispiel 16

33-jähriger Mann

Hauptbeschwerden: Seit einer Woche anhaltende Kopfschmerzen.

Befragung: Der Patient hatte im Rahmen einer Erkältung angefangen zu erbrechen, dazu kamen pochende, okzipitale und temporale Kopfschmerzen unter Einbeziehung der Schläfen oberhalb der Augenbrauen. Die eingehende Untersuchung in einer neurologischen Klinik ergab keinen pathologischen Befund, sodass schließlich die Diagnose einer Migräne gestellt wurde. Eine an anderer Stelle durchgeführte Akupunkturbehandlung blieb ohne Erfolg. In größeren Menschenansammlungen und beim Essen verstärkten sich die Kopfschmerzen, ließen jedoch nach, wenn er sich hinlegte.

Puls: Leere in *Leber*- und *Nieren*-Position, Fülle in der *Gallenblasen*-Position. Die Pulsqualität war behäbig.

Abdomen: Keine Besonderheiten.

Palpation: Keine Auffälligkeiten bis auf vermehrte Empfindlichkeit in der Temporalregion und bei Gb 20.

Muster: *Leber*-Leere und *Gallenblasen*-Fülle.

Erste Behandlung (28. Mai): Zur Tonisierung des *Leber*-Meridians wurden die Nadeln bei Le 8 und Ni 10 oberflächlich eingestochen und belassen. Der *Gallenblasen*-Meridian wurde mit einfacher Nadelung bei Gb 38 rechts dispergiert. Weitere Nadeln wurden bei Bl 18 und Bl 23 belassen, um den *Leber*- und *Nieren*-Meridian zu stärken, an beiden Punkten fand sich eine leichte Vertiefung. Zur symptomatischen Linderung der Kopfschmerzen wurden Nadeln an folgenden lokalen Punkten belassen: LG 22, Gb 5, Gb 14, Ohrpunkt ‚Vertigo'. Zur Unterstützung der symptomatischen Behandlung wurde Di 10 als distaler Punkt mit einbezogen. Zur Entspannung in der Nacken- und Schulterregion wurden Nadeln bei Bl 10, Gb 20 und Gb 21 belassen, Bl 59 diente hier als distaler Punkt. Mit fünf kleinen Moxakegeln wurde bei LG 10 direkt gemoxt. Mit der Moxibustion an vermehrt empfindlichen Punkten im Bereich von LG 10 kann man auf hypersensible und für Verspannungen anfällige Individuen im Sinne von Beruhigung und Entspannung einwirken. Am Ohrpunkt ‚Vertigo' der rechten Seite wurde eine Intradermalnadel eingesetzt, um die symptomatische Linderung zu vertiefen und auszudehnen.

Zweite Behandlung (31. Mai): Seit der ersten Behandlung waren die Kopfschmerzen deutlich zurückgegangen, die Übelkeit war weitgehend verschwunden. Der Puls zeigte wie zuvor ein *Leber*-Leere-Muster, sodass weitgehend die gleiche Behandlung wie beim ersten Mal vorgenommen wurde, bis auf die Ersetzung von Gb 14 durch Bl 2 und die Moxibustion von Gb 20 und Gb 5 anstatt von LG 10.

Dritte Behandlung (5. Juni): Im Anschluss an die zweite Behandlung waren Kopfschmerzen und Übelkeit vollkommen beseitigt. Der Puls zeigte nach wie vor das gleiche Muster, wobei die *Gallenblasen*-Fülle nicht mehr ganz so ausgeprägt war. Die Behandlung glich weitgehend der vorangegangenen mit Ausnahme der Dispergierung der *Gallenblase.*

Weiterführende Betrachtungen: Ärztlicherseits war bei dem Patienten eine Migräne diagnostiziert worden, doch genauso gut könnte es sich um eine Trigeminusneuralgie gehandelt haben. In so gelagerten Fällen, wo der Kopfschmerz in erster Linie mit einer Fülle eines Yang-Meridians in Verbindung zu bringen ist, liegen in der Regel keine ernsthaften inneren Probleme vor, sodass der Kopfschmerz und die Begleitsymptome leicht zu therapieren sind.

Nachwort

Die Erstellung dieses Buches nahm sehr lange Zeit in Anspruch, beginnend mit einer Artikelserie im „Journal of Japanese Acupuncture and Moxibustion“ bis hin zur vorliegenden englischen Ausgabe. Ich bin sehr froh darüber, dass es schließlich fertiggestellt wurde. Etwas besorgt bin ich allerdings darüber, ob ich wirklich die Essenz der Meridiantherapie ohne größere Irrtümer vermitteln konnte. Das, was große Akupunkteure der Vergangenheit vollbracht haben, versuchte ich nach den Möglichkeiten meines Verständnisses darzustellen. Ich kann nur hoffen, dass ich nicht irgendwelche Fehler oder Ungenauigkeiten infolge der Begrenztheit meines Verstehens weitergegeben habe. Die Verantwortung, die ich mit der Veröffentlichung dieser Informationen im Ausland zu tragen habe, lastet schwer, doch die Zeit war reif, diese Arbeit den Akupunkteuren außerhalb Japans verfügbar zu machen.

Bis ins Detail habe ich die Meridiantherapie dargestellt, doch es blieb noch ausreichend Material, das ich nicht mit einbeziehen wollte. Dies geschah mit voller Absicht, denn dieses Buch ist eine Einführung in die Meridiantherapie und kein umfassendes Werk darüber. Manchmal ist eine einfache Darstellung auch hilfreicher. Zudem gibt es einige Dinge, die nicht in Worte zu fassen sind. Hauptziel dieses Buches ist es, den Leser mit allgemeinen Herangehensweisen und Methoden, die in der Meridiantherapie angewendet werden, vertraut zu machen, und den Therapeuten in die Lage zu versetzen, seine eigene Vorgehensweise zu verfeinern, indem er die in den Klassikern der Akupunktur enthaltene Weisheit zum Tragen kommen lässt.

In der langen Geschichte der Akupunktur und der Moxibustion sind zahlreiche Ansätze entwickelt worden, wobei Japan im Laufe der Jahrhunderte Bedeutendes zu dieser alten Kunst beigetragen hat. Jeder Ansatz hat seine Stärken und Schwächen, doch jeder wird dann seine größte Wirksamkeit entfalten, wenn er in genau den Situationen, für die er auch vorgesehen wurde, zur Anwendung kommt. Wenn man dies berücksichtigt, macht es im Grunde keinen Sinn, sich um die Überlegenheit des einen Ansatzes über den anderen zu streiten, oder einen anderen Ansatz als minderwertig oder unwirksam abzuqualifizieren. Viel vernünftiger ist es, sich mit verschiedenen Ansätzen vertraut zu machen und zu lernen, sie flexibel anzuwenden. Mit der Veröffentlichung dieses Buches hoffe ich, dem Leser ein Verständnis der Meridiantherapie zu vermitteln im Sinne eines neuen Ansatzes, der sich auf die frühesten Klassiker der Akupunktur stützt und der darüber hinaus aus der reichen Tradition der japanischen Akupunktur schöpft. Das Buch wird seinen Zweck erfüllen, wenn es den Horizont des Lesers und seine Behandlungsoptionen erweitert.

Die Pulsdiagnose ohne einen Lehrer zu erlernen, ist sicherlich nicht leicht, doch vielen bleibt keine andere Wahl. Ich würde mich sehr darüber freuen, wenn Therapeuten, die genau vor dieser Situation stehen, das Buch zur Weiterentwicklung dieser Fertigkeit verwenden könnten. Das Buch sollte jedoch auch für diejenigen von Interesse sein, die es lediglich als Bericht eines Therapeuten lesen, der es geschafft hat, die Pulsdiagnose auf dem Wege von Versuch und Irrtum selbst zu erlernen. Im Grunde ist es Ausfluss des Versuches eines Praktikers, die Meridiantherapie verstehen zu lernen und sie in seine eigene Akupunkturpraxis einzubauen.

Die Beherrschung der Akupunktur ist unendlich schwer. Bis zum heutigen Tage kann ich mich nur an wenige Fälle erinnern, bei denen ich mit der Behandlung vollkommen zufrieden war, und ich frage mich, ob ich jemals ganz zufrieden gestellt sein werde. Doch selbst wenn dies niemals eintreten wird, so lege ich doch mein Herz und meine Seele in jede Nadel, die ich einsteche. Akupunktur ist eine in hohem Maße spirituelle Übung, kein Lehrer kann sie im eigentlichen Sinne einem anderen Menschen weitervermitteln. Nicht einmal vom Vater auf den Sohn lässt sie sich weitergeben. Jeder muss sie ganz für sich selbst erlernen. Die Akupunktur beherrschen zu wollen, heißt, sich wahrhaft auf eine einsame Reise zu begeben.

Eine Akupunktur, die sich nur auf theoretisches Studium stützt, wird ohne Wirkung bleiben. Ebenso unwirksam ist sie ohne jegliches theoretische Studium. Wirklich wirksam wird die Akupunktur erst durch die tägliche Praxis, und nur hierin liegt das Geheimnis ihrer Beherrschung. Die tägliche Praxis ist das grundlegende Element für ein Verständnis der orientalischen Medizin, und sie ist der Schlüssel zu allen orientalischen Künsten. Der Geist der Meridiantherapie lässt sich also nur erfahren, wenn man diese Wahrheit der orientalischen Medizin zu seiner eigenen macht.

Literatur

Klassische Werke aus China

Anonymous, Basic Questions (Su Wen), circa 1. Jh. v. Chr.
Anonymous, Vital Axis (Ling Shu), circa 1. Jh. v. Chr.
Bian Que (attribution), Classic of Difficulties (Nan Jing), circa 2. Jh. n. Chr.
Gao, Wu, Gathering from Eminent Acupuncturists (Zhen Jiu Ju Ying), 1529.
Hua Shou, Elaboration of the Fourteen Meridians (Shi Si Jing Fa Hui), 1341.
Wang Shu-He, Pulse Classic (Mai Jing), 280 n. Chr.

Klassische Werke aus Japan

Hara Nanyo, Clarification of Acupuncture Points (Keiketsu Ikai), 1807.
Hongo Masatoyo, A Precious Record of Acupuncture and Moxibustion (Shinkyu Chohoki), 1718. Reprinted by Ido-no-Nippon Company, 1959.
Manase Dosan, New Compiled Addition to the Secrets of Pulse Diagnosis (Shinsen Zoho Maykuron Kuketsu), 1578. Reprinted by Japan Meridian Therapy Association, 1982.
Mubunsai, Compilation of the Secrets of Acupuncture (Shindo Hiketsushu), 1685. Reprinted by Seibundo Oriental Medical Publications, 1980.
Sugiyama, Waichi, Sugiyama Style of Treatment in Three Parts (Sugiyamaryu Sanbusho), 1682. Reprinted by Ido-no-Nippon Company. 1976.
Wada Yoan, Guide to the Secrets of Acupuncture (Shinkyu Kuketsu Shinan), 1728.
Yama Nobutoshi, Handbook of Pulse Diagnosis (Myakuho Tebikigusa), 1770. Reprinted by Ido-no-Nippon Company, 1966.
Yoshimasu Shigenari, Definitive Medicine (Idan), 1752.

Moderne Lehrbücher und Artikel

Akabori Akira, Study of Moxibustion Classic of Eleven Yin and Yang Meridians. Journal of Meridian Therapy (Keiraku Chiryo). No. 67. Oct. 1981.
Araki Shoin, Chinese Herbal Therapy (Kampo Chiryo). Tokyo: Iwasaki Books, 1982.
Byodo Yoshiaki, Serizawa Katsusuke et al., Concise Dictionary of Acupuncture Medicine (Kanmei Shinkyu Igaku Jiten). Tokyo: Ishiyaku Publishing Company, 1981.
Committee for the study of silk manuscripts from the Han Dynasty tombs of Ma Wang Tui, Treatment for Fifty Two Diseases (Wu shi er bing fang). Beijing: Wenwu Publishing Company. 1971.
Fujiki Toshiro, The World of Basic Questions' Medicine (Somon Igaku no Sekai). Tokyo: Sekibundo, 1976.
Fukushima Kodo, Compendium of Meridian Therapy (Keiraku Chiryo Yoko). Tokyo: Toyo Hari Igakukai, 1971.

Meridian Therapy Made Simple (Wakariyasui Keiraku Chiryo), Tokyo: Toyo Hari Igakukai, 1971.
Honma Shohaku, Five Element Acupoint Chart (Shinkyu Hosha Yoketsu Nozu). Yokosuka: Ido-no-Nippon Company, 1941.
Point Selection Guide for Five Element Acupoint Chart (Shinkyu Hosha Yoketsu Nozu Setsumeisho fu Shuksetsuron). Yokosuka: Ido-no-Nippon Company, 1941.
Discourse on Meridian Therapy (Keiraku Chiryo Kowa). Yokosuka: Ido-no-Nippon Company, 1949.
Study of the Classic of Difficulties (Nangyo no Kenkyu). Yokosuka: Ido-no-Nippon Company, 1965.
Ideka Masakazu, Gomazaki Yo, Illustrated Text of the Acupuncture for Beginners (Zukai Shinkyu Igaku Nyumon). Yokosuka: Ido-no-Nippon Company, 1977.
Inoue Keiri, On Needling Techniques Used for Meridian Therapy (Keiraku Teki Chiryo ni Okeru Shuho ni Tsuite). Oriental Medical Journal (Tohu Igaku). Vol. 8, No. 10, 1941.
Private Edition of Tapes on Inoue's Lecture about the Classic of Difficulties (Nangyo Kogi).Tokyo: Toyo Hari Igakukai, 1962.
Lecture on Meridian Therapy given by Inoue in Ohita (Ohita Koen). Meridian Therapy Association (Ohita branch), 1962.
Inoue, K., Okabe S., Maruyama M. et al., Roundtable Discussion on Meridian Therapy (Keiraku Chiryo Zadankai). Journal of Japanese Acupuncture and Moxibustion (Ido-no-Nippon). Vol. 20, Nr. 2, Febr. 1961.
Inoue Masafumi, Study of Pulse Quality Diagnosis (Myakujoshin no Kenkyu). Tokyo: Shizenha, 1980.
Discussion on Pulse Diagnosis (Myakushin ni Tsuite). Oriental Medicine Journal (Toyo Igaku). Vol. 13, No. 4, Aug. 1980.
Kamichi Sakae. Doctor Takeyama and The Journal of Oriental Medicine (Takeyama-sensei to Tohoigaku). Journal of Acupuncture Medicine (Shinkyu Igaku). No. 31, Apr. 1978.
Kuwuhara Yoji, Commentary on Medical Texts Excavated from the Han Dynasty Ma Wang Tui Tombs. Journal of Meridian Therapy (Keiraku Chiryo). No. 44. Jan. 1976.
Maruyama Mamoru. On Abdominal Diagnosis (Fukushin ni Tsuite). Journal of Japan Meridian Therapy Association (Keiraku Chiryo Gakkai). Vol. 3, No. 5, Dec. 1976.
Nagahama Yoshio, Outline of Oriental Medicine (Togoigaku Gaisetsu). Tokyo: Sogensha, 1978.
Okabe Sodo. Study of Indurations in Relation to the Meridians (Koketsu no Keiraku Teki Kenkyu). Oriental Medical Journal (Toho Igaku). Vol. 7, No. 5, 1940.
Acupuncture by Meridian Therapy (Shinkyu Keiraku Chiryo). Tokyo: Sekibundo, 1974.
The Essence of Acupuncture Therapy (Shinkyu Chiryo no Shinzui). Tokyo: Sekibundo. 1982.

Shanghai Institute of Traditional Chinese Medicine, Acupuncture (Zhen Jiu Xue), translated by *Ikegaki Kiyoaki* et al. Tokyo: Kenkodo Publishing. 1977.
Shimada Takashi. Searching for the Essence of Classical Medicine (Koten Igaku no Honshitsu o Saguru). Journal of Acupuncture Medicine (Shinkyu Igaku). No. 40, Nov. 1980.
Shiroda Bunshi, The Clinical Study of Acupuncture Therapy (Shinkyu Chiryo Rinshogaku). Tokyo: Nippon Shobo, 1948.
Takeyama Shinichi. What is Meant by Meridian Therapy? (Keirakuteki Chiryo towa Nazoya?) Oriental Medical Journal (Toho Igaku). Vol. 8, No. 6, Aug. 1941.
Introduction to Meridian Therapy (Keiraku Chiryo Nyumon). Oriental Medical Journal (Toho Igaku). Vol. 11, No. 1, Han. 1944.
Overview of Meridian Therapy (Keiraku Chiryo Soron). Journal of Meridian Therapy (Keiraku-Chiryo), N. 1, 1965).
Toyota Hakushi, Meridian Therapy Symposium (6) Symptomology (Byosho ni Tsuite). Journal of Meridian Therapy (Keiraku-Chiryo). No. 29, Apr. 1972.
Yamashita Makoto, Introductory Text of Acupuncture for Meridian Therapy (Keiraku Chiryo no Tameno Shinkyugaku Soron). Tokyo Koten Igaku Kenkyusho, 1971.
Introduction to Pulse Diagnosis (Myakushin Nyumon). Tokyo: Ishiyaku Publishing Company, 1982.
Yanagiya Sorei, Gateway to The Art of Acupuncture (Shinkyu Ijyutsu no Mon). Yokosuka: Ido-no-Nippon Company, 1948.
Illustrated Guide to Acupuncture Techniques (Zusetsu Shinkyu Jitsugi). Yokosuka: Ido-no-Nippon Company, 1948.
Simple Diagnosis Without Questioning (Kanmei Fumon Shinsatsugaku). Tokyo: Ishiyama Acupuncture Company, 1976.
Dissertations on Tonification and Sedation (Hoshua Ronshu). Tokyo: Ishiyama Acupuncture Company, 1977.
Collected Works of *Yanagiya Sorei* (Yanagiya Sorei Senshu). Tokyo: Sekibundo, 1979.

Punkteindex

H

K

L

M

N

O

P

Allgemeiner Index

A

B

C

D

E

F

J

K

L

M

Die Fünf-Wandlungsphasen-Punkte

nach Honma

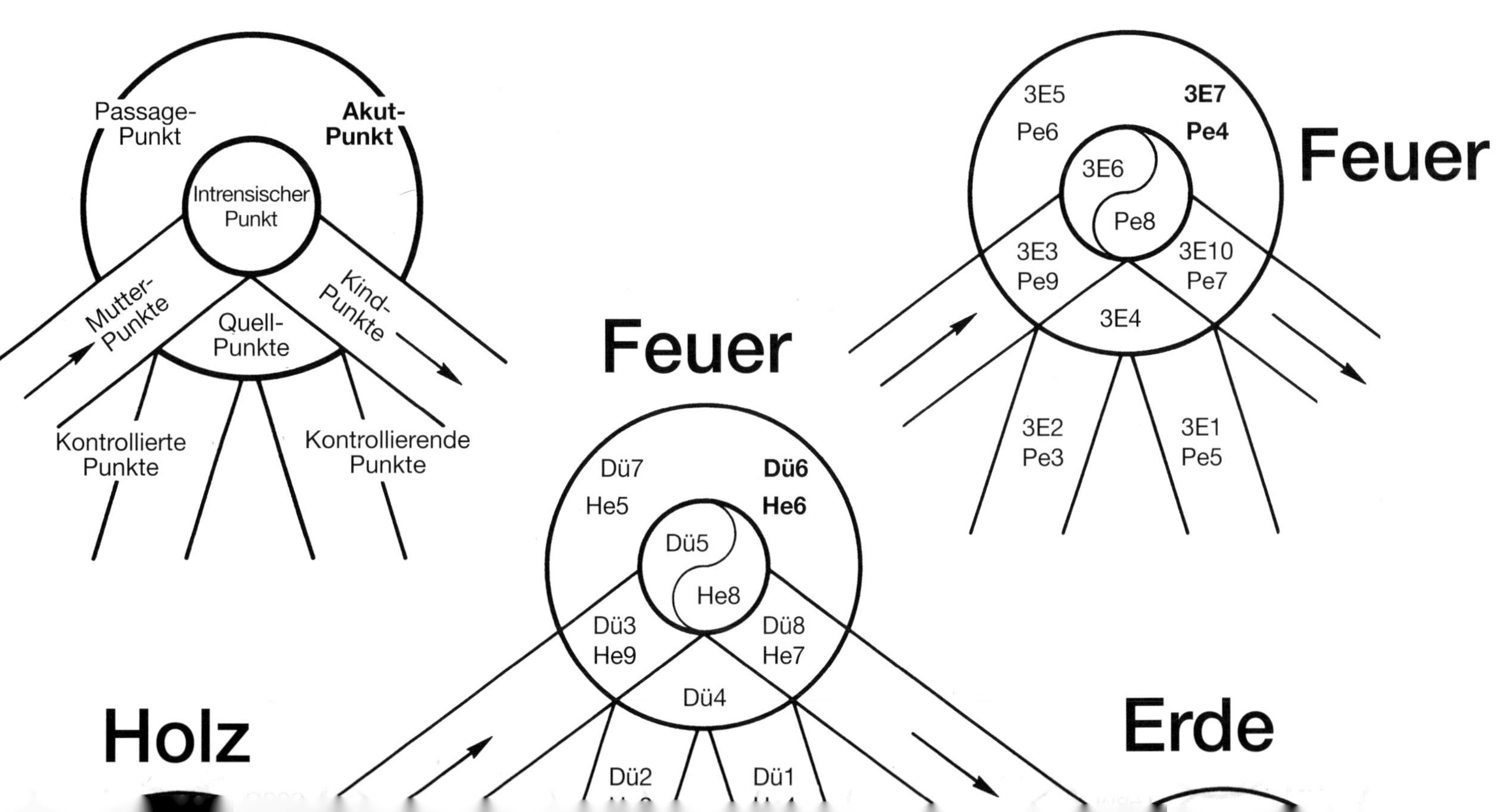

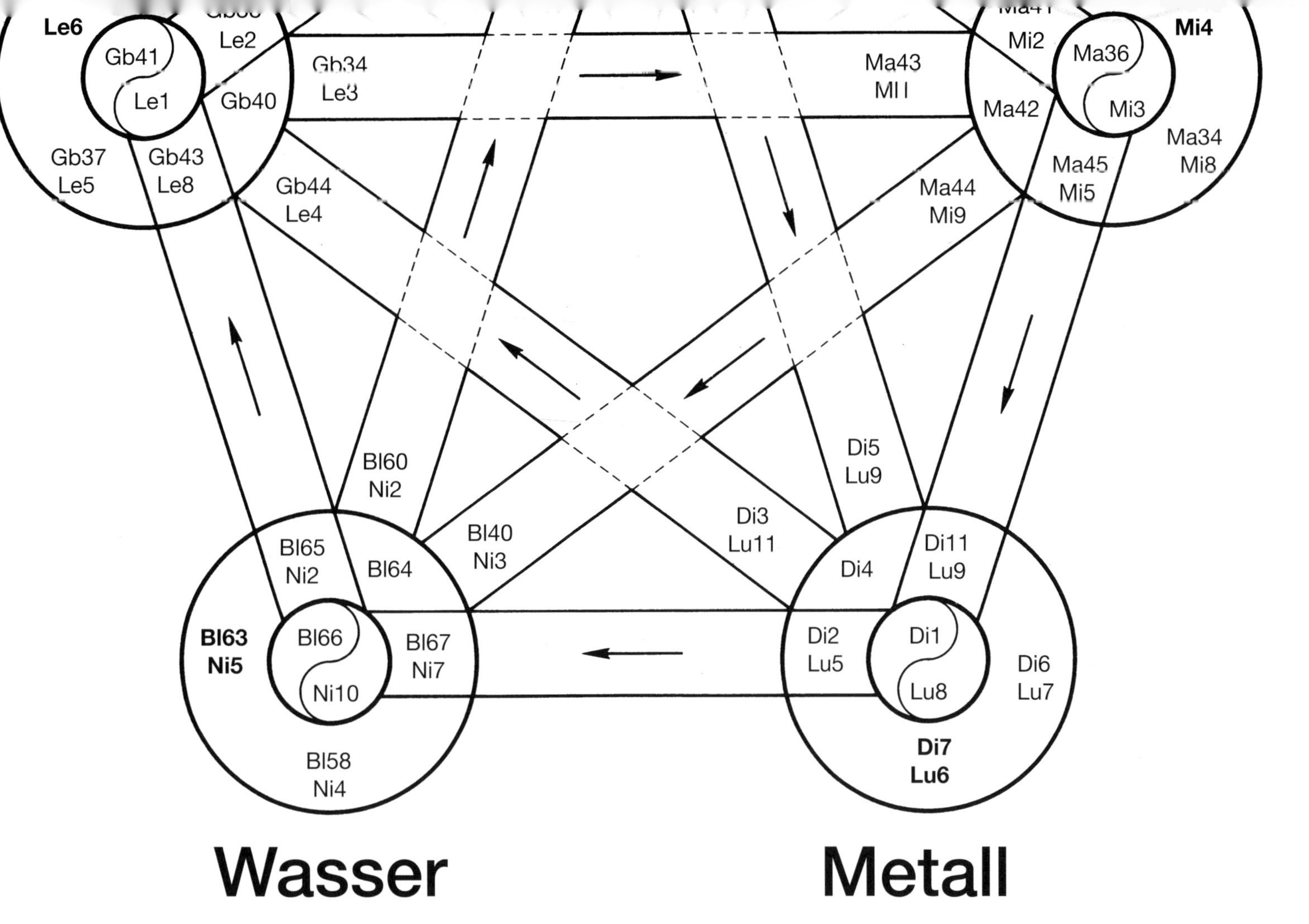

Le6
Gb41
Le1
Le2
Gb40
Gb37 Le5
Gb43 Le8
Gb34 Le3
Gb44 Le4
Mi4
Ma36
Mi3
Mi2
Ma42
Ma34 Mi8
Ma45 Mi5
Ma43 Mi1
Ma44 Mi9
Bl60 Ni2
Bl65 Ni2
Bl64
Bl40 Ni3
Bl63 Ni5
Bl66
Ni10
Bl67 Ni7
Bl58 Ni4
Di5 Lu9
Di3 Lu11
Di4
Di11 Lu9
Di2 Lu5
Di1
Lu8
Di6 Lu7
Di7 Lu6
Wasser
Metall

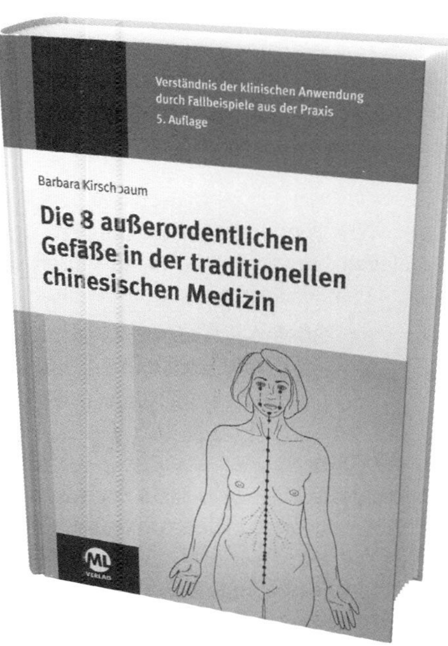

Barbara Kirschbaum
Die 8 außerordentlichen Gefäße in der traditionellen chinesischen Medizin
Hardcover, 208 Seiten, mit zahlreichen Abbildungen
ISBN 978-3-96474-187-5, ***29,95 Euro***

Das System der 8 außerordentlichen Gefäße

Für Praktiker der chinesischen Medizin sind die 8 außerordentlichen Gefäße ein Thema mit sehr vielen offenen Fragen. Da sich das Behandlungssystem der außerordentlichen Gefäße sowohl von der Syndromlehre der TCM als auch von der Theorie der 5 Wandlungsphasen stark unterscheidet, bringt die Anwendung dieser Meridiane einige Schwierigkeiten mit sich.

Dieses Buch schafft umfassende Klarheit über das System der 8 außerordentlichen Gefäße und wird praktisch untermauert durch gut dokumentierte Fallbeispiele. Es wendet sich an Behandler, die bereit mit dem chinesischen Energiesystem arbeiten, wie zum Beispiel Qi-Gong-Lehrer und -Praktizierende sowie Akupunkteure, die eine konstitutionell wirksame Medizin betreiben wollen.

Aus dem Inhalt:

- Einführung und Grundlagen
- Allgemeine Charakteristika in Abgrenzung zu den Hauptmeridianen
- Verbindung zu den 6 Energieschichten
- Detaillierte Darstellung der einzelnen
- außerordentlichen Gefäße (inkl. Meridianverlauf, Funktion und Anwendung, wichtige Akupunkturpunkte, Fallbeschreibungen)
- Praktische Hinweise zur Anwendung in der Akupunkturbehandlung

Leseprobe und Bestellung auf www.ml-buchverlag.de

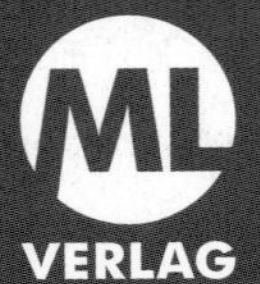

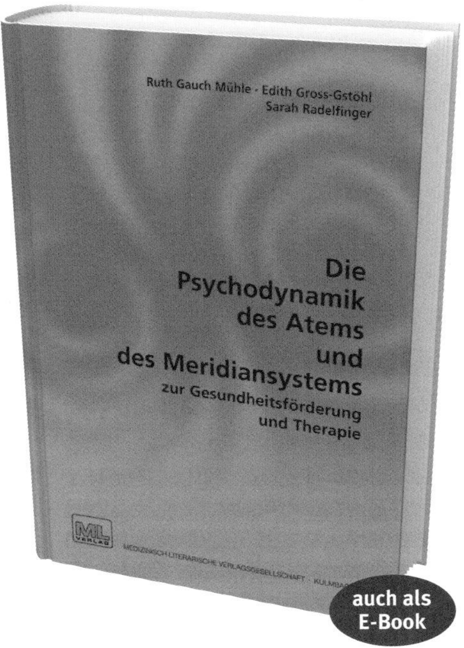

R. Gauch Mühle, E. Gross-Gstöhl, S. Radelfinger
Die Psychodynamik des Atems und des Meridiansystems zur Gesundheitsförderung und Therapie
2. Auflage 2012, Hardcover, 320 Seiten
ISBN 978-3-944002-07-1, ***39,80 Euro***

PsychoDynamische Körper- und Atemtherapie

Dieses Buch vernetzt Jahrtausende altes östliches Wissen der Traditionellen Chinesischen Medizin mit den Erkenntnissen der aktuellen westlichen Medizin und Psychologie.

Die von Dr. med. Glaser gefundenen Erkenntnisse des Zusammenhangs von Psyche, Atem, Meridiansystem, Muskeltonus und Verhalten bilden die Grundlage der zur PsychoDynamischen Körper- und Atemtherapie LIKA®. Diese Methode eröffnet Fachpersonen im medizinischen und komplementärmedizinischen Bereich wichtige Zusammenhänge zum Gelingen der therapeutischen Beziehung und zum lösungsorientierten Handeln.

Erfahren Sie die Meridian anregenden Bewegungshaltungen, die Atemmeditationen in Ruhe und die Bewegungsmeditationen „Energieraumaufbau LIKA®" und die „Meridiankomposition LIKA®".

Unser Bestellservice

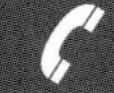
09221 / 949-389

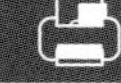
09221 / 949-377

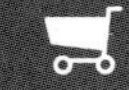
www.ml-buchverlag.de

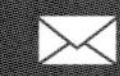
vertrieb@mgo-fachverlage.de

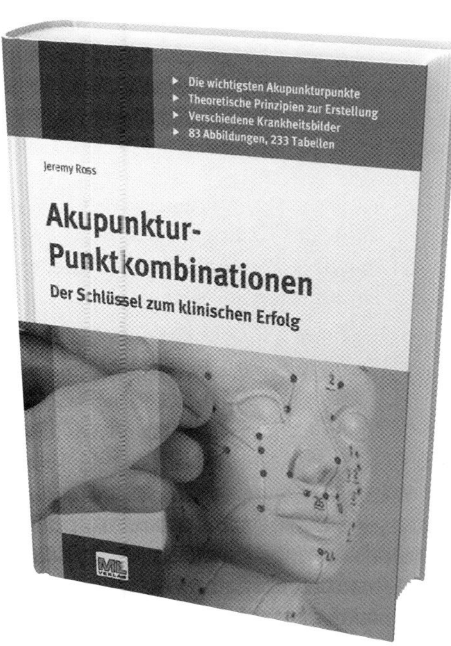

Jeremy Ross
Akupunktur-Punktkombinationen
Hardcover, 512 Seiten, mit zahlreichen Abbildungen
ISBN 978-3-944002-00-2, ***89,80 Euro***

Kombinationen von Akupunkturpunkten als Schlüssel zum Erfolg

In diesem Buch gibt Jeremy Ross eine sorgfältige Anleitung zu Prinzipien und Praxis für die Entwicklung von Akupunktur-Punktkombinationen. Er weist den Weg zu einer ausgewogenen Punktauswahl in der Behandlung verschiedenster Erkrankungen.

- Theoretische Prinzipien für die Erstellung von Punktkombinationen, z. B. Erkrankungsursachen, Persönlichkeitstypen, Punkttypen, Behandlung nach den Fünf Elementen und den Außerordentlichen Meridianen.
- Übersichtliche und prägnante Darstellung der Punktkombinationen mit den wichtigsten Akupunkturpunkten

Ein Index ermöglicht den schnellen Zugang über die Punkt-, Meridian- oder Syndrombezeichnungen. Ein Basiswerk für alle, die Akupunktur lernen oder sie bereits praktizieren und ihre Behandlungsoptionen erheblich erweitern möchten.

Leseprobe und Bestellung auf www.ml-buchverlag.de